KB273028

· 05년도 광주 강의 『의학입문』 28맥을 중심으로 ·

임상맥진강좌입문

· 05년도 광주 강의 『의학입문』 28맥을 중심으로 ·

임상맥진강좌입문

최 희 석 지음

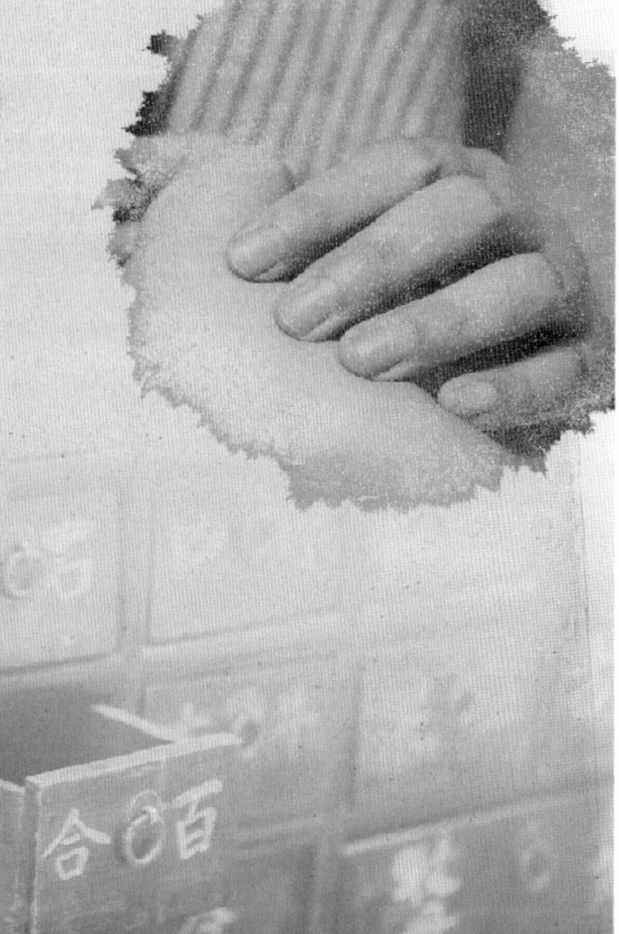

한국학술정보(주)

▮ 서 문 ▮

　지난 2005년 미천한 의학 경험을 공유하고 싶어서 한의사 대상으로 한 임상 진단 강좌를 실시하였습니다. 그 과정에서 『의학입문』을 중심으로 한 28맥을 정리할 시간을 가졌습니다. 강의 내용을 녹음하여 정리한 것을 중심으로 하고 여기에 맥진 사례를 첨가하였습니다. 출판을 앞두고 박경 교수님을 뵙고 부족하다는 것을 새삼 또 느끼었지만 의업을 이루는 데 조금이라도 도움이 되리라 여기고 출판을 하게 되었습니다.

　한의학의 맥진은 한의학적 진단의 핵심으로 그 가치는 오늘날 만성질환의 원인과 그 해결책을 찾는 데 중심 역할을 할 수 있으며, 양방진단의 한계와 오류를 극복하는 데 도움이 되리라 여겨집니다. 비록 짧은 경험과 얕은 지식이지만 가지고 나서서 밝히는 이유는 바로 이러한 맥진의 가치와 의미를 널리 알리고 싶은 생각 때문입니다.

　오늘날 한의사가 미래 세대를 위해서 나아갈 길이 무엇인가 생각해 봅니다. 현대양방의학의 눈부신 발전은 한의학의 정체성을 되돌아보게 합니다. 사실 서구의 보안대체요법 붐의 여파로 혹시 한의계의 내부역량보다 과한 대접을 받은 것은 아닌지 자문해 봅니다. 지난 의학공부와 임상경험은 의학의 맥을 짚는 과정이었다고 해도 과언이 아닙니다. 한 정점을 바라보고 걸어온 길은 생명활동과 전통한의학, 사상의학의 거대한 학문의 바다와 깊이를 느끼는 과정이었다고 봅니다. 그 가운데 맥진의 중요성을 체득하는 시간이 있었습니다.

　병원의 치료에서 진단은 환자의 치료와 건강상태를 좌우하는 결정적 역할을 합니다. 임상은 실제이며 현실입니다. 병의원이 넘쳐날 정도로 많아졌어도 질병할 중요한 그 무엇인가를 놓치고 있지는 않은지 살펴보게 합니다. 특히 의학적인 진단과 치료의 과정에서 미흡한 진단 영역과 불필요하거나 적절치 못한 치료가 있지 않은지? 이로 인해서 국민의 질병 상태를 온전하게 하고 악화 상황을 미리 예방하지 못 하게 하지 않은지? 살펴보아야 합니다.

고의서(古醫書)를 보면 선현의 생각과 마음이 가슴 한가운데 와 닿습니다. 귀중한 의학적 업적은 인류의 건강에 등불이 됩니다. 본초강목(本草綱目)만 보아도 그 심혈을 기울인 노력은 지금까지 찬양되고 있고 동의보감(東醫寶鑑)은 또한 그러합니다. 맥진과 관련된 내경(內經)의 구절과 왕숙화맥결(王叔和脈訣) 등을 보면 예나 지금이나 맥의 노는 모습이 같은 점이 많다는 것을 알 수 있고 훌륭한 글을 남긴 의학자의 심혈을 느끼게 합니다.

함부로 옛 의서를 논하지 않았는지, 혹시 본서로 인해서 의서의 가치와 의미가 조금이라도 훼손되지는 않을지 조심스럽고 두렵습니다. 미흡하고 부족한 점은 널리 이해해 주시고 따사로운 질책을 당부 드립니다. 맥과 연관된 의서는 영구 보존되어야 하겠지만, 오늘날 양방진단을 참조로 하여 현대인에게 맞게 재해석되는 종합 진단서가 필요하다고 생각됩니다.

지금까지 많은 지도로 이끌어 주신 은사님들, 한의사가 바르게 살아가도록 지도해 주신 원광대학교 한의과대학 辛民敎, 金庚植, 孟雄在 외 교수님들, 언제나 한결 같은 韓宗鉉 교수님, 대학시절 맥진 강의를 해 주시고 본 책의 출판에 대해 지난 연구물을 주시면서 겸허히 충고와 격려를 해 주신 朴 景 교수님, 대학 때부터 대학원까지 오랫동안 지도 편달해주신 李起南 교수님께 진심 어린 감사를 드립니다. 또한 지난 강의에 참석해 준 김지호 한의사 외 여러분, 녹음하고 정리를 해 준 정행진 원장의 노고, 수정을 도맡아 준 최선숙 간호사님, 이은진 님에게 감사를 드립니다. 또한 어려운 출판을 도맡아 준 한국학술정보(주)의 강태우 님과 채종준 사장님께도 깊은 감사를 드립니다.

2007년 6월   빛 고을에서
최 희 석

제1부 　한의학의 맥진 진단

제 3 부   임상사례

제1부 한의학의 맥진 진단

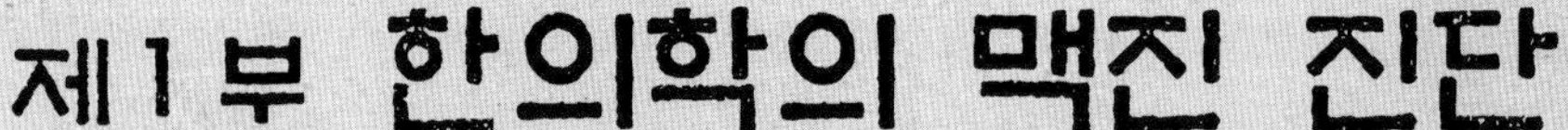

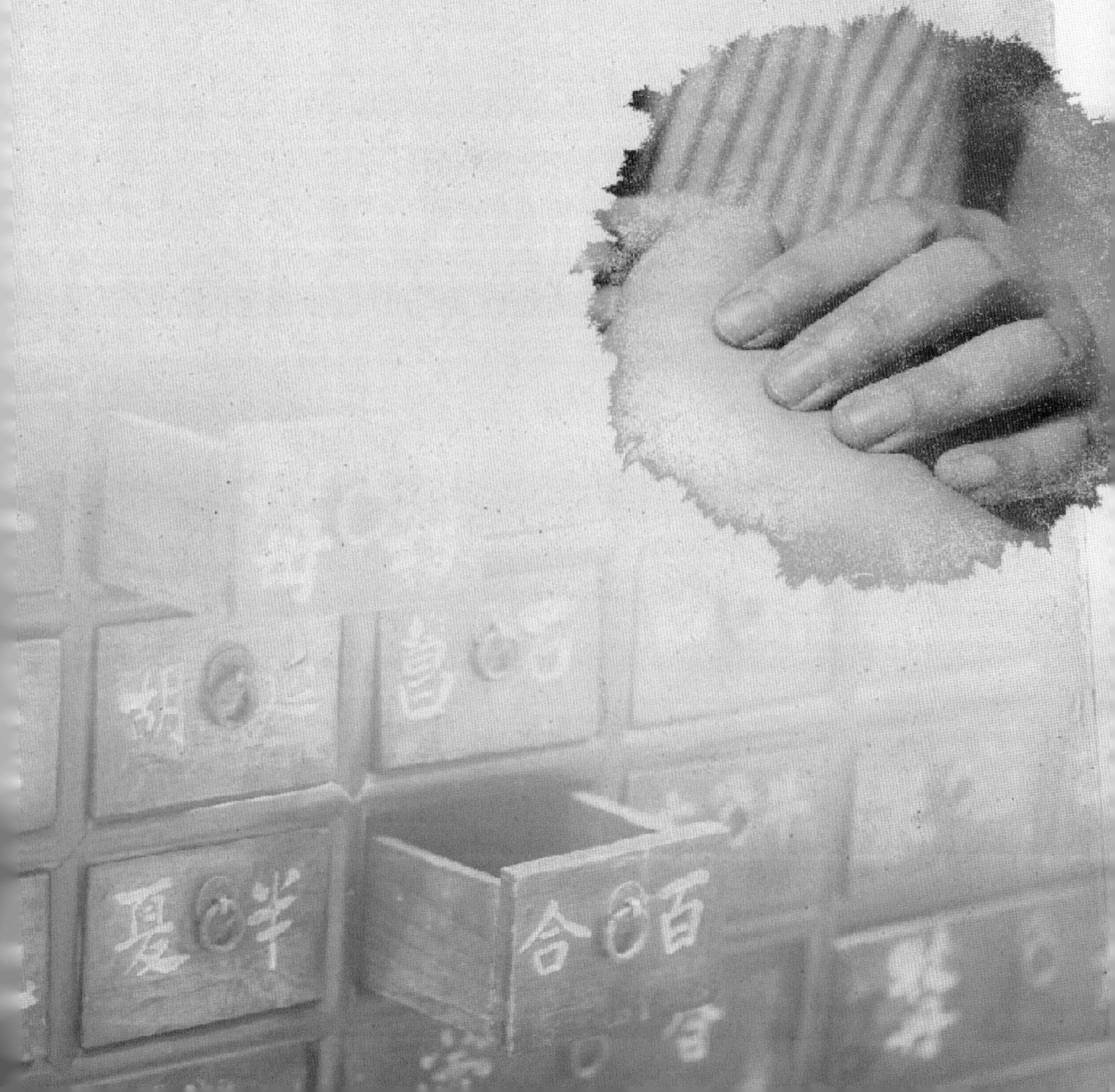

01 맥진의 이해

대학시절 박경 교수님께 맥을 배웠고, 92년 개원 이후 오늘에 이르기까지 진맥을 주요한 진단의 수단으로 삼고 있다. 그 과정에서 95년경에 8체질맥이 대외적으로 발표되어 이를 그동안 익혀 왔는데, 00년 무렵 이후 삼부구후맥(三部九候脈)과 통합하여 병증의 맥진이 이루어졌다. 이에 몇 가지 경험한 바를 논한다.

맥진(脈診)은 동양의학의 전통적인 진단방법 중 하나로서, 망진(望診)·문진(問診)·문진(聞診) 등을 통한 진찰 내용을 토대로 하여 몸의 상태 [오장육부(五臟六腑)의 병세(病勢)]를 살피는 데 가장 중요한 정보를 파악할 수 있는 것으로 알려져 있다. 일반인들도 흔히 '맥을 짚는다', '맥을 짚었다' 등을 통해서 해결해야 할 가장 중요한 핵심을 찾거나, 가장 중요한 정보를 알았다는 의미로 사용한다.

제1절 맥진의 동양의학사

『중의진단학』에서 맥진의 역사에 대해 다음과 같이 저술하였다. 「맥진의 역사는 매우 오래되었다. 기원전 5세기 저명한 의사인 편작(扁鵲)은 절맥(切脈)에 정통하였고, 이에 대해서 사마천은 『사기·편작창공열전』에 "지금 세상에서 맥(脈)에 대하여 말하는 사람들은 편작(扁鵲)으로부터 유래된 것이다."고 하였다. 『황제내경』에는 진맥하는 데 있어서 삼부구후(三部九候) 등의 방법을 기재하였고, 『난경』은 "오직 촌구(寸口)만을 찾아서" 절맥할 것을 주장하였다. 장중경(張仲景)은 맥과 증을 모두 중안시하는 원칙을 확립하였고, 맥상을 음양으로 양대 분류하였으니, 『상한론·평맥법』에 "무릇 大·浮·數·動·滑한 맥들은 陽이라 하고, 沈·澁·弱·弦·微한 맥들을 陰이라 한다."고 하였다. 평맥법(平脈法)의 부위에 대하여는 촌구(寸口)의 삼부구후(三部九候)와 인영(人迎)·부양맥(趺陽脈)을 모두 중요시하는 방법을 채택하였고, 잡병(雜病)에 대하여는 특별히 부인병에 소음맥(少陰脈)을 진맥하였고, 중한 질병에서는 반드시 다른 진법(診法)을 겸하여 예후를 판별하도록 하였다.

왕숙화(王叔和)가 저작한 『맥경(脈經)』에는 촌구에서 절맥하는 방법을 확충하여 부(浮)·규(芤)·홍(洪)·활(滑)·삭(數)·촉(促)·현(弦)·침(沈)·긴(緊)·복(伏)·혁(革)·실(實)·미(微)·삽(澁)·세(細)·연(軟)·약(弱)·허(虛)·산(散)·완(緩)·지(遲)·결(結)·대(代)·동(動) 등 24맥을 확립하였고, 송대(宋代) 최가언의 『맥결』에는 부(浮)·침(沈)·지(遲)·삭(數) 4맥을 강령으로 하고 24맥으로 나누어 그 아래에 예속시켰고, 또 혁(革)·노(牢: 분명한 한자가 없음) 2맥을 보충하여 논하였다. 시발(施發)이 저작한 『찰병지남(察病指南)』에는 맥도 33종을 창제하고 그림으로 맥을 보여 주어 이해하는 데 편리하도록 하였으며, 명대(明代) 장경악(張景岳)의 『경악전서·맥신장』에는 맥신(脈神), 정맥십육부(正脈十六部), 맥의 정상과 변화, 위기(胃氣)의 분별, 맥을 따르고 버릴 것, 맥의 순역(順逆) 등에 대하여 논술한 것이 매우 상세하다. 이시진(李時珍)의 『빈호맥학(瀕湖脈學)』에는 명대 이전의 명가들이 논한 맥의 정화를 뽑아서 27맥을 기재하였고, 뒤에 『사언거요(四言擧要)』를 첨부(添附)하여 맥을 익히고 외우기 쉽게 하였으며, 이사재(李士材)의 『진가정안(診家正眼)』에는 맥상은 증보하고 정정(訂正)하여 28종을 만들었다.

이밖에도 명대 오곤의 『맥어(脈語)』, ……서영태의 『회계맥학』 등은 맥학의 전문 저서로 맥학 이론을 말한 이외에도 다시 임증경험(臨證經驗)으로 서로를 도와 실증하였다. 근년에 와서는 현대 과학적인 기술과 방법을 운용하여 맥학(脈學)의 원리와 맥도의 방법을 연구하여 이미 많은 발전을 얻고 있다.」(이상, 박경 교수님의 국역(國

譯) 인용: 한의학(韓醫學)의 맥진 역사는 아직 정리하지 못했으니 양지 바랍니다.)

제2절 맥진의 형성 원리

* 맥진은 어떤 원리로써 장부(臟腑)의 상태를 살필 수 있는가?

먼저 맥(脈)의 의미를 살펴보자. 맥진을 하는 위치는 혈맥(血脈)이다. 혈맥은 기(氣)와 혈(血)이 운행하는 통로인 것인데, 기혈의 통로로써 맥을 통해서 장부의 상태를 살필 수 있는 이치는 다음과 같다.

혈맥(血脈)의 기혈은 심장(心臟)의 주재하에 멈춤이 없이 인체 장부(臟腑) 및 인체의 곳곳 모두를 돌고 돈다. 그중 장부, 즉 오장육부(五臟六腑)는 인체 내부에 있어 그 중심된 역할을 수행하고, 그 장부 활동은 곧 생명의 활동 자체가 되는데, 한 장기가 활동을 정지하면－예로 폐장기가 활동을 더 이상 하지 못 하면－결국 장부(기혈)활동이 정지됨으로써 혈맥이 끊어져 절(絶)하게 되는 이치와 같다. 이렇게 오장(五臟)의 활동은 생명의 중추적 역할을 수행하는데 그것은 바로 오장의 기혈 맥상에서도 그렇다. 장부(臟腑)를 제외한 다른 부위－예로 사지의 근육(筋肉)과 오관(五官), 골(骨)은 기혈의 흐르는 과정에서 막힘이 없거나 기혈을 많이 저장하지 아니하고, 무엇보다 기혈의 생성과 운영, 저장에 주요한 역할을 수행하지 아니하여, 특별한 경우를 제외하고 현재 기혈의 맥상에는 크게 영향을 주지 못한다. 그런데 장부(臟腑)는 기혈을 많이 저장하고 이를 통해 생성되고 활동하니 기혈이 그 장부의 활동 상태를 반영하여 보여 주는 것이다. 맥을 통해서 볼 수 있는 이치가 이것이다.

다시 말해 장부(臟腑)는 기혈(氣血)을 주고받음으로써 생명 활동을 유지(維持)하며 그 흐름 속에서 생리적 활동을 영위하고 있다. 장부는 장부의 생리적인 활동을 떠나서는 생각할 수 없으며, 기혈(氣血)은 장부(臟腑)의 활동을 주관한다.

엄밀히 말해서 장부(臟腑)와 기혈(氣血)은 분리될 수 없는 것이다. 장부(臟腑)의 활동이 왕성하면 따라서 그 장기의 안과 밖에 흐르는 기혈도 왕성해지고, 그 활동이 약해지면 그 가운데 흐르는 기혈도 그러하다. 이와 반대로 기혈이 왕성해지면 장부의 활동도 왕성해질 수 있다. 이것이 치료가 이루어지는 이치이다. 덧붙여 장부(臟腑)의 활동 상태를 드러내 보이는 것은 그 중심적 매개 역할을 수행하는 기혈로써 표현된다. 기혈을 기계에 비유하자면 엔진의 활동으로 예를 들 수 있다. 엔진이 정지했을 때에는 아무 것도 나타내거나 알 수 있는 것이 없으며 움직일 때에만 전체 상태의 상황을 보여 주는 것처럼, 장부(臟腑)의 활동 양상은 생명활동의 기혈(氣血) 상황으로써 보여 준다. 그러므로 장부의 활동이란 장부의 기혈 활동이라고도 말할 수 있다. 이는 오늘날 심전도검사, 각종의 혈액검사, 소변검사 등을 통해서 장부의 (기혈) 활동을 보는 것과 비슷한 이치이다. 현대적인 방법은 장부의 기혈상태를 물리화학(物理化學)적인 검사를 통해서 보여 주는 것이다. 이런 검사 지표 또한 기혈과 기혈이 흐르는 통로에서 보여 주는 맥진 진단과 직접적으로 유관한 것으로 한양방 진단의 유사성, 연관성, 통합성을 갖는다.

　예를 들면 심장(心臟)의 활동이 왕성해지면 심장을 통하여 흐르는 기혈에 반드시 반응하게 되어 혈맥에 나타난다. 심실(心室)이 비대(肥大)해지고 있다면 그 과정은 그곳을 지나고 그곳의 활동을 주관하는 기혈에 변화된 상태를 가져온다. 부정맥의 진행상황도 마찬가지이다. 그러하기에 조기상태의 진단이나 그 병증 상태를 판별할 수 있는 근거가 된다. 그것이 맥상(脈象), 맥파(脈波), 맥동(脈動) 등으로 표현되는데 만약 심장에 염증이 있다면 그 염증적 상태는 심장을 통하는 기혈에 나타날 수밖에 없는데, 어떤 의미에서 조금 과하게 말하면, 심장염은 심장에 있는 기혈의 염증 상태라고 볼 수 있기에, 그 상태는 그곳을 거쳐서 오는 혈맥에 포함되어 나타난다. 다른 예로 간장(肝臟)에 기혈 활동의 기운이 억울되어 있다면, 이 또한 간을 통과하여 오는 혈맥에 전달되고, 지방간이나 간경화의 상태가 있다면, 이 또한 간을 통과하여 오는 기혈의 혈맥 내용과 흐름의 양상에 반응되어 나타날 수밖에 없다. 하복부에 기혈이 정체된 상태가 존재한다면 그에 따라 혈맥에 반응하여 나타난다. 자궁근종이나 난소낭종, 신장의 물혹, 혹은 하초의 악성종양은 그 상태를 혈맥의 형상과 기운, 활동에 직접적인 영향을 준다.

　『중의진단학(中醫診斷學)』에 「'심(心)은 혈맥(血脈)을 주관한다(心主血脈)'고

한 것은 혈(血)과 맥(脈) 두 방면을 포괄하여 말한 것이고, '맥(脈)은 두 혈액(血液)의 부(府)'라 한 것은 심장에 규칙적인 박동이 있어서 혈액을 밀고 나가 맥관 내로 운행하는 것을 주재하며, 맥관도 이를 따라 리듬이 있는 박동을 생산하므로 맥박을 형성하는 것을 말한 것이다. ……혈액이 맥관 내를 순행하여 온몸으로 널리 퍼지면서 계속 도는 것은, 심장이 주관하는 작용 이외에도 반드시 각 장기의 협조와 배합이 있어야 한다. '폐(肺)에 모든 맥(脈)이 모인다.(肺朝百脈)'고 한 것은 온몸으로 순행하는 혈맥은 모두 폐에 모이고, 또 폐는 기(氣)를 주재하기 때문에 폐기(肺氣)가 퍼지는 것을 통하여야 혈액이 비로소 온몸에 흩어지는 것을 말한 것이다. ……이렇기 때문에 맥상의 형성은 장부 기혈과 매우 밀접한 상관관계를 가지고 있다. 『사언거요(四言擧要)』에 맥상의 형성기전에 대하여 "맥상은 혈액의 파란(波瀾)이니 기혈이 먼저 운행되어야 하고, 맥은 혈액이 통행하는 굴로 된 길이니, 맥기가 박동하였다 그치는 것이 여기에 상응한다. 그 형상은 지(地)를 본받았으니, 혈액을 담아두는 부(府)이고 심이 여기에 배합되며, 수태음폐경이 반영되는 피부의 구역이다. 맥은 신(腎)에 힘입어 시작하고, 위(胃)에 힘입어 발생되며, 양중(陽中)의 음(陰)이지만 근본은 영위(營衛)에 두었다. 영(營)은 음혈(陰血)이고, 위(衛)는 양기(陽氣)이며, 영혈(血)은 맥의 가운데로 운행하고, 위기는 맥의 밖으로 운행하며, 맥은 스스로 운영하지 못 하고, 기(氣)를 따라서 박동하며, 기가 움직여 맥이 응하는 것은 음양의 의의와 같다. 호흡하는 것은 풀무질하는 것과 같고, 혈액의 순환은 파란(波瀾)과 같아서, 혈맥의 순환과 호흡의 출입이 온몸의 상하로 순행한다."고 개괄하였다.」(박경 역(譯) 재인용)『입문진단학역석(入門診斷學譯釋)』에 "오직 맥은 기혈을 운행할 따름이다. 그러므로 기혈이 왕성하면 맥도 왕성하고, 기혈이 쇠잔하면 맥도 쇠잔하며, 기혈이 화평하면 맥도 화평하고, 기혈이 혼란하면 맥도 병들어 혼란하게 되니, 이러한 이치로 본다면 맥(脈)은 곧 기혈(氣血)의 체(體)이고 기혈(氣穴)은 곧 맥(脈)의 용(用)인 것을 알 것이다.(惟脈 運行氣血而已 是以 氣血盛脈盛 氣血衰脈衰 氣血和脈平 氣血亂 脈病 由此 知脈 乃氣血之體 氣血乃脈之用也)."라 하였다.

맥은 그 장기(臟器) 및 경락(經絡)에 직접 흐른 기(氣)와 혈관(血管)의 혈액(血液)을 통해서 주변 장부 및 조직과 밖으로(피부, 경맥 등) 그 상태를 나타내게 된다. 그 모습[오장육부의 기혈 상태]을 혈색(血色)과 눈[목(目)]의 촉기와 복부와 사지(四肢)의 상태 등과 함께 혈맥(血脈)에서 살펴볼 수 있다. 혈맥(血脈)은 혈(血: 영혈(營血))과 기(氣: 위기(衛氣))가 통하고 있으므로, 혈맥(血脈)의 진찰은 곧 영혈과 위기 상태를 관찰할 수 있다. 의사는 맥진(脈診)을 통해서 장부(臟腑) 경락(經絡)의 허실을 파악할 수 있는데, 이래서 체질과 장부의 병증 상태[병인(病因), 병소(病所), 병변(病變)상태 등]를 파악하고, 치료방향을 정할 수 있다. 치료의 큰 방향은 환자의 선천지기·가족력·과거력·주변 사회 및 가정 환경 상태·보호자 조건·환자의 의지(意志)와 의식(意識)의 정도 및 몸의 오장육부의 건강 상태에 따라 정해질 수 있는데, 보편적인 치료 처방에서 한약의 군신좌사(君臣佐使) 돈수와 및 침구 혈법을 결정할 수 있게 된다. ……인체를 크게 3부로 나누면 상·중·하로써 촌관척(寸關尺)이 그를 대변하여 심폐(心肺)·비위(脾胃) 간담(肝膽)·신방광 및 자궁의 기혈 상태를 나타내 준다. (『입문진단학』 참조)

* 오늘날 의료진단의 현실

근대에 이르러 과학기술의 발전으로 장부(臟腑)의 조직(組織)과 기능(機能)상태에 보다 직접적인 접근이 이루어져 그 상태 정도를 눈[예, 내시경]과 수치[예, 혈액검사상 및 폐기능 등의 수치]로 진단할 수 있게 되었는데, 그 정도는 해가 갈수록 세밀하고 다양해지고 있다.

동양의학적 전통 진단은 익히기가 어렵지는 않으나, 현실적으로 1대1로 전수를 받아야 가능한 부분이 있어서, 이를 제대로 익히는 이가 또한 드물고 다른 특이한 진단법을 익히는가 하면, 적지 않은 동양의사 또한 현대기술에 밀려서 전통적인 진단법(예, 맥진(脈診))과 함께 그 가치와 중요성을 잃고 있지 않나 생각된다. 양진한치(洋診韓治)는 시대적 상황이라 보지만, 불완전한 현대적 진단을 그대로 이용하여 환자의 상태[병인(病因)과 병세(病勢)와 병변(病變), 예후]를 현대(양방)의학에 전적으로 의존할 뿐 아니라, 그 치료법까지 따르게 되었으니, 동양의학적 진단법 없이 시행되는 치료(처방)는 모양만 동양의학일 뿐 사상누각에 지나지 않는다.

진단의 불완전 속에서 불확실한 예측과 예후를 가지면서, 온전하지 못한 치료율과 상대적으로 낮은 성과를 나타내어 동양의학의 우수한 치료법(본초, 처방, 침법 등)까지 그 가치를 떨어뜨리고 있지 않나 우려된다. 이로써 동양의학적인 사고방식 및 치료의 근간까지 뒤흔들리고 있다.

현대의 이화학적 물질 진단은 물질세포의 상태를 명확하게 보여 주는 면이 있지만, 아직도 오장육부(五臟六腑)의 상태와 병변을 파악하는 데 불완전하며, 그와 더불어 병명(病名)에 거의 전적인 의존을 하여 환자 객체가 가지는 선천(先天)지기와 주변 환경, 보호자상태, 환자의 의지와 의식 정도, 그리고 환자의 병명 이외 가지는 병증 상태, 다른 장기(臟器)의 상태를 파악하지 못함으로써 갖게 되는 적지 않은 오류와 한계가 있다.

동양의학적 진단 가운데 맥진은 현대의학적인 진단의 한 부분을 보완(補完)할 수 있는데 일반내원자·만성질환자·암증 난치병환자 등에서 선천(先天) 및 후천지기, 그리고 체질·병명유무·장부의 병인·병색과 병변·병변 기간·예후·치료가능성 등을 파악하는 일정한 근거를 제공해 줄 수 있다.

지금의 한의학은 과학기술을 바탕으로 한 현대적인 진단법을 참조로 하여 진맥의 전통을 살려 나가야 한다.

제3절 맥진(脈診)부위와 장부(臟腑)의 배속

맥진은 예로부터 편진법(遍診法), 삼부진법(三部診法) 및 촌구진법(寸口診法)의 3종이 있다. (『중의진단학』 및 『동의진단학』 등 참조) 여기에서는 본인이 익힌 촌구맥법의 삼부구후맥과 근래 발표된 권도원 선생의 8체질맥진을 살피고 이에 대한 견해를 논하고자 한다.

1. 촌구(寸口)맥진의 촌관척(寸關尺)

『중의진단학』 등에 따르면 촌구맥법을 처음으로 논한 것은 『내경(內徑)』이고, 촌구만을 취하여 진맥할 것을 주장한 것은 『난경(難經)』이라고 한다. 『난경(難經)·일난(一難)』에 "십이경(十二經)에 모두 동맥(動脈)이 있는데 오직 촌구(寸口)만을 취하여 오장육부(五臟六腑)의 생사길흉(生死吉凶)을 진단하는 것은 어째서인가? 답하기를, 촌구(寸口)는 십이경맥(十二經脈)이 모두 모이는 곳이며 수태음 폐경의 동맥이다.(十二經皆有動脈, 獨取寸口以結五臟六腑死生凶吉之法, 何謂也? 然: 寸口者, 脈之大會, 手太陰之動脈也)."고 하였다. 『소문(素問)·오장별론(五臟別論)』에 "촌구만이 어째서 오장을 주재하는가? 답하기를, 위(胃)는 수곡(水穀)이 모이는 곳이며, 육부(六腑)에 영양을 공급하는 큰 근원이다. 오미(五味)가 입을 통해 들어가면 위(胃)에서 나와 변하여 기구(氣口)로 나타나기 때문이다. (氣口何以獨有五臟主? 曰: 胃者水穀之海, 六腑之大源也, 五味入口, 藏於胃以養五臟氣, 氣口亦太陰也, 是以五臟六腑之氣味, 皆出於胃, 變見於氣口)."고 하였다.

『입문진단학역석(入門診斷學譯釋)』편을 보면 촌구(寸口)는 촌(寸)·관(關)·척(尺) 삼 부분(三部分)으로 나누어지는데, 손목 부위의 요골돌기의 위를 관(關), 전후로 촌척(寸尺)이라고 하였으니 촌(寸)은 천(天)에 상응하여 상부(上部)가 되고, 관(關)은 인(人)에 상응하여 중부(中孚)가 되며, 척(尺)은 지(地)에 상응하니 하부(下部)가 된다. 촌, 관, 척의 각 부(各部)에 각 부(浮)·중(中)·침(沈)의 3후(三候)가 있어 3·3은 9로써 '삼부구후(三部九候)'라 하였다. 이에 대해서 『난경(難經)·18난(難)』에 "삼부(三部)는 촌·관·척이고, 구후(九候)는 부·중·침이다. (三部者, 寸·關·尺也: 九候者 浮·中·沈也)"고 하였다. 촌(寸)은 천(天)에 응하여 상부(上部)를 살피니 흉격(胸膈)으로부터 심폐(心肺), 인후(咽喉), 두목(頭目)의 질병을 살피고, 관(關)은 인(人)에 응하여 중부(中部)를 살피니 흉격(胸膈)으로부터 소복(小腹)까지 질병을 살핀다. 척(尺)은 지(地)를 본받아서 하부(下部)를 살피니 소복(少腹)으로부터 요(腰), 신(腎), 슬(膝), 행(胻), 족(足)까지 질병을 살핀다.

▷ 장부(臟腑)의 위치

오장(五臟)과 육부(六府)를 촌·관·척(寸關尺) 3부 맥부에 일정하게 배속시켰는데

좌수(左手)에는 심·소장, 간·담, 그리고 신(腎)

우수(右手)에는 폐·대장, 비·위, 그리고 명문(命門)으로 정하였다.

이는 인체 상응에 의한 것으로 왕숙화(王叔和)에 이르러 학설이 이루어졌다.

병맥(病脈)이 촌부(寸部)에 나타나면 상부(上部)병이요, 척부(尺部)에 나타나면 하부(下部)병이며, 좌수(左手)에 있으면 좌병이고 우수(右手)에 있으면 우병(病)이다.

2. 촌관척(寸關尺)과 장부(臟腑)의 배속

▷ 촌관척(寸關尺) 내에서 장부(臟腑)의 위치를 구체적으로 밝히는 것

『중의진단학』에 촌관척의 장부(臟腑) 배속에 관한 중요한 논쟁이 있다. 인용하면 다음과 같다. 「촌관척(寸關尺)으로 나누어 장부(臟腑)를 살피는 것은 『내경(內經)』에 나왔다. ……『내경·맥요정미론(脈要精微論)』에 "척내(尺內)의 양옆은 계협(季脇)이다. 척외(尺外)로 신(腎)을, 척이(尺裏)로 복중(腹中)을 살피며, 중부(中孚)에서 좌외(左外)로 간(肝)을, 내(內)로 격(膈)을 살피고, 우외(右外)로 위(胃)를, 내(內)로 비(脾)를 살피며, 상부(上部)에서 우외(右外)로 폐(肺)를, 내(內)로 흉중(胸中)을 살피고, 좌외(左外)로 심(心), 내(內)로 전중(膻中)을 살핀다. 전(前)으로 전(前)을, 후(後)로 후(後)를 살핀다. 상부(上部)의 위쪽은 흉(胸)·후중(喉中)의 일이고, 하부(下部)의 아래쪽은 소복(少腹)·요(腰)·고(股)·슬(膝)·경(脛)·족중(足中)의 일이다"고 하였다. 이 이론은 실제에 있어서 촌관척의 의의를 이미 갖추고 있는 것이다.……

후세에 촌관척으로 장부(臟腑)를 나누어 살피는 것에 대한 대강은 『내경』에 의거하였으나 내용은 약간은 다르다. ……『의종금감(醫種金鑑·사진심법요결(四診心法要訣)』은 『내경·맥요정미론(脈要精微論)』은 좌촌(左寸)으로 심(心)·전중(膻中)을, 우촌(右寸)으로 폐(肺)·흉(胸)을 살피며……그 주(注)에 "내(內)·외(外) 두 자를 옛 사람들은 척부(尺部) 한 맥의 전반부맥과 후반부맥으로 해석할 수 있다고 한 사람이 있고, 내측(內側)을 내, 외측(外側)을 외로 해석할 수 있다고 한 사람도 있으나 모두 잘못된 것이다. 맥의 형상(形象)은 완전히 하나이기 때문에

두 줄기로 갈라지거나 두 부분으로 끊어질 수 없다.……고 하였다.」

○ 본인의 견해

1) 촌관척(寸關尺)의 측정 부위

전통적인 촌관척은 요골 돌기의 앞쪽은 촌(寸), 위를 관(關), 뒤를 척(尺)으로 하여 진맥하는 것이 정설(定說)임은 분명하나 8체질맥과 유사하게 한 손가락 뒤로 미루어 진찰하는 것은 진맥상 환자의 정황을 파악하는 데 차이를 보이지 않는다.

2) 좌우맥의 장부(臟腑) 배속

좌수(左手)에는 촌맥(寸脈)은 상초의 심·소장을 위주로 살피지만, 폐·대장의 상태 또한 살펴볼 수 있다. 또한 전중(膻中)과 유방(乳房)의 병변상태도 살필 수 있다. 이와 함께 우수(右手)의 촌맥(寸脈)도 마찬가지로 폐·대장 등 뿐만 아니라, 심·소장의 상태를 살펴 정황을 보여 준다. 좌수의 관맥(關脈)은 주로 간·담의 상태를 보여 주는 것이 분명하고, 좌수의 척맥(尺脈)은 신(腎)을 위주로 하는데 대장(大腸) 혹은 요부(腰部) 등과 방광(膀胱)의 상태도 반영한다. 우수(右手)에는 관맥(關脈)은 비·위를, 그리고 척맥(尺脈)은 신장과 더불어 명문(命門)을 볼 수 있는데, 이는 유전과 연관된 선천지기를 의미한다.

3) 『내경·맥요정미론(脈要精微論)』의 촌관척 장부(臟腑) 배속에 대한 『의종금감(醫種金鑑·사진심법요결(四診心法要訣)』의 논란은 후대학자의 한계에서 나온 것이라 본다. 촌관척의 각 맥(脈)에서 앞선 내측(內側)과 중앙 이부(裏部), 뒤쪽의 외측(外側)으로 나누어 볼 수 있으며, 각 부분의 견해는 임상경험상 내경의 학설이 정확히 옳다. 이 대목을 박경 교수님의 배려로 『중의진단학』을 보고서야 재발견하였으니 나의 문헌 연구가 미천(微賤)함을 말해 주나, 경험적 통찰에서 얻은 바는 『내경·맥요정미론(脈要精微論)』에서 언급한 내용과 거의 동일(同一)한 것이다.

이에 대해서 다시 정리해 보면 다음과 같다.

* 촌맥(1지)

　-우측 1지(촌맥)에서 외측면으로 폐장(肺臟)의 상태를 살피는데 이를 "상부(上部)에서 우외(右外)로 폐(肺)를"이라고 하였다.

　-우측 1지(촌맥)에서 내측면으로 흉중상태를 살피는데 이를 "내(內)로 흉중(胸中)을"이라고 하였다.

　-좌측 1지(촌맥)에서 외측면에서 심장(心臟)의 상태를 살피는데 이를 "좌외(左外)로 심(心)"이라고 하였다.

　-좌측 1지(촌맥)에서 내측면으로 전중(膻中)의 상태를 살피는데 이를 "내(內)로 전중(膻中)"이라고 하였다.

* 관맥(2지)

　-좌측 2지 관맥에서 2지의 외측면으로 3지 쪽으로써 간장(肝臟)을 살피는데, '중부(中孚)에서 좌외(左外)'라 하였다.

　-2지 안쪽면에서는 협(脇), 격(膈) 부위를 살피는데 이를 '내(內)로 격(膈)'을 살핀다고 하였다.

　-우측 2지(관맥)에서 외측면으로 위장(胃臟)을 살피는데 '우외(右外)로 위(胃)'라 하였다.

　-우측 2지(관맥)에서 내측면으로 비장(脾臟)을 살피는데 '내(內)로 비(脾)'라 하였다.

* 척맥(3지)

　-3지(척맥)의 외측면으로 신장(腎臟)을 살피는데 '척외(尺外)로 신(腎)'이라 하였다.

　-3지(척맥)의 중간상태에서 감지되는 것으로 복중을 살핀다 하고 이(裏)보다는 안쪽의 내측면이 아닌가 한다. 다시 말해서 3지의 이부(裏部)와 함께 손가락 안쪽[내측]은 방광·대장(직장 위주)·자궁 등과 연관되어 병변을 살필 수 있다. 이에 대해서 "척이(尺裏)로 복중(腹中)"이라고 하였다.

　-"척내(尺內)의 양옆은 계협(季脇)"이라는 것은 안시(按時)에 잡히는 가운데의 양쪽면을 말하는 것으로 생각된다.

즉 대체로 안시(按時)에 맥의 안쪽면은 부(腑)를, 바깥면은 장(臟)을 표현하여 나타난다.

⇒ 예를 들면 식울(食鬱)·식체(食滯)시 위장(胃腸)의 장애로 인한 경우에는 우측 2지(관맥)의 안쪽 부위에서 활현한 맥상을 보이는 반면, 비장(脾臟)의 문제로 인한 경우라면 우측 2지의 바깥쪽에서 활현하거나 병증맥이 촉지된다. 신장의 병변의 경우에서도 보면 좌측 3지(척맥)의 외측 부위에 발현되며 방광이나 대장부위의 병변은 내측이나 안쪽면에서 촉지된다.

* 그 외 맥의 "전(前)으로 전(前)을, 후(後)로 후(後)를 살핀다. 상부(上部)의 위쪽은 흉(胸)·후중(喉中)의 일이고, 하부(下部)의 아래쪽은 소복(少腹)·요(腰)·고(股)·슬(膝)·경(脛)·족중(足中)의 일이다"고 하였다. 맥진의 앞쪽은 그 장부(臟腑)와 기관(器官)의 전부(前部)의 상태를 살피고, 뒤쪽은 그 뒷부분을, 맥의 상부는 가슴 이상의 윗부분을 살피고, 하부는 허리 이하의 병변 상태를 살핀다는 것을 말한 것이다.

표. 촌구(寸口)의 장부(臟腑) 분배에 관한 여러 가지 학설 비교(『중의진단학』에서 인용)

학 설	촌(寸)		관(關)		척(尺)		설 명
	좌	우	좌	우	좌	우	
難經	心 小腸	肺 大腸	肝 膽	脾 胃	腎 膀胱	腎 命門	大小腸을 心肺에 分配한 것은 表裏로 相屬하는 관계이다. 右腎이 火에 속하기 때문에 命門도 右尺에서 살핀다.
脈經	心 小腸	肺 大腸	肝 膽	脾 胃	腎 膀胱	腎 三焦	
經岳 全書	心 心包絡	肺 膻中	肝 膽	脾 胃	腎 膀胱 大腸	腎 三焦 命門 小腸	大腸을 左尺에 分配한 것은 金·水가 서로를 따르기 때문이고, 小腸을 右尺에 분배한 것은 火가 水의 位置로 돌아가는 것이다.
醫宗 金鑑	心 膻中	肺 胸中	肝 膈膽	脾 胃	腎 膀胱 小腸	腎 大腸	小腸을 左尺에, 大腸을 右尺에 분배한 것은 부위로 배합한 것이다. 그러므로 또 三焦를 寸關尺의 三部에 분배하였다.

제4절 맥진의 방법

1. 맥진의 시간

옛 의서에 진맥하는 시간은 새벽녘이 가장 좋다고 하였다. 『소문(素問)·맥요정미론(脈要精微論)』에 "진맥은 늘 새벽녘에 하는 법이니, 음기(陰氣)가 동요하지 않고, 양기(陽氣)가 흩어지지 않으며, 음식을 먹지 않아 경맥(經脈)이 왕성하지 않고, 락맥(絡脈)이 조균(調均)하며, 기혈(氣穴)이 혼란하지 않으므로 병이 있는 맥상을 진찰할 수 있다."고 하였다. 아침에는 체내의 병이 외부 환경에 의하여 동요되지 않고 안정되어 있어 맥진함에 좋은 시간이 된다. 그러나 다른 시간에는 진맥할 수 없는 것은 아니니, 왕기(汪機)는 "만약 병이 있으면 언제나 진맥할 수 있으니, 새벽녘에 구애될 필요는 없다"고 하였다. 맥을 진찰할 때는 환자가 먼저 휴식을 취한 이후, 기혈이 평정하여 의사가 맥을 진찰하여 맥상의 상세한 관찰로 비교 검토하여 확진한다.

소문(素問)에 논한 바도, 왕기(汪機)가 지적한 바도 올바르다. 맥은 사람이 활동하고 움직이며 먹고 마시며, 어떤 치료를 받으면 본래 병색의 맥과 더불어 그런 상황이 함께 나타나므로 본래의 온전한 병맥만 나타내기 어렵다. 혹(或) 약물을 남·오용하는 것도 본래 병색을 훼손할 수 있는 것인데, 환자를 진맥하려면 최소한 안정된 상태에서 진맥해야 보다 정확히 병증의 상태를 파악할 수 있겠다. 또한 본래 병변의 병색과 환자가 내원시까지 가졌던 정황에서 발현될 수 있는 맥상을 감안하여서 판별하여야 한다. 예를 들면 감기 뒤끝의 상태이거나 혹은 일시적으로 분노한 기운이 있거나 하는 것을 맥상에서 감안하여 본래 가진 본 증맥을 찾는 것이 필요하다.

다만 표면적인 상황이나 여건에 의해서 나타난 맥진 상황도 환자가 지닌 상태를 말하는 것이다. 다시 말해서 본래의 건강상태에서 감기기운이 잔존하거나 일시적인 분노를 가졌다 하여도 겸하여 함께 나타나는 환자의 실질적인 몸 상태이다. 이에 본래의 건강정도에 따라서 겸한 상황에 반응한 정도도 차이를 보이며 이 또한 치료의 대상으로 포함할 수 있는데, 그 본래 건강상태에서 나온 본증과 부차적인 겸증의 정도와 상황을 감별, 분류할 수 있어야 한다는 뜻이다.

2. 맥진의 자세

맥을 진찰할 때 환자의 자세는 좌위(座位)나 와위(臥位)에서 주로 하는데, 환자가 앉아서 하는 것보다 좀 더 정확히 진찰하는 것은 누운 자세이다. 환자의 팔뚝은 심장과 수평으로 하여 바르게 펴고, 손목관절의 등 부위에는 필요에 따라 진맥 베개를 받쳐 놓고 손목을 곧게 하며 손바닥을 위로 향하게 하여 기혈의 운행이 막히지 않도록 하여 맥상을 정확히 볼 수 있게 한다. 옆으로 하여 팔뚝이 눌린다거나 팔뚝이 높거나 낮아서 자세가 정확하지 않으면 기혈의 운행이 영향을 줄 수 있으나 반드시 손바닥이 위로 향해야만 진맥이 이루어지는 것은 아니다. 하지만 앉은 자세나 누운 자세에서 바른 자세를 유지하는 것이 기혈의 흐름을 원활하게 하며 본래 맥상을 찾을 수 있겠다. 앉은 자세나 누운 자세에서 환자가 바른 자세를 취하지 않으면 맥 또한 그 상태를 반영하여 나타나는 것을 볼 수 있다.

특히 맥(예를 들어 8체질맥)을 숙달되게 익히기 위해서는 앉은 자세보다 누운 자세에서 익히는 것이 바람직하다. 이는 앉거나 누운 자세에서 약간의 맥상 차이를 보이기 때문이며 덧붙여 체격, 흉격, 복진 등의 형상을 파악하는 것도 누운 자세가 더 정확한 정보를 주고 수월하기 때문이다.

3. 맥진의 안법(按法)

1) 손가락으로 맥을 잡는 법 [포지(布指)]

의사는 환자의 옆으로 향하고, 왼손으로 환자의 오른손의 맥을, 오른손으로 환자의 왼손의 맥을 진맥한다. 진맥할 때는 먼저 중지(中指:관맥)의 단(端)을 손바닥 뒤의 요골 경돌기(莖突起:高骨內側)가 있는 관맥 부위로 누르고, 식지(食指:촌맥)를 붙여서 관의 앞에 촌맥의 위치에 누르며, 무명지(無名指)는 중지 뒤에 있는 척맥의 위치를 누른다. 실제 임상에서는 대체로 거의 동시에 이루어진다. 환자의 팔이 길면 긴 데로 짧으면 짧은 데로 손가락 사이를 알맞게 조절하여 지진(指診)한다.

무엇보다 위치를 잡은 뒤에 진맥하는 손가락 놀림이 중요하다. 세 손가락을 활모양으로 굽혀서 손가락 끝이 평평하며 가지런하게 하나하나가 손가락의 안쪽 도톰한 부분(지복:指腹)이 환자 맥체에 닿도록 한다. 이처럼 세 손가락을 평평하게 펴서 동시에 힘을 주어 맥을 눌러 보는 것을 '총안(總按)'이라고 하는데 중점적으로 어떤 한 부위의 맥상(脈象)을 살펴보려면 한 손가락으로 세 부위 중에 한 부위의 맥상만을 보는데 '단안(單按)'이라 한다.

2) 손가락으로 맥을 누르는 것 [거(擧)·안(按)·심(尋)과 부중침(浮中沈)]

이는 맥을 진찰할 때 지력(指力)의 경중과 이동을 통하여 맥상을 탐색하는 일종의 수기법(手技法)으로 손가락을 가볍게 또는 무겁게 누르거나 옮기는 방법을 말한다. 과거부터 맥을 잡는 요령을 세 가지로 논하였는데 손가락을 가볍게 눌러 찾는 것을 '거(擧)'라고 하고 '부취(浮取)' 또는 '경취(輕取)'라고도 하며, 무겁게 근골 사이를 눌러보는 것을 '안(按)'이라 하고, '침취(沈取)' 또는 '중취(重取)'라고도 하며, 가볍지도 무겁지도 않게 하여 찾거나, 가볍게 또는 무겁게 하여 자세하게 맥상을 찾는 것을 '심(尋)'이라고 한다. 여기에서 '심(尋)'은 찾는다는 뜻이지 가볍지도 무겁지도 않게 누른다(중취(中取))의 뜻은 아니라고 하였다.

삼부구후맥(三部九候脈)에서 부중침(浮中沈)을 보는 맥법은 다음과 같다. 맥을 처음 잡을 때 가볍게 눌러 살펴 맥이 피부 사이에서 나타나는 가장 윗부분의 촉지를 부안시(浮按時)의 부(浮), 그 다음 조금 눌러 가볍지도 무겁지도 않은 중간 정도에 잡히는 것으로 그 맥이 혈과 근육 사이에 감응하는 것인데 중안시(中按時)의 중(中), 마지막 조금 무겁게 눌러 맥이 근육아래에 은복(隱伏)되는 것을 살피는 침안시(沈按時)의 침(沈)으로 나누어 볼 수 있다.

덧붙여 「8체질맥」은 3지 모두를 중압(重壓)하여 눌러 맥상이 마지막까지 사라지지 않고 있는 맥, 혹은 강침안시(强沈按時) 마지막까지 눌러서 맥상이 소실되다시피 하다가 힘을 조금씩 빼고 들 때 가장 먼저 촉지되는 맥을 감지하여 체질맥을 구별한다.

임상에서 보면 무엇보다 침안시(沈按時)의 맥상이 어떠하느냐에 따라 병세(病勢)와 병의 경중(輕重)을 판별할 수 있다.

4. 맥진의 호흡 - 평식(平息)

한 번 숨을 내쉬고 들이마시는 것을 '일식(一息)'이라고 부른다. 선인들은 의사가 호흡을 자연스럽고 고르게 하고, 한 번 호흡하는 시간으로 환자의 맥박이 느린가 빠른가 맥박의 회수를 측정하였는데, 정상 맥상과 병리상 맥상의 지(遲)·삭(數)·완(緩)·질(疾) 등의 맥들을 모두 호흡시간으로 계산하였다.

'평식(平息)'은 한 호흡의 시간에 환자의 맥박(脈搏)을 횟수로 계산하기 때문에 불린 이름인데, 평(平)은 평조(平調)의 의미로 진찰 시 동작을 신중히 하여 사념(私念)을 버리고 호흡을 비강(鼻腔)으로 고르게 하여 맥상을 이해하기 위해 온 정신을 기울이는 것을 말한다. 『소문·맥요정미론』에 "맥을 잡을 때에 방법이 있으니, 마음을 고요히 비우고 정신을 집중하여야 한다."라고 하였다. 선입관(先入觀)이 있거나 감정이 평온하게 정리되어 있지 않으면, 진맥함에 있어서 한계와 작은 오차가 일어날 수 있다. 의사로서 실로 청정(淸淨)한 마음을 유지할 때 호흡이 가다듬어지며 맥을 통해서 깊은 성찰을 얻을 수 있다.

5. 오십동(五十動)

『영추(靈樞)·근결(根結)』에 "촌구맥을 진찰할 때 맥의 박동수를 계산하여 50박동(搏動)에 1차의 결대맥이 없으면 오장이 모두 기를 받는 것이다."라고 하였고 장중경(張仲景) 또한 진맥할 때에 반드시 50박동을 채운다는 견해를 중시하였다.

맥을 살필 때 오십 박동을 채우는 것은 임상에서 두 가지 의의가 있다. 첫째, 50박동 가운데 촉(促)·결(結)·대맥(代脈)의 유무를 살펴서 진단상 누락을 방지하고 아울러 오장 전체의 정황을 이해할 수 있는 것이고, 둘째로 진맥을 경솔하게 하지 않아 반드시 맥상을 분명하게 구별하는 데 목적이 있다. 이는 짧은 진맥시간으로 속단(速斷)할 수 있는 오류를 미연에 방지하려는 선현의 지혜이다.

제5절 정상의 맥상 — 평맥(平脈), 화완맥(和緩脈)

정상적인 건강한 맥상을 예전에는 "평맥(平脈)"이라고 하였다. 이는 건강하고 병이 없는 사람의 맥상(脈象)으로 정상적인 맥상을 인식하는 것은 다른 수많은 병맥(病脈)과 변별(辨別)하는 기초가 되므로 중요하다. 흔히 "화완맥(和緩脈)"으로도 부르는데 부(浮)하거나 침(沈)하지도 않고, 대(大)하거나 소(小)하지도 않으며, 경직되었거나 유약하지도 않으며, 넉넉하고 완만하며, 연하며 부드럽고, 율동이 일정하고 일치하며, 침안시(沈按時)나 척맥(尺脈)을 침취(沈取)하였을 때도 일정한 힘이 있으며, 아울러 생리활동과 기운, 환경의 변화에 상응(相應)하는 정상적인 변화가 있는 맥상을 말한다.

정상 맥상에는 위기(胃氣)가 있는 맥, 신(神)이 있는 맥, 근(根)이 있는 맥으로 세 가지 특징을 말하였다.

* 위기(胃氣)가 있는 맥: 위기(胃氣)는 인체의 영위(營衛), 기혈(氣血), 장부(臟腑), 경락(經絡) 등의 근원으로 그 중요성에 대해서 『소문(素門)·평인기상론』에 "사람은 수곡(水穀)으로 근본을 삼기 때문에 수곡을 먹지 않으면

죽고, 맥(脈)에 위기(胃氣)가 없으면 죽는다.”고 하였다. 위기와 이의 중요성에 대한 선인들의 지적은 허다한데 이를 총괄하여 보면 평인에서 맥상이 불부(不浮), 불침(不沈), 불급(不急), 불서(不徐)인데, 설령 병맥이 있다고 하더라도 부침(浮沈), 지삭(遲數)을 막론하고 다만 넉넉하고 부드러운 형상이 있으면 이는 위기가 있는 것이다. 예를 들면 병중(病中)에서도 ‘위기(胃氣)가 있다’고 함은 받아들여서 흡수하여 예후가 좋아 건실해질 수 있는 맥상이라고 보겠다.

* 신(神)이 있는 맥: 선현의 해석에 근거하여 보면 심(心)은 혈(血)을 주관하고 신(神)을 간직하니 맥은 역시 혈(血)의 부(府)이므로 혈기가 충만하게 채워지면 심신은 곧 건강하고 왕성하며, 맥상에 자연적으로 신(神)이 있게 된다. 신(神)이 있는 형태에 대해서 중요하게 논한 내용은 『병증록(辨證錄)·맥결천미(脈訣闡微)』에 “浮沈, 遲數, 滑澀, 大小의 각 맥을 논한 것이 눌러서 손가락 아래에 조리 있고 선후에 질서가 문란하지 않게 나타나면 이는 신(神)이 있는 맥에 이른 것이다. 만약 손가락을 눌러 맥이 충실하고 힘이 있으면 신(神)이 머물러 있는 것이다. 그 밖에 손가락을 눌러서 약하게 고동하는 것도 신(神)이 있다고 할 수 있다. 그런데 누르면 어지러이 흩어지거나, 있다가 없다가 하거나, 때로 이어졌다 끊어졌다 하거나, 이어지려 하나 이어지지 않거나, 접근하려 하나 접근하지 못 하거나, 침세(沈細)한 가운데 갑자기 희미한 형태가 나타나거나, 혹은 홍대(洪大)한 속에 갑자기 가물가물하고 희미한 형상이 나타나는 것은 모두 신(神)이 없는 맥이고, 맥에 신(神)이 없으면 곧바로 두려워할 만한 맥상(脈象)이다.”고 하였다. 이를 총괄하여 보면 연하고 부드러우며 힘이 없으나 율동이 일치하면 신(神)이 아직 있는 맥상의 형태이니 설령 현실(弦實)한 맥이라도 연하고 부드러운 형상을 띠거나, 미약(微弱)한 맥이라도 완전히 힘이 없는 맥에 이르지 않으면 모두 맥이 신(神)이 있는 것이다. 신(神)의 성쇠는 질병의 예후 판별에 일정한 의의를 가지고 있는데 진맥할 때, 유신(有神)은 설령 병색(病色)이나 유약(濡弱)한 맥상이라 하여도 일정한 맥상을 지키고 유지할 수 있는 생기를 가진 상태라고 보겠다.

* 근(根)이 있는 맥: 인체의 십이경락(十二經絡)은 신간동기(腎間動氣)에 의해

전부 거느리며 발생한데, 신(腎)은 선천의 근본으로 인체 장부와 조직에서 기능 활동의 원동력이다. 신기(腎氣)가 충실하면 맥상에 반드시 근(根)이 있는 것으로 반영된다. 침취(沈取)하여 신(腎)을 살피고, 척부(尺部)로 신(腎)을 살피며, 삼부맥(三部脈)에 침취하여 힘이 있거나 척맥을 침취하여 힘이 있으면 곧바로 근(根)이 있는 맥상의 형태이다. 만약 질병이 발생하였으나 신기(腎氣)가 존재하면 선천의 근본이 아직 단절되지 않은 것이며, 척맥(尺脈)을 침취(沈取)하였을 때도 여전히 맥박(脈搏)이 나타난다면 이는 생기(生氣)가 있는 것이다. 『난경(難經)·십사란(十四難)』에 "脈에 根本이 있으면 인체에 元氣가 있는 것이므로 죽지 않은 것을 알 수 있다."고 하였다. 또 『맥결(脈訣)·맥부(脈賦)』에 "촌(寸)·관부(關部)에 비록 맥이 없으나 척부(尺部)에 맥이 단절(斷絶)되지 않았으면 이와 같은 맥의 흐름에 어찌 죽을 것을 근심하겠는가?"고 하였다. 만약 맥이 부대(浮大)하면서 산란(散亂)하고, 누르면 맥이 없어지는 것은 근(根)이 없는 맥이니, 원기(元氣)가 흩어진 것으로 병세(病勢)가 위독(危篤)하다는 표식(標識)이다. 유근(有根)과 무근(無根)함은 생사의 갈림길이라고 볼 수 있는데 병중(病重)한 상태에서 강침안시(强沈按時) 나타난 근(根)의 유무는 선후천지기의 정도 파악과 함께 생사(生死)의 예후를 가늠하는 중요한 지침이다.

제6절 맥과 내외인(內外因)과의 관계

1. 맥과 외인(外因)

고대인은 인체가 자연과 상응하는 상태로 존재하므로 천지의 사시(四時)의 변화는 필연적으로 상응하여 맥상(脈象)에서도 사시(四時)에 따라 각기 같지 않은 것이 있는데 이를 외적(外的)인 변화로 보았다. 그래서

봄[春]에는 육부맥이 모두 미현(微弦)하고,

여름[夏]에는 모두 미홍(微洪)하고,

가을[秋]에는 모두 미부(微浮)하고,

겨울[冬]에는 모두 미침(微沈)한다고 보았다.

또한 지리적(地理的), 환경적(環境的)인 영향으로 맥상은 감응한다고 하였는데 손사막(孫思邈)의 『천금방(千金方)』에 "강남인(江南人)은 원기가 박(薄)하여 맥이 부실(不實)함이 많고, 서북인(西北人)은 풍한(風寒)에 적응하는 습관으로 내외가 견고하여 맥침실(沈實)이 많으며, 전오인(滇奧人)은 표리가 소활(疏豁)하여 맥이 미삭(微數)함이 많으니 實함이 적은 것으로 알아야 한다."고 하였다.

그런데 오늘날 맥은 어떠할까? 먼저 한국 도시생활에서 사시(四時)의 계절변화에 의해 차이가 나는 경우가 드물어졌다. 그만큼 사시(四時)는 존재하나 냉온방(冷溫房)시스템으로 온도차이가 크게 나지 않은 실내생활을 유지하므로 계절에 따른 맥상의 변화를 감지하기 어렵다.

2. 맥과 내인(內因)

[성별]

손사막(孫思邈)은 『천금방(千金方)』에 "부인의 맥은 남자의 맥보다 유약(濡弱)하다"고 하였다. 상대적인 개념으로 유약함이니 개념하지 말아야 할 시대가 되었다. 실제로 유약(濡弱)하다면 정허(精虛), 음허(陰虛), 망음(亡陰)의 상황이다.

[연령]

의서에 '청년의 맥은 실대(實大)함이 많고 노년의 맥은 약(弱)함이 많으며, 영아의 맥은 급삭(急數)함이 많아 5, 6세 아동은 맥이 1식(息) 6지(至)한다'고 하였다. 하지만 오늘날 청장년의 건실함을 찾기 어려운 것은 정신노동의 과다와 섭생불량 등의 원인이라고 보겠다.

[체격]

의서에 '신체 거대인(巨大人)의 맥은 부위가 비교적 장(長)하고, 단소인(短小人)의 맥은 부위가 비교적 짧게 나타난다. 수인(瘦人)이나 소인(小人)의 맥은 미부(微浮)하고, 비인(肥人)이나 성인(成人)의 맥은 침(沈)하다.'고 하였는데 옳은 말이다.

[노동]

흔히 정신노동인이나 육체노동인의 맥은 약(弱)하다고 하나 반드시 그렇지만은 않고 육체노동인 가운데도 건실한 사람이 많은 것은 그 노동이 힘들어도 신체단련과 내장기운의 충실함이 도움이 되기 때문이다. 예로 중침안시(中沈按時) 대체로 건실한 맥상을 가질 수 있다. 하지만 현대의 정신노동은 정신활동의 과도로 인해서 뇌신경호르몬 및 뇌수·수액의 부족을 초래하여 약한 유활(濡滑)한 맥상을 갖기 쉽다. 또한 정신노동자도 적당한 운동과 섭생관리를 한다면 장부기능의 건강함으로 견실(堅實)한 맥상을 유지할 수 있다.

* 이상은 『중의진단학』 및 『동의진단학』을 참조하여 인용 및 작성하였다.

■ 보고: 현대인의 맥진상황
 ―사회적 변화에 따른 심리 및 의식주, 그 변화를 보여 주는 맥진상태

최근 일반 맥(脈) 자체의 변화를 바라볼 수 있었다. 이는 사회 환경에 의해서 사람의 건강상태가 변화하듯 맥도 그러함을 보여 준다. 예를 들어 90년대 말 IMF 이후 체질맥 및 3부9후맥의 일대 변화를 가져왔는데, 이는 한국의 정치·사회상황에서 비롯된 것으로 여겨진다.

첫째 강침안시(强沈按時) 3지[尺脈]가 촉지되는 현상이다.
그 이전까지 목양체질, 토양체질에서 거의 볼 수 없었던 상황인데 예를 들면

토양체질맥진[강강침안시 우측 2지 및 좌측 1지]이나 목양체질맥진[좌우 각 1지]에서 나타나지 않던 강침안시 3지[척맥]가 촉지되는 경향이 있다. 이는 현대인들이 대체로 신기능 이상 및 신허(腎虛)한 상황을 말해 준다.

이렇게 변화된 소인으로 여겨지는 이유는 다음과 같다.

(1) 고도성장에서 IMF 이후 첨예한 세계화 경쟁사회로 전환하면서 가졌던 심리적 부담감이나 이런 어려운 환경을 참고 이겨내려는 심리적인 압박감을 느끼는 상황, 즉 신기억울(腎氣抑鬱)한 과정에서 발생되는 듯하다.

(2) 갈수록 심해지는 고량진미와 탁한 식생활의 문제·약물남용의 증가에서 나타난 혈독(血毒)으로 인한 신장기능의 이상초래도 한 원인이라고 여겨진다.

(3) 정신 및 성생활과다 등에 의한 신기능의 과로 상태에서 비롯된 것으로 보인다.

즉 사회변화에 따른 하초(下焦: 신장－대장－허리)의 기운상 병변상태를 의미하는 것인데 소아에게까지 나타났고 이제는 광범위하게 촉지되는 상황이다. 복진을 해 보면 허리부위에서 쉽게 소적(小積)이 촉지되는 것을 볼 수 있다. 질병의 양상에서는 일상적인 통증환자를 비롯하여 당뇨, 고혈압의 성인병질환과 암(癌)의 질환에 이르기까지 신허(腎虛)함을 동반하고 있다. 신기의 문제는 다양한 질병의 현상과 상태에서도 볼 수 있는데 일반 질병의 치료 방향과 방법까지 변화를 가져와야 함을 예시하고 있다. 이러한 필요에 따라 국민적으로 반신욕(半身浴)·신장해독법(腎臟解毒法)의 열풍과 유행도 초래하였다. 처방도 변화를 가져왔는데 예를 들면 과거 육미지황탕이나 독활지황탕의 원방만으로는 원하는 약효를 보기 어렵고, 신허열(腎虛熱)을 제거하는 지모(知母), 황백(黃柏)을 특별히 건강한 경우를 제외하고는 기본적으로 가미해야만 하는 상황이 도래한 것이다. 흔히 90년대 말 이후 급증하는 아토피의 원인 중에서도 신허열독(腎虛熱毒)이 차지하는 비중이 크다.

두 번째로 좌측(左側) 1지[寸脈]의 안시(按時) 쇠약, 미약(微弱)해지는 현상이다.

이는 위의 신허(腎虛)의 맥상을 가져온 이후 나타난 현상인데, 심폐기운의 저하를 일으키는 원인을 정리해 보면 다음과 같다.

(1) 핵가족사회의 정착과 이에 따른 부자간, 형제간의 관계 소홀
(2) 지역(地域) 간, 동서(東西), 도농(都農) 간 및 직업 간의 격차 등으로 인한 소외현상
(3) 인간관계에서 받은 상심(傷心)
(4) 현대인의 운동 부족
(5) 뜻대로 이루지 못한 삶의 과정에서 의욕감퇴와 자신감 결여
(6) 대기오염의 증가

등에서 나타난 맥상의 변화로써 이 무렵부터 폭증하게 된 알레르기 비염(鼻炎) 및 아토피 피부염(皮膚炎), 그리고 우울증(憂鬱症), 폐암(肺癌)의 폭발적인 증가와 직접적인 관련이 있다. 이러한 폐기능저하 상태를 해소하기 위한 방책으로 국민의 웰빙 열풍에 의한 운동(運動)의 관심과 참여의 증가를 가져왔다. 예를 들면 몇 해 전만 하여도 한산하였던 집 근처 학교운동장이나 주변의 산에는 아침마다 산책이나 등산, 걷기를 하는 사람들로 넘쳐나고 요가, 골프 등 운동에 꾸준한 관심과 참여의 증가를 보이고 있다.

세 번째로 활맥(滑脈), 유맥(濡脈), 유활맥(濡滑脈)의 증가이다.
고량진미의 식생활에서 활맥(滑脈)이 발생하기 쉬운데 최근 90년대 이후 고도성장으로 인해 경제력이 풍요해짐에 따라 육식의 소비량이 증가하고 기름진 음식, 튀긴 음식[예; 트렌스 지방]을 즐겨하는 식습관에서 쉽게 볼 수 있다. 소아의 경우 과자 등 가공식품과 튀긴 음식, 육식 등을 즐겨하여 담음(痰飮)이 정체된 상황을 반영하는데 이로 인해서 과체중의 비만(肥滿)과 소아당뇨(小兒糖尿), 소아지방간뿐만 아니라 집중력장애(주의력결핍) 및 뇌의 지능 발달의 저해까지 초래하고 있다. 성인의 경우 흔히 직장인에게 쉽게 볼 수 있는데 잦은 외식과 음주문화가 지방간(脂肪肝), 비만(肥滿), 고지혈증(高脂血症), 고콜레스테롤증을 유발하는 원인이 되고 있다.
유맥(濡脈)은 최근 2년 사이 급증하는 경우인데 청소년에게서 과중한 다이어

트의 관심('10, 20대 여성의 관심도 1위가 다이어트이며 그 관심도는 세계 1위'라는 통계)으로 영양섭취의 불균형 및 편식에 의한 체내 에너지 부족인 혈허(血虛), 음허(陰虛)의 상태를 반영하고 있다. 무엇보다 음식의 량(量)보다 음식의 질(質)이 급격히 떨어지는 식생활의 부실(不實) 현상을 볼 수 있는데, 수입농산물의 급증(총량의 350%전후 차지)과 유전자 식품의 증가(총량의 15%정도 예상), 그리고 대부분 채소류가 하우스에서 단기간 이내 재배되며 식당에서는 많은 화학조미료가 사용되는 상황과 관련되어 정미롭지 못 하고 질적(質的)으로 부실(不實)한 내용상의 문제에서 발생한 것으로 추정된다. 이러한 충실하지 못한 내용물로 인해 나타난 현상은 음허(陰虛), 진액부족(津液不足), 정허(精虛)의 상황을 유발하고 있는데 그 외 IMF 이후 세계화과정에서 PC사용량의 증가, 청소년의 경우 휴대폰의 사용량 등에서 정신과로(精神過勞)에 따른 뇌정(腦精)의 허손(虛損)상태를 볼 수 있다. 이로써 나타난 증상으로는 만성피로(慢性疲勞), 생리불순(生理不順)과 노화촉진(조기폐경, 조기 골다공증), 피부건조, 당뇨병증가, 현훈증(眩暈症), 두풍(頭風), 기억력저하, 정신기능 감퇴, 혹은 원인불명의 기절·절도, 집중력저하 등이 급증하고 있다.

다음으로 유활맥(濡滑脈)의 증가이다. 유맥(濡脈)과 활맥(滑脈)이 결합된 상태로 고량진미의 식생활을 하면서도 (⇒담음(痰飮) 노정, 피로물질 증가⇒활맥(滑脈)상태를 가짐) 영양섭취가 부실(不實)한 상태인 음허(陰虛)증을 노정한 경우이다. 과하게 잘 먹으나 영양의 진액은 부족해지는 현상이다. 이러한 몸의 상태는 마치 우리 사회가 부동산이나 명품, 수입차, 입시 교육 등에 열풍(熱風)이 부는 것처럼 과하게 활발히 움직이나 내실이 부족한 상황과 연관되는 듯하다.

이러한 유활맥(濡滑脈)을 해결하려는 것처럼 친환경 무농약 유기농 식품의 관심 폭증과 홍삼 등 건강기능식품의 관심이 증가하고 있는 것을 볼 수 있다.

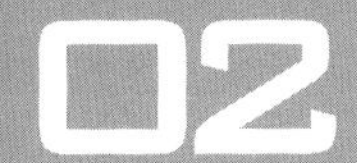

맥진의 가치와 필요성

−임상사례를 통해서 본 맥진의 가치와 필요성−

한의학 맥진의 가치를 알기 쉽게 확인하는 길은 환자를 직접 보고 치료하는 임상이다. 임상에서 환자의 건강 및 질병의 상태를 진단하는 의학적인 맥진 가치는 간략히 정리하면 다음과 같다.

첫 째, 선후천의 건강상태 정도를 파악할 수 있다.
둘 째, 환자의 병증과 병인, 병색을 진단할 수 있다.
셋 째, 치료의 유효성 및 치료의 방향과 방법을 가늠할 수 있다.
넷 째, 체질과 성격적인 성향을 파악할 수 있다.
다섯째, 각종 치료방법과 기법의 허실을 가늠할 수 있다.

□ 임상사례 1−소아

【환 자】   김○○(여, 4세)
【초 진】   06년 8월 15일
【증 상】   1) 현재 중이염상태, 어려서부터 천식기로 고생, 감기를 자주
                 앓는다.
            2) 다리의 아픔을 자주 호소하는데 병원에서는 성장통으로 크

면 괜찮을 것이라 하였다.

3) 감기를 자주 앓아도 식욕이나 식성은 양호하다.

【진단·병인】 목양맥 좌우 1, 1지 활완약(滑緩弱)하며 1지의 상충(上衝)삭(數)한 기운-감기상태

▷ 소견: 진맥의 가치와 의미를 살펴보면 다음과 같다.

1) 선후천의 건강상태: 맥의 완약함은 강건하지 못한 선천지기와 함께 현재까지 후천적인 섭생 관리의 부실(不實)한 상황을 말해 준다.

2) 환자의 병증과 병인, 병색을 진단: 좌우1지의 완약함은 심폐기운의 부족상황과 함께 병색이 유지됨을 보여 준다. 성장통도 정상적인 상태에서 일시적으로 나타난 것이 아니라, 맥상뿐만 아니라 촉진의 검진상 무릎과 발목 관절의 허약한 상태를 볼 수 있다.

3) 치료의 유효성과 방향: 무엇보다 폐기능을 향상하는 치료법·건강증진법의 시행이 필요하나 그런 치료를 시행한 적이 없어 보인다. 만성감기상태의 아이들이 겪는 의료현실이다.

4) 체질적 성향: 태음인은 폐소(肺小)한 경향상 주변환경의 불량으로 폐기능 저하를 초래하기 쉽고, 이로써 어려서는 비염이나 천식기를 앓는 경향이 있다. 그런데 병중상태나 약의 오남용 과정에서도 간대(肝大)한 이유로 왕성한 소화·흡수력을 가져 식욕은 변화가 없다.

5) 치료기법: 태음인 소아를 위한 폐기능의 강화운동 및 생활관리법의 연구와 실천이 요구된다. 선후천의 불량한 건강상태는 관절에까지 좋지 않은 영향을 주는 것을 볼 수 있고, 오늘날 소아들을 위한 전신적인 건강증진과 관리의 필요성을 느끼게 한다.

□ 임상사례 2-장년

【환 자】 김○○(여, 35세)

【초 진】 06년 8월 15일

【증 상】 1) 알레르기 비염을 10년 이상 앓고 있다. 과거에는 겨울 들

어설 무렵에만 심했는데 최근에는 여름에도 에어컨 바람에 재채기와 콧물이 심하다.

2) 최근 감기에 자주 걸린다.

3) 만성피로상태에 있다.

【진단·병인】 비습한 체형에 맥상 토양맥(우2. 좌1, 3)에 좌우 활완(滑緩)하며 삽(澁)한 기운이 확연하다. 삽맥의 모양이 한 맥상에서 두 봉우리가 있는 것으로 처음 봉우리는 연이은 봉우리보다 높다.

▷ 소 견

1) 선후천의 건강상태: 선천지기보다 후천지기가 훼손되어 있다. 선천지기의 튼튼함은 맥의 유근(有根)함에서, 현재의 훼손상태는 맥의 완삽(緩澁)으로 그의 상황을 말해 준다.

2) 환자의 병증과 병인, 병색을 진단: 우2지 비위맥의 손상은 최근 사려과다(思慮過多)와 갈등에서 비롯된 소인(訴因)이며, 폐·대장맥의 삽맥은 만성적인 담음(痰飮)의 노정에 의한 기혈훼손을 의미하는데, 병증이 유지 중이라서 비염 및 감기 등의 증상에서 벗어나지 못 하고 있다. 또한 좌우맥이 모두 삽맥과 그 정도를 보아 병중(病重)하여 위해(危害)한 스트레스가 겸해지면 암증(癌症) 발현도 우려된다.

3) 치료의 유효성과 방향: 운동절대부족과 영양섭취의 과다에 의한 폐기부족과 담음정체, 그리고 사려과다 등에 의한 정혈의 훼손을 해소하기 위한 약물처방 및 운동요법과 식생활개선, 과도한 생각을 단순화하는 자가치료과정이 요구된다.

4) 체질적 성향: 소양인은 운동이 부족하거나 자신감이 결여되면 심폐기능저하와 의욕감퇴 등을 초래하는데, 식생활불량이 겹치면 담음 정체·혈액순환 장애를 유발하여 신경통, 관절염 등을 시작으로 만병의 원인이 됨을 알 수 있다.

5) 치료기법: 병이 중한 상태에서 나타나는 비염, 감기 등 가벼운 병증도 대증치료법으로는 치료효과가 없음을 볼 수 있다. 운동부족과 영양섭취과다 그리고 갈등과 고민 등 사려과다의 문제를 겸하면 병중(病重)해지는 상황

과 현대인들에게 발현되는 병색·병인의 한 단면을 보여 준다.

□ 임상사례 3－중노년

【환 자】   신○○(남, 64세)
【초 진】   06년 8월 15일
【증 상】   2~3년 전부터 얼굴을 포함한 전신에 피부발진이 생기는데,
                  지도설(地圖舌)처럼 발적(發赤)되어 가려움이 지속된다. 피부
                  과에선 알레르기성은 아니라지만 명확한 설명이 없고, 모 한
                  의원에서 2개월 동안 약을 복용하였는데 처음에는 치료가 되
                  는 듯했지만 여전히 그 상태이다. 피부는 소양기로 동전크기
                  이상으로 발적되어 있고 군데군데 여기저기 좁쌀처럼 은진도
                  돋아나 있다.
【과거 치료력】   신허요통, 이명, 과민성장증후군
【진단·병인】   토양맥. 침안시 우2 / 좌1, 3지로 활완(滑緩)한 데 약간 부활(浮
                  滑)한 상충(上衝)한 기운이 노정하고 있다. 좌 3지의 촉지와 활
                  부(滑浮)한 기운은 좌신(左腎)의 기능쇠퇴와 이에 따른 혈독의
                  증가(혹은 혈중 독소의 증가에 따른 신허증 발생)를 말해 준다.

▷ 소 견

  1) 선후천의 건강상태: 병사는 존재하나 맥유근하여 산(散), 삽(澁), 규(芤)한
     맥상은 조금도 존재하지 않는 완실(緩實)한 기운을 유지하여 선천지기 및
     후천지기는 양호한 상태라 보인다.

  2) 환자의 병증과 병인, 병색을 진단: 병증은 소양인 신허열증(腎虛熱症), 경
     증의 양독발반(陽毒發斑)으로 위수열이열증(胃受熱裏熱症)과 관련이 있으
     며, 병인은 체질적인 신허증 유발가능성과 담음의 활맥으로 보아 식생활
     불량과 상충하는 열상(熱象)은 분노의 스트레스 누적과 연관된다. 좌우맥
     모두가 활완충하고 신(腎)에 병사가 있어 완고한 병색이다.

  3) 치료의 유효성과 방향: 모 한의원에서 조언한 "육식을 금하고 담백한 식사

인 곡채식 위주로 하라"는 타당한 방침이며, 치료는 식생활 관리와 누적된 심열의 스트레스 해소가 주된 방향으로, 좌우맥 병사와 신허열상태로 보아 회복 기간은 3개월 이상 소요될 것으로 보인다.

4) 체질적 성향: 소양인의 성향인 급하고 억울된 상황은 신허증을 유발하고, 이를 오래 견디지 못 하면 울화(鬱火)되어 열증의 병변이 발현되는 것을 볼 수 있다.

5) 치료기법: 혈중독소제거의 청열해독법·신장해독요법이 효과적일 것이며, 생채식(生菜食) 위주의 식생활 관리가 도움이 되겠다. 심화를 다스리기 위해서는 나이가 좀 젊다 하면 명상적 수행이 도움이 되겠다.

제1절 현대에서 맥진의 필요성

―미진(未盡)한 양방진단의 보안

현대과학의 눈부신 발전과 성장으로 의학의 진단 영역에서 다양한 인체 내 증상과 증후의 원인이 속속 밝혀져 왔고 그 기전과 예후 등이 보다 분명해졌다. 다만 이런 진단의 발전과정에서도 한계와 오류가 노정되고 있다. 아마도 그 한계와 오류의 실체는 전신 및 기능의 상태를 진단하는 신의료기기의 개발, 그리고 이런 상태를 파악하는 한의학이나 대체의학에서 바라볼 때, 발견될 수 있을 것이다.

▷ 먼저 현대의료기기의 진단이 갖는 한계이다.

무엇보다 질병이 발현되지 않은 이전(以前)의 불건강한 단계·반 건강상태를 진단하지 못 하는 경향이 있다. 현대의료의 진단은 대체로 물질세포의 손상이 확연했을 때만 가능하고 그때부터 치료에 들어간다. 그 이전의 상태는 대증요법이거나 속수무책이다. 다시 말해서 물질 중심의 의과학(醫科學)이 갖는 한계에서 비롯되는 미병(未病)의 상태·반건강상태를 인정하거나 진단하지 못한다.

　다음으로 환자가 질병에 노출되었어도 의료기기상 밝혀지지 않으면 한계상 오차를 범하여 적절한 치료를 못하거나 중한 상황에서도 치료를 잘할 수 없다는 점이다. 특히 병변(病變)의 진행과정을 의료기기상 측정이 불가능한 경우가 노정되어 명확한 진단을 하는데 미흡함이 아직 존재한다. 예로 간염에서 간경화·간암으로의 진행과정을 들 수 있다.

　그에 비해서 한의학은 의학의 태동 시기부터 미병·반건강상태를 중시하여 진단·치료하여 왔고 물질보다 기능을, 국소보다 전신을, 병명보다 증후를 중시하여 환자의 병변(病變)상태를 살펴왔다. 이로써 오늘날 말하는 '미병(未病)'의 진단과 난해한 중(重)한 질병상태의 진단을 통해서 환자 고통의 해결에 도움을 줄 수 있다.

□ 양방의학과 한방맥진의 진단 영역을 간략히 비교하면 다음과 같다.
　1) 양방의학은 의료기기를 이용하여 병명(病名)을 위주로 진단한다. 다시 말해 몸의 기질적인 병증을 병명으로 한 진단체계로 발달되었고, 그 기질(器質)은 물질세포 병변 과정에서 염증, 궤양, 종양 등의 상황을 위주로 진단하는 것을 볼 수 있다.
　　한의학은 맥진을 비롯하여 사진(四診)으로 병명이 아닌 병세(病勢)와 병증(病證)을 위주로 진단한다. 맥은 기질의 병변에서 유발되는 생체상황을 표현하는데 각 장기에 흐르는 기혈을 통해서 건강성 및 불건강성의 진행(손상)정도, 병색(病色), 병리적인 기전을 살핀다.
　2) 양방의학은 임상적인 증후, 증상에서 분명한 병소(病所)와 병명(病名)을 위주로 찾는 반면에 한의학은 주관적인 증상과 연관된 증후(證候)를 병증과 연관을 지어 살피고, 그 원인되는 장부요소와 상황 설명에 더 부합한다. 때론 한의학의 병소진단이 보다 명확할 수 있는데, 이는 어떤 상태라 하여도-예를 들면 양방에서 원인 불명이나 희귀병이라 하여도-진찰의 판별을 통해서 병소와 병색, 병의 깊이를 측정할 수 있기 때문이다.
　3) 양방의학은 세포 중심의 국소(局所) 병소의 진단에서 장점이 있는 반면, 한의학의 맥진은 생기능적인 상황을 보아 전신(全身)의 병증 진단에 장점

이 있다. 일반적으로 질병의 진단과 관리에서는 양방의학이 보편성과 타당성 그리고 우위성을 가지며, 한의학의 진단은 전신의 기능상태 진단으로 장점과 우위성이 있다. 다시 말해서 미병(未病) 상태의 진단과 다양한 질환의 전신적이고 복잡한 증상의 총체적인 관리 영역 등에서 유용한 자료를 제공할 수 있다.

4) 양방의학은 기기(機器)를 통한 진단체계 위주로 이루어져 기기를 통하지 않고는 환자의 병소, 병인, 병명 등을 파악하지 못 하거나 혹은, 진단과정에서 특정 원인과 병소를 발견하지 못 하면 적절한 치료가 이루어지지 못 하는 반면, 한의학의 맥진은 의사(醫師)가 곧 진단체로써 언제 어디서든 단시간에 진단 가능하며, 병증을 통해서 어떤 상황이든 가능한 치료의 방도를 찾을 수도 있다.

5) 양방의학은 환자의 병명, 병소 위주로 하루 혹은 수일간에 이르는 장기(長期)간 병인의 검사가 소요되며, 간혹 그 결과가 원인 불명이라는 상황도 있다. 그에 반하여 한의학의 맥진은 단 몇 초~몇 분의 단시간(短時間) 내 진찰함으로써 전신의 생명 현상을 파악한다.

▷ 진단의 영역은 치료에서 그대로 반영된다. 예로 소화불량 및 위통 호소로 인해 양방에서 위염(胃炎)이라는 진단을 받으면 그 원인균을 박멸하는 치료를 한다. 그런데 한의학은 맥진상 위(胃)뿐만 아니라 전체 장부의 상태를 살펴 만약 주된 원인이 심기울체(心氣鬱滯) 혹은 간화(肝火:분노 등 간에 스트레스누적), 또는 비위손상(脾胃損傷:대체로 사려과다 등에서 비롯) 등에서 비롯되었다면 그를 해소하는 치료법을 시행한다. 원인 파악의 중점을 어디에 두든, 우리 몸은 어떤 치료법이라 하여도 좋은 쪽으로 해석하려는 경향 때문에 단순하고 가벼운 질환자는 치료의 성과상 별 차이가 없을 수 있다. 하지만 만성질환이나 난치성, 희귀병의 치료 성과에서는 '병명을 위주로 하는가?' 아니면 '전신 건강 및 병증의 상태를 위주로 하는가?'에 따라서 분명한 차이를 나타낸다.

□ 임상사례 1−미병(未病)의 진단

【환 자】	강○○(여, 36세)
【초 진】	05년 10월 24일

【증 상】 1) 4주 전부터 구토(嘔吐)기가 지금까지 있다. 처음에는 하루 한두 번 구토(嘔吐)하다가 지금은 구토기와 속의 울렁거리는 증상이 지속된다. 병원에서 검사하니 특별한 이상 없이 원인불명이다.

2) 오늘은 감기기운처럼 전신의 몸살기와 팔까지 저린다. 치료는 받았으나 증상 악화 중.

【진단·병인】 목양맥으로 활현(滑弦)하다. 활현맥은, 간기울체(肝氣鬱滯)의 상태로 참고 인내하는 정신적 스트레스로 발생된 간기범위(肝氣犯胃)의 상황을 말해 준다. 충실한 맥상에서 현대적인 질병이 없는 상태이지만 간울(肝鬱)의 해소가 필요한 병증상태이다. 3일의 치료로 양호해지는데 약은 태음인 열다한소탕가 용골·대황 각 0.5전(5일분)

▷ 원인이 없는 증상이란 어떤 몸 상태에도 존재하지 않으며, 원인불명은 진단의 불명확성을 의미한다. 어떤 증후이든 (한)의학적 진단으로 병인(病因)과 병의 양상, 치료가능성과 예후를 파악하여 치료하여야 한다. 간병(肝病)·소화기질환의 진단에서 현대의료기기의 한계를 보여 준다. (추후 간암 환자의 사례 참조)

□ 임상사례 2−병소(病所)의 진단

【환 자】	이○○(여, 41세)
【초 진】	06년 7월 17일

【증 상】 오래 지속된 두통이 최근 극심해지고 좌하복부의 통증으로 내원. 최근 종합병원의 진단 결과 "원인불명의 내장염증으로 부

위는 하복부이나 불명확하다"고 한다. 변비는 2~3일에 1회.

【진단·병인】　태음인 목양체질로, 좌우 현세긴(弦細緊)맥. 특히 좌측 1, 3지
는 강강침안시 세실(細實)맥이나 조금 부산(浮散)한 맥상, 상
충하는 1지는 상부 뇌(腦)문제와 3지의 촉지는 좌측의 하복부
염증으로 신장 및 대장>자궁의 병변문제이다. 상초맥상에서
충한 기운이 부산하는 것은 삶의 책임이 과중한 상태로 지속·
누적[현긴]되어 한계에 도달함을, 현긴맥의 3지 하초맥은 과중
한 책임감으로 견강(堅强)하게 유지되는 것을 의미한다. 현 상
태의 스트레스가 유지될 때는 중증[암증(癌證)]이 병발할 수도
있는 상황이다.

□ 임상사례 3 – 원인불명, 치료가능성의 진단

【환　자】　정○○(남, 55세)

【초　진】　06년 7월 8일

【증　상】　06년 2월 서울 모 병원에서 척추디스크 수술, 이후 상하지의
전신비증, 족통 및 족열감이 유지되며 무엇보다 상하지의 무
력감이 심하여 일상적인 일조차 할 수 없이 무기력한 상태.
(지난 05년, 목디스크 수술 이후 변비가 발생하여 주(週) 1회
정도. 최근 체중감소 10kg.)

【진단·병인】　소음인 수양맥진. 완허부(緩虛浮)한 맥상은 망양증으로 내장
및 사지의 기운이 극히 미흡한 상태에서 허욕만 뜬 상태이다.
전신의 심신기능을 보강하는 승양익기(升陽益氣)가 방책이다.

▷ 이와 비슷한 허로(虛勞)의 병증 상태는 아직까지 현대양방에서는 진단 및
치료체계가 구비되지 않아 접근이 불가능한 영역이라고 본다.

□ 임상사례 4-척추결핵자의 치유가능성 맥진

【환 자】	오○○(남, 46세)
【초 진】	05년 11월 12일
【증 상】	척추결핵으로 현재 증상은 하지(下肢) 및 배흉통(背胸痛), 상지(上肢)의 비증(痺症)도 있다. 생각 밖으로 어려운 생활환경 및 가족관계를 얘기하였다.
【치료력】	지난 4~5년 전 배통 때문에 병원진단을 받은 결과 결핵으로 진단되어 여러 병원치료를 지속하였다.
【진단·병인】	토양인 맥부활약(脈浮滑弱), 독활지황탕가미증, 침은 토1＋폐. 침처방전을 주면서 근처 한의원에 침시술을 부탁해 보길 당부하고 이후 재차 내원(1개월 1회)을 권유하였다. 병사가 존재하는 것은 부활(浮滑)한 기운에서, 심신의 허탈은 활약(滑弱)한 기운에서 감지할 수 있다.
【이후 상황】	이후 소개자가 말하길, 병원의 사무장으로 근무 중인데 '병원에서는 불치(不治) 및 사망까지 나오는 상황'에서 이곳처럼 속시원하게 상태를 얘기해 주고 장기생존과 치료 가능성을 얘기해 준 곳을 찾지 못했다고 낙심한 마음에서 희망을 가졌다고 한다.

□ 임상사례 5-신장기능의 이상 맥진

【환 자】	안○○(남, 52세)
【초 진】	06년 8월 12일
【증 상】	도한증(盜汗症), 체력약화로 내원. 최근 술자리가 있었고 직장일로 스트레스가 있다.
【진단·병인】	소음인 수양체질맥. 우측은 장수자의 침세(沈細)맥인데 허약한 상태이나 병의 단계는 아닌데 좌측의 3지가 강압시 세세(細細)하며 약(弱)한데 우리하게 울려 신장의 훼손을 의미한다.

'장수자의 맥이며 신장이 제일 문제'라 하니 장수집안이며 병원 검사상에서도 신장이 불량한 상태라 한다. 진음 및 수액이 부족한 맥상이라 '물을 조금씩 자주 마실 것'을 권유하니 평소 거의 마시지 않고 여름에도 마라톤을 하거나 운동할 때도 물을 거의 마시지 않는다고 한다. 방로(房勞)나 정신과로보다 수분섭취의 부족이 신장의 문제를 야기한 듯하다.

□ 임상사례 6-병변(病變)과 전신상태의 진단

【환 자】　　　　조○○(여, 50세)
【재 진】　　　　05년 10월 8일
[본원치료력] 지난 4월에 하지부염좌로 내원, 8일간 치료로 별 차도가 없어 재차 방사선검사를 권유. [초진 이전에 병원의 방사선 검사상 뼈에 이상(골절)이 없는 단순인대성 염좌로 판정.] 염좌는 대체로 2~3일 내 침시술하면 호전되어 치유되는데, 별 차도가 없는 것은 심리적 문제와 더불어 뼈에 이상이 있는 것으로 보여 재차 방사선 검사를 권유하였다.
[그동안 병원치료 과정] 재차 병원을 찾아 재검사하여도 특별한 원인을 발견하지 못 하고 치료에도 별 소용이 없자 다시 대학병원에서 12일 동안 입원 정밀검사하였는데 버거스 질환이라는 진단을 받았다. 여전히 발가락의 통증이 지속되어 8월 CT검사상에 미세 골절된 부분을 뒤늦게 발견하여 수술치료 이후 물리치료를 받았다.
[현재 증상] 그런데 그 이후 더욱 악화되어 양쪽 다리와 손이 시리고 통증이 지속되었고 온몸이 저리며 좌측으로 누우면 몸이 무겁고 저리다.
[현재 진찰] 맥진상 침세울(沈細鬱)체자로 기기울체가 주 요인, 억울된 감정과 기기울체는 병사의 해소를 막고 있다. 소양인 지황패독산을 투여하고 침시술을 시작.

【재 진】　　　　10월 21일 (7일째 내원) 여전히 절뚝거리면서 내원하는데, 자고 나면 몸이 개운해져 좋아진 것과 발의 시리고 저리는 것은 완화되었으나 다른 증상은 여전한데, 무릎 밑으로 낮에는 붓고 간간이 통증을 느끼는 상태. 맥진상 침세활한 우2지 좌1, 3지. 약은 지황패독산(地黃敗毒散)증 유지.

▷ 양방진단의 의미가 무엇인가 생각해 본다. 상태는 초기보다 치료 이후 더욱 악화되었다. 버거스 질환이 그러할까? 치료법 자체에 문제가 있었을까? 아니면 그 환자의 의식문제일까? 버거스 병도 뇌-정신적 문제와 연관이 깊어 보인다. 그의 진단이 확진일까? 향후 이분의 치유가 증명해줄 것 같다.

제2절 현대에서 맥진의 필요성

-미진(未盡)한 양방치료의 보안

　의료행위는 진단·치료·관리·예방 등으로 나누어 분류할 수 있고 보다 효과적인 치료와 예방·관리를 하기 위해서 '보다 정확한 진단의 선행'이 요구된다. 오늘날 행해지는 양진한치(洋診韓治)의 영역은 현대진단의 한계와 오류로 말미암아 그 치료의 성과가 낮을 수도 있다. 보다 분명하게 한의학의 치료성과와 영역을 증명하기 위해서, 또한 보다 정확하고 효율적으로 한의학의 정통치료법을 사용하기 위해서도, 한의학적인 진단을 바탕으로 치료가 이루어져야 한다. 그런 과정에서 현대의학의 한계와 오류를 보안·대체할 수 있으리라 본다.

　오늘날 질병에 시달리는 사람들은 점점 많아진다. 소아시기의 알레르기질환과 중년의 당뇨, 혈압, 관절염을 비롯하여 갑상선질환, 알레르기 비염, 현훈, 피부병 등이 대표적이라고 할 수 있다. 또한 통증질환과 암도 마찬가지이다. 왜 이렇게 질환자들이 많아질까? 환경오염의 좋지 않은 영향이 주인(主因)이더라도, 국가 보건의료체계에서 만성질환의 진단과 치료·관리를 적절히 한다면 질병은 격감될 것이 틀림없다. 서양의학에서는 '이것이 올바르다'라고 한 내용이 한의학적 관점에서 보면 그렇지 않을 수도 있다.

의학은 학문을 위해서가 아니라 사람의 생명을 위해서 존재하며, 생명은 학문[과학]으로 존재하는 것이 아니라 실질적인 자체로 존재하는 것이며, 그 대상은 둘이 아닌 하나[그 환자 한 사람]이다. 그리고 진단과 치료의 성과는 현실로 분명히 나타난다. 그러므로 의학적인 진단과 치료의 공과와 허실은 결과를 통해서 평가할 수 있다.

□ 임상사례 1-만성감기의 치료

【환 자】   최○○(여, 30세)
【초 진】   05년 8월 31일
【증 상】   1) 주 증상은 만성감기. 감기가 2년여 전부터 낫지 않고 지속되며 자주 아프다.
2) 직장 생활에서 과로하지는 않고 식생활도 규칙적. 어려서 아픈 치레도 별로 없었다.
【진단·병인】   우측 부활(浮滑)한 기운 현맥(弦脈)에 불충불순(不充不順)한 상태 노정. 좌측도 부활충(浮滑衝)한 기운, 병사(病邪)가 유여(有餘)하며 내상(內傷)에 상한(傷寒)이 겸한 상태로 보인다. 완고한 기운 울체자로 복부의 적취(積聚)상태가 확연하나 소화·대변의 자각적인 증상은 없다.
장기간 감모상태에서 벗어나지 못 하는 이유는 만성 폐-기관지기능의 불순만이 아니라 다른 장기의 훼손과정에서 비롯된다. 단지 국소적인 문제라면 해결되거나 자연히 회복되었을 것이다.
【치 료】   침시술 및 상담요법

약은 소양인 숙지황고삼탕가 전호·과루인·어성초·신곡·맥아 등 가미 20첩. 그 이후 [9월 21일] 약은 독활지황탕가 지모·황백가 고삼·어성초·황련·우방자·전호·과루인 등 가미 20첩. 침시술 횟수는 8월 1회, 9월 8회, 10월 8회로 총 17회

▷ 병중(病重)상태로 그동안 치료과정에서 만성감기의 원인을 진단하지 못 해 왔고, 대증요법의 치료로도 증상이 개선되지 못했다. 2개월 동안의 침시술 및 한약물 치료로 2년여 간 고생에서 벗어난 치유의 경험을 하였다. 아직 완전치유는 아니지만 중병상태로 지속적으로 앓아온 증상에서 벗어났다.

□ 임상사례 2-고혈압환자의 치료

【환 자】	박○○(여, 46세)
【초 진】	04년 6월 12일
【증상·과거력】	154.9㎝ 51.2kg
	1) 우측의 어깨, 팔의 통증 (10여일 전부터)
	2) 혈압약을 02년부터 꾸준히 복용 중
【진찰·치료】	소양인 토양맥진의 신허자로 상초울체자. 이로 상부 승모근의 경결이 심한 상태 유지. 혈압은 신허심실(腎虛心實)의 2차성 고혈압증. 경증으로 중풍 및 심장질환 가능성이 없어서 우선 당분간 혈압약을 금하게 하여 침시술만 2일 이후 측정 148 / 55(72). 침시술만으로 치유. (총 15회)
	[재진 05년 9월 3일: 항강증으로 내원, 혈압 치료 없이도 110 / 76 (91)으로 안정 상태 유지]
【환 자】	이○○(여, 62세)
【초 진】	03년 11월 28일
【증 상】	1) 기운이 없고 어지럽다.-올 여름 남편이 갑자기 사망한 이후 고혈압증 발생으로 약 복용 중
	2) 요통, 항강증, 두풍증, 하지 저림, 야뇨증, 천면(淺眠) 등

【진 찰】　우맥 완긴(緩緊)한 상태 1 / 2, 좌맥 1, 2지 약간 긴맥(緊脈). 소
　　　　　양인 신허증(腎虛症)으로 독활지황탕가 지모·황백 등 가미 20첩.
　　　　　[재진 12월 18일] 상동가 황련·우방자·전호·과루인 0.1전 투여.
　　　　　[재진 04년 3월 15일] 치료 없이 혈압은 116 / 75(60)로 정상
　　　　　유지.

▷ 혈압은 현대의 대표적인 성인병인데 일시적 고혈압증까지 흔히 평생 동안
　혈압강하제를 복용해야 되는 줄 알고 있다. 그로 인한 의료비 지출 증가와
　약물의 부작용 피해 또한 얼마나 될지 모른다. 2차성 고혈압은 선발 원인
　이 되는 심화(心火)나 신허(腎虛) 등의 선행(先行)병변의 상태가 개선되면
　혈압은 정상화된다.

□ 임상사례 3-중증 당뇨환자의 치료

【환 자】　신○○(남, 48세)
【초 진】　05년 5월 31일
【증 상】　최근 땀이 많이 흐르고 혈당이 아침 공복 시 170까지 이른다.
　　　　　병원 의사의 조언으로 체중을 감소하고 있다. 현재 169.2㎝
　　　　　68.7kg로 향후 5kg 정도 체중을 감소하라고 하여 하루 1시간
　　　　　30분씩 운동 중이다.
【진단·병인】　맥진상 토양맥에 강침안시 좌2, 우1(2), 3지 부활(浮滑)한 가운
　　　　　데 허(虛)한 맥상이다. 약간의 삽(澁)한 기운도 감지되어 병사
　　　　　유여함을 알 수 있다. 명문화쇠(命門火衰)의 신허열로 이한출
　　　　　(易汗出)하며 신성당뇨라 추정된다. 허삽(虛澁)한 맥은 과거
　　　　　상정(傷精)한 원인과 억울된 감정이 가시적인 눈에 나타난다.
　　　　　복진상 우측협하의 지만(之滿)상태와 우측소복의 경괴를 보아
　　　　　암증(癌症)병증으로 전변 가능성도 유지하고 있다.
【결 과】　[치료 기간은 06년 6월까지 1년간 지속] 치료 중 혈당은 양약
　　　　　복용과 무관하게 식전에도 떨어지지 않는 상태를 오랫동안 유

지. 치료의 방법은 한약 및 침시술, 식이요법 조언.

[치료결과] 혈당정상화, 췌장-신장의 병변 소실로 치유.

▷ 당뇨는 유전적 원인이 지대하지만 후천적인 섭생불량이 겹쳐서 발생하는 경우도 흔하다. 고량진미의 식생활은 담음(痰飮)정체를 가져와 혈당을 높일 수 있고, 사려과다와 정신적인 부담은 췌장과 신장에 무리를 가져와 병변을 일으킬 수 있다. 병변의 상태를 구체적으로 진단하여 그에 맞는 합당한 치료를 한다면 치유될 수 있는데, 진단의 정확성이 치유의 성패를 가늠할 수 있다.

□ 임상사례 4-관절통 환자의 치료

【환 자】　　　　정○○(여, 46세)

【초 진】　　　　05년 5월 31일

【증 상】　　　　157.6㎝ 55.4kg
　　　　　　　　전신관절의 통증, 발목·무릎·팔꿈치 등 주요 관절의 통증과 저림, 살이 시리다. 지난 20년 전에 교통사고와 작년에 재차 사고 이후 몸이 좋지 않아서 여러 병원에서 수회 검사를 하였는데 「섬유성근육관절」이라는 진단을 받았다.

【진단·병인】　　소양인 토양체질 우측 2지 활이약(滑而弱) > 좌측 1, 3지 완이불충(緩而不充). 이는 부실(不實)한 음허(陰虛)상태와 담음(痰飮)이 정체되어 있고 완실하지 못한 심신상태를 반영한다. 인동등지골피탕(忍冬藤地骨皮湯)증

【치료경과】　　 [6 / 8], [6 / 13] '전신이 다 아파서 차라리 죽어 버리고 싶다'는 말을 이후에도 간간이 한다.
　　　　　　　　[6 / 27] 관절 및 위장의 양약을 같이 복용 중이라고 하여 우선 한약만의 복용을 권유하였다. 자녀가 정신과의 치료를 권유하였다고 하니, 그 아이는 모친의 정신적인 원인을 어느 정도 인지하고 있는 듯하다. 심각한 우울증에서 유발된 상태이다.

[7 / 11] 수회 치료 이후, 스스로 '몸이 많이 좋아져 살 것 같다'고 한다.

□ 임상사례 5 - 갑상선환자의 치료

【환 자】　　　김○○(여, 48세)

【초 진】　　　03년 7월 31일

【증 상】　　　1) 갑상선 기능항진으로 내원, 현재 서울00 병원에서 주치의
　　　　　　　　　치료 중
　　　　　　　　2) 간혹 두통, 최근 수일간 식울(食鬱)
　　　　　　　　3) 최근 4~5㎝ 자궁혹 진단.

【진단·병인·치료】
　　　　　　　건강상태 양호한 안색. 맥상 완활(緩滑)한 토양맥진은 경증의
　　　　　　　신허유화(腎虛有火)상태로 처방은 독활지황탕가미(황백·지모·
　　　　　　　황련·우방자·전호·과루인 등 가감함)로 총 5회 (20첩 * 5회 =
　　　　　　　100첩)복용 이후

【결과: 12월 6일】
　　　　　　　양방 검사상 정상 진단. 이후 05년까지 잡병으로 내원하였는
　　　　　　　데 정상상태를 유지하였다.

　▷ 갑상선질환은 뇌(腦) - 신(腎)과 연관되며 한의학의 정(精)의 생성·운용과
　　관련되는데 대체로 분비의 기능장애는 치유되기 쉬운 질환이다.

□ 임상사례 6 - 심신장애의 치료방향

【환 자】　　　심○○(남, 40세)

【초 진】　　　05년 9월 5일

【증 상】　　　177.8㎝ 67.3㎏ 104 / 55(77)
　　　　　　　3일 전 현훈으로 정신을 잃을 정도라 병원의 정밀검사(MRI
　　　　　　　등)를 받았으나 이상 무(無), 내과에서는 공황장애증이라 추정

한다. 최근 어머니의 병원입원으로 심한 스트레스를 받는다.

[과거력] 05년에 위염, 십이지장궤양치료. 06년에는 위장약을 간혹 복용하였다.

【진단·병인】 맥 우측 1, 2, 3 / 1, 2, 3 / 3 좌맥도 모두 세현활(細弦滑) 강침 시에도 세활완은 과도한 긴장(緊張)의 스트레스상태를 반영한다. 현훈은 경부(頸部)의 긴장과 심기울체, 심혈허에 따른 뇌혈류의 순환장애로 인한 것으로 완화되기 위해선 다소 시간이 소요될 것으로 보인다.

과거의 질병력(05년 위염, 궤양)도 환자의 평소 신경 과로한 성향에서 병발했음을 알 수 있다. 병인이 대체로 성격과 연관된다. 아직은 초기 공황장애상태라 보겠다.

【치료방향】 심기울체를 해소하기 위해 심신의 이완요법인 요가, 명상수행 등을 권유할 수 있고, 근본적으로는 자신이 주체하기 힘든 상황을 인정하고 받아들이는 자세가 요구된다. 침은 심기울체의 해소에, 약은 심혈허(心血虛)하여 뇌혈의 부족 상태를 개선하는 데 도움이 되고, 경추의 교정은 긴장으로 울체된 경부의 근육을 이완시켜 뇌혈류를 개선하는 데 도움이 되겠다.

※ 과학기기[의료기기]가 발달된 오늘날에도 불명확한 진단에 따른 부정확한 치료는 적지 않고 그로 인한 피해와 고통도 존재한다. 물질과학이 갖는 한계와 오류는 의학과 의료현실에서 그대로 반영되어 나타난다. 맥진으로 생기능적인 오장육부(五臟六腑)의 상태를 파악할 수 있으면, 현대의학이 가진 한계와 오류의 피해를 바라볼 수 있다. 예를 들면 과학기기로 진단이 불가능한 영역이 존재하는 것·약으로 해결되지 못할 상황과 상태·호전되지 않을 뿐만 아니라 오히려 큰 해로움을 주기도 하는 치료법 등이다.

만성질환이 정말 만성(慢性)적으로 해결(치유)불가능한가. 혈압, 당뇨 등으로 장복하는 현실은 현대서양의학의 피해로써 국내에 소개된 몇 권의 대중서적에도 잘 나타나 있다. 예를 들면『병원이 병을 만든다.』최근의『나는 현대의학을 믿지 않는다』 등이다. 다만 그 원인과 피해규모, 상황은 한의학적 관점－생의학적인 관점에서 바라보면 조금 차이가 있다. 한의학은 오늘날 서양의학의 한계 속에서 그 피해를 막고 그 한계 밖의 영역을 다스릴 수 있는 부분으로도 존재 가치가 있다.

제3절 현대에서 맥진의 필요성

－ 한의학의 독자성

여기서 말하는 한의학의 독자성(獨自性)은 과거 동양에서 그러했던 것처럼, 현대서양의학의 존재 없이 한 국가나 지역 사람들의 제반 건강문제를 해결할 수 있는 것을 말한다. 결론부터 말하면 현대사회에서는 불가능할 것으로 보인다. 잦은 사고와 외상 치료는 지금 한의학의 영역 밖에 있다. 또한 풍요로운 물질문명을 누리면서 개인의 건강과 의료문제를 한의학만으로 해결하기에는 너무 벅참이 있다.

다만 태어난 이후 사망에 이르기까지 현대 의료나 의료기기의 도움 없이 건강장수 할 수 있는 독자성은 어느 정도 가질 수 있다. 일생을 살면서 매 질병이나 증상 발현 시의 치료를 한의학만을 고집하고 이용할 필요는 없겠지만, 불가능한 것은 아니다. 태어난 이후 발생되는 신생아황달, 백일해·천식·비염 등 이비인후과질환, 위장질환 및 내과적인 일반 질환, 당뇨·혈압 등 성인병, 노인성 중풍과 치매, 암 등에서 한의학만으로 조절(관리), 혹은 치유될 수 있다. 어느 부분에서는 상대적으로 비교 우위(優位)를 점할 수도 있다. 물론 이것이 가능하기 위해서는 한의학적 진단과 치료에서 정화(精華)를 이루어야 한다. 미진한 상태로는 현재 내원하는 환자의 진단·치료에서 역량과 성과가 미흡하기 때문이다.

□ 사례 1-종괴(腫塊)의 진단과 치료

【환 자】   김○○(여, 58세)

【초 진】   05년 10월 24일

【증 상】   좌측 하악 뺨부위(지창-협거의 사이)에 경결(硬結)된 상태가
나타나 내원, 대략 5㎝ * 4㎝ 측정. 내과에선 불명확한 임파선
종괴로 추정하여 항생제 등 1주일간 처방하여 복용하였으나
효과가 없어 미덥지 못 하고 과거 본원의 치료경험이 있어서
내원.

[과거 치료력: 98년 4월 1일] 하악 뺨에 종괴가 발생되어 내
원, 20일 전 부었는데 대학병원에서 CT 검사 등을 실시하여
양성으로 추정. 우측 하악부위와 신장의 병사. 침은 4회, 약물
복용 10일분 처방으로 치유됨. 약은 태음조위탕(太陰調胃湯)
가 포공영, 조각자 등 가미

【금일 진단·병인】

목양맥진(2형) 우측 1, 2지 부활(浮滑而緩) 좌측 1 세활(細滑)
하나 강침시 절(絶)할 정도) 3지가 세세(細細)하며 우리하게
울린다. > 만성적인 활동저하와 운동부족 [폐기절] 삶의 의욕
감퇴가 노정된 경험을 보인다. 향후 좌3지의 병증은 좌측 하
복부의 병변으로, 암증(癌症)의 발생 직전(直前)의 상태로써
악화가 우려된다.

□ 사례 2-갱년기증후 진단과 치료

【환 자】   최○○(여, 50세)

【초 진】   06년 6월 3일

【증 상】   남편 사업의 경리를 맡고 있고 운동을 규칙적으로 하는데, 다
음과 같은 증상이 있다.

1) 4~5일 전부터 체기(滯氣)를 유지하고

2) 야간에 땀이 나는 도한(盜汗)증과 시시때때로 열이 오르는
   데 하루에 10회 가까이 그러하여 스스로 갱년기증후군으로
   알고 있다.
3) 무엇보다 전신기능의 쇠퇴감으로 지친다.

【진단·병인】　맥완약(脈緩弱)한 진액 부족의 상태로써 소양인 음허증(陰虛
症)이다. 독활지황탕가미 20첩을 투여하였고 이후 [6 / 23] 혈
중의 열을 제거하기 위해서 지황패독산 20첩과 [7 / 7] 상열감
이 아직 남아 있으나 제반 증상은 완화 회복되었다.

▷ 소양인의 갱년기 장애는 대체로 음허화동(陰虛火動)의 성향으로 자음강화
(滋陰降火) 위주의 처방을 하면 치료 성과가 뚜렷하다.

□ 사례 3−내장병증의 진단

【환　자】　최○○(여, 44세)
【초　진】　05년 11월 1일
【증　상】　보약을 짓기 위해 내원, 올해 자궁 및 갑상선의 종양을 제거
수술함.
상담 중 과거 병력으로 인해 건강에 대한 걱정이 많아 안심시
키고자 하였다.

* 의사: 지난번 검사하셨죠?
* 환자: 올 여름에 종합검사했습니다.
* 의사: 검사상 완전히 정상으로 나왔죠. 무슨 병이 있었습니까?
* 환자: 아무런 이상이 없다고 나왔습니다.
* 의사: 그래요! 정상인데 무슨 걱정을 하십니까?

(맥진상 양호하여 내장 상태 또한 양호한 상태라서 안심을 시켰다. 환자
는 양방진단상 정상이라고 하여도 오진(誤診) 이후 암으로 투병하는 사

람[즉 오진(誤診)]을 보아 자신의 종양병력으로 양방진단을 미덥지 못 하고 있었다.)

【진단·병인】   토양인 맥진으로 맥완활(脈緩滑)하여 병증상태는 허로(虛勞)하고 담음(痰飮)이 조금 쌓이는 기운 이외 다른 병증을 찾기 어렵고 현대적인 병인이나 병명은 없는 건강한 상태이다.

【과거력】   04년 10월
8월 초 갑상선 혹이 있고, 자궁과 유방에도 물혹이 있다는 진단. 맥진상 토양맥으로 우측 1, 2 / 1, 3지의 세활(細滑)한데 조금 삽(澁)한 기운은 침시술 이후 소실.
[4일 이후] 알고 보니 자궁의 물혹 상태는 태아로서 소파 수술하였다. 수술로 인한 허로삽(虛勞澁)맥. 당월 30일까지 7회 내원 침시술. 약물은 독활지황탕가미처방.

▷ 진단의 정점에 이르면 현대 양방적인 진단이 갖는 병의 유무, 병소, 병증의 허실(虛實)을 분별할 수도 있으리라 본다.

제4절 현대에서 맥진의 필요성

– 위중한 상태 환자의 관리치료

일반적으로 양방 진단을 신뢰하여 절대시하지만 간혹 불투명하거나 나타나지 않은 병증, 병명이 존재한다. 또한 드물지만 병이 위중한 상태인데도 불구하고 진단되지 않는 경우가 있다. 뒤늦게 발견된 경우의 문제는 이미 치료회복이 가능성을 지난 위중한 상태라는 것이다. 즉 사망에 이를 수 있는 난치·불치 상태에 근접한 상태에야 진단이 된다면, 그때 진단의 의미와 가치는 희소하다. 덧붙여 위중한 환자는 병변이 변화하는데 그때마다 판별할 수 있어야 되고, 매번 정밀검사를 시행하여 환자의 상태를 파악한다는 것은 과도한 검사문제를 떠나서 검사 그 자체가 가지는 한계나 환자에게 미치는 부작용을 감안해야 한다. 다시 말해서 중증⇔위중⇔위독 상태로 전변되는 매 시기의 과정이나 간경화나 중풍·심장마비·암 등 중환자들 장부(臟腑)의 병변 상태가 변화할 수 있는데 이를 진단할 수 있어야 보다 효율적이고 정확한 예방과 치료를 할 수 있을 것이다. 또한 환자가 갖는 불편한 상태의 원인과 예증된 정황을 그 순간에 포착하고 예방 및 치료방법을 제시할 수 있어야 중환자의 관리와 치료에 만전을 기할 수 있다고 보겠다.

한방 맥진은 단시간 내 전체 정황을 살피고, 병증과 깊이 및 상태의 변화를 매일 평가할 수 있어 보다 효과적인 예방 및 치료, 관리를 할 수 있다는 점에서 진단의 기대 가치가 높다고 보겠다.

□ 사례 1-요통, 그러나 위중한 종양자

【환 자】　　　　　○○○(여, 64세)

【초 진】　　　　　0*년 7월 **일

【증상·과거력】　　좌측 요각통(腰脚痛)으로 병원을 전전하는 중에 내원. 허리가 굽혀지지 않고 통증이 심하여 현재하는 업인 장사를 할 수 없다. 통증은 허리-다리뿐만 아니라 하복통(下腹痛)까지 심하여 양방 내과(內科) 및 산부인과, 통증클리닉 등을 다녀 여러 가지 검사를 하였으나 양호하다고 하고 치료해도 효과가 없다고 한다.

【진 찰】　　　　　식사·소화의 주관적인 상태는 대체로 양호. 복진(腹診)상 좌측 복부의 적취(積聚)가 주먹크기로 잡혀 병중(病重: 차트기록에는 위독(危篤))한 확실한 암증으로 추정되었고 침증은 토양1침＋폐보대장보(肺補大腸補)방까지 시술하여야 병사(病邪)가 잡히고, 약증은 숙지황고삼탕(熟地黃苦蔘湯)가미증까지 추가되어 최종 상태에 근접하였다. 이렇게 종양이 복진상 완연하고 병증[암증]이 확연한데, 당장 내일부터 해외교육관계로 10

일 정도 한의원을 비우게 되어 치료를 권유하기도 어려웠다. 환자에게 대략적이라도 사실을 알려야 할 것 같아 "자궁과 대장이 좋지 않아 쉽게 나을 수 없는 상태로 적취(積聚), 몽울이 생겨서 이것 때문에 아픈 것"이라고 하였다. 부원장에게 꾸준히 치료받겠다고 하고 약 처방을 원하였다.

【소개자상담】 상담을 원한 소개자에게 위중(危重)함을 알리고 필히 꾸준히 치료받도록 도와주기를 당부하였다. 위중하다 하니 "암 같으냐" 하여 "본원에서 암이라고 말할 수 없으며, 다만 암과 같은 중증상태이다"라고 하였다. "환자에게는 아무 말 마시고 꾸준히 치료받도록 도와주시라"하였다. 그런데……

【이후 치료】 이후 부원장의 진맥(8월 1일)은 우측 2→1지로 활실부(滑實浮) 좌측 1지 현세삽(弦細澁), 4일(치료 4번째 내원시), 여전하여 빨리 낫지 않는다고 다른 병원으로 가겠다고 하였다 한다.

【주위 소문과 재진-보호자 상담】

8월 11일 (침시술 6회째) 교육 이후 본인의 재진: 귀국 이후 와서 보니, 소개자가 환자의 병을 암으로 주위 동네 분들에게 얘기를 하여 그 마을에서는 환자가 암에 걸렸다고 소문이 났다는 것이다. 양방에서 진단한 암 환자가 아니면 진단을 공개하지 않은 것이 불문율인데, 처음 경험하는 당황스러운 일이었다. 자녀는 전화로 묻기를 산부인과에서 암 검사를 하였으나 이상이 없다고 하는데 한의원의 진찰이 어떻게 된 것인지 물었다. "한의학에서는 적취로 복부에 몽울, 종괴가 누가 보아도 확연히 잡히는데, '암'이라고 한의원에선 진단할 수 없다. 하지만 반드시 잘 치료받아야만 될 중한 상태이다." 그리고 "소개자에게 암과 같은 중증상태라고 하였는데 이를 잘못 들어서 그렇게 얘기된 것이라"고 해명하였다. 당시 초진상 생명력이 강하여 위독한 상태 이외 "양측 기운이 유여하여 예후 양호하다"고 기록. 환자의 의지는 강건하였고 치료만 받는다면 한동안은 양호할 것으로 보였다.

【이후 결과】　　이후 본원에 내원하지 않았는데 다음해 1월 7일, 소개자가 내원하여 서울, 대전 등의 병원을 전전하였으나 병을 찾지 못하다가 얼마 전에 대전 모 병원에서 암 말기의 불치, 2개월 정도 생명이 남아 있다는 것을 들었다고 한다. (이후에 사망하였다는 소식도 접함)

▷ 이런 사례를 소개한 이유는 적취, 종양이 확연한데도 불구하고 양방의 암 진단에서 나타나지 않은 경우도 있다는 점을 말하기 위해서다. 맥진을 통하지 않더라도 복진만으로도 촉지가 확연히 가능한 큰 종괴 상태였고, 말기(末期)에 이르렀고 두 곳 이상에 병변이 존재하였는데 현대과학기기로는 진단되지 않을 수 있는 암증이 존재한다는 점이다.

▷ 그 외에도 간암 말기에 이르렀으나 진단되지 않다가 뒤늦게 알게 된 사례나, 위암을 궤양으로 오진하여 궤양인 줄 알고 수술, 폐암의 오진, 담도암 유무의 오진 사례 등을 볼 수 있었다. 또한 그 국소의 부위만 관찰되고 진단되고 다른 부위의 상황을 파악하지 못 하거나, 보다 근본의 병처(病處)나 발현된 기시부(起始部: 원발처)를 판별하지 못 하는 상태 등이 존재한다.

□ 사례 2−폐종양의 맥진진단

【환 자】　　○○○(여, 47세)
【진료일】　　03년 *월 18일
【주 증】　　보약을 짓기 위해서 내원, 별다른 증상은 없다고 하나, 자세히 물으니 먹으면 장에서 물소리가 나며 가스가 잘 차고 대변이 개운하지 않다. 수 년 동안 소변삭, 야뇨증이 있으며 천면·다몽으로 하루 2~3회를 깬다. 작년에 크게 마음을 상한 일이 있었다.
【맥진 및 소견】 맥진 [초진]: 우맥상 부중시 1지 허삽(虛澁), 약간 활하고 침안시 2지유여 활세(滑細)하여 심상(心傷)한 중한 병변 상태를 느낄 수 있고, 좌맥상 부중시 1지 세삽약(細澁弱)한데 중침시

또한 그러하여 병중(病中)임을 알 수 있다. 좌우맥 허손맥(虛損脈)증과 함께 좌맥 부삽세(浮澁細)하여 좌측 폐병(肺病)을 고려할 수 있다. 단지 보약을 짓기 위해서 내원하였으나 장기간 치료를 요하는 중한 상태였다. 성급히 위중한 사실을 밝히지 않을 수 없어 '대장만 아니라 폐도 좋지 않다'라고 말하니 환자 왈(曰) "최근 병원 검사상 방사선 검사에서 폐(肺)에 작은 혹 [1㎝]이 있는데 더 지켜보아야 한다." 하며 조금 걱정스런 마음을 전한다. 좌측 1지(촌맥)의 병색으로 보아 맥진상 좌측에 병변이 있었는데 기측정을 해 보니 역시 좌측의 상부였다. 맥상 및 기(氣)측정상 좌측상부폐[기관지]부위라서 '왼쪽 폐의 상부에 있는 듯하다' 하니 환자 또한 '그렇게 들었다'고 한다. 전체 맥진 상태를 보니 양성은 아닌데, 그렇다고 하여 양방에서 악성(惡性)으로 진단하기에는 아직 변수가 남아 있지만 삽약(澁弱)한 것은 이미 병색으로 병변이 암증으로 전변된 것으로 볼 수 있는 상태이다. 전체 진찰상 악화 진행 중으로 추정되었다.

□ 사례 3−위암수술 이후 내원 진찰자의 소견서

【환 자】   ○○○(남, 64세), 위암 말기
【초 진】   0*년 *월 22일
【진단·병인】   올 초 양방병원의 검사상 위암 3기쯤 추정, 지난달 27일 수술로 제거하려고 개복해 보니 이곳저곳(30여 곳 임파선, 직장)에 전이된 상태라 하여 4기로 결론, 위(胃)는 80%만 절제하였다. 개복 전후에 CT검사상 암을 발견하지 못했는데 항암요법 시행 중에 현대의학으로는 치료 불가능한 상태로 여겨 한의원 소개로 상담 치료차 내원하였다.

[진맥] 우측 부중침시 1, 2 / 1, 2 / 2지 마치 토양체질맥처럼 확연히 촉지된다. 어렵게 3지 강침안시(强沈按時) 잡힐 듯 말

듯하다. 원래 수양체질이나 우측 2지의 촉지는 비위의 병맥으로써 병증이 진행되어 존재하기 때문에 발현된 맥상(脈象)으로 췌장에서 위로 전이된 상태라 여겨지며, 3지의 신장허쇠는 신장암 및 병의 훼손으로 위독함을 의미한다.

좌측을 잡으며 중침안시 1<2, 3지에 현활(弦滑)맥상으로 분노(忿怒)가 노정된 상태임을 알 수 있다. 과거 몇 년 전에 적개심, 분노를 느끼는 사건이 발생하여 악화 촉발 요인으로 추정된다. 확인차 물어보니, 현재 스스로 화를 풀었다고 하나 완벽하게는 해결되지 못한 상황으로 아직도 진행 중인 암증(癌症)이며 병증(病證)상태로 분노를 발산 해결하지 못한 상태이다.

우측 3지 명문화(命門火)가 소실된 것은 우측이 갖는 명문화(命門火)인 선천적인 쇠약함을 의미한다. 그래서 가족관계를 물으니 위로 세 분의 형님이 모두 암으로 50대와 60세에 사망하였다고 한다. 단지 암의 병인뿐만 아니라 내인으로 장수하지 못했다는 것은 그만큼 선천지기가 강하지 못함을 의미하며, 이분 또한 그러하다.

1. 향후 악화 가능성 요인
   1) 선천지기의 허약, 명문화의 소실－위중에서 위독으로 진행
   2) 분노의 노정－화를 풀었다고 하나 참고 숨기고 있는 것.
2. 긍정적 요인
   안색은 명석하고 수수하게 보이며 자세도 바른 것으로 보아 생명력은 유지가능성이 있어 보인다.

[결론] 향후 3주간 치료로 장기생존 혹은 치유의 가능성이 예측될 수 있다. 그때까지가 치료에 관건이 되는 중요한 시기이다. 예후는 3주 이내 파악될 것인데, 그 전후로 한 단계 좋아질 상태가 보이면 장기생존 및 회복 가능성이 있고, 한 단계 악화된다면 위독하여 사망에 이를 것으로 보인다.

▷ 위 글은 초진 시 진찰 이후 당일 소개한 의사에게 보낸 소견서.
이후 4개월 동안 치료 과정에서 한 단계 건강을 회복할 수 있었는데 그때의 상태는 다음과 같다.

【재 진】 5개월 이후 13일

[맥진] 우측 강침안시 3지 세완활하며 유근하고, 좌측 강침안시 3지 세활약하며 우리한 삽(澁)한 기운이 조금 노정된다. (병증≒암증의 존재)

[소견] 심화(心火)상태를 지난달 섭생과정에서 일정하게 극복하여 발현되는 병세가 완화되자 근본의 병처(病處)가 나타나는데, 그곳은 좌측 신장이며 이는 위암 발현 이전 평소에 지닌 병증, 병소라 여겨진다. 비위의 맥상은 병사로써 촉지되지 않고, 오링테스트상에서도 위, 췌장보다 신장이 확연히 중하다. 증상도 자각적인 소화기 장애는 없다시피 하고 신장장애의 야뇨(夜尿)와 천면(淺眠)증이 완고하게 유지 중이다. 향후 치유성패는 위(胃)가 아니라 신장(腎臟) 훼손의 회복 여부에 있다.

그런데 뒤늦게 깨달은 사실은 신장의 훼손이 단지 선천지기의 품수부족(稟受不足)이나 이후 과로나 방노상 등으로 인한 신정훼손(腎精毀損)만이 아니라, 2차성 고혈압 약[이뇨제]을 수년 동안 상복(常服)함으로써 신장에 좋지 않은 영향을 주었지 않나 추정된다. 왜냐하면 본태성 혈압자가 아니며, 이런 특별한 경우를 제외하고 신정허손의 야뇨증은 치료할 경우 2~3개월 이내 소멸되는데, 치료를 하여도 현재까지 회복되지 않고 지속되기 때문이다. [이후 그 다음 달 급속히 악화되어 치료를 중지함]

□ 사례 4-간암 양방치료의 한 사례

【환 자】　　　　○○○(남, 65세), 간암 말기 불치자

【초 진】　　　　0*년 *월 16일

【증 상】　　　　[치료력]

　　　　　　　　1) 90년 C형간염판정 이후 서울*병원 정기검진 중

　　　　　　　　2) 01년 간암발생(3㎜미만, 전이는 안 됨) 이후 8회 색전술

　　　　　　　　3) 05년 10월 이후 5개월간 식이요법 및 요양생활

　　　　　　　　4) 06년 1월 허리 아픔으로 검사하니 압박골절로 진단되어 내

　　　　　　　　　 시경수술 (요추골절부위 봉합수술 이후 복막염 발생 이후

　　　　　　　　　 복수 반복-06년 4월 서울*병원에서 복수 제거 이후 항암주

　　　　　　　　　 사 6회, 5월 12일경 진료상 어떤 항암제도 치료불가판정-간

　　　　　　　　　 과 위 사이의 문맥에 전이. 현재까지 3회 복수가 차서 빼

　　　　　　　　　 내는 제거 완화요법.

【진단·병인】　　 의지는 강해 보이는데 가족불화의 상태가 노정되어 예후를 어

　　　　　　　　렵게 한다. 질병이 서서히 악화상태로 진행되어 왔다. 보호자

　　　　　　　　와 환자에게 '1년 전에만 왔더라면 좋았을 것'이라고 말하였

　　　　　　　　다. 그만큼 현재 상황이 어렵다는 것과 악화되기 이전에 치료

　　　　　　　　하였다면 치료가능성(회복가능성)이 있었다는 것이다.

▷ 초기 암 발견 이후 5년이 지난 동안의 치료는 무엇을 의미하는가?

　죽음에 근접한 위중한 상태로 악화된 것은 과연, 암 그 자체가 가진 질환의 진행 상태로 그러한가? 아니면 환자 스스로와 보호자의 건강관리 불량에서 비롯된 것인가? 그렇지 않으면 치료과정에서 헛된 치료로 건강을 더욱 악화시키는 치료를 반복하여서 그러한가?

　오늘날 헛된 치료로 사망하는 경우가 어디 한두 사례이겠는가만은, 이런 환자를 보면 안타까움과 함께 환자와 보호자의 무지(無知)에 가슴이 저린다.

　[* 암 환자의 진맥사례는 제3부 암 환자의 임상사례 참조.]

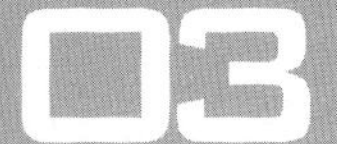# 맥진을 통한 진단 가능성

1) 맥은 심리적, 정신적 상태를 반영한다.

침울(沈鬱)한 맥상은 그 사람의 침울한 심리적인 상황을 반영하여 우울증과 조증의 상태를 볼 수 있으며, 만약 부(浮)한 맥상으로 나타난다면 그 사람은 우울증이라 보기 어렵다. 부활(浮滑)하며 삭(數)한 경우라면, 감정적 측면에서 활동적이고 능동적이며 외적인 활동을 보이는 경우이다. 현긴(弦緊)한 맥상은 긴장과 스트레스로 누적되었을 뿐 아니라 지속되고 있음을 볼 수 있다.

다른 예로 우측 2지가 실(實)한 맥상은, 우선 식울(食鬱)증을 고려하며, 사려과다(思慮過多)로 인한 상황도 고려된다. 이러하지도 저러하지도 못하는 갈등이나 고민을 하는 경우에서 발생되는 경향이 있다.

또 다른 예로, 좌우 1지의 촌맥이 미흡한 경우는 심폐기운의 허손상태로 절대적인 운동부족자에게서 나타나기도 하지만 자신감 결여 때문에 의욕감퇴·생기부족(삶의 의미부족 및 상실)한 상태에서 볼 수 있다. 더 나아가 미유삽(微濡澁)하거나 소실된 경우는 상심 등으로 인한 병중(病重)한 상태를 의미한다. 만약 우측 2지에서 1지로 부활(浮滑)하고 충(衝)하는 것은, 활동적인 상황을 넘어서 분노(忿怒)의 화(火)가 지속되는 것을 의미한다.

3지에서 강침안시 세실(細實)한 맥상을 유지한다면 특히, 소양인에게서는 고민이나 갈등이 감당하기 힘들 정도이다. 이의 근심 걱정이 장기간 노정되어 왔고 향후에 그럴 가능성이 있는 것으로 볼 수 있다. 또 이로 인해서 하초의 병변을 가져올 수 있다.

　⇒ 맥상(脈象)은 병명 및 병변을 일으키는 칠정(七情) 및 감정, 생각의 병인(病因)을 찾는 데 결정적 정보를 제공해 줄 수 있다.

2) 맥은 장부(臟腑)의 기능적인 상태를 반영한다.

맥은 장부의 기혈(氣血)의 반응으로써 경맥(經脈)은 장부의 실질적 장기를 통과하여 오는 것이니 곧, 맥상은 그 장부의 상태를 반영한다. 장부의 상태가 양호하면 기혈의 맥상은 완실(緩實)하고, 혹은 장부의 기능이 허약하고 불순할 경우에는 맥상에서도 그렇게 나타나 느낄 수 있다.

예를 들어 맥상(脈象)이 미미(微微)하면, 장부(臟腑)의 기능 상태가 심히 저하되어 미약한 수준에 머물러 있음을, 부활(浮滑)하면, 장부의 활동이 과하게 움직인다는 것을 의미하고, 부현(浮弦)이 긴(緊)하다면 그 장부의 활동성은 있으나 그 부위의 장부 및 근육에 노정된 스트레스성 상황을 의미하며, 삽규(澁芤)하다면, 그 장부(臟腑)의 에너지 및 기질 상태까지 손상을 받아 제대로 활동을 못하는 저하 상태일 뿐 아니라 물질적, 기질적 장애를 가진 질환을 고려할 수 있다. 위와 같이 맥상, 그 자체로써 해당 장부의 상태를 먼저 고려할 수 있다.

3) 맥은 장부(臟腑)의 기능적인 상태뿐만 아니라 기질적인 상태를 반영한다.

정상적인 상태와 활동은 맥상에서 건실한 상(象) 이외에 별다른 맥상을 찾을 수 없으나, 병변(病變)의 불건강한 장부(臟腑)는 맥상으로 그 장부의 병사(病邪) 및 병변(病變)의 모양과 형태, 기상을 반영하여 나타낸다.

(1) 중노년의 현훈(眩暈) 호소의 태음인 1지의 맥상이 부허(浮虛)하고 삽(澁)한 것은, 뇌기능의 저하 상태 및 기질적인 퇴행손상으로 인해 치매, 중풍을 가져오는 중증(重症)상태임을 암시한다.

(2) 중노년의 요통 호소자에게서 3지의 침(沈) 유약(濡弱)하면서 미미(微微)하

고 삽규(澁扎)한 것은, 하초의 기능 쇠약(양허)을 지나서 노화성 암증(癌症)발현을 의미하기도 한다.

(3) 소양인 혹은 태음인에게서도, 좌측 3지의 중침시 충실한 현실(弦實)맥은 하초부위의 완고한 결체(結體)의 형성을 의미하기도 하며, 좌 우측 1지의 부중시 삽(澁)이 결대(結代)한 형상은 폐의 종괴를 나타내기도 한다.

□ 임상사례 1−만성감기자의 생활 상태

【환 자】   최○○(여, 36세)

【초 진】   05년 10월 25일

【증 상】   1개월이 지나도록 양방치료를 하였으나 기침감기가 멈추지 않고 낮지 않아 X-ray검사 등을 하였는데 특별한 이상은 없다.

【진단·치료】   목양맥으로 1지, 우측은 유활(濡滑)하고 안시(按時) 1>2지, 강침안시 1지 세실활(細實滑)하고, 좌측은 1지 세활(細滑)하며 조금 약(弱)한 상태이다. 약은 열다한소탕(熱多寒少湯)가 상백피·자완·행인지류 각 1.0 10첩 투여.

【소 견】   1) 좌측 1지의 폐기허(肺氣虛) 및 우 2지의 촉지는 위울(胃鬱) 상태로, 이는 소화기성 담음(痰飮)이 조금 노정된 상태에서 폐기허증으로 발현되는 해수(咳嗽)임을 말해 준다.

              2) 폐기허는 운동의 부족과 의욕감퇴의 상황을, 위울은 신경과 울하거나 식생활의 불규칙 상태를 의미한다.

□ 임상사례 2−보약을 원하는 자의 건강상태

【환 자】   오○○(남, 63세)

【초 진】   05년 12월 26일

【증 상】   170.9㎝ 65kg

              당뇨·고혈압자. 과거 허혈성 심장병의 수술 경험과 최근 금연하며 건강상 문제가 있는데 큰 사업을 한다고 하여 고심 중이다.

1) 오전에 일하던 중 체력이 급감하여 영양식을 먹는다.

2) 하지의 무력감이 심하고 간간이 통증이 온다.

3) 1년 이상 좌측 어깨가 아파서 고생한다. 과거 치료약으로 수천만 원 투자하였다며 지금도 여러 가지 건강식품을 복용 중이다.

【진단·치료】 맥 부활(浮滑) 1 / 1, 2 / 1, 2, 3 완활(緩滑)의 신허, 좌측 1 / 1, 2 / 3 실(實)유여(강침안시 유약(濡弱)). 좌측 3지의 허손상황은 승양익기부자탕을 지나 인삼계지부자탕가미증에 이르렀음을 말해 준다.

【소 견】 1) 부활(浮滑)한 기운은 외부 활동의 과다함을 의미하며, 좌우 강침시 허(虛)함은 소음인 망양말증에 이른 중증을 의미한다.

2) (중증상태) 생명보존을 위해서 외부의 활동을 자제하고, 심신의 요양을 통해 정기를 보존하는 내실을 기해야 할 상태이다.

□ 임상사례 3−성인 만성아토피의 장부(臟腑) 상태

【환 자】 이○○(남, 43세)
【초 진】 05년 12월 26일
【증 상】 1) 아토피, 어려서부터 지속되었는데 몸 전체의 간지러움으로, 건조 시 피부에서 피가 나기도 한다.

2) 과거 요통, 지금은 양호.

3) 가끔씩 속이 더부룩한 것, 대변 1일 2~3회, 1년 전부터 시작
【진단·병인】 소양인. 우측 1, 2 / 1 / 1 > 2(2지의 거의 절(絶)) 부활(浮滑)한 맥상, 좌측 1 / 1 / 1, 2 활약(滑弱)하여 크게 허약함 반영, 토양체질침시술시 토양1＋폐·대장증으로 침증까지 깊다.

【소 견】 1) 안색은 어둡고 의기소침하며 울체된 상태로 완고한 병증을 의미한다.

2) 우측 비위의 절(絶)한 기운은 비위의 병증이 위중한 상태에 놓여 있음을 의미한다. 유활약(濡滑弱)한 맥상은 선천지기의 허손, 부활(浮滑)한 것은 병사가 유여한 상태를 말해 준다.

□ 임상사례 4 — 간 내 담도암의 상태

【환 자】	정○○(남, 33세)
【초 진】	0*년 **월 22일

【양방진단】　　1) 지난 3개월 전 간 내 담도암 3곳의 종양 진단 이후, 2회의 항암제 및 1회 색전술을 시술하였으나 더 커졌다 하며, 현재 요양 중인데 이후 상태를 보아 양방치료 지속 여부를 결정할 예정.

2) 가족력으로는 모계 수직감염으로 B형 간염자.

【진단·병인】　　소음인 수양체질맥, 우측맥 강침안시 세완활(허약맥상으로 선천지기의 허약: 우측 명문화의 허손은 선천지기의 허손을 의미) 좌측 부중 시 1, 2지 세현(유활한 기운과 함께) 침안시 1, 2지 소실되고 3지의 강침안시 세울(細鬱)하며 조금 삽(澁)한 병사 맥진.

【소 견】　　1) 좌측 신장의 병증으로써 노정된 상태에서 전이되어 간암을 일으킨 것으로 보인다.(양방에서는 기시부(起始部)는 모르나 2차성으로 전이된 간암으로 확인되었다 함)

2) 우측 신허맥상으로 보아 선천지기의 쇠약함이 주된 병인 중 하나였고 좌측 신정의 훼손은 과로 누적으로 인한 병증을 의미하며, 이로써 병발하여 신장에서 기시하여 간 내로 전이된 것으로 보아 최소 5년 전후에 발병하여 진행된 것으로 여겨진다.

3) 좌측 부중 시 현맥이 완고하지 않고 소실된 상태도 아니라서 아직은 위독한 상태가 아니다. 하지만 좀 더 나빠지면 생명이 위독한 상태가 될 것이다.

4) 만약 악화되어 위독한 상태가 도래한다면 신장문제로 생명이 위험해질 것이고, 다행히 회복된다면 좌신(左腎)보다 간의 암증 상태가 먼저 치유될 것이다.

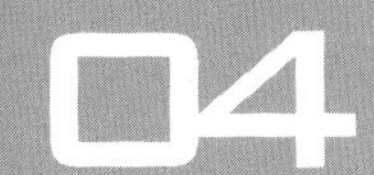

양방진단의 보완

　　앞서 밝힌 「맥진의 가치와 필요성」에서 양방 진단 보완의 필요성을 논했지만, 여기서 다시 다루는 것은 이를 강조하기 위함이다. 흔히 현대의학을 절대시하는 경향이 있는데, 임상에서는 적지 않은 한계와 오류를 볼 수 있다. 쉽게 진단 그 자체를 진실로 받아들이는 데 의료현실은 간혹 엉뚱한 경험을 하곤 한다. 보다 효과적인 치료와 건강관리를 위해서는 보다 완벽에 가까운 정확한 진단시스템이 필요하고, 이를 위해서는 양방진단체계와 이의 미흡한 점을 보완할 수 있는 진단 체계가 요구된다. 한의학의 맥진은 이에 필요한 2천여 년의 의학적 경험과 객관성 및 현실성을 지니고 있다.

□ 임상사례 1－병명(病名): 병의 깊이에 따라 오진 판별

【환　자】　　지○○(여, 65세)

【초　진】　　00년 5월 12일

【양방진단】　　몇 회 내원 경험자로 바로 전 감기(가래, 기침)로 종합병원에서 양방진단의 결과, 폐결핵(肺結核)이라는 진단을 받고서 내원하였다.

【상태 진단】　　과거 상태와 동일한 가벼운 병증 상태이며 맥세활(脈細滑) 정도로 폐기능의 손상은 없어 보였다. 분명한 오진(誤診)으로 여겨졌다. X-ray 및 객담검사를 하였다고 하나 재검진 받기를

권하였다. 환자 자신도 결핵은 아닌 상태로 여겨져 다시 재검
하였다.

▷ 결과: 2차에 걸친 X-ray 등 검사에서 결핵은 발견되지 않았다. 엉뚱한 치료를
하지 않게 된 것이다.

☐ 임상사례 2-병명(病名): 병의 깊이에 따라 오진 판별

【환 자】　　　황○○(남, 63세)
【양방진단】　　얼마 전 대학병원에서 담도암(膽道癌)이라는 진단을 받고 친
　　　　　　　지 한의사의 소개로 내원하였다. 담도암은 위중한 암증인데
　　　　　　　특별한 자각 증상은 전혀 없다.
【상태 진단】　태음인 목양체질로 좌, 우 1 : 1지로써 활완(滑緩)한 맥상으로
　　　　　　　어떤 병증을 찾을 수 없다. 맥진 이외 기측정, 침시술 중 반응
　　　　　　　에서도 마찬가지이다. 암증(癌症)과 거리가 확연히 있는 대체
　　　　　　　로 건강한 상태이다. 불투명한 상태라서 재검진 받기를 권하
　　　　　　　였다.

▷ 결과: 지방 대학병원 및 서울 모 대학병원에서 조직검사상 암은 발견되지
않았다. 그런데 전체적 상황이 암증이라는 결론에 도달하여 항암요법을 실시
하였다.

☐ 임상사례 3-병소(病所): 췌장보다 신장

【환 자】　　　김○○(남, 50세)
【초 진】　　　06년 8월 8일
【증 상】　　　당뇨병(糖尿病)으로 지난해부터 양약 1년 6개월 복용 중, 최
　　　　　　　근 위염 진단으로 위염 치료약까지 처방 복용하는데 만성적
　　　　　　　피로회복을 위해서 내원하였다.

【진단·병인】　　소음인 수양체질, 좌우맥이 완약한데 좌측 3지의 강침안시
　　　　　　　세약(細弱)함＝좌측 신허로 인한 당뇨증, 망양초증으로 승양익
　　　　　　　기탕가 부자증으로, 환자를 통한 오링테스트상 신장 문제의 점검
　　　　　　　도 가능하였다.

▷ 양방의원에서 단지 당뇨로만 진단, 한의학적 검진상 비위의 허약한 소음인
　에 신장허손자(신장＞췌장)의 병증을 나타내었는데, 이를 치료할 때 당뇨의
　치유는 가능하다.

□ 임상사례 4−진단력(診斷力): 건선(乾癬)의 원인은 뇌기능의 불순함

【환 자】　　　모○○(여, 20세)
【초 진】　　　06년 8월 9일
【증 상】　　　5년 전 발생되어 지속되는 피부 질환[건선]으로 피부과 및 모
　　　　　　　한의원에서 5개월가량 치료하였으나 효과를 보지 못했다.
【상태 진단】　맥세활(脈細滑)하며 부정(不定)하고, 완고한 뇌기능저하 및 학
　　　　　　　습능력의 저하 상태이다. 그 이유는 누적되고 억울된 생활에
　　　　　　　서 비롯된 비정상적인 뇌기능[두개−선골시스템의 이상과 연
　　　　　　　관] 이상(異狀)의 소치로 여겨진다. 어쩌면 실제 뇌세포의 병
　　　　　　　변과 신경시스템의 이상이 존재하나 현재의 과학 수준으로는
　　　　　　　이런 병변의 상태를 밝히지 못한다. 아마 파동측정은 이런 점
　　　　　　　에서 활용가능성이 있어 보인다.

▷ 피부질환에서 대부분 원인불명이지만 한의학 진단상 병증의 상태를 파악하면
원인을 알 수 있다.

□ 임상사례 5−병명(病名): 췌장염(膵臟炎)보다 중요한 것은 깊은 병증상태

【환 자】　　　이○○(남, 75세)

【초 진】　　　　06년 8월 12일

【증 상】　　　　최근 병원검사 중 담도가 늘어난 상태라 내시경 검사 중 실수
　　　　　　　　로 인해 췌장염이 발생하여 치료 중, 소화불량이 심하고 복통
　　　　　　　　을 호소한다.

【진단·병인】　　부활충(浮滑衝)하고 현활(弦滑)하므로 병중(病重)함을 알 수
　　　　　　　　있다. 검사 전까지 아무런 이상이 없었고 단지 검사 중 췌장
　　　　　　　　염이 발생하여 이러하게 되었다고 하나, 평소 병중이 노정된
　　　　　　　　상황에서 검사 과정의 실수로 인해 병이 발현되는 계기가 되
　　　　　　　　어 중한 상태에 이른 것으로 보인다. 이는 단순 염증이 아니
　　　　　　　　라 병중한 농양(膿瘍), 종양(腫瘍: ≒암(癌))에 이른 것으로 복
　　　　　　　　진상에서도 완고하게 경결된 적취가 위 및 췌장하 부위에 노
　　　　　　　　정되어 식즉복통 및 소화불량을 일으키고 있다.

　▷ 단지 췌장염으로 끝날 상태가 아니라 소화기내 병증이 완고하여 예후가
예측 불허하다.

□ 임상사례 6−진단시간: 암에 이른 중증

【환 자】　　　　주○○(여, 45세)

【초 진】　　　　06년 6월 24일

【증 상】　　　　건강상 체크를 원한다. 별다른 증상은 말하지 않고 최근 건강
　　　　　　　　검진 중에 유방암 검사에서 2차 정밀검진을 요구받았으며 다
　　　　　　　　음 주에 재검진 예정이다.

【진단·병인】　　태음인 목양체질이 우측은 세활약(細滑弱)하여 암증의 맥상은
　　　　　　　　없으나 좌측에는 1지 미부실(微不實)한 정도가 병사유여하여
　　　　　　　　암증(癌症)상태일 가능성을 말해 준다. 눈의 병사도 사기(邪
　　　　　　　　氣)가 유여하고 분노와 억울한 상태가 노정되며 자녀만의 치
　　　　　　　　료를 원하여 이후 두 차례 내원하여도 정작 자신은 치료의 권
　　　　　　　　유를 회피하였다. 오링테스트상에서도 좌측에 가장 심하게 에

너지가 낮게 나타난다. 호소 부위도 그러하고 맥진 및 오링상에서도 원발처(原發處)가 좌측(左側)의 폐, 유방부위인데 본 진찰 이후 다른 병원에서는 엉뚱하게 좌측이 아닌 우측(右側)의 유방 쪽에서 조직검사를 시행하였고 2~3개월 단위로 재검사를 실시한다고 한다. 생활 여건과 마음의 안정을 꾀하여 전증(前症) 단계에 머무를 경우에는 장기간 유지가 가능하겠지만 만약 여건 악화로 한 단계 악화된다면 암 발현 및 치료의 여부를 떠나 위중할 수 있는 중증 상태이다.

【비　교】　　양방의학에서는 암이 어느 정도 확연히 발현되어야 진단됨을 알 수 있다. 그 이전 상태에서는 조기 진단하고 조기 치료하지 못 하고 있다.

□ 임상사례 7−진단시간: 건강의 여부, 1분 이내 파악가능

【환　자】　　백○○(남, 41세)

【초　진】　　06년 10월 20일

【증　상】　　1) 피로상태.

　　　　　　2) 과거 자동차사고로 어깨 찰과상 이외 특별한 병력은 없음.

【진단·병인】　오전에 운동 중 소주 두 잔을 마신 상태이다. 소음인 수양체질 좌우맥 3지 완활맥, 아직 술기운이 남아 있고, 최상의 건강상태는 아니지만 그에 가까운 상태로 오장육부의 내장 및 성인병 질환 등 특이 질환이 없는 건강상태를 유지하고 있다.

【비　교】　　이런 건강상태에서 양방진단의 가치가 있을까? 매년 정기건강검진을 실시하지만 단 1~2분만 진찰하면 그 양방진단의 필요성 여부(與否)가 판별될 수 있겠다.

부연(附言)

제1절 삼부구후(三部九候) 맥진과 체질맥의 통합

    삼부구후맥은 내경 및 왕숙화맥경으로부터 1500년이 지난 현대에 이르기까지 동양의학의 맥진 진단의 주류를 차지한 정통적인 맥법이고, 체질맥은 권도원 선생님이 발견한 현대의 최신 맥법으로 체질을 정확히 판별할 수 있는 방법이다. 서로 다른 체계가 존재하지만 그동안 임상 과정에서 우연히 통합하여 진찰한바, 그 상관(相關)의 관계를 느끼어 지속해 왔는데 통합할 때 확연히 유효함을 얻을 수 있었다. 다시 말해서 체질맥과 삼부구후맥을 통합하여 맥진을 통한 임상실천의 연구 결과, 병증(病證)과 병변(病變)이 보다 정확하고 분명히 판별됨을 확인할 수 있었다. 이를 바탕으로 앞서 임상사례를 소개하였으며, 제3부의 임상사례 또한 이를 바탕으로 작성한 것이다. 이에 부족하나마 간략한 설명을 하고자 한다.

    우선 맥의 촉지된 부위에 따른 관계를 설명하겠다.

1. 병의 유무 관계

예를 들어 우측 관맥(2지)이 중침안시(中沈按時) 세실(細實)하게 촉지될 때, 비대(脾大) 토양인이라면 대체로 정상(다만 실(實)한 정도의 문제에 따라 병색)이지만, 비소(脾小) 수양, 수음인이라면 2지가 미미하거나 강침안시에는 소실되어 촉지되지 않은 것이 정상인데 이런 촉지상태는 비정상(비위의 실사(實邪)가 존재 - 대체로 식울(食鬱)·사려과로(思慮過勞)유지)상태임을 말해 준다.

간대(肝大) 목양 체질도 중침안시 촉지되지 않는 것이 정상인데 비위실(脾胃實) 증 다른 예로 좌측 척맥(3지)이 침안시(沈按時) 맥이 촉지된다면

토양체질이라면 (무맥(無脈)이 정상) 비정상으로, 그 정도에 따라 병색(좌하부의 병변 - 예로 단순 하부의 억울(抑鬱)·담음성 등의 요통 혹은 하복부의 병변(대장 - 방광 혹은 신장 - 자궁의 질환)

수양체질에 세완실(細緩實)이라면 대체로 정상상태이며

목양체질이라면 토양체질과 유사하게 중등도 이하 비정상 (무맥이 정상)

2. 병소의 관계

위의 예에서 보면
1) 우2, 좌1지의 토양체질에 강침안시(强沈按時) 좌 3지 촉지는 그쪽 부위의 병변 (소음인은 세완실이면 정상)
2) 척맥(3지)의 목양, 토양의 강침안시 촉지는 그쪽(하초: 대장, 신장, 방광, 자궁)의 병변을 의미한다.

3. 병의 깊이의 관계

좌측 척맥(3지)이 침안시(沈按時) 맥이 촉지된다면

목양체질이라면 대체로 중등도 이하 중증상태의 비정상 (무맥이 정상)

토양체질이라면 (무맥(無脈)이 정상) 비정상으로 그 맥진의 상황에 따라 가벼운 경증상태에서 위중상태에 이르기까지 다양하다. 대체로 소양인은 경증(輕症) 상태에서부터 강침안시 좌측 3지의 촉지가 발생한다. 즉 신소(腎小)하여 신허하기 쉽기 때문에 신허증이 발현된다.

그 외 이로써 얻은 의학의 성과 중 몇 가지는

1) 고혈압(高血壓)의 원인 및 치유가능성
2) 불임(不姙)의 원인 및 치유가능성
3) 갑상선(甲狀腺)기능 이상의 원인 및 손쉬운 조절치유가능성
4) 간염(肝炎)의 허실, 간경화·간암의 진행 및 예측 가능성
5) 위염(胃炎) 및 기타 내장염증의 원인과 병변 상태 파악
6) 암(癌)의 조기 진단 및 유무·허실진단, 치료 가능성 말기 암, 중한 중풍환자의 생명력 수준 정도
7) 소아 천식의 허실과 손쉬운 치료 등 의학의 허와 실을 보게 되었다.

향후 전통적인 3부9후 맥진과 체질맥진을 익혀서 통합(統合)하여 활용한다면 적지 않은 의학적 성취와 깨달음이 있으리라 본다.

■ 참고. 8체질맥에 대한 소고(小考)

* 들어가면서: 체질침과 맥의 심오한 이치와 논리를 알지 못 하는 저자가 미흡한 역량으로 얻은 바를 공유하고자 공개하니, 잘못된 부분이 있다면 저자의 인식능력과 연구가 부족하여 그러하오니 넓은 아량으로 널리 이해해 주길 바랍니다.

8체질맥은 권도원 선생님이 발견하여 그 후학자 배철환 님이 한의사통신(Koma)에 발표한 것을 95년경부터 익히기 시작하여 오늘에 이르고 있다. 그 과정을 소개하면

① 97년 말경까지 순수하게 체질맥을 익히는 과정
② 97년 말부터 00년도까지 기측정(氣測定)을 통해 확인하면서 익히는 과정
③ 삼부구후맥(三部九候脈)과 함께 활용하여 진맥을 활용하는 과정
④ 06년도 오링테스트와 연관되어 체질맥 및 삼부구후맥을 활용함

1) 먼저 체질맥의 존재성이다

맥을 잘 알지 못 하는 경우라면 어쩔 수 없이 체질맥의 존재성을 파악하지도 못하리라 본다. 지난 10년 이상 체질맥을 살피어 왔고, 이를 근간으로 하여 체질 병증 진단과 치료를 해왔다. 그 치료는 단순한 대증요법의 일반치료가 아니라 가장 중한 암 말기 환자나 어려운 난치성 질환도 적지 않게 살펴서 치료해왔으니, 이런 경험을 보아도 분명하게 체질맥이 존재함을 알 것이다. 체질맥이 분명히 존재하나 이를 익히는 사람의 능력이 부족함은 어쩔 수 없는 현실이다.

2) 그 사이에 몇 가지 특이한 점을 발견한 것

체질맥은 매우 드물지만, 상태와 상황이 급변하면 변화할 수 있다는 점이다.
① IMF 이후 체질맥 및 3부9후맥의 일대 변화를 가져왔다. 이는 한국의 정치·사회상황에서 비롯된 것으로 여겨지는데 첫째 목양인, 토양인 맥진에서 강침안시(强沈按時) 3지[尺脈]가 촉지되는 현상이다. 이는 하초(신장－대장－허리)의 기운의 울체(병변)상태를 의미하는 것인데 소아에게까지 나타났고 이제는 광범위하게 촉지되는 현상을 맞이한 것이다. 예를 들면 우측 2지와 좌 1지의 토양맥진에서 우측 2지 및 좌측 1지와 나타나지 않을 3지까지 촉지되는 현상, 목양맥진에서 좌우 각 1지가 촉지되는데 강침안시 어느 편에서 (대체로 좌측) 3지가 촉지되는 현상이다. 두 번째로 좌측(左側) 1지 [寸脈]의 쇠약, 미약(微弱)해지는 현상이다. 이는 사회적 불안과 불평등의 심화관계에서 비롯된 소인으로 추정되는데 소외현상과 상심, 운동부족, 의욕감퇴와 자신감 결여 등에서 나타난 과정으로 이 무렵부터 폭증하게 된 알레르기 비염(鼻炎) 및 아토피 피부염(皮膚炎), 그리고 폐암(肺癌)의 증가와 직접적인 관련이 있다.

② 흔히 체질맥은 절대 불변하는 것으로 여겨지나, 물질적 현상이란 변하지 않은 것이 없는 절대적인 법칙처럼, 사상체질도 변화하는 것처럼, 체질맥도 매우 드물지만 변화하지 않나 추정된다. 처음에는 체질맥을 잘못 짚지 않았나 여겼지만, (그런 경우도 있지만) 반복되는 경험에서 확인한 바이다. 체질이 변화하는 이유는 소아의 경우, 자연적인 성장과정의 선천지기(유전자?)의 변화과정에서, 혹은 외부환경(예로 부모로부터)의 강압된 상황에서, 억울된 심기가 맥을 울체시켜 변질된 체질맥을 가지고 있다가 어떤 계기-예를 들면 기기가 완고하게 울체된 상태부터 벗어나는 치료의 과정이나 외부 자극 혹은 환경의 변화-에 의해서 본래 체질맥상으로 변화하는 것이 목격된다. 성인의 경우에서도 볼 수 있는데, 위와 같이 어려서 잠재된 깊은 의식의 상처로 인해서 장기활동이 억울된 상태로 있다가 (맥상 그렇게 나타나고) 어떤 계기가 되어 해소될 때 본래의 체질맥을 가지는 경우가 있다. 또한 심적인 큰 변화를 맞이하는 계기, 심신수련과정에서 어떤 큰 변화를 맞이할 때에서도 간혹 체질맥이 변화하는 것으로 보인다.

3) 8체질과 사상과의 관계

체질 침과 사상처방을 위주로 10년 이상 임상에서 진료해 본 경험상 8체질과 사상과의 불과분의 관계를 입증할 수 있었다. 그런데 각 학파는 어떤 연유에서인지 모르나 아직까지 서로의 관계에 대해서 모두 부인하는 듯하다. 이는 각자 학문의 순수성을 지키기 위한 행동인지는 잘 모르겠지만, 다시 고려해 보아야 할 부분으로 사료된다.

제2절 맥진의 한계

과거 동양의학의 가장 중요한 진단법인 맥진은 근대를 지나면서 소실되다시

피 하였는데, 이는 단지 서양의학의 진출 때문만이 아니라 서양의학의 진단체계에 비해서 객관성과 과학성이 떨어진 상황이 노정되어 임상과정에서 상대적으로 맥진의 의미와 가치가 낮아졌기 때문이다. 앞서 지적한 것처럼 한의학의 맥진은 탁월한 역할을 할 수 있음에도 불구하고 현실에서 여러 가지 제약이 존재하는 것은 분명하다.

1) 맥진은 병명, 병소의 진단에 한계를 나타낸다

어떤 경우는 보다 분명한 병명과 병소를 보여 주지만, 일반적으로 맥진은 양방의학체계에 부합하는 병명과 병소의 진단 영역에 한계를 드러낸다. 이는 맥진이 장부(臟腑)의 기혈(氣血)적 상황을 대변해 주기 때문에 갖는 본질적인 한계이다.

예로 비위의 우측 2지맥상 활(滑) 유여한 기운이 촉지되면, 일정한 역량 깊이에 도달하지 않으면 이는 담음의 정체에서 오는 현재 기능적 장애인지 아니면 위염이나 위궤양이 존재하는지 명확하지가 않다. 예로 활색(滑嗇)한 기운이 촉지되면 비위의 기능이 어떤 정도까지 손상을 입었고, 양방적 병명이 위궤양이나 위종양 등 어떤 병명인지 불명확하기 쉽다.

2) 맥진이 가진 한계는 무엇보다 객관화하는 데 한계를 갖고 있다

그 이유는 기기를 통하지 않고, 의사가 직접 진찰한다는 점에서 숫자, 표시 등으로 데이터화하는 데 한계를 가지며, 병증(病症)을 현대적인 병명으로 표시, 표기하는 데 한계가 있다. 예를 들어 요통자를 진찰했을 때 좌측의 신허담음(腎虛痰飮)이라면, 현대적인 병명으로는 무엇이라 해야 할지 불명확한 경우도 있다.

다만 만약 의료진 가운데 일정 수 이상 맥진의 진찰 역량을 지닌다면 그 자체로 진단의 객관성을 확보할 수도 있을 것이다. 그러나 한의계 현실은 양방진단과의 비교에서 진단 영역으로 맥진의 객관성을 증명하기는 어려운 상황이다.

3) 일정 수준 이상의 역량에 도달하여야 가치를 나타낸다

오늘날 맥진을 임상에서 잘 하지 못 하는 이유는 어느 정도 역량이 성숙되어야 어떤 진단의 가치나 의미를 지니기 때문이다. '역량이 성숙된 단계'를 한계점으로 말한다면 이에 이르기 전까지는 맹인과 같은 상황으로 맥진을 통해 현대적 병인과 병명, 병소 등을 판별할 수도 있겠지만 맥진이 갖는 특수성 가운데 정밀한 역량이 요구되어 의학적 지식 습득과 일정 이상 임상 경험을 필요로 한다.

제3절 맥진과 오링테스트 및 파동측정의 비교

대체의료로써 국내에 들어와 소개된 것 중에서 저자가 접한 점검법으로 1) 오링테스트와 2) 파동측정이다. 이를 비교해 보면

1. 오링테스트와 맥진

95년 전후 『체질을 알면 건강이 보인다』라는 대중의서가 국민적 주목을 받으면서 한의학계에 체질바람과 함께, 오링테스트가 대중화되는 계기가 되었다. 필자도 그때 오링테스트를 접했고, 02년경 쾌요법(快療法)의 생체점검법을 익히면서 심취할 수 있었다. (최근 06년 「청명한의원」의 견습도 크게 도움이 되었다.)

오링테스트는 인체근력 테스트를 이용하여 두개(頭蓋) 및 장부(臟腑)의 표면 피부 및 근육·관절·피부 등 병소의 기질, 기능적인 병변상황에서 발생하는 에너지의 허실상태를 파악하여 진단 및 치료의 방향점을 설정하는 데 지표가 될 수 있다. 그렇지만 현대의료기기나 맥진을 통해서 파악할 수 있는 병인(病因)과 병명(病名), 병색(病色), 병의 깊이의 측정에서 오링테스트는 전혀 불가능하거나

명확한 한계를 노정한다. 이는 관점과 차원이 다른 것인데, 그 한계에 대해서 "일반적인 의학적 검사를 보완하는 것이지 대체하는 것은 아니다! ……응용근신경학을 이용해서 건강상태를 평가하는 것은 환자를 검사하는 모든 방법 중의 한 부분이다."(『응용근신경학』 23쪽)라고 한 것처럼 보완적이며 보조적인 방법으로써 그 의미가 있다. 그런데 어떤 면에서 살펴보면 의사의 역량에 따라서는 오링을 잘 이용하면, 현대의료기기 및 치료의 한계와 오류를 판별하거나 더 나은 진단적인 가치를 부여할 때도 있다. 더 긍정적인 사실은 맥진을 통해서 혹은 현대기기를 통해서 얻어진 진단적 가치를 확인하여 줄 수 있고, 그 상황·상태의 허실을 분별할 수도 있게 한다는 점이다. 오링테스트와 연관된 책으로는 『유쾌한 쾌요법』, 『의식혁명』, 『응용근신경학』을 추천한다.

* 오링테스트의 장점
  ① 간단하고 누구나 활용이 가능하다. (활용성·객관성)
  ② 진위(眞僞)를 명확하게 분별해 준다. (타당성·객관성)
  ③ 장소와 시간에 구애를 받지 않는다. (편리성)
  ④ 근력 이외 다른 물질적인 소모를 요구하지 않는다. (경제성)

* 오링테스트의 한계
  ① 테스트자의 역량에 따라 활용도가 다르다.
  ② 일반적으로 질병 명 및 질병의 깊이, 병변의 파악이 거의 불가능하다.

그런데 오링테스트를 활용하여 세포조직이나 병변사진(病變寫眞)에 동조하는 생리현상을 통해서 병명을 유추할 수 있고, 약물(특히 처방) 테스트를 통해 병의 깊이나 상태를 유추할 수는 있다. 예를 들면 쾌요법의 생체점검법(LET)인데, 이 또한 테스트자의 역량과 숙달에 의거한 것이다. 다시 말해서 에너지 레벨정도의 파악에 따라 의학적 진단가치를 어느 정도 가질 수 있다.

□ 임상사례 1-소아 허약자의 오링테스트

【환 자】	이○○(여, 5세)
【초 진】	06년 7월 4일
【증 상】	식소(食少), 이감기(易感氣)로 내원, 기음수(忌飮水) 생후 9개월 이후 대변비(大便秘)
【치료력】	감기 등으로 양약 장기복용자
【진단·병인】	맥유약(脈濡弱)한 허로한 정허(精虛)의 맥상-원인은 오랫동안 양약의 장복 추정. 감기로 재작년 및 작년까지 2년간 매주 4일 이상 복용. 이로 인해 진음훼손의 상태로 뇌기능의 저하 및 부진상태, 소화기능 저하 및 정허(精虛)상태로 인한 성장장애도 있다.

  ▷ 정기허손상태는 모친을 매개로 오링테스트를 이용한 뇌, 심장 등 장부(臟腑)의 표면검진에서도 모두 생기허탈(-3)이 심하다.

□ 임상사례 2-만성불면증의 약증(藥證) 테스트

【환 자】	임○○(여, 39세)
【초 진】	06년 7월 15일
【증 상】	우측 견배통으로 내원 중 17일에는 불면증(不眠症)을 상담하였는데, 치료 5년째로 저녁마다 불면증으로 하루 1시간 정도 잠을 자면서 고생한다는 것. 그것도 수면제를 복용하면 조금 잠을 잘 수 있는 상태이다.
【진단·병인】	태음인 활(滑) 유여(有餘)한 맥상 약증은 정신사간탕(定神瀉肝湯)가 대황가미-담음(痰飮)정체-비습(肥濕)한 체질에 뇌기능 저하 원인. 4일 치료(한약, 침) 만에 수면제도 금하고 잠을 자기도 하였다.

▷ 오링테스트상 대뇌(전두골, 측두골 등) 및 간, 위, 대장 부위의 표면에서 에너지감퇴를 확인할 수 있고, 합당한 약증 검사를 통하면 정상적으로 생체근력이 유지됨을 알 수 있다.

□ 임상사례 3-구토, 현훈자의 침증(鍼證)테스트

【환 자】 　　　○○○(남, 34세)
【초 진】 　　　06년 8월 19일
【증 상】 　　　구토기와 현훈증으로 입원 4일째, 그 원인과 회복 가능성을 알고자 내원.
【진단·병인】 　우측 2지는 지난번 색맥(濇脈)에서 원활해지고 좌측 1, 3지 세활하며 부실한 맥상을 보인다. 지난번보다 우측은 병세가 완화되었으나 병의 깊이는 깊어지고 있음을 느낄 수 있다.

▷ 소양인 토양체질침시술 이전과 유침시에 오링테스트로 실시한 결과, 체질침시술시에는 생체근력테스트상 완벽하게 정상화시키는 것을 확인할 수 있다.

2. 파동측정기와 맥진

"공명자장분석기(MRA)라는 파동측정기를 개발해 생체의 파동을 측정하고 있으며, 현재 인체의 각 기관과 조직의 파동을 연구하여 약 5~6천 종류가 넘는 생체 파동 코드(Code)를 완성했고, MRA로 신체의 질병을 체크하고 파동을 투사하여 질병을 치유하는 수준에 이르렀다." (인터넷 자료 인용)

97년경 파동측정기를 처음 접하고, 이후 몇 가지 측정기기(수입 및 국산 출시된 QRS, BRS 등)로 측정 실습을 하는 기회가 있었다. 아직 기기를 익혀 사용하지 않아 파동측정의 의미와 가치를 논하기 어렵지만 그동안 접한 한계 안에서 논해 본다. 먼저 파동측정은 측정기기 종류와 측정자의 역량에 따라 측정의 정확성 및 재연성, 객관성의 차이를 두는 듯하다. 의학적인 진단 내 그리고 그 밖의 영역(예로 주위 환경이나 과거력 및 영적(靈的)인 부분, 이는 오링테스트로 어느 정도 가능한 부분도 있지만)도 가능한데 예상 밖의 경험을 갖기도 하였다. 파동측정이 발전되고 널리 전파된다면 현존의학이 한 차원 전진하는 데 도움이 되리라 보인다. 무엇보다 파동 측정은 생명활동의 다양성을 보여 주고 영양·물질·공간·사람·영(靈) 등 여러 차원의 상황을 고려해줄 수 있다.

비교하자면, 맥진은 파동측정기에 비해 단조롭지만 분명한 상황을 보여 주고 있다면, 파동측정은 그에 비해 현란스럽고 거추장스러운 여러 문제까지 나타내 준다. 맥진은 장부(臟腑)의 상태를 반영하여 나타난 기혈의 상황을 보여 주고, 파동측정은 일종의 세포중심인 생명에너지장을 보여 주기 때문에 주변 상황이나 여건에 따라서 변화할 가능성이 짙다. 다시 말해서 물질적인 상황을 반영한 진단인 맥진보다는 다른 기적(氣的) 상태를 측정하는 파동측정은 그 나름대로 측정의 영역이 다르다고 보겠다.

특히 파동치료의 영역은 분명한데 이는 물질이 파동과 입자라는 양자 역학적인 기본 성질에서도 알 수 있듯이 물질적인 상태[한의학의 혈(血)이나 정(精)]를 의존하지 않은 기적(氣的) 차원의 파동치료[예로 침시술의 한 치료 영역]로는 그 한계를 보여 준다.

▷ 시험 사례 고찰

① 97~01년 사이: BRS를 중심으로 수십 회에 걸쳐 환자를 측정한 경험에서 미발현 암증과 잠복된 간질 등 현대의학의 진단에서 유용한 접근을 보였고, 전체적인 장부의 기능 에너지 상태를 파악하는 데 도움을 얻을 수 있었다.

② 02년경: 퀀텀국산화기기 중 암 전문코드를 통해서 치료 중인 암 환자 두 분과 일반 환자 네 분을 대상으로 파동측정을 하였는데 두 암 환자에게선 정상으로 나타났고, 다른 환자들은 한의학적 진단 소견과 같은 경중(輕重)의 순서를 나열하여 일치하였다. 암 환자는 한약물 복용 및 침시술 등 치료 중이라서 생체 파동적인 변화가 일어나 정상의 판정을 받은 것으로 보이며, 에너지 치료 중에선 파동의 측정이 불명확함을 알 수 있었다.

③ 04년경: 파동측정기의 원조인 퀀텀제로이드라는 기기를 통해서 다양한 차

원[전생(前生), 영(靈), 척추(脊椎), 경락(經絡), 치아(齒牙), 영양(營養), 균(菌) 등]의 접근이 이루어지는 것을 볼 수 있었다.

④ 파동진단테스트와 체질침, 사상처방: 몇 암 환자의 파동테스트의 경우, 모두 암으로 발견되지 않았는데 소생이 어려운 위중한 경우에서도 마찬가지였다. 이는 파동치료 효과적 측면에서 체질침시술과 사상처방의 우수함과 파동진단의 한계를 보여 주는 것으로 사료된다.

* 파동테스트의 장점

① 미병(未病)·불명확한 진단 상태를 파악할 수 있다. (가능성)

② 다양한 차원에서 질병상황에 접근하여 전인적 관점을 제시한다. (종합성·초감각성)

③ 과다한 물질적 소모를 요구하지 않는다. (경제성)

④ 현 의학의 한계와 미래 의학의 한 모습을 보여 준다. (미래지향적 가치)

* 파동테스트의 한계

① 테스트자의 역량에 따라 측정의 객관성·활용도의 차이가 크다. (비객관성)

② 주된 병인의 파악이 차원에 따라 차이를 보인다. (현 일반과학으로 증명이 어렵다.)

③ 현대의학에서 주로 사용되는 물질적인 병변상태의 파악이 불명확하다.

－다시 말해서 에너지 레벨정도 파악에 따라 의학적 진단 가치를 어느 정도 제공할 수 있지만, 현대의학 진단의 상황은 불명확할 경우가 있다.

제4절 전인적인 건강상태의 진단이 필요한 이유

참고: 이 내용은 06년도 2차 공부 모임에서 강의한 내용을 발췌한 것이다.

1) 들어가며: 건강의 기준, 진단의 기준이 필요하다. 아니 발견해야 한다.

진단의 기준이 미흡하면
① 건강상태를 파악하는 데 오류와 한계를 갖는다.
② 예후, 진행상태의 예측이 부정확하거나 미숙하다.
③ 어떤 치료법이나 방법이 실제로 효과적인지, 잘 이루어지는지를 명확히 분
   별하기 어렵다.

결국 진단기준이 미흡할 때는 환자가 건강 양호한 상태에서 얼마나 벗어났는
지, 또 정상상태로 회복되는 데 시간이 얼마나 걸리며 어떠한 방법이 더 유효할
것인지 파악하는 데 한계를 갖는다. 또한 건강 회복을 위해서는 스스로 일상생활
에서 무엇을 구체적으로 어떻게 해야 할 것인지 조언·지도하는 데 불명확하다.

예로 현대의학에서는 체온(體溫), 혈압(血壓), 혈당(血糖)의 정상적인 기준이
있다. 척추진단의 기준과 조직세포의 정상성의 기준이 있다. 그런데 전신(全身)
의학, 전인(全人)의학을 내세우는 오늘날 총체적인 전신건강의 상태에서 기준설
정이 되어 있지 않고, 미흡하여 의학의 혼란과 미숙함이 나타난다. 예를 들어
보겠다.

① 위염이지만 단순 위염으로 일상 치료가 필요 없는 가벼운 상태, 치료를 요
   하는 경우, 위암의 전조(前兆)상태로 보다 뚜렷하고 명확한 전문 치료를
   요하는 경우 등이 있겠다.
② 고혈압에서도 단순 일시적인 상태이거나, 한동안 걱정 없이 지낼 수 있는
   상태, 치료를 요하는 상태, 중풍전조증으로 중풍 직전의 중한 상태 등이
   존재하겠다.
③ 환자는 고통을 호소하는데 진단결과 불확실하거나 발현되지 않아 나타나
   지 않을 경우에는 어떤 처치를 못하거나 대증요법으로 불명확한 치료를
   할 수 있다.
④ 복합적인 증상을 호소하고 여러 질환을 함께 앓은 경우, 주된 원인이 무엇

이며 어떤 치료를 우선시하여야 회복될지 모르는 경우에는 질병 하나하나
에 대한 처방으로, 치료가 아닌 단순 대증적인 관리 차원에서 질병을 만성
화시킨다. 고혈압약·당뇨약·관절통증약 등 몇 가지 약을 상복하는 중노년
을 흔히 볼 수 있다.

다시 말해서 전체적인 건강단계의 인식이 필요하다.

의학을 공부함에 있어서 환자의 건강 기준이 부정확할 때 그 학문의 한계는
명확해진다.
① 어떤 기전과 효과로써 낫는지? 회복된 정도는 어느 정도인지?
② 만약 낫지 않는다면 그 이유와 악화 정도가 어느 정도나 되는지?
　이를 잘 모를 수 있다. 숱한 치료가 현실에서 그렇다.

현대의학의 진단기준은 명확하게 잘 드러나 보인다. 예로 갑상선 호르몬, 간
기능 수치는 측정과 그에 따른 평가의 기준이 있다. 그러나 한계도 있다.
① 전체 건강상태 레벨(수준)을 측정할 틀이 없고 이를 모른다.
　이는 개별적이고 국소적인 진단과 치료의 한계에서 비롯된다.
② 전체 건강상태에 따른 병증(病證)의 깊이를 모른다.
　예로 간염도 간염환자 나름이며, 같은 위암3기도 환자마다 상태의 다름에
　서 큰 차이가 있다. 어떤 간염환자는 이미 간암의 중증상태로 진행된 사람
　도 있고, 어떤 이는 아무런 임상적 증후나 상태가 없는 건강인도 있다. 또
　위암3기 환자에서도 완치 가능한 상태가 있고, 이미 전체적인 병증상태가
　깊어서 전이·확산의 기로에 선 사람도 있다.

한의학의 진단을 통하여
① 전체 건강상태의 레벨(수준)을 평가한다.
　유전적인 선천지기의 측정과 안색 및 오장육부의 전체 상태를 파악하여
　전신(全身) 건강의 정도를 단시간 내에 평가할 수 있다. 장수가능자, 보통
　인, 단명가능자 등등

② 병증의 깊이를 측정하여 예후가 분명한 상태를 나타낼 수 있다.

환자의 치료가능성 및 회복 속도, 치료 시 예상되는 상황을 예측할 수 있다.

무엇보다 기준을 가짐으로써 진단치료의 영역에서 진전(進展)과 정진(精進)이 이루어진다. 헛된 기준은 숱한 사람을 만성 환자로 만든다. 올바르고 정확한 표준이 되는 기준을 갖도록 해야 한다. 아니 발견(發見)해야 한다.

2) 본론-강의 내용

현대의학은 조직세포의 병변을 본다 할까. 한의학 또한 그렇게 했다고 볼 수도 있지만 임상에서 보면 정밀한 진단을 하지 않고서도 의원을 하는 경우가 있습니다. 그냥 시스템만 갖춰서 병원 간판을 걸고 있는데, 사실 정밀한 진단이 반드시 필요한 부분은 중환자(重患者)죠. 그리고 만성질환자, 흔히 말해서 성인병환자입니다. 이런 사람들을 위해서 정확한 진단이 되어야 올바른 치료로써 그 사람의 건강을 회복시키는 데 도움이 됩니다. 정확한 진단이 이루어지지 못 하니 만성환자가 되고, 중환자를 잘 치료하지 못 하게 되고 진단 시스템이 없이 이루어질 때는 뭐라고 할까. 그냥 그 상태를 가지고 관리하는 차원밖에는 안 됩니다. 치료의 개념이 아니라, 관리한다. 관리도 정확한 진단하에 이루어져야 하는데 어찌되었든 보다 정확한 진단이 있을 때에 예를 들면 불임이나 소아정신질환이라든가, 암이나, 당뇨나 혈압이나 내장기, 간이나 신장 등 이런 질환의 환자를 치료할 수가 있습니다. 예를 들면 만성적으로 3개월 동안 밤에 기침하는 환자가 낫지 않는다. 이런 환자가 그동안 치료한 것은 무엇을 의미하는지? 치료의 오류는 환자에게는 고통입니다. 불분명한 진단과 치료, 그보다 정확히 진단할 때 치유가 가능하다는 것입니다. 환자를 진단하면, 그 환자상태는 현재에 있지만, 이 사람이 과거에는 어떠했고 앞으로 미래가 어떠할 것인지 예측이 되죠. 현재의 상태를 통해서 과거를 알 수 있고, 미래를 예측할 수 있죠. 한 사람이나 한 집단도 알 수 있는 거예요. 우리 병의원이 현재 이러한 상황에 있는데, 과거에는 어떠했고 또 앞으로는 어떻게 될 것인가를 어느 정도 예측할 수 있겠죠.

어제 신문에 보니 무역협회가 과거에는 공기업으로 뒤떨어졌는데 내부혁신을 통해서 비영리 법인으로서 최고의 수입을 내는 그런 협회가 됐다고 해요. 오늘의 내부혁신은 미래를 거의 결정하죠. 그래서 현재 상태를 잘 보아야 예후를 파악할 수 있는 것이에요.

그럼 현재 상태를 어떻게 진단할 것인가. 한의학은 크게 정기신(精氣神)과 기와 혈로. 기혈(氣血)의 흐름을 통해서 맥도 안색도 복진도 그렇고 기혈의 흐름을 통해서 내장기의 상태를 파악했죠. 겉을 통해서 내장기의 기운을 본 것이죠. 그런데 현대의학은 얼굴 한 번 보지 않고. 예를 들면 암 환자라고 하면 얼굴이 어떻게 생겼는지 볼 것도 없이 그냥 위(胃)의 암만 보고 '아! 당신은 위암 환자다. 아니다. 위에 암이 있으니까 제거하자. 항암제를 투여하자.'라 합니다. 극단적인 표현을 썼지만 사실 그러합니다. 이 사람이 어떤 상황에서, 어떤 식생활에서, 어떤 선천적인 유전에 의해서 그런 상황이 만들어졌는지 이런 것들은 고려되지 않고 집안의 상황이나 체질도 고려되지 않습니다. 그러니까 놓치죠. 예를 들어 환자의 주소한 증상을 잘 살피지 못 하여, 검사상 보이는 것은 초기이니까 별 것 아니라고 생각해서 열어봤는데 이미 말기인 경우가 있죠. 그 내장기 '암'만 보고 주변과 전체를 보지 않았을 때 나타나는 문제점이죠. 치료가 다 되었다 하는데 1년도 채 되지 않아 재발하고, 또 겉만 보고 치료하고, 우리 한의학도 어떤 면은 마찬가지죠. 내장기의 상태를 잘 모르기 때문에 예측이 잘 안 되고 한 부분만 보고 그냥 치료하다가……그런 이야기 있잖아요. 오늘날 뚜렷한 대중의 질병으로써 자리를 잡고, 병중하여 진단과 치료체계가 엄격할 수 있고 막대한 의료예산이 들어가는 암질환의 치료가 그러한데 일반적인 질환은 어떤 수준이겠습니까?

허리 아프다고 허리에 뜸뜨고 침놓고 했는데 '자궁근종이나 자궁내막증이었다'라는 이런 예들. 내부의 혹에 의해서 발현된 것인데, 검사할 수 없어 그걸 모르고 치료했는데 한방병원에 있어보니까 '한의사들 무지하다.' 과거 병원의 근무자가 그런 말을 했어요. 그런데 재미있는 의료현실은 또 다른 한편에서 보면 허리에 뜸뜨고 부항하고 하는 것이 원인을 잘 모르고 했어도 어찌 되었든 자궁근종의 치료에 긍정적인 영향을 미칠 수도 있어요.……

그러면 무엇을 진단할까? 몸의 상태를 보는 것만으로는 부족합니다. 사람의

① 정신 상태 [神] ② 마음 상태 ③ 몸의 상태[臟腑의 氣血]를 파악해야 된다고 했죠. 정신과 마음과 몸의 상태. 예를 들어서 한사람이 좌측 옆구리에서 등으로 오는 통증이 2년 반 동안 지속되어서 정말 못살겠다고 왔어요. 한 장짜리 페이퍼에 환자자신의 과거기록을 적고서 이 사람의 몸의 상태는 왜 통증을 일으킬까? 몸의 증상을 일으키는 정신과 마음은 어떤 영향을 미칠 것인가를 봐야 알 수가 있죠. 예를 들면 현대 양방기기로 병명은 어떤 상황이다. 혹은 어떤 병명도 나오지 않는 그런 상황이다. 하지만 정신과 마음이 어떤 상태이기 때문에 앞으로 치료를 받으면 예후가 어떠할 것이다. 또 어떤 다른 치료를 받으면 어떻게 될 것이라는 것을 정신과 마음과 몸의 상태를 파악하고 현재 시행하고 있는 치료에 대해서 일반적인 이해를 한다면 이 사람이 어떻게 진행될지를 알 수가 있습니다.

진단에 기준이 필요하다. 기준(基準)을 설정해야 된다. 기준! 예를 들어서 건강이 무엇인지를 알아야 환자에게 건강에서 얼마나 벗어나 있는지를 알게 하고, 또 얼마나 회복되고 있는지, 어느 정도쯤 회복되었는지, 또 건강으로 회복할 수 있는 길과 방법을 제시할 수 있죠. 흔히 수많은 의료행위와 대체요법들이 유효한 타당성이 있는 것도 있겠지만, 환자의 실제 상태에 어긋날 때 증상이 지속되거나 악화되고 반복된 오용이나 남용이 되죠. 기준이 없을 때는 어디로 가야 될지를 모르죠. 기준이 서 있지 않을 때, 환자는 기준을 더 모르니까 단식을 한다면 정말 도움이 되는지, 단식을 통해서 얼마나 몸이 좋아지고 있는지 그것에 대해서 올바른 조언을 할 수 없게 된다는 이야기입니다.

이 환자가 정말 홍삼을 먹어서 좋을지, 내가 기준이 없으면 홍삼에 대해서 이렇다 저렇다 이야기를 명확하게 못한다는 거죠. 삶의 기준이 없을 때, 사람들의 사고방식이나 생활습관 등을 안내하는 데 한계가 있죠. 건강에 대한 명확한 기준이 없을 때, 그 길을 제시하는 데 흔들림이 있죠. 이 사람에겐 이렇게 하고, 저 사람에겐 저렇게 하는 것은 자기 확신이 없고 기준이 없기 때문이죠. 프랜차이즈도 마찬가지 자기기준이 있지만, 지역 한의원을 보면 소신이 있고 명확한 기준을 가진 사람이, 환자를 리드해가죠. 정말 잘 진단하는가는 둘째 문제가 되기도 하죠. 건강의 기준이 없으니까, 의사들도 자기실수에 빠지고 자기의 건강을 훼손하기도 하잖아요. 그러니까 이 사람이 정말 건강하다는 것을 파악할 수 있게 된다는 것은 건강에 대한 명확한 관점과 이해와 그런 느낌, 기준을 알고 있다는 거예요. 예를 들어 진찰했을 때 '병원에 가서 어떤 검사를 해도 어떠한 것도 나타나지 않을 것이다'고 말할 수 있죠. 어제 온 그 환자도 마찬가지예요. '현재 이 상태에서 체질의 변수가 있기 때문에 아직 심장의 염증이나 폐의 기관에 문제가 생기지 않았다. 다만 어떻게 이 상태를 갖게 되었고, 어떤 질환이 오겠다.' 하는 예측은 건강기준에서 얼마만큼 벗어났는가를 알기 때문에 할 수 있고, 얼마나 벗어났기 때문에 정상으로 돌아오는 치료 기간이 얼마나 걸릴 것인가를 알게 됩니다. 예후에 대해서도 알게 되죠. 다시 말해 기준에서 어느 정도 떨어져 있었기 때문에 이 떨어진 시간이 얼마나 되었는지도 알게 되고 한 사람이 한쪽 맥에서 병사가 촉지되었어요. 충실하지 못한데 손상을 받았어요. 그래서 그분에게 5년은 안 되었는데 3~4년 정도이다. 만약에 5년이 지났다면 한 쪽 맥만 그런 것이 아니라 다른 쪽 좌측 1, 3지라면 3지뿐만이 아니라 1지까지 손상을 입어요. 하나의 맥에 장부의 깊이가 다른 쪽까지 병이 되는 것은, 맥진학에서 배운 것처럼 이론에 그렇고 경험상으로도 합당하게 합치돼요. 하나의 맥상이 손상, 손상이라는 것은 훼손을 말해요. 대부분 정신과 마음의 손상이 동반되는 것을 말해요. 물질적인 손상이 동반될 수도 있어요. 예를 들면 여자가 아이를 유산시켜서 회복이 안 된 상태에 있거나, 자궁을 수술을 했거나 남자보다 여자가 그런 수술을 더 많이 하는 데 오래 살잖아요. 그런데 그런 상처가 물질의 상처와 함께 정신적인 충격을 받으면 장부의 기능에 훼손을 입어요. 그렇기 때문에 우리가 정신·마음의 진단이 필요하다는 것이고, 물질만 보고 진단을 했을 때에는 오용과 남용이 벌어지고……

　건강의 기준을 알기 위해서 건강의 샘플을 몇 사람 선정하는 것이 좋아요. 자기 주변에서 아, 이 사람 정말 건강하다. 최상의 건강한 사람을 보는 거예요. 쉽게 말해서 오장육부—뇌가 완전할 정도로 건강하여 양방의 병명은 고사하고 가벼운 내장 병증과 병사도 없는 상태를 유지하는 분 말이죠. 그래서 약국도 갈 일이 없고, 의원은 다닐 이유도 없고, 건강보험이 필요가 없죠. 이런 생각에서 보면 의료는 상품화예요. 국민의료는 상품화이고, 공공의료강화도 상품화이죠.

건강한 사람을 공공으로 제도하고 강화할 필요가 없죠. 『병원이 병을 만든다』라는 책이 있는데 일독을 할 필요가 있죠. 의료가 어떻게 사람을 병들게 하고 상품화하는지 보여줍니다. 최근에는 『나는 현대의학을 믿지 않는다』, 『의학의 과학적 한계』라는 책이 있는데 그 내용상 차이가 있습니다.

제5절 맥진의 습득 과정

본인이 익힌 맥진의 근거는 대학시절 진단학의 박경 교수님으로부터 배운 「의학입문」의 맥진부분이다. 대학졸업 이후 임상을 하게 되면서 맥진을 놓치지 않고 지속하였는데, 환자를 통해서 맥진의 유용성을 알게 되었다. 사상의학은 92년 가을 '의철학회'를 통해 우천 박인상 선생님의 강의가 토대가 되었고, 8체질침을 배우면서 체질의학의 관점이 확립되었다. 94·5년경 의료기공인 「우리 양생법협회」인 수련을 시작하면서 얻어지는 경험과 8체질 맥진이 koma와 발췌록이 공개되어 이를 위주로 익히게 되었는데, 진찰이 보다 예민해지고 정밀해졌으나 체질의 맥진 중심으로 그동안 익힌 3부9후맥 성과가 한동안 묻힌 상태로 지냈지만 어쩔 수 없었다. 체질맥진을 98년에 이르러 3년여 동안 익히니 작은 자신감을 얻었고, 심신수련인 기공도 그리된 듯하였다. 기체득(氣體得) 이후 체질을 가늠할 수 있는 근거를 갖게 되었고, 의학에서 한 단계 진전하는 계기가 찾아왔다. 기(氣)는 제한적이며 한정된 의미일 수밖에 없는데 간략히 말하면 사람의 몸[내장(內臟)-뇌 및 오장육부-피부, 근골]이 지닌 정기(正氣)와 병사(病邪)의 한 부분에서 발생하는 파동에너지라고 할 수 있다. 맥진과 연관되지만 기적(氣的) 차원과 장부의 기혈 상태를 보는 맥진과는 그 차원이 다르다. 또한 경전(經典)을 탐독한 것도 인연이 되었고, 단식수행도 좋은 경험으로 이 모두가 상승적 경험으로 나타났다. 당시 경전(經典)의 이해는 한의원의 소식지 「자연치유」와 과거 홈페이지의 '장수학'의 「경전에서 건강찾기」를 통해 밝혔다. 이때 발표된 논문이 『동자추를 이용한 체질진단』(98년 광주전남 한의사 보수교육)이며, 이후 암의 진단 가능성을 알게 되어 『동자추를 이용한 암 환자의 진찰』(99년 상동) 논고도 발표하였다. 96년 이후 매일 진료일지를 기록하면서 환자를 세밀히 관찰하여 오던 차, 98년 이후 기진단(氣診斷)의 임상사례 누적에 따라서 00년부터는 사람의 건강상태를 단계별(10단계)로 나눌 수 있음과 각 건강 정도의 단계에 따라 사상체질의 처방으로써 분류될 수 있음을 발견하였다. 또한 약증(藥症)과 심상(心象)에 대한 체득과정에서 환자의 파악이 좀 더 정밀해지고 깊어졌다.

00년 이후 과거 95년 체질맥진을 시작하기 이전 맥진의 습관을 되살려 보았다. 그 당시 느끼는 맥진은 환자의 주소증이나 병력, 과거력을 보고 그 맥이 어떠한지 살피는 차원이었고 그것이 많은 정보를 전해 주었던 것을 기억하고 있다. 맥진과 기측정을 비교한 관찰이 지속되면서 단계-상태별 진단의 결과에 상합되는 맥진(脈診)을 익히게 되었다. 맥진(脈診)이 성숙되면서, 현대 양방진단이나 기측정보다 더 구체적이고 포괄적이며 세밀한 내용을 보여 주는 점이 각인되었다. 또한 맥진(脈診)은 어떤 진단기나 진단으로 나타내지 못 하는 것을 전해줌을 느끼게 되었다. 맥진은 양방적인 진단명, 기측정이나 오링테스트상 나타날 상황 등을 추정·판별할 수 있게 해 준다. 무엇보다 의학적인 부분에서 체질맥과 3부9후맥을 통합하여 환자의 체질과 병증·병소·병변·병세·병인·약증·침증·예후 등을 판별하는데, 과거에는 분리되고 별개로 보였으나 환자의 진단은 하나로 통합될 수밖에 없는 것이다. 맥진을 할수록 익혀지고 깊어지는데 맥진을 통해 얻어지는 환자의 상태, 느낌, 정보는 글과 말로써 표현하기가 점차 어려워짐을 경험한다. 과거-현재-미래가 존재하기도 하며 근본 원인, 현재 발현되는 현상의 원인, 미래에 나타날 원인과 함께 치료의 방향, 방법, 예후가 나타나기도 한다. 칠정(七情)을 넘어서는 의식의 차원에서 나타나는 현상도 존재하는 것을 느낀다.

제6절 기측정(氣測定)에 대하여 (강의 녹음 발췌)

우리가 기(氣)진단이 뭐냐 할 때, 여러 가지 기진단(氣診斷)이 있는데 기(氣)도 차원에 따라 달라요. 사람마다 말하는 기의 내용과 진단이 다르고, 느낀 바가 다르죠.

제가 하는 것에 대해 얘기를 드릴게요. 정직한 심신수련을 하게 되면 중심의 기준으로 접근을 하게 돼요. 병사(病邪)가 나오지 않죠. 그런데 기를 느낀다고 하면, 여기 기(氣)라는 것은 좋지 않은 기운, 즉 병사의 기운을 느끼는 거죠. 수련 중에 왜 주화입마에 빠지느냐? 몸이 나빠지느냐? 그것은 결국 자기도 모르게 정기(正氣)가 아닌 병사(病邪)를 강화하는 수련이 되었기 때문이죠. 기(정기)를 느끼지 않아야 정상인데, 기를 느끼려다가 병사의 기를 접하고, 이를 정기로 착각하여 강화하니, '요가하면서 몸이 좋아지더니 오래 지속하니까 몸이 더 나빠지더라'라는 사람이 있어요. 단학수련을 했다가도 몸이 더 좋아지는 것이 아니라 오래하면 할수록 몸이 나빠지더라는 말이 나오죠. 물론 여러 가지 이유가 있겠지만 그중의 하나가 그 어떤 기운을 느꼈는데, 실제 생명의 좋은 기운은 온화하고 따뜻하고 자연스럽고 부드럽고 그냥 있는 듯 없는 듯한 그런 기운이거나, 정기(正氣)로써 간혹 느낌이 있다 하더라도 거의 무해·무독·무취하며 어떤 자극적인 느낌은 없는데. 그런데 그렇지 않은 것을, 우리 세포 주변을 도는 양전자나 전자 등에서 나오는 것(기운) 가운데 하나가 병사(病邪)일 때, 이(병사(病邪))를 기(氣: 몸에 좋은 생명의 기운)의 하나로 착각하여 느끼고, 그것을 수련을 통해서 강화하니 건강악화는 시간문제일 뿐인 거죠. 병사기는 어디에서 나오느냐? 세포 하나에 있는 미토콘드리아나 핵에 있어서 안정 상태, 정상일 때는 전자의 움직임이, 양전자 음전자의 움직임은 그냥 우리 우주에 일어나는 어떤 행성의 흐름처럼 자연스럽기 때문에 외부로 어떤 기운을 내지 않는데, 외부에서 너무 과하게 충격을 주었을 때, 예를 들어 다쳤거나 아니며, 병즘으로 염증, 궤양, 암 등과 독소 등이 있을 때, 그 반응으로 어떤 불규칙하고 불안정된 파동을 밖으로 표출하죠. 그것의 기운이 병사이죠. 영양의 부족으로 결핍되거나 만성화되면서 에너지가 저하되면 그럴 수도 있죠. 과한 반응을 일으킬 때 '과하다'는 실(實)로 플러스(+)로 나타날 수 있고, 아니면 반대로 활동력이 떨어졌거나 무력하다면 '허(虛)하다'면 마이너스(−)로 나타날 수가 있어요. 세포핵의 주변에 있는 어떤 전자적인 반응이 일어난다는 거죠. 그것을 우리 동양에서는 병사(病邪)로 본 거죠. 그런데 물질적인 병든 세포가 있을 때, 세포가 염증이 더 지나 궤양, 다시 종양이나 암이 되었다는 것은 조직의 심각한 괴사를 의미하니 병사(病邪)가 심하다고 할 수 있어요. 유독하다. 그래서 유독한 병사가 세포로부터 발현이 되죠. 마치 시냇물이 한쪽에 고여서 썩으면 그 썩은 냄새가 점점 퍼져 나가고, 썩음의 심각성에 따라 주변에 악취가 점점 심해지고, 더 해로운 영향을 미치는 것처럼, 이와 마찬가지로 우리 몸의 세포에서도 그러한 병사가 발현하는 것이 돼요. 이게 사기(邪氣)이다, 나쁜 기운이다, 병사다 이렇게 표현했고, 이를 측정한 것이 기를 보고 기진단, 기측정을 한다는 거죠. (아이들이나 수련자, 그리고 영적인 성장을 거듭한 사람들은 쉽게 이를 느끼고 감지하죠. 아이들은 대체로 정확히 판별하는데, 가족 중에 중환자, 암 환자가 생기면 그 근처에 잘 가질 않아요. 특히 말기로 위중해지면 더 그러한데 그 이유가 병소에서 발현되는 병사의 방출로 피해를 입지 않으려는 자연적인 보호반응이겠죠. 마치 우리가 배우지 않아도 음습한 곳을 피하거나 상한 음식이나 썩은 고인 물 등을 자연스럽게 피하듯이)

생명의 기(氣)라는 것은 우주의 근본인 온기의 측정도 있지만, 온기 너머의 생명의 근원은 무한(無限)한 것이 있고, 그게 무극(無極)의 표현이라 할 수도 있죠. 음과 양의 양전자, 음전자가 나오고 그중에 중성자, 일본의 학자가 중성자를 발견한 동기는 동양에서 음중지양, 양중지음의 이론에 의해서 음도 아닌, 양도 아닌 것이 있다는 가정 아래에서 실험을 통해 증명하여 노벨물리학상을 수상하는 계기가 됐다고 하는데, 우리가 보면 중성 같은 남자가 있잖아요? 중간지대가 존재하는 것처럼, 실제 존재한다는 거죠. 그러한 파동을 측정하는 것이 기측정이다. 그래서 오장육부(五臟六腑) 중의 어느 부위에 병사가 있다는 것은 그 정도에 따라서 병변이 있다는 것인데, 그게 단순히 피로해서 그럴 수도 있고, 스트레스 때문에 그럴 수도 있고, 음식 독소 때문에 그럴 수도 있고, 아니면 심한 이유로는 염증이나 종양, 암 같은 것 때문에 그럴 수도 있는 거죠.

　병사가 방출되는데, 그 병사가 방출된다는 것은 어떤 면에서 치료의 과정이죠. 치료의 과정에서 나오는 거죠. 가만히 있어 느껴보니 발목에 시린 감각이 있는데 축구할 때 발목을 몇 번 접질린 것이 아직 회복되지 않아 온전하지 않아요. 이것도 하나의 병사의 반응인데, 이러한 부분은 어떤 치료를 하면 소실이 되죠? 체질침을 놓게 되면 소실이 돼요. 소실이 된다는 것은 회복을 위한 병사반응이 더 이상 필요가 없다는 것으로 치료는 그 세포가 완전하게 건강상태로 가는 과정이에요. 정상상태처럼 만들어요. 예로 −3의 병사가 있는데, 이것을 +3으로 상쇄를 시켜서 0으로 만드는 그런 과정이에요. 그런 과정이 되니까 −3이 빨리 0의 상태로 접근을 하는 거예요. 이것은 기측정으로 할 수 있는데, 기(氣)로 병과 관련된 모든 현상을 풀 수는 없어요. 병사로 모든 것을 해석할 수도 없어요. 기(氣) 이전에 상태가 있고 기 넘어 존재 그 자체의 상태도 있어요.
　약(藥)과 관련된 기로 얘기를 드리자면, 심화가 있어요. 심화가 +1이라고 할 때 +1을 −1로 시키면 되겠지요. 예를 들어 황련을 1푼 넣어야 될 것인가, 1돈이나 2돈을 넣어야 될 것인가, 이런 경우의 정도를 파악하여 예측을 할 수 있죠.

　기와 수련에 대해서 좀 말씀드리면, 무아의 상태를 경험하거나, 무욕의 경험을 하거나, 명상을 통해서 입정의 상태를 경험하거나 할 때 정상으로 바로 직통하게 되죠. 그래서 큰 경험이 있고 나서, 병원에서 포기를 했는데, 회복이 됐다, 의학적으로 설명이 불가능한 경우가 일어났다 하는 것은 이러한 상태를 나도 모르게 아니면 어떤 뚜렷한 과정을 통해서 경험을 한 것으로 단시간 내에 정상화된 거죠.
　통증(痛症)을 느끼는 것은 세포학적으로 보아 뇌에서 느끼는 것이에요. 통증 상태에서 뇌가 안정상태가 아니라는 거예요. 어떤 사람이 잘 치료가 되냐 잘 안 되냐는 이 사람의 정신 상태가 안정 상태에서 어느 정도 벗어났느냐에 따라서 달라지죠. 얼마만큼 정상에서 많이 벗어나 있느냐, 가까워 있느냐에 따라서 회복속도가 다르죠. 환자의 모든 사람이 벗어난 건 아니에요.
　병사가 없는 안정 상태, 건강한 상태로 하는 방법이 바로 치유의 방법이에요.

치유법. 이것으로 빨리 가게 하는 것이 치료법이죠. 만약 어떤 환자가 가임(可姙)의 범주에서 벗어나 그 밖의 불임에 있다면, 이 벗어난 것을 안쪽으로 가게끔 하는 것이 치유겠죠. 치유. 치료법. 그러니까 판별의 기준을 알아야 되고, 사람의 상태를 알아야 되고, 이쪽으로 가는 방법을 알아야 하죠. 그 방법으로 한방에서는 침과 한약을 손쉽게 사용하는 것이고, 그 외 부분이 있죠. 특별한 생활의 변화 없이도 대부분 침과 약을 잘 쓰면 건강상태로 만들어줘요. 문제는 그 다음인데. 적어도 한약과 침이라는 게, 혈과 기운을 조절해서 물질의 병변(病變)의 상태를 다스려요. 기운과 몸의 상태는 침놓은 상황에서만큼은 안정 상태를 갖죠. 그때만큼은. 그리고 정신적으로 너무 이탈되어 있는 사람은 어려움은 있지만, 침시술 중에는 그래도 내부가 편안해지죠. 그러니 한의원에 오는 목적이 무엇이겠어요? 한 분이 당뇨병 합병증으로 인해서 실명을 하였지만 본원에 수개월째 다니는데, 처음부터 '치료받으러 오세요.' 말한 적은 없었어요. 그전 긴 시간 동안 치료를 받으면서 재산을 탕진하였는데 '이제라도 제대로 치료받을 수 있을까' 하는 생각이 들었는데 침을 맞으면 몸이 좋은 줄을 아니까, 느끼니까 스스로 오는 것이죠. 눈이 멀어서 바른 자세로 침을 맞잖아요. 회복속도로 보아서 실명 이전에만 왔으면 그런 일이 없었겠죠. 이렇게 표준상태로 침 맞는 것만큼 유지를 시켜주니까요. 상쇄, +3을 -3으로 상쇄시키는 그래서 보사(補瀉)개념이 있죠, 약에도 보사가 있고, 침에도 보사가 있고. 우리가 당근과 채찍이란 말을 쓰죠, 어둠과 햇빛이 있고, 삶과 죽음이 있는 것처럼. 입 정태, 무아지경의 상태는 보사(補瀉)를 통한 안정된 상태보다 더 나은 상태예요. 중성의 안정 상태로 간다는 것이고, 또 무아지경의 상태가 있는데 확장시키는 거예요. 무슨 말이냐 하면 우리가 이 상태를 항상 유지하고 살아가는 것은 드물어요. 『의식혁명』에서는 말하는 레벨이 500 이상 되었을 때 가능하다고 얘기할 수 있죠. 안정되고 중심이 잡힌 무욕의 상태로 자주 자주 상승하여 반복하다 보면, 이의 힘들이 커져 순수한 의도나 뜻, 꿈 같은 긍정적인 부분들이 표출되는 거죠. 그래서 명상하는 것을 흔히 '헛된 마음의 때를 씻는다.' 하고, '주변에 있는 마음의 찌꺼기를 버린다.' 하는 것도 다 그런 의미가 있을 텐데, 이러한 활동으로 내가 어떤 수준에 이른 훌륭한 사람이 된다고 해서, 오욕칠정을 완전히 떨쳐낼 수는 없죠. 그것은 내가 몸이 있고, 물질을 갖고 있으면서, 온전하게 물욕이 없다, 성욕이 없다, 배가 고픈데 배가 고픈 것을 못 느끼고 식욕이 없다고 말할 수는 없어요.

사람이라면 그런 감정(느낌)이 없지는 않겠죠? 누구나 정상적인 욕심이 있기 마련입니다. 다만 삼라만상(森羅萬象)에서 벗어나서, 어지러운 세상을 보다 분별 있게 본다고 할 수 있겠죠. 나의 의지하에 보다 나은 지혜를 가지고 세상을 바라볼 수 있다는 것이에요.

제2부 28맥 강좌

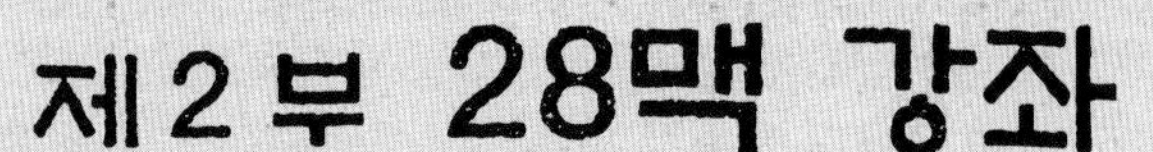

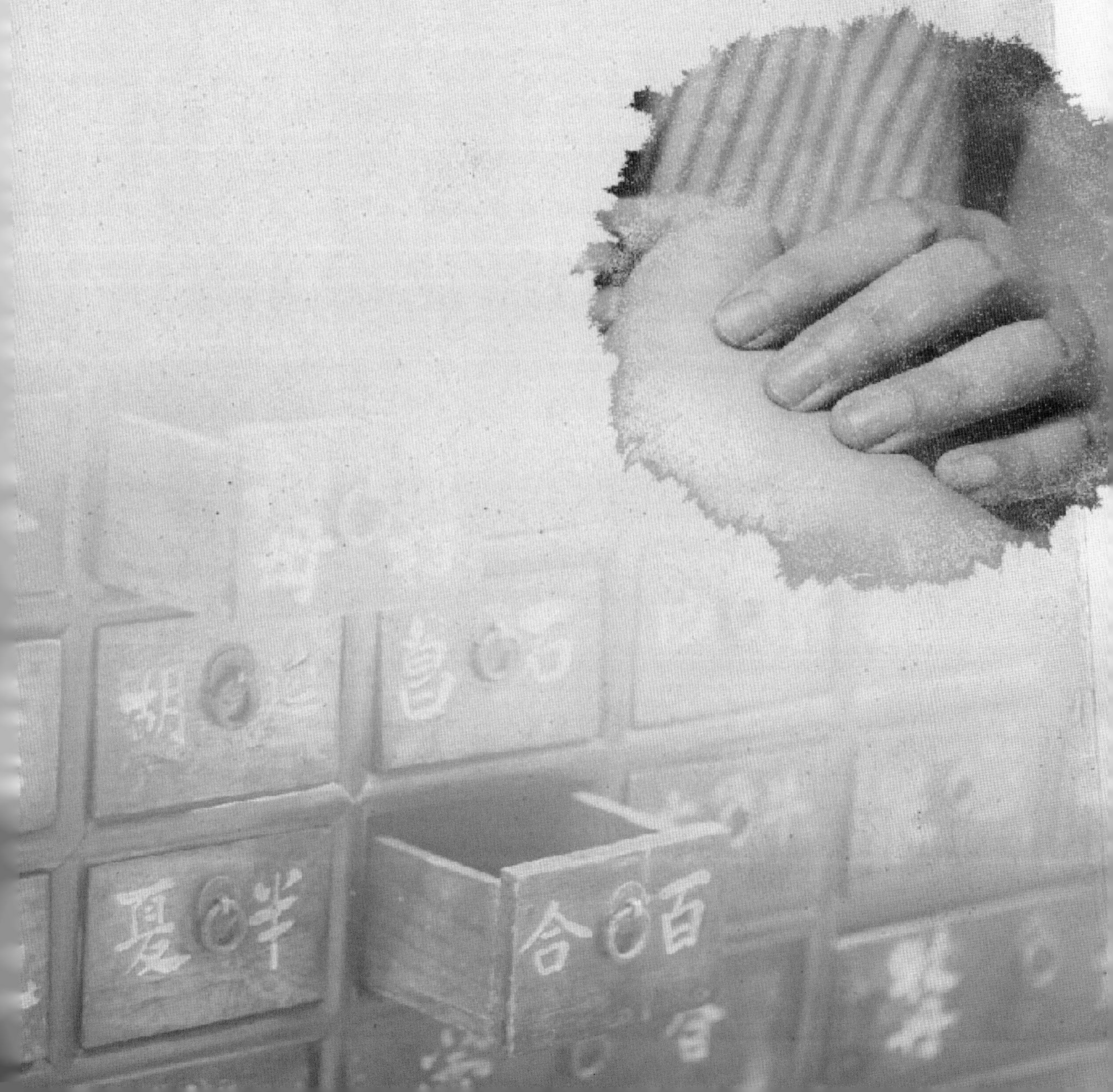

01 # 강의에 들어가며

이 내용은 지난 05년 2월부터 12월까지 한의사를 대상으로 실시한 강의 중에 「28맥」에 관한 준비 글과 강의 청취록입니다. 출판에 앞서 어투를 1차 교정하였지만 미흡한 점이 있으니 이해 바랍니다.

1. 맥진 정리의 참고 도서

1. 박경, 입문진단학역석(入門診斷學譯釋), 대성문화사, 1996.
2. 박경 외, 맥학집요(脈學輯要)·맥어(脈語), 대성문화사, 1997.
3. 박경, 빈호맥학(瀕湖脈學)·사언거요(四言擧要)·기경팔맥고(奇經八脈攷), 대성문화사, 1998.
4. 이문재, 동의진단학(東醫診斷學), 경원문화사, 1981.
5. 오기용, 국택 왕숙화맥결, 성보사, 1995.
6. 이봉교, 한방진단학(韓方診斷學), 성보사, 1986.
   출판 준비과정에서 일부 추가한 것
7. 박경, 국역(國譯) 중의진단학(中醫診斷學)
8. 성백만, 맥경의 맥형상지하비결에 대한 연구, 2000학년도 석사논문

2. 28맥가

浮按不足擧有餘　沈按有餘擧則無
遲脈一息剛三至　數來六至一吸呼
滑似累珠來往疾　濇滯往來刮竹皮
大浮滿指沈無力　緩比遲脈快些兒
洪如洪水湧波起　實按愊愊力子殊
弦若張弓鉉勁直　緊似牽繩轉索初
張脈過指出於外　芤兩頭有中空踈
微似蛛紗容易斷　細線往來更可觀
濡全無力不耐按　弱則欲絶有無間
虛雖豁大不能固　革如按鼓最牢堅
動如轉豆無來往　散漫乍時往指端
伏潛骨裏形方見　切則全無推亦閑
短於本位猶不及　促急來數喜漸寬
結脈緩時來一止　代脈中止不自還

3. 강의 준비모임

1) 1차-05년 1월 논의 내용

한사람이 하루 5인 정도 진맥을 하여 체질맥을 잡을 때까지 3개월 정도 지켜 보겠습니다. 그리고 이론과 경험은 함께 하여야 하므로 28맥을 알기 위해 표에 그려 보도록 하겠습니다. 맥을 어느 정도 익힌 후에 실습 환자를 볼까 합니다.

3개월 정도는 여러분 서로 간에 실습 이후 필요하다면 임상실습을 합니다.

한 분) 소성한의원에서 하루씩 실습해도 되나요?

　최) 시간 내어 오셔서 참여하는 것은 자유입니다.

한 분) 3개월까지 맥진을 하고 지켜보겠다고만 하는데 어떻게 하는 것인지?

최) 개인에게 개입은 하지만 맥상은 구체적으로 말하지 않습니다. 즉 어느 정도 지적을 하지만 어떤 28맥, 체질맥상이라고 말하지는 않습니다. 개인의 느끼는 부분이 조금 다를 수 있기 때문에 자신 스스로 이런 느낌은 무슨 맥상으로 통하는지 정형화가 요구됩니다. 맥을 하면 건강의 정도를 평가할 수 있습니다. 28맥은 우선 책으로 반드시 공부해야 합니다.

한 분) 강의 범위는?

최) 맥진 중심의 실습, 그리고 경험된 부분입니다. 여러분이 관여하기 나름입니다.

* 공부하는 시간 및 장소에 대하여 결정함

매주 수요일 오후 8시 소성한의원

* 교육인원 참여－14인

* 총무－정행진 님으로 선출 (역할은 준비모임자료에 자세히 나와 있으며 논의된 사항을 기록하는 게 중요합니다. 진료기록부로 과제를 내주면 다양한 의견이 나올 수 있으며 서로를 이해할 수 있습니다)

* 인터넷카페－이미 만들어져 있는 카페(newdoctor1)에서 올해 2월부터 특별 회원으로 다시 시작할 예정입니다.

* 내부수칙－준비모임자료에 나와 있는 대로 수칙을 만들어 꼭 지켜주셨으면 합니다.

최) 공부는 다음달 2월 2일부터 하는데 「입문진단학」이나 「의학입문」에 나와 있는 28맥에 대한 부분을 전부 읽어 보고 오시기 바랍니다.

학생) 병맥과 체질맥은 어떻게 구별합니까?

최) 醫者는 意也라 했습니다. 체질맥을 다 파악할 수 있어야 합니다. 건강한 사람의 맥, 즉 건강한 맥을 알아야 하겠습니다. 기본적으로 정상을 알아야 다양한 비정상 상태를 파악할 수 있게 됩니다. 건강한 사람의 체질맥을 먼저 익혀야 합니다. 그를 표준으로, 기준으로 삼아 타인의 맥과 비교할 수 있습니다. 무엇이든 예외는 존재합니다. 처음부터 어렵게 예외를 논하자면, 정형적인 체질맥진에서 벗어나는 사람도 드물지만 존재합니다. 이러한 것은 자신만의 노하우에 의해서 알 수 있습니다. 예를 들어서 앉아 있을 때의 진맥(좌시)과 누워 있을 때의 진맥(와시)에서 차이를 보이는 사람도 있습니다. 예로 앉아 있을 때는 두려움이 있어서 수양맥처럼 나타나고 눕히면 긴장이 풀려서 본래 맥(예로 목양맥)이 나타나는 경우도 있습니다. 침을 놓으면 치료가 되면서 본래 자신의 체질맥이 나오는 경우도 있습니다. 두세 번 치료를 해야 본래 맥을 갖는 경우도 있습니다. 그 사람은 자신의 중심을 잡아 주는 기운체계가 상당히 억눌려 있어서 그러합니다. 뇌-심장은 오장육부의 활동을 주관하여 뇌의 정신 및 중추신경의 활동과 심장의 마음 칠정상태는 오장육부에 영향을 미칩니다. 오장육부의 상태는 맥으로 나타납니다. 심신의 큰 변화나 깨달음이 있으면 건강상태가 크게 변화하는 것과 같이, 맥 또한 변화합니다. 아이들을 진찰해 보면 잘 알 수 있습니다. 부모의 간섭이나 심리적 억압으로 맥상이 변해 있습니다. 다시 말해서 외부의 개입이 뇌-심장에 변화를 주어 병을 만들어 병상(病象)의 맥상을 만듭니다. 건강상태가 질병상태로 변화하는 것처럼, 본래 체질맥까지도 변화를 받게 된 경우도 있습니다. 이를 가상(假象)이라고 말할 수 있습니다만 임상에서는 존재하는 현실입니다. 이러한 것은 경험이 축적되어야 알 수 있습니다.

학생) 맥은 눕혀서 짚나요?
　최) 좌시에 일상적으로 하지만 눕혀[와시(臥時)] 살피는 것이 더 정확합니다.

학생) 맥, 체형 기상 어느 것으로 체질을 진단합니까?
　최) 맥이 첫째이며 체형과 기상은 둘째입니다.

학생) 병명으로 체질을 판단하는 데 참고가 되는가요?
　최) 병명은 참고가 됩니다. 체질에 따라서 잘 오는 병, 증상이 있습니다. 진단을 하여 해결해야 할 중심점이 무엇인가를 알아내는 것이 중요합니다. 생사의 걸림돌이 있는데 무엇을 해결해야 하는가, 즉 key point를 잘 잡아야 합니다. 그 사람에게 가장 문제가 되고 있는 것이 무엇인가를 알아야 합니다.

학생) 수양체질, 수음체질은 서로 별개로 움직입니까? 서로 넘나들지는 않는지요?

최) 소음인이라고 볼 수 있지만 수양, 수음은 별개입니다.

학생) 토음인의 대표적인 처방은 무엇입니까?

최) 적은 수의 환자라서 무엇이라고 단정 짓기는 어렵지만 형방패독산, 독활지황탕의 가미방을 쓰는 정도였습니다. 토음인은 아주 독특합니다. 아주 강건한 기운을 가지고 있는데 마치 스스로 건강하지 않는 척하는 듯합니다. 세상을 달리 사는 느낌입니다. 세상을 한편에서 관조하는 느낌입니다.

학생) 아토피환자가 수양체질에도 많은 것 같은데?

최) 많아지고 있습니다. 아토피가 수양체질에까지 왔다는 것은 광범위해졌다는 뜻입니다. 소양인의 염증은 비위실(脾胃實), 심열(心熱)하여 혈열(血熱)로 쉽게 (다른 체질에 비해) 아토피가 잘 생길 수 있는데, 소음인은 열상(熱象)의 아토피를 잘 앓지 않습니다. 비위가 허하고 병사가 깊어져 부자나 상황버섯, 삼칠근을 쓸 정도로 병사가 심해졌다는 것입니다. 다시 말해서 피부염증의 반응을 보이는 것은 그만큼 외사(外邪＝사회 환경문제, 부모의 상태)의 병사(病邪)가 심해지고 있거나 내적 조절기능의 불균형상태를 의미한다고 봅니다.

학생) 파두는 써 보셨나요?

최) 써 본 적은 몇 번 있지만 거의 안 씁니다.

학생) 녹용은 산지에 따라 어떻게 다른 지요?

　최) 연구하지 않고 잘 사용하지 않아 모르겠습니다.

학생) 8체질 강의를 한 번 하고 시작하시는 것은 어떨지?

　최) 8체질 책을 보십시오. 8체질에 대한 관점은 각자가 좀 다른 면이 있습니다. 이번 강의에서 어쩔 수 없이 8체질에 대해 언급을 해야 하기 때문에 이번에 권 선생님을 찾아 뵐 생각입니다. 8체질에 대해 잠깐 얘기를 드리면,

수양 1, 2형은 성향이 다릅니다. 또한 수양인(水陽人)은 장기적으로 보아서 에너지를 안 써야－잘 보존하여야－합니다. 그래서 수양인 처방에 인삼과 부자가 많이 들어가서 승양시키고 익기시킵니다. 병중할수록 인삼과 부자의 돈 수가 증가합니다. 신경과로나 양기를 많이 쓰는 일에도 주의해야 합니다. 수음인 처방은 초기 처방이 향부자십전탕(香附子十全湯)증이나 향사양위탕(香砂養胃湯)증으로 그 이후 위장허한(胃腸虛寒)증을 치료하는 약으로 전변됩니다. 수음인(水陰人)은 무엇보다 신경계와 위장이 튼튼해야 무병하고 오래 삽니다. 소음인(수양, 수음)은 뭐든 과하면 (건강상 마이너스－생기소모로 인해서) 안 됩니다. 그러나 목양인(木陽人)은 과(過)하다는 것이 별로 없습니다. 잘 견디어서 간기울결(肝氣鬱結)로 병은 중해지는 듯합니다. 앞으로 각 체질의 특징과 분류 및 이해는 한 번 정리해 보겠습니다.

학생) 수음(水陰) 1, 2형은 맥으로 구분하나요? 수양 1, 2형도?

　최) 수음 1, 2형은 환자가 드물어서 구분이 잘 되는 편은 아닙니다. 수양 1, 2형은 잘 구별됩니다.

학생) 팔 체질, 28맥을 알아야 할 것 같은데요?

　최) 실습 위주로 할 것이며 이론도 함께 따라 갈 것입니다.

학생) 지금도 체질 사이트에 들어가면 맥 잡는 부위나 방법들이 다양한데?

최) '이거다'라는 답이 없습니다. 방법상에 차이는 있어도 결과는 같습니다.

학생) 유침(留鍼)시간은?

최) 환자마다 차이가 있습니다. 침놓고 바로 빼야 될 환자도 있고, 몇십 분 유침시켜야 할 환자도 있고 대체로 15분이 적당합니다. 15분이 넘어가면 환자가 대체로 지칩니다. 단자(短刺)와 유침(留鍼)도 서로 장단점이 있습니다. 각자가 경험해 보면서 느껴보십시오.
약도 하루씩 띄는 것이 좋습니다. 10일에 하루 정도. 요즘에 많이 느끼는 건데 잘 아시겠지만 약도 원할 때 먹으면 흡수력이 더 좋습니다. 열심히 뛰고 운동하는 경우, 치료하면 치료효과가 더 좋습니다. 농민이나 노동자가 치료가 더 잘 되는 듯합니다. 큰 병이 있다고 해서 눕혀 놓기만 하면 담음이 정체되고 불량해지기 쉽습니다.

학생) 삐거나 항강증으로 환자가 내원했을 때 체질침과 일반침을 비교해본다면?

최) 저는 체질침 위주로 놓으니까 비교할 수 없습니다. 다른 침법이 더 우수한 경우도 있을 것입니다. 하지만 환자가 오랫동안 어깨가 쑤시고 아프다고 하면 아시혈이나 대증치료를 해 놔 봐야 별 의미가 없습니다. 환자에게 설명하고 체질침을 놓습니다.

학생) 일침학회에서는 고질병을 대부분 어혈(瘀血)로 보고 어혈방을 쓴다고 한다는데?

최) 어혈의 정의를 먼저 내리는 것이 중요합니다. 흔한 용어이지만, 어혈을 잘 모르는 경향이 있습니다. 혈(血)의 병은 혈허(血虛)에서 시작하여 혈담(血痰:담음(痰飮))으로 → 혈열(血熱)로 습열(濕熱)로 그리고 → 어혈(瘀血), 적체(積滯), 종양(腫瘍), 암(癌)으로 전변합니다. 물론 혈허(血虛)가 심해서 음허(陰虛)나 정허(精虛)로 갈 수도 있고요. 어혈을 어떻게 볼 것인가는 각자 나름대로의 개념이 있겠지요. 내장기의 적(積)이 어혈일 수도 있고 아닐 수도 있고, 어혈이 적(積)을 만들 수도 있습니다. 혈담(血痰)하여 어혈(瘀血)이 되어 적(積)의 순서로 만들어질 수 있습니다.

체질침은 장부의 병의 깊이에 따라 놓습니다. 그 중간 이하에서 어혈이 있는 것입니다. 물론 별개로 어혈이 타박에 의해 생긴 것도 있고 폐의 농양이나 폐암을 만드는 기초단위일 수도 있습니다. 사상방에는 어혈이라는 개념이 없었지만, 치료하는 데 어려움이 있다고 생각하지 않습니다. 어혈의 원인과 증상·증후, 치료법에 대한 연구와 공유, 합일이 더 필요한 부분이라고 말할 수 있습니다.

학생) 사상방에 틀을 만드는 데 어떤 계보나 영향을 받은 적이 있습니까?

최) 크게는 없습니다. 그러나 몇 분에게 감명받은 적은 있습니다. 강남에 있는 다솜 한의 원장님, 우천 박인상 선생님, 그리고 지정옥 선배 등. 무엇보다 질병과 건강의 이해를 위해서는 정확한 진단이 되어야 합니다.

학생) 육미+보중익기탕을 합방하여 몸이 아주 좋아졌다고 하는데 어떻게 이해해야 되나요?

최) 아마도 소양인, 태음인 중에서도 그러한 부분이 가능할 수 있습니다. 약증이 맞을 경우에는 그 상태 개선이 이루어집니다. 그것은 양방 치료나 체질 관점을 불문합니다. 신허(腎虛)하거나 음허(陰虛)한 가운데 기운이 떨어지는 상태이죠. 그 처방으로 효과를 보았는데 소양인이라면 보중익기탕 대신에 영지나 녹용 혹은 육종용, 쇄양, 토사자, 귀판 등을 가미해야 할 상태로 보입니다. 양방의 병명은 없다고 하는데 몸이 허(정허(精虛)) 공허(空虛)한 상태에 있을 때라든지. 소양인에게도 어느 순간은 인삼을 쓸 수도 있겠습니다만 그것이 옳다고 생각하지는 않습니다. 사상방은 무엇보다 질병을 치료하는 데 구성된 처방이라는 점을 이해하길 바랍니다. 대증적인 1차 완화법이 아닙니다. 약은 건강회복과 치료를 위해서 존재합니다. 불명확한 대증처방은 과거 그 정도 수준의 의학상태로 존재했다는 것을 의미합니다. 그럴 수밖에 없었던 학문적, 문화적 사회 틀이 존재하였습니다. 하나하나의 처방의 병증을 내포하고 있는데 단순 체질조절이 아니므로, 그만큼 진단의 정확성이 중요합니다.

학생) 복합체질에 대해 인정하십니까?

　최) 인정하지는 않습니다. 다만 다른 그런 상황이 유출되는 것은 사실이니 인정 안할 수도 없습니다. 육미＋보중익기탕을 먹고 좋아졌다는 것은 그런 병증 상태에 한 부분으로 보았을 때 있었다는 것이죠. 의사 입장에서 보았을 때는 체질이 불명확하게 진단되므로 사상을 오해하는 것처럼 그런 복합체질을 논하게 되고, 임상 환자의 입장에서 보았을 때는 다른 체질적 치료를 하였을 때도 일정 부분 긍정적인 반응이 일어나는 경우가 있어서 그런 가능성을 논하게 되었다고 봅니다.

학생) 소음인으로 병이 깊은 상태에 육미(六味)를 먹으면 부작용이 나는데, 병이 경미하고 신허(腎虛)상태가 나타나면 육미를 써도 효과가 나는지요?

　최) 육미는 육미대로 효과가 있습니다. (소음인이 육미를 복용한다고 하여 부작용은 대체로 나지 않습니다. 소음인 신허(腎虛)는 소양인 신허와 다른 병증의 상태를 의미합니다. 치료, 처방이 다를 수밖에 없습니다.) 태음인에게도 삼소음을 쓸 수 있습니다. 약은 약대로 그 의미와 효과를 내포합니다. 어떤 체질이든 어떤 체질약이든 그러한데, 다만 그 약이 그 사람에게 얼마나 유용한지는 검증되어야 할 문제입니다. 즉 실질적인 치료성과로서 증명되어야 하며 그리 되고 있다고 봅니다.

　　기공수련을 어느 정도 한 사람은 체질침을 맞으면 바로 좋아지는 것을 느낍니다. 침은 중정(中正)상태로 만들어 주기 때문입니다. 부모의 개입이 문제가 되기도 하지만(부모도 같이 다스려야 함). 많은 병은 뇌에 영향을 주며 (뇌는 장부기능을 조절하는데) 뇌의 병사는 침과 약으로 다스립니다. 뇌세포가 정상상태로 돌아오게 합니다. 그렇게 하여 장부의 병이 회복됩니다. 뇌기능 저하로 학업이 떨어지기도 합니다.

학생) 복합처방에 대해 어떻게 이해를 해야 합니까?

　최) 결국은 진단을 해야 합니다. 복합처방이 필요한 이유도 그럴 상황이 존재하는지 명확히 할 필요가 있습니다. 정확하지 않은 진단으로 말미암아 복합처방의 구성이 되지 않은지 고려해 보아야 합니다. 부적절한 치료로 말미암아 제대로 치료를 못하는 의료현실이 존재합니다. 숱한 만성환자의 고통이 그러합니다. 그런데 일반치료의 오남용에서도 인체는 뚜렷하게 반응하지 않을 수 있습니다. 말기 암 환자도 다른 일반적인－의미가 없고 가치가 없는－치료를 받아도 잘 견딥니다. 인체는 무엇이든 가능한 좋은 쪽으로 해석하려는 대단한 자연 생명력을 갖춘 물질적 존재입니다.

아직은 한의학에서 추나 이외에 객관적인 틀을 갖춘 것이 거의 없어 보입니다. 현대의학은 대중적인 진단에서 유용하고 탁월합니다. 오늘날 국민들은 약간의 병이 있으면 현대의학으로 검사 받고 그것을 100% 신뢰하여 혈압약, 당뇨약, 간질약 등을 처방 받아 복용합니다. 이것이 현실입니다. 한의학도 그렇게 할 수 있습니다. 그래서 여러분이 이렇게 모인 것입니다.

학생) 원장님, 한의원 환자의 질환 비율은 어떻게 되나요?

최) 객관적 관점에서 다른 보통 한의원처럼 근골격계가 더 많은 것 같지만 내과질환적 환자도 많습니다. 그러나 저는 근골격계 질환이라고 불리는 부분도 내과적 관점으로 보고 치료를 합니다.

2) 2차－05년 2월 논의 내용

부제: 공부모임의 진맥을 익히는 방향

체질맥진은 일차적으로 여러분 중 한 분이 다른 사람의 체질을 정확히 진단해 내는 것이 관건입니다. 이를 토대로 한 3부9후맥을 터득하는 것이 필요합니다.

체질을 떠나서 삼부구후맥(三部九候脈)을 어느 정도 익힐 수 있지만 제가 익힌 바가 사상과 8체질침, 그리고 맥인데 이 진단, 치료에 대해 나름대로 확신이 있어 강의를 열었습니다. 질병치료에서는 정확히 진단이 되어야 그 너머 치료의 영역으로 접근할 수 있다고 봅니다. 체질을 정확히 안다는 것만으로도 일반적인 치료에 있어서 많은 부분을 이해할 수 있게 됩니다. 물론 체질을 정확히 안다고 하여 건강이 회복되지는 않습니다. 예로 체질을 알고 병의 상태를 다 알아도 치료를 못하는 것이 현실인데, 하물며 체질도 모르고 병의 상태도 모르는 상황에서는 치료율이 높지 않다는 것이죠.

그리고 삼부구후맥을 익히는 것도, 체질을 모르고 할 때는 한계가 있다고 보입니다. 옛 의서의 진맥 소견이 있는데 체질이라는 개념이 존재하지 않았기에 '이런 상황이겠구나.' 느낌을 받지만 체질을 알았다면, 진맥한 부분의 보다 더 정확한 상태나 예후를 알고 치료가능성, 변화가능성을 더 상세하고 면밀히 예측할 수 있다고 봅니다.

공부과정에서 체질맥을 익히는 과정으로, 삼부구후맥을 같이 할 것인데 단시간에 체질을 파악할 수 있는 분은 그 순서대로 진행해 나갈 것입니다. 어떤 분은 맥에 대해 관심도 없었고 처음 접하기도 할 텐데 그 상태에서 출발할 것입니다. 이런 출발에 각자 차이가 있고 진행과정에서 차이가 있음을 서로 인정하고, 존중해 주며 진행해야 하겠습니다. 공부하러 오시면 한 분이 최소 다섯 분 이상 진맥를 하고, 그분이 진맥한 것을 파악하고 그 진맥의 정도를 체크하겠습니다. 개개인의 부족한 점은 그때그때 이야기를 하든지 다음에 생각을 정리하여 조언해 드리거나 하겠습니다. 그리고 한 시간 반을 실습하고 한 시간은 강의를 하고 나머지 시간은 질의 및 응답을 할까 합니다. 강의는 삼부구후맥에 대한 내용으로 다음 공부 때부터 28맥의 소견에 대해 하나씩 말씀드리겠습니다. 체질맥에 대해서는 오늘이라도 이야기를 드릴 수 있지만 이를 가르치려 함에 마음에 걸리는 문제가 있습니다. 이것을 창시한 권 선생님께 편지를 써서라도 말씀을 드려 양해를 구하고 진행을 했어야 하는데 그러질 못했습니다. 앞뒤가 바뀌었지만, 지금이라도 권 선생님께 사정을 이야기 드리고자 합니다. 창시한 선생님이 계시는데 제가 익혔다고 해서 그것을 다른 사람에게 가르친다는 것이 도리에 어긋난 것 같아 마음에 걸립니다. 그분이 일반 한의사에게 공개도 하지 않고 가르치지도 않는다고 하여도, 그것은 그분의 생각이고 저는 제가 해야 할 바가 있으니 하려고 합니다.

제가 카페에 글을 쓰는데, 몇 가지 란을 만들어 앞으로 글을 더 올릴 것입니다. 오늘 진맥에 대해 써놓은 것을 가지고 이야기를 하겠습니다.

(‘<교육>맥진을 위주로 한 진단치료학’ 중에 ‘지금의 맥진’ 부분을 읽으면서 강의함)

한 분이 눕고 각자 진맥을 해서 기록해 봅시다. 옆에서 보겠습니다. 진맥을 할 때 여러분이 나름대로 하는데 ‘이것이 옳다.’라는 말씀은 드릴 수 없습니다. 촌(寸)부위를 잡는 것도 자기식대로 하세요. (촌을 촌부위에서 잡든지 관부위에서 잡든지) 촌관척(寸關尺)으로 체질맥이 안 잡힐 때가 있으니 그때는 원래 체질맥 잡는 법으로 해서 강강침안시(强强沈按時), 그리고 마지막까지 남는 맥을 봅니다. 사람의 기운의 흐름을 읽기 위해서 부중침(浮中沈)의 상태를 파악합니다. 그런데 촌관척(寸關尺)으로 부중침의 상태와 체질맥의 부중침의 상태가 다르게 나타납니다. 물론 같은 경우도 있습니다. 그래서 두 번 봅니다. 이분이 어느 상태에서 맥이 잘 뛰는가를 보는 것입니다. 뛰는 부위에 따라 내 손의 위치가 달라질 수 있겠죠. 지금은 삼부구후맥이 나와 있으니까 표시를 해도 되고, 그렇지 않으면 가능하면 손가락 둘째마디 끝이나 셋째마디 윗부분에 잡히는 맥으로써 체질맥을 잡아보세요. 강침안시 마지막으로 뛰는 맥을 잡아보세요. 그리고 맥의 위치나 맥상(부, 활, 유, 완 등)을 각자가 기록해 봅시다.

 (각자 두 개조로 5-6명씩 나누어 실습함)

현재 같은 체질맥을 짚어도 각자의 느낌이 다른데 즉 활맥(滑脈)의 느낌도 각각 다른데 잘 파악할 수 있도록 하는 것이 중요합니다. 이 사람의 몸 상태가 어떠한가 거기에 맞춰서 어떻게 처방해야 할 것인가도 나옵니다. 이 사람에게 왜 이런 맥이 나오는가? 소양인의 토양맥이 우2지, 좌1지가 주인데 활약(滑弱)맥이 잡힌다면 그 약한 정도가 어느 정도이고, 어떤 상황에서 이런 맥이 나왔고, 어떻게 해야 활약맥이 실한 건강한 맥이 될 것인가, 이런 부분이 파악이 돼야겠죠. 그래서 다음부터 28맥에 대해 약간씩 이야기를 할 것입니다. 여러분들도 읽어 보세요. 일주일에 한두 맥 이상씩 글을 카페에 올릴 것입니다. 카페의 ‘교육’ 란에 맥진을 위한 ‘진단치료학’ 부분에 올릴 것입니다. 제가 보는 책을 인용해서 올릴 테니까요. 여러분들도 생각을 해 보세요. 왜 부맥(浮脈)이 나타나는가, 왜 활맥(滑脈)이 나타나는가, 각자의 경험이 다를 터인데 이번에 맥을 하기로 했으니까 맥에 주의를 주시고 맥에 대해서 생각을 해 보세요. 물론 맥을 보더라도 다른 것을 알아야 되는데, 다른 전체적인 것을 알아야 맥이 느껴지고 나타나겠지요. 여기서도 잘하는 부류와 서투른 부류, 두 부류로 나누어지는데 지금 나눌 수는 없고 진행하다가 뒤떨어진다면 집중 관리할게요.

학생) 책에 나와 있는 28맥에 대해 다 느껴보셨나요?

　최) 거의 느낀 것 같은데 홍맥(洪脈)이 제일 적죠, 대맥(大脈)하고 결맥(結脈)도. 저는 28맥을 프린트해서 가방에 넣고 다니면서 보았어요. 교재를 하나 선택하는 것이 좋겠는데 여러분이 「입문진단학」이나 28맥에 대한 다른 교재 한 권을 선택해서 보세요. 제가 글을 쓰면서 인용하는 부분에 의서의 기록을 첨부할 테니까 보세요. 여러분에게 활맥(滑脈)이 많기 때문에 활맥을 가지고 이야기하는데, 활맥도 활현맥이 있고 세활현맥도 있으니 이런 맥은 그 사람의 유형일 수도 있고 스타일일 수도 있습니다. 얘기가 나왔는데 우3지, 좌3지가 수양인(水陽人)인데 중침시에 맥이 세현맥이라고 적었어요. 부원장도 그렇고요. 좌우 양쪽 맥이 세현맥이라고. 주위가 분명하여 잘 볼 수 있죠. 주의가 다른 데 있으면 체질맥이 분명하지가 못합니다.

예로 12세 아이가 몇 개월 전부터 찬물 알레르기가 있다는데 그것은 접촉성 알레르기입니다. 두드러기가 난다고 합니다. 맥이 세현(細弦)한 것은 중안시 1, 2, 3지가 모두 그래요. 이 스타일은 어떤 부분에서 긴장을 하고 있다는 거예요. 그러면 왜 긴장을 할까요? 부모로부터 부담? 선생님에게서의 부담? 어머니와 상담하니 아이의 성적이 중하에 있는데 이것을 용인을 못하고 있는 거예요. 큰애와 막내는 공부를 잘하는데 이 아이가 못해서 그러는 것 같다고 해요. 어머니의 제약일 수도 있지만. 그래서 내적인 긴장의 완화가 요구됩니다. 그래야 현재의 상황이 해결될 뿐만 아니라 다른 어떤 심리적, 정신적으로 자기 인생에 좋지 않은 영향을 미치는 것을 차단할 수 있습니다. 현재가 미래상황에 영향을 미칩니다. 체질을 정확히 알면 아이가 아토피라고 하더라도 체질유형을 알기 때문에 아토피가 어떻게 나타나는가를 알 수가 있겠죠. 수양인 아토피, 토양인 아토피, 목양인 아토피, 각 증상의 차이가 있고 예후도 다르고 발생기전도 약간의 차이가 있어요, 다른 병도 마찬가지로 모양새에 따라 병을 가지는 형이 많아요.

'연(緣)'이라는 말이 있어요. '업보(業報)'가 있다고 하죠. 그 업은 내가 태어났으면 내 업으로 내가 거두어야 하고, 극복을 하지 못 하면 다음 생에서 그 업을 다시 가지고 태어난다고 합니다. 과거의 업보를 현세에 씻기 위해 고생을 한다고도 합니다. 그 업을 씻기 위해서 그런 말을 하는데 그것을 의학적으로 해석해 볼 수 있습니다. ─부모와 자녀의 관계 맥진─부모가 어떤 상태에 있으면 그것을 맥으로 볼 수 있고 그 맥이 아이에게 어떤 영향을 미치는가는 아이를 보면 알 수가 있습니다. 부모가 정신적·육체적으로 불건강한 요소를 자녀에게 심어주는 경향도 있습니다. 우리는 부모의 양정(兩精)을 받아서 몸을 만들었죠. 일차적으로 유전을 통해서, 선천지기를 통해서 부모의 영향을 받습니다. 물론 부모의 불건강한 부분을 감수하고 태어나는 것이 업보일 수 있으며 운명을 선택한다고도 볼 수 있습니다. 그리고 생활 속에서 부모의 영향을 받는데, 특히 사춘기 이전에 가장 영향을 많이 받습니다. 부모의 심신이나 건강레벨상태, 혹은 의식상태에서 영향을 직접 받기 때문에 부모로부터 받는 오장육부의 기운이나 맥의 기운을 여기 자신세대에서 해결하지 못 하면 또한 후세대 자녀가 영향을 받게 됩니다. 자식이 불건강한 요소를 스스로 알아차리고 결정하고 결단하여 제거하지 못 하면 대물림이 일어나죠. 그리고 다른 사람과 결혼을 하여 또다시 자식을 낳겠죠. 업이 이어지죠. 이것을 현대의학으로 보면 유전이죠. 유전성으로 눈에 띄게 질병으로 나타나는 경우도 있지만, 작은 하나하나의 생활습관이나 행동유형까지 영향을 미칩니다. 유전자의 판독기술이 더 정확해지고 세포의 미세한 부분까지 판독되면 알 수 있겠죠. 세포가 늘 변하기 때문에 유전자의 핵도 항상 변화하죠. 부모가 어떤 부분에서 조부모 같은 불건강성의 어떤 중요한 문제[업]를 해결했다면 자녀에게서는 안 나타나겠죠. 업이 사라질 수도 있죠. 자녀가 부모의 어떤 것들을 끝낼 수 있죠. 부모의 업을 자녀가 갚는 경우이죠. 업이 없어졌다면 예로 건실한 사람이 된다면, 사주나 명리나 업이나 이러한 것들은 건강레벨에서는 의미가 없다고 봅니다. 개천에서 용이 나는 사람을 볼 수 있습니다.

그런데 현실은 환자를 보다 보면 부모의 불건강한 기운을 자녀가 받고, 부모의 환경·의식·삶의 형태가 자녀에게 전달이 되고 그 자녀는 또 그의 자녀에게 전달이 되는데(물론 성인이 되면서 걸러지고 해결되는 부분도 있지만) 이를 업이라고 볼 수 있고, 의학적인 치료로 이러한 부분들을 없애주는 하나의 과정인 것 같습니다. 예로 천도제(天道際) 같은 것을 지내는데 마음 속, 의식 속에 남아 있어 이로써 증상을 유발하기 쉬운데, 해결하지 못할 때는 천도제를 지내기도 합니다.

깊은 의식－순수의식 속에서는－어떤 누구도 죄는 없습니다. 다만 깨어 있는 의식을 갖는 물질의 현실에서는 상심이 있고 상처가 있고, 그것이 질병으로 나타나고 맥으로 나타납니다. 그것을 해결 못하는 부분이 존재할 때, 부부간의 문제도 자녀에게 영향을 미치기도 합니다. 그래서 자녀가 부모보다 못 미치는, 그리고 또는 부모보다 자녀가 건강하고 똑똑하여 IQ가 높은데도 불구하고 부모가 컨트롤(조절)을 잘 못하니까 거기에 대해 마찰이 일어납니다. 불건강한 아이를 둔 부모를 만나면 엄마부터 부모부터 더 건강해지도록 권합니다. 건강도 그러하지만 그래야만 한 발 더 나아가서 자녀를 더 잘 양육시킬 수가 있겠죠.

임상 예로 대학병원에서 구안와사로 2개월 동안 침치료 받았는데 낫지 않아 온 환자, 그 환자는 간질(癎疾)을 초등학교 2학년 때부터 25세까지 앓아 정기적인 치료를 받고 있는데 뇌파(腦波)상으로 이상은 없지만 증상은 있고 최근에도 발작이 한 번 있었다고 합니다. 그러나 그것에 대해 특별히 걱정이나 근심 없이 잘 지내고 있는 듯했습니다. 그 와중에 구안와사가 3개월 동안 낫지 않으면 치료가 잘 안 된다고 걱정을 합니다. 정신적인 이상(異狀) 상황이 노정이 되면 다른 질병치료에도 좋지 않은 영향을 미칩니다.

학생) 저희들이 체질맥에 대해 어느 정도 일정수준에 올라가고 싶은데, 원장님이 저희들 체질맥을 잡아보고 알고 계신 상태를 저희에게 일러주시고 어떤 체질이다 하고 정답을 알려주면 저희들이 반복해서 잡아보고 손에 감각을 익혀 체질맥을 익히고 나서 삼부구후맥까지 연결시키는 것이 빠르지 않나. 어느 수준까지 같이 올라와 있어야 도움이 되지 않나 생각합니다.

최) 한두 달 정도 해 보고 안 되면 그때 합시다. 자신이 스스로 터득하는 게 가장 좋습니다. 6개월이 지나도 잘 안 되시는 분이 있으면 집중관리를 할 것입니다. 스스로 터득해야만 백이면 백 판단을 잘할 수가 있습니다. 여기에서만 판단할 수 있다고 해서 다른 환자를 잘 판단하느냐 그것은 아닙니다. 예로 전문 한의원에서 2년 동안 근무한 사람도 자신의 체질을 모르고 왔어요. 그것은 명확한 판단기준이 없어서 그랬겠지만 그러한 상황이 존재한다는 것이 현실입니다. 그래서 가능한 스스로 터득하는 것이 가장 좋고, 2~3개월이 지나도 손에 느낌이 없다면 따라 오도록 하겠는데 여러분 입장에서 보면 6개월이 지나서라도 스스로 터득하게 하는 것이 더 좋습니다. 그래야 다른 환자상태에 대해 확신이 서니까요.

학생) 맥을 잡을 때 구체적으로 압진(壓診)법이라든가 잡는 부위도 스스로 만들어서 해야 하나요?

최) 2지 3지 사이에서 체질맥을 잡도록 합시다. 이런 상태에서 침안시(沈按時) 하도록 합시다.

학생) 새끼손가락의 위치는? 새끼손가락의 위치에 따라 네 번째 손가락의 힘이 다르던데.

최) 새끼손가락의 위치는 상관이 없습니다. 여기에(2지, 3지 사이) 주의를 주세요.

28맥을 보고 나서 이분이 어떤 맥인가 가장 주된 맥 두 가지 정도를 잡으세요. 28맥을 아침진료 전에 읽고 나서 환자분의 맥을 짚으면 이 사람이 어떤 맥이구나 하고 이해가 쉽습니다. 많은 사람을 다 하지는 말고요, 물론 다 하면 좋긴 하겠지만 맥을 많이 잡으면 진기가 많이 소모됩니다. 맥이 생명에너지를 담고 있기 때문입니다. 나의 생명에너지와 반응이 일어나서 서로 주거니 받거니 합니다. 맥이 유약한 사람의 맥을 잡고 있으면 그 사람의 기운이 살아납니다. (생명에너지는 높은

데서 낮은 데로 흐른다. ─절대적 자연법칙, ─이를 기초로 한 것 중 하나─근력테스트(오링테스트), 한약의 치료, 침시술 등) 물론 침과 약으로도 하지만. 그러나 좀 심한 사람은 기운이 살아나지 않습니다. 그것으로도 상태를 알 수 있는 면이 있습니다. 진맥도 하고 침, 약도 썼는데 4~5일이 지나도 반응이 없으면 '심한 상태이구나.'라고 알 수가 있습니다. 맥을 하다 보면 한의학이 진짜 정말 좋구나 하는 것을 느껴요. 고질병이나 죽음에 이르는 질병(암3기)이 아니고는 궤양이나 암과 같은 병의 상태는 그리 오래가지 않고 병사가 사라집니다. 잠복상태에 빠집니다. 물론 안정 상태로, 더 나아가야 완치가 됩니다.

4. 맥은 무엇을 말해 주는가? (강의 글)

맥은 심리적, 정신적 상태를 반영합니다. 맥이 침울(沈鬱)하면 이 사람은 침울한 사람이에요. 우울증이 있는 사람이 맥이 부(浮)하게 나타난다면 이 사람은 진짜 우울증 환자가 아니에요. 그리고 맥이 현긴(弦緊)한 맥상이 많이 나타나요. 스트레스 받아서 현긴하다. 우리가 뒷목이 뻣뻣하거나 머리가 아프다거나 어깨가 결린다는 사람들이 현긴한 경우가 많죠. 1, 2지에 부중시(浮中時)에 나타날 수 있겠지만, 살이 찔 수 있고, 현긴한 맥으로 긴장이나 스트레스를 나타내죠. 어떤 사람이 수음인(水陰人)체질인데 목이 조금만 움직여도 아프다고 그래요. 1지가 잡히면서 현긴해요. 부중시에 안 잡혀야 되는데 잡혀요. 치료받고 많이 좋아졌는데 3지가 아직 현긴한 맥이 잡혀요. 아직도 스트레스를 받고 있다는 것이죠. 소음인 2지가 침안시에 잡히면 가슴이 답답하거나 식울한 상태가 있죠. 한 장애인 어머니는 그런 상황에서 답답해하며, 장애아를 돌봐주는 마을을 다녀오면 더 아프다고 해요. 심하면 토한다고 하는데 이런 사람이 1지뿐만 아니라 2지까지 실한 기운이 잡혀요. 소음인의 사려과다로 인한 예죠. 다른 예를 들면 소양인이 좌우1지가 강침압시 소실이 된다면 이것은 심폐기능의 허손입니다. 운동이 절대적으로 부족한 사람들한테서 나타나고, 마음에 상처를 받아서 절한 사람도 있고, 전에 이야기했지만 부활충(浮滑衝)하다면 심화가 노정된 사람으로 조금 전 말한 할아버지처럼 1, 2지가 충하니까 심화가 있어서 아직 나을 상태가 아니죠. 병을 만드는 원인이 있고 치료하는 것이 있잖아요. 병이 왜 계속 진행이 되냐? 치료의 방법이 약물이든, 침이든, 생활치유이든지 병이 진행하여 악화되는 힘보다 약하기 때문이죠. 그러니까 병이 진행이 되죠. 과로를 하고 잠을 늦게 자고, 저의 이야기를 한다면 잘 쉬지도 못하고 운동도 부족하고 하는데, 약을 복용한다고 하여도 원인보다 치료의 역량이 더 커야 병은 정지하거나 치유 회복으로 전진해 가죠.

소양인에게 강침시(强沈時)에 3지 척맥이 잡힌다 하면 그 사람이 갈등 고민, 이러한 것들이 지나쳐서 자기가 감당하기에 어려움이 있죠. 감당하기 어려움이 있어서 3지까지 떨어지는 것이에요. 자기 나름대로 해결하기에는 어려움이 있죠. 오늘 한 환자가 왔는데 소변불리(小便不利)증이예요. 일산에서 소개로 온 27세의 젊은이인데 양방에서는 과민성 방광염, 3년 전에 방광염을 2번 앓은 적이 있다고 하고 지금은 서서 소변을 누지 못 하고 앉아서 힘을 주어야만 소변이 나온다고 해요. 이분을 보면 신기억울(腎氣抑鬱), 하초울체의 숙지황고삼탕(熟地黃苦蔘湯)증을 보여 주죠. 완전히 완고한 기운이 울체되어 하복부에 뭉쳐 있어요. 적(積)은 아니지만 체(滯), 울체(鬱滯)상태죠. 심기억울(心氣抑鬱)의 심화된 상태죠. 그것이 풀어지면 해결이 되겠죠. 원인에 대해서 말했어요. 환자도 동의를 하는데 고민과 갈등이 하복부에 뭉쳐서, 이것이 약(弱)해서 그런 것이 아니라 그런 기운이 울체된 상태로 있으니까 소변이 시원스럽게 나오지 않죠. 이 사람은 전에 한약을 먹고 더 나빠졌어요. 병원에서 한약을 먹었다는데 더 나빠져서 한약에 대해 불신을 가지고 있어요. 숙지황고삼탕증의 패턴은 성격과 성질이 그대로 지속되는 경우가 있어요. 숙지황고삼탕증에서 독활지황탕증으로 잘 안 바뀌고, 바뀌더라도 고삼이 들어가요. 완고한 신념을 갖고 있는 그런 유형의 사람이죠. 맥을 보고 그 사람의 칠정과 감정을 파악하죠.

또 맥(脈)이 장부(臟腑)의 기혈 상태를 반영하기 때문에 맥이 미미(微微)하다 하면 장부의 기능도 극히 저하되어 있고, 맥이 부활(浮滑)하다고 하면 장부의 기능도 너무 활발하게 움직인다는 것을 의미하고, 활부실(滑浮實)하게 뛴다면 이 사람은 병이 진행(進行) 중이라는 것이에요. 활발하게 활동하고 있어요. 미미하다면 미약한 수준에서 머무르는 것이고 진행된 상태라면 부활하거나 부활삽하거나 해요. 진행상태, 염증상태의 맥은 충(衝), 삭(數), 부(浮) 맥상이예요. 진행된 만성 염증이나 허로 삽맥(澁脈)의 병증에서 규삽맥(芤澁脈)은 장부의 기운이 완실하지 못 하고 다 흩어졌다는 것이죠. 유약(濡弱)하다 하는 것도 그 장부의 기능이 그렇다는 것이죠. 그래서 기능적인 상태뿐만 아니라 기질적인 상태 또한 나타납니다.

[현훈·허로] 이분은 어제 온 환자인데 어지럽다고 그래요. 목양체질인데 좌우맥의 1지가 허삽(虛澁)해요. 이 사람은 뇌의 기능이 저하되어 있을 뿐만 아니라 퇴화되어서 쉽게 회복이 잘 되지 않죠. 무슨 뜻이냐 하면 치매를 가질 수 있는데 오늘은 왼쪽 손발이 힘이 없다면서 며칠 동안 집에서 못 나오다가 기운을 차려서 나왔다고 해요. 보호자더러 '병원의 치료를 받는 것이 좋겠다'라고 말했는데, 환자가 병원에 가지 않겠다고 해서 어제오늘 오고 계시는데 뇌의 기질적인 퇴행상태를 말해 주죠. 어떤 한 분은 소음인인데 좌측 3지가 유약(濡弱)하면서 미미하고 유약하면서 삽규(澁芤)한 맥이 나타나고 오고 가는 것도 불규칙하지요. 이것은 노화성 암증(癌證)이 진행 중일 때 나타나는 맥상입니다. 태음인이 3지가 완실하게 잡힌다 하면 대장에 병변이 있는 것이에요. 3지 바깥쪽으로 잡히면 신장(腎臟)에 병변이 있는 것이고, 3지에 잡히면 대장(大腸)에 병변이 있는 것으로 변비가 심하거나 대장에 울체상태가 있는 것이에요. 소양인도 그러하죠.

학생: 적(積)이 발견되지 않고 암이 발현되는 경우도 있나요?

최: (1기 전후는 그렇죠. 또한 암이 1기에서 2, 3, 4기로 진행되지 않고, 양성도 악성도 아닌 이화학적 검사상 적(積)을 나타내지 않고 있다가 암증이 발현되면 말기불치에 가까운 경우가 있죠.) 한 환자의 맥이 좌우1지가 삽맥이 나와요. 삽규(澁芤)맥이죠. 폐암으로 진단을 했는데 병원의 검사를 의뢰해 보니 신장암이 0.3㎝라고 했는데 개복해 보니 1.3㎝ 1.9㎝였다는데 그런 지가 2년 전 일이에요. 이분이 자존심이 상했어요. 잘 살다가 남편에게 버림받고 자존심을 크게 상했다는 것이에요. 남편은 소양인이고 이 사람은 침시에 2지가 침울하고 쌍현맥(雙弦脈)이 나타나요. 그래서 비위에 병사가 있어서 먹는 것을 적게 먹으라고 했는데, 먹

는 것에 대해서 욕심이 많아요. 적(積)없이요. 예를 들면 어떤 환자 분인데 처음에는 위(胃)에만 있었어요. 다른 데는 적이 없었어요. 그런데 지금은 위암 말기라서 전체적으로 적이 있죠. 인삼계지부자탕에서 승양익기부자탕으로 좋아졌는데, 병원에서 검사를 받고 충격받아서 악화가 되었어요. 이런 사람은 거기에서 병이 발현되어 심화된 것이죠. 그러지 않는 사람도 있거든요. 자기는 건강하다고 하는데 검사를 해 보니까 간암 말기다 하여 2개월 만에 돌아가셨다고 하는 사람은, 실제 적들이 이미 조금 전 결흉이나 적체나 이런 것들이 형성이 되어 오래 존재하는 상황에서 ─ 그때는 진단되지 않고 ─ 병(암)이 발현이 되는 이런 환자들이 몇 사람 있죠. 지금 치료 중인 당뇨 소양인 환자인데 우측 2지가 안 잡혀요. 잡혔다가 3지가 잡혀요. 혹시 바람을 피워서 (신정(腎精)을 소비하여) 안 좋은가? 생각해 보다가 알고 보니 형제가 2억 얼마를 빌려 갔는데 돈을 갚지 않는다고 하잖아요. 그것 때문에 속상하고 잠도 못 자고 잠도 중간에 깨고, 여러분도 그런 경험을 했는지 모르지만 애증이 깊으면 잠이 들다가 자기도 모르게 깹니다. 이러하지도 못하고 저러하지도 못하는 상황이 되면 이렇게 돼요. 근심과 걱정이 신정을 손상시킨 것이죠. 위험한 상태로 갈 수가 있죠. 계속 양약과 한약을 복용해 봐야 당뇨가 150이상, 400이 일상사라, 내가 보면 췌장암으로 진행되는 상태인데 좀 더 지켜봐야겠죠. [이후 10개월 동안 장기 치료로 치유]

혈색도 나타나고, 혈색이 좋으면서 중병으로 진행되는 사람도 있어요. 의서에 나오잖아요. '맥을 취할 때가 있고 맥이 아니라 형상을 취할 때가 있다.' 혈색과 맥을 다 속이지는 못하는 것 같아요. 한 번 실수는 있을 수 있어도 다음에는 나타나죠. 전에 말한 젊은 사람이 밤마다 다리가 아프다고 하고 허리에 적(積)이 노정되어 있죠. 이 사람은 실제 암만 생기지 않았지, 발현이 되면 위험한 상태죠. 전에 말씀드렸는데 20대인데 40대의 얼굴처럼 보이는 이런 유형이 있어요. 사람의 건강과 병의 유형, 삶의 패턴에 대해서는 다음에 기회가 되면 이야기하죠.

학생: 소양인 같은 경우에는 간경의 혈을 선택하지 않잖아요. 간경의 혈을 선

택하지는 않나요?

최: 다 아시겠지만, 우리가 신장에 문제가 있을 때 단지 신장경락의 침만 놓는 것이 아니죠. 약도 마찬가지이고. 그게 무슨 뜻이냐, 그게 오행침이 신사면 우선 기본은 신장을 사하는 작용이 일어나요. 직접 신 경락을 타고 신장과 연관된 다른 장기의 병사까지 치료를 해나가요. 이렇듯 그와 연관된 장기에 직접 영향을 주죠. 약도 그래요. 숙지황이 신장만을 보하는 게 아니라 다른 장기의 진액도 보충하죠. 폐음이나 뇌의 진액이나 골수라든가 간의 진액이라든가 이러한 것을 보충하는 것이죠. 그런 측면에서 간병에도 통용이 돼요. 예전 같으면 기진단(氣診斷)을 해도 알 수 있는데, 그게 간병사가 가장 심하지만 다른 부위에 침이나 약으로써 잡아져요. (오링테스트로도 확인할 수 있다.) 오행의 상생, 상극처럼 한 장기의 기운을 다른 장기의 치료를 통해서 커버해 줘요. 그런데서 한의학의 매력 또는 사상의 매력을 느낄 수 있죠.

5. 환자 진찰에 대해서 (06년 진단학 공부에서 첫 강의 내용)

오늘은 첫 이야기이니까 책을 떠나서 개괄적이고 전반적인 이해를 위한 이야기를 하겠습니다. 의학의 터득 과정을 보면 어떤 면에서는 역(逆)으로 되는 것이 많이 있어요. 역으로란 무슨 말이냐 하면, '책을 통해서 먼저 얻어지는 것이 아니라 반대로 환자를 보면서 얻은 것을 이후 책에서 확인할 수 있었다.'는 뜻입니다. '경험 이후 통찰'이라고 볼 수 있는데, 글이라는 자체적인 한계와 그 시대적인 한계를 넘어서 책이 갖는 의미와 가치, 중요성을 더 느끼게 되었습니다.

환자에게서 얻은 것이 무엇인가? 여러분이 이제부터 '환자의 어떤 부분을 볼 것인가?'가 중요해요. 어떤 부분을 진단하고 싶은가? 예전에는 환자를 봤을 때 어떻게 봤을까, 대학 때 배운 지식, 그 지식은 산지식이 아니라 산지식이 되기 위한 하나의 발판이었다고 보고 이를 바탕으로 하여 환자가 왜 이렇게 아플까?

임상적인 산지식을 터득하는 과정이 필요하죠. 처음에는 환자의 물질적 상태를 봤겠고, 한의학도 어떤 부분에서는 물질 상태를 보죠. 그래서 우리 몸의 세포나 척추구조의 추나요법을 중요시하기도 하죠. 임상을 해 오다 암(癌)이라는 변수가 있었고, 암의 진단법을 익히고 연구하다 보니 암뿐만 아니라 환자의 전반적인 건강 상태를 나름대로 진단하게 되면서 의학의 허와 실을 분별하게 되었죠.

생명의 근간은 전통한의학에서 말하는 중요한 포인트인 정(精), 기(氣), 신(神)이에요. 치료에서 '정, 기, 신의 상태를 진단할 수 있느냐' 하는 것은 중요한 점이라고 봅니다. 물질적인 기초인 정(精)과 생명활동의 기운으로써 기(氣), 그리고 몸을 주관하는 정신의식의 활동상태인 신(神), '정기신'의 진단은 통일된 하나로 이루어졌고 또 하나의 (약, 침 등) 처방으로 끝나게 되죠. 정, 기, 신의 레벨(상태)에 맞춰서 치료하는 처방으로써 이루어지죠. 기(氣), 신(神)의 문제를 전혀 모르거나 놓아두고서, 우리가 환자를 볼 때 예를 들어 복진 위주로 한다고 하면 그것은 복진(腹診)에서 나오는 병적인 상태이지 그 이상도 그 이하도 아니잖아요. 양방진단도 그래요. 예를 들어 현대의학에서 병명이 위염이라고 할 때 위염 이외에는 다른 변수가 없어요. 현대의학에선 환자 개인의 마음이나 정신상태[神]에 대한 변수가 없다는 것이에요. 조직세포의 기질에 미치는 정신-마음 상태를 고려하고 다스리는 것이 치료과정에서 중요하죠. 같은 체질에 같은 병명·병증에 같은 약을 쓰며, 나이가 비슷하더라도 '그 사람이 가지고 있는 마음의 상태, 뇌의 정신 상태가 어떠하냐.'에 따라서 치료의 과정과 성과가 달라지죠. 다시 말해서 질병의 진행 혹은 회복의 양상, 회복의 속도, 정도가 달라진다는 거죠. 간략히 그동안 진찰해서 얻은 결론을 말하자면, 잘 치료하기 위해서는 환자의 정신, 마음과 몸의 상태, 물질적인 몸의 상태, 이 모두를 다 봐야 한다는 것입니다. 그래야 만성적인 질병상태에서 치유될 수 있습니다. 오늘날 얼마나 많은 사람이 만성적인 질병상태로 병원을 전전하고 있습니까!

물질적인 몸에만 집착하는 양방의학은 크게 성공을 했죠. 물질적인 구조와 성분의 몸에 대해서 한의학과 비교할 수 없이 훨씬 더 자세하고 구체적이고 세밀히 알게 되었죠. 그리고 진단 분야도 물질적으로 훨씬 더 소상하고 정확히 판별하는 듯합니다. 그런데 꼭 그런 것만은 아닌 게 현실이에요. 몸은 단순한 물질적인 구조와 성분으로만 해석하지 못 하는 차원이 있죠. '정상과 병' 그 사이에는 (양방에서 아직 진단되지 않는) 여러 층, 단계의 병증(病證)·병변(病變) 상태가 존재합니다. 예를 들면 정상세포가 암이나 간경화로 전변하기 위해서는 급격한 악화상황에서도 그럴 수 있지만, 수개월에서 수년에 이르는 여러 병변상태를 지나서 세포형질변경이 일어납니다. 중풍이나 심장마비, 신부전증, 흔한 당뇨나 혈압도 그 이전 단계, 전조증이 존재합니다. 병이 1이 아니라 10이라고 생각됩니다. 신경계와 호르몬계 특히 정신과 마음-뇌에 관한 부분은 아직은 미흡한 상황입니다. 이는 정, 기, 신과 관련이 깊고, 한의학에서 말한 정과 기와 신의 문제는 하나로 통일돼 있지만 여기에서 분류하여 정, 기, 신으로 나누어 봤어요. 우리가 그 사람의 선천지정, 선천지기, 선천지신까지 파악을 하고 그리고 후천지정, 후천지기, 후천지신까지 논할 수 있을 때, 어떤 환자가 와서 어떤 치료를 받든 간에 치유의 길에서 벗어날 일이 없어요. 하나를 예로 들면 지금 한 아이가 '틱'이라는 질병양상으로 지난해 6월부터 계속 병원 치료를 받았지만 아무런 효과가 없었어요. 정신적인 진단부분은 현대의학에서는 멀리 있죠.(정확성의 문제가 있다. 어떤 차원에서 보느냐에 따라 진단은 달라지고 현실도 달라진다.) 치료는 절대 다수가 그러하듯 약물 위주로 받았는데 아이의 상태가 어떠한가, 앞으로 예후가 어떻게 될 것인가는 불명확하였죠. 의서에 나온 병만 보지 현실 속에 존재하는 환자의 전체 상태를 파악하는 데 한계가 있습니다. 한의학적 진단으로 보아 선천지정도 좋고 선천지기도 좋고 선천지신도 모두 괜찮다는 말이에요. 다만 후천지기에 문제가 있다. 이것이 어느 정도 영향을 미쳤는가에 따라서 단순히 틱이냐, 아니냐의 답이 나옵니다.

  질병상태에서 노정된 약시나 근시라면 한의학적 치료를 해도 되겠지만 선천지기로 이미 유전적인 경우에서 노정된 문제라면 낫기 어렵겠죠. 그래서 우리가 환자를 진찰하고 치료할 때 사람의 선천, 후천적인 정, 기, 신으로 나누어서 그 사람의 생명력을 파악하고 있다는 것입니다. 선천지신(先天之神)은 과연 무엇인가라고 할 때 신(神)을 여러 가지로 분류할 수도 있고, 또 정(精)은 어떻게 분류하느냐 이것도 문제이고, 또 기(氣)를 현대적으로 어떻게 해석할 것인가도 중요합니다.

　　본론으로 들어가서 현대의학의 진단이 얼마만큼 월등함에도 불구하고 완전하지 않은 허점이 있다는 것입니다. 이에 대해서 조금 말씀을 드릴 텐데 사람이 태어나기 이전, 임신에 대한 부분부터 시작을 할게요. 임신이 가능한가? 하는 부분은 현대의학에서는 불명확해요. 불임환자를 보는데 이분이 임신이 가능한지? 임신이 불가능한지? 현대의학은 불명확할 때가 있죠. 아주 분명하게 이 사람이 폐경이 돼 있거나, 아니면 난관이 완전히 막혀서 배란이 전혀 안 되고 있거나, 아니면 남자가 정이 희박해서 정소(精少)증이 확실하거나 하는 경우라면 명확히 나타나겠지만 거기에도 참 재미있게 중간지대가 있어요. 불명확한 상태가 존재하죠. <반지의 제왕>에서 중간지대가 괜히 나온 말이 아니에요. 선과 악의 중간지대처럼 중간층이 있어요, 암도 아니고 양성도 아닌 중간층이 있는 것처럼, 발현 직전의 중간층이 있는 것처럼. 그것이 말기에 이르러서도 나타나요. 평소에는 괜찮았는데 어느 날 병원에 가보니까 말기라는 진단결과가 나왔어요. 중간층은 어디에나 있어요. 단순히 1단계에서만 있는 게 아니라 마지막 상태에서도 중간층이 존재해요. 다시 임신의 부분을 말하면, 치료 이전에는 임신이 완전히 불가능한 상태인 경우·자연히 임신 가능한 경우, 그리고 그 사이 중간이 존재합니다. 임신은 가능하나 어려운 상태이죠. 부부가 건강한 아이를 가질지? 아니면 허약한 아이를 가질지에 대해 의학적인 진단을 해 보아도 불명확한 상태도 있죠. 임신하게 되면 선천적인 질환을 앓을 수 있을지? 유전적 결함을 가질지? 아니면 임신 중에 유산이 될지? 또는 임신 중독증이 걸려 심하게 고생할지? 등 상태를 예측한다는 것은 양방진단으론 잘 모르고 있는 것 같아요. 이러한 부분은 부부(夫婦)의 건강상태를 체크하는 한의학적 진단을 통하여 가능할 수 있죠. 건강상태와 단계를 파악한다면 임신가능유무·태아이상유무 예측·임신 중이나 혹은 산후 문제의 예측 등이 일정하게 가능할 수 있습니다. 예를 들어 부부가 임신이 가능한 상태에서 일정 이상 건강하다면 단 한번의 관계를 통해서도 임신이 가능할 수 있어요. 다시 말해서 건강한 레벨 이상이면 단 한번의 시도에도 임신이 됩니다. 그런데 어느 건강단계 이하로 떨어지면 2~3개월에서 6개월 이상 지나야 임신이 되는데, 이러한 건강 레벨 상태를 현대의학에서 연구는 하였는지 모르겠지만 논한 경우를 보지는 못했죠. 우리가 병증 상태를 말할 때, 최상, 건강, 반건강, 혹은 경증, 중등도, 중증, 위중, 위독, 사망에 이르는 그런 건강 상태가 존재한다고 하는데, 현대 의학에서는 이런 부분을 언뜻 비슷하게 이야기하면서도 정확히 이해를 하거나 치료에 응용하거나 하는 것은 없어요. 임신 부분도 그래요. 그래서 아이가 태어날 때 100% 건강하느냐 하는 것은 다른 차원이죠. 아이의 선천적인 문제를 미리 예측하지 못 하므로 얼마나 많은 아이들이 불건강한 상태로 태어날지 알 수 없어요. '누구나 건강하게 태어난다.'라는 말은 인류애 차원에서 선언적 의미를 갖지 몸의 물질적인 실제는 아니죠.

이후 태어난 소아의 진단에서도 미흡해요. 양방의학이 크게 선천적인 심장병이나 어떤 장기의 폐색 정도는 잘 진단하지만 감기를 자주 앓은 아이가 폐(肺) 기능이 약한지, 간(肝)에 독소가 많은지, 간기능이 항진돼 있는지 아니면 다른 장기가 손상을 입었는지, 저능아에 근접하게 뇌기능이 저하된 상태인지, 척추가 틀어진 상태인지 잘 모르죠. 아이의 오장육부가 명확하게 자리매김하지 않은 시기이기 때문에 7살~10살 이전에는 장부의 상태를 명확히 파악하기는 어렵다고 봅니다. 그래서 의사가 종종 놓치죠. 소아 오장육부의 상태 진단은 난해한 부분이 있어 실수가 있다는 것입니다. 아이가 감기에 자주 걸리면 '호흡기 기능이 약하다'라고 말하잖아요. 아이는 호흡기 기능이 약해서 감기에 잘 걸린다? 그런 아이도 있지만 실제로 그렇지 않은 아이가 많잖아요. 명확하지 않은 진단으로 X-ray나 심폐 호흡기로도 나타나지 않고 혈액검사로도 나타나지 않는 부분이 의외로 있죠. 반건강 상태, 질병 이전의 진단이 미진하기 때문에 그렇죠. 의학사에 이런 말이 있는데 '남자 열 명보다 여자 한 명 치료하는 것이 어렵고, 여자 열 명보다는 아이 한 명 치료하는 것이 더 어렵다.' 그렇지만 실제 임상에서 보면 그 반대이죠. 진단만 더 잘 할 수 있다면 아이 열 명이 훨씬 더 치료가 쉽고, 그 다음에 여자가 치료가 쉽고, 남자의 치료가 더 어렵죠. 다시 말해서 진단이 어렵기에 나온 얘기죠. 특히 정신적인 부분은 실수가 더 많아요. 아이가 서너 살 될 때까지 소아과, 이비인후과 다니면서도 아이가 정상적인 학교생활을 못하는 상태에 있는지 모르고 다니는 경우가 간혹 있어요. 부모는 건강히 자랄 것으로 믿는데 실제는 저능아이로 일곱 살 되었을 때도 말을 잘 못하고 행동거지가 불분명해서 일반 학교생활이 어려워 장애인 학교를 다녀야 하는 그런 상태가 있어요. 이렇게 뒤늦게 아는 경우가 있습니다. 아이 상태가 좀 낮다 하면 일반초등학교를 다녀도 최하의 학습능력을 보이죠. 다시 말하지만 정신적 문제가 심각한데 네다섯 살 때까지 병의원을 다님에도 불구하고 그걸 미리 파악을 못해요. 그것은 아이의 표면적인 1차적 증상만 보고, 정신 상태나 건강 상태를 전혀 보지 않았거나 파악할 수 없었기 때문이죠. 그건 의사의 한계이며 의학 자체가 가지고 있는 한계이죠. 학습장애, 과이상행동, 주의력결핍, 틱, 간질 등의 진단과 치료에서도 그래요. 아이를 보고도 모를 수 있어요. 그런 증상은 이러한 원인(관심을 충분히 받지 못한 상태)에서 비롯되기도 하죠. 정신 상태는 눈을 통해서 이 아이가 정상인가? 파악하죠. 눈을 통해서 총명한 정도, 의지의 정도, 의식의 정도를 알 수 있어요. '눈에 촉기가 있다.'는 표현처럼 총명함도 눈에 있다 했죠.

아이 생명활동은 주변의 영향을 많이 받고, 주변에서 영향을 주는 편이지요. 즉 아이가 어리다고 여겨서 우리나라에서 부모들이 많은 개입을 하고 있고 그 개입이 갈수록 거세지고 있습니다. 아이가 주체성을 갖고 자기 삶을 꾸려나가는 데는 옛날보다 못하잖아요. 아이가 잘 훈련은 되지만 그런 변수가 있어요. 주변에서의 그런 변수만 줄어든다면 치료의 효과가 그에 반응해서 100% 일어나게 되죠. 그러나 부모의 영향이 지대하기 때문에 또 그렇지도 못 한 게 현실이에요. 그런 예로는 요즘 많이 말하는 아토피가 있습니다. 어떤 의미에서는 아토피가 암 치료보다 어려워요. 아토피에서 가벼운 것은 1, 2주에서 1, 2개월에 회복이 되지만, 악질적인 경우에는 주변 환경의 영향이 개선되지 않고서는 아토피가 완치될 수가 없죠. 그 아이만의 문제라면 치료가 되지만 주변에 있는 부모의 문제라면 그 주변이 개선이 되지 않으니까 아토피가 계속 발생할 수밖에 없다는 거죠. 이 부분에서도 어떤 진단도 하지 못 하죠.

요즘에 운동 부족과 아이가 가지고 있는 스트레스의 누적으로 변비나 생리불순 그리고 복부에 있는 덩어리들 또 허리 주변의 지실 주변에 있는 적(積), 표피를 떠나 넘어선 적(積)이 만들어져 있는 청소년들을 볼 수가 있어요. 이런 부분도 진단되지 못 하는 상황이라고 봅니다. 이런 상황의 누적 상태가 지속이 되면 병을 심화시키고 자궁질환, 불임이나 만성질환, 암의 발생을 높이죠. 참으로 오늘날 20대 전후 젊은이들의 불건강한 정도가 심한데 양방진단은 병이 무르익어서 완전히 나타나기 이전에는 모르죠. 또 일상적인 경우 사람이 학업에 대해 등한시해도 정신적인 문제를 앓을 수 있는데, 암증(癌證)에 접근하는 20대 전후 여성들은 파동 검사를 해 보면 암증으로 나오기도 합니다. 생활에 불규칙한 식생활지속·학교와 가정생활을 벗어나서 사회생활에 첫발을 디뎠을 때, 우리 사회가 가지고 있는 불합리하고 부적절하고 강압적인 회사, 직장 생활에서 잘 적응이 되지 않아서 스트레스와 부적응이 돼서 심각한 건강상 문제를 일으키죠. 오늘날 새내기 직장인들이 초년 1, 2년은 그러는 것 같아요. 공기업은 좀 나은데 일반 기업이나 직장생활을 하는 사회 초년생들은 상당히 과도한 스트레스를 받아요. 질병상태에 노출이 되기도 하는데 청소년－대학까지의 과정에서 입시에 대한 부담과 그에 따른 진학과정이 아이에게 몸살을 앓게 하잖아요. 그런 과정에서 안락한 생활에서 대우해 주지 못한 사회생활의 적용은 과도한 스트레스 상황을 보이죠.……앞으로 아마 불임은 주된 질병의 하나가 될 겁니다. 예전에는 일부였는데 아마 초임의 1 / 3 이상 불임상태에 빠지지 않을까 생각이 돼요. 지금은 1 / 4에서 1 / 5이 불임증으로 고생한다고 보고되고 있죠. 불임은 1년 이상 자연스럽게 주 1~2회의 부부 관계를 했을 때 임신이 안 되거나 그 1년을 넘어선 상태라 하는데, 불임의 진단은 조금 전에 잠깐 말씀드렸지만 현대의학에서 진단이 명확하지 않은 경우가 있어요. 뒤바뀐 경우도 있어요. 남자에게 문제가 없는데 여자가 남자를 탓하고 여자에게 문제가 없는 경우에 흔히 여자를 탓하기도 하지요. 불임은 그 원인이 사회적인 상황에서 더 악화되어 임신 가능성이 떨어져서 그러는 경우도 있죠.

성인이 되면서 질병상태에 노정이 됐을 때, 예를 들어 두통의 원인이 암이었을 경우에도 현대의학에서는 암이 완전하게 발생하게 될 때까지 모르는 경우가 있죠. 물론 한의학도 마찬가지지만. 그 두통의 원인을 우리가 혈액이 막혀서 온다. 긴장성이다. 혈관성이다 이런 말을 들을 수 있지만 그의 원인과 정도상태를 파악하기 어렵기에 수년째 두통으로 고생하는 경우를 보잖아요. 또 어지러움증을 CT나 뇌파 검사에서도 이상이 없고, 청각 검사에서도 이상이 없으면 영양(營養)의 그 어떤 부분을 따져서 파악할 수 있겠는데, 어지러움의 문제를 현대의학에서는 아직 명확히 이해하지 못 하고 있다는 생각이 들어요. 빈혈에 포함시키기도 하고 분리하기도 합니다. 그리고 만성적인 중이염이나 축농증이나 인후염이나 편도선이나 만성적인 기관지염이나 만성적인 폐렴 등등 어떤 만성적이라는 부분을 단순히 염증이라는 문제에만 포커스를 맞출 때 그 사람의 병을 놓치는 경우가 있어요. 질병의 병명 그것만 보고 전반적인 상태의 몸을 파악하지 않을 때에 그 치료에 명확한 한계가 존재하죠. 흔히 말해서 이비인후과에서 안 나아서 다시 한방을 찾는 아이들의 경우 1년 이상 동안을 여기저기 병원으로 전전했다는 경우가 종종 있어요. 말을 하자면 세포의 변성화가 일어났다. 만성 상태로 내장기의 저하와 훼손상태가 회복되어야 하는데 이를 진단하고 치료할 체계를 구축하지 못한 현실이 존재하죠.……

성호르몬제 남오용으로 암이 발생할 확률이 있습니다. 우려는 분명해요. 그리고 양약의 일부 약 중에는 혈액세포가 파괴되거나 변형되어 병발까지 유도할 가능성이 있어요. 그렇지만 정신이나 마음에서 어떤 물질적인 몸의 암을 만들려고 하지 않으면 그런 조건에서도 발생하지 않아요. 그런 점에서 호르몬제가 암을 발생하지 않는다고 안심할 순 있지만 장복(長服) 시에는 암증과 같은 색(嗇)맥상이 나타나요. 물론 어떤 일로 인해서든 맥이 미약해지거나 실한 기운이 소실되어도 자연회복력이 뛰어나기 때문에 상쇄되고 회복되죠. 덧붙여 말하면 한약을 잘 쓰면 손상된 정허(精虛) 같은 부족 상태가 한약의 한, 두 제로 회복이 돼요. 빨리 회복될 수 있어요 선천적인 기운이 받쳐주는 사람은 정허를 유발하는 것은 식생활불량, 약의 오남용, 성 및 정신생활과로 등인데 한 부부가 아이를 가지려고 왔는데 남자가 부실해요. 선천지기는 너무 좋아요. 그런데 왜 부실하냐. 남자가 외부에서 관계를 많이 했어요. 부인도 그 사실을 알고 있어요. 신허에 보신(補腎)하는 약을 쓰니까 빨리 회복이 되죠. 3개월 만에 회복이 되면서 그 다음달에 바로 임신을 하게 되었죠. 그런데 조금 지나니까 그분이 또 왔어요. 보니까 또다시 정(精)이 떨어져 있어요. 일시적인 보충으로 보존이 되는 게 아닌데 사람의 습관이라는 게 쉽게 바꿔지겠어요. 자기가 결단을 하지 않고서는 실제로 그 탐욕을 끊기 어렵죠. 다른 예로 담배를 잘 못 끊잖아요, 피우는 사람들에게 실제로 그것도 하나의 탐욕이에요, 탐욕. 누구를 탓할 게 아니에요. 술을 마시는 것도 탐욕이에요. 술도 중독이고 담배도 중독이고. (중독이란 스스로 끊으려는 마음이 들 때 끊을 수 있어야 하는데 그렇지 못 하니 중독) 이런 만성적인 상태를 개선하는 데 또 그 부분의 한계가 있습니다. 만성 간염이 있다 하지만 간경화, 간암으로 진행되어 가는 데 어느 정도 진전이 될 것이냐. 이런 진단은 현대양방의학 가지고만 불명확한 것이 현실이에요. 얼마나 많은 간염환자가 간경화, 간암의 위협 속에서 심적인 고통을 받는지 알아야 합니다. 정말 진행된 상태를 병의원에서 발견하지 못 하고 마지막 상태에서야 발견하는 우를 반복하지는 않는지. 우리가 명확하게 이해는 못하겠지만 그래도 대략적으로 이 부분에서 '전혀 그럴 가능성이 없다,' '이미 병이 깊어져서 힘들겠다.' 등등 상태를 어느 정도는 파악할 수 있어야겠는데, 이런 부분에서 한의학의 장점이 있다고 보겠습니다. 신장이나 폐의 부분도 마찬가지고 진단기계의 한계가 명확하고……한의학적으로 100% 진단하고 낫는다는 말은 아니지만 병의원보다 훨씬 낫죠. 신장기능의 개선이나 췌장도 그렇지만 어떤 치료든 신장문제를 말하니, 노(老)의사께서 '모든 환자의 원인은 90%가 신허(腎虛)증이다. 음욕과 색욕으로 인해서 남녀노소 가릴 것 없이 신허증이다.'라고 그랬습니다. 그게 지금으로부터 14년 전 이야기이니까 지금은 얼마나 많겠어요. 예전에 간혹 보면 척맥(尺脈)이 미약하거나 소실되어 있는 상태를 볼 수가 있었어요. 그러나 이제는 그렇지 않아요. 식생활불량의 문제와 성적인 매스미디어 발달과 성문화 증가에 따라서 좌우측의 척맥 강침시 촉지되는 경우가 흔해졌죠. 아이들에서부터 중노년까지. (예로 독활지황탕에 지모황백이 기본적으로 들어가야 약이 되는 시대) 그리고 실제로 기질적인 신장 기능에 이상이 오고 있는 점도 보이는데, 예를 들면 신성 당뇨나 신성 고혈압이 폭증하고 있는데, 현대의학에서는 놓치고 있잖아요. 파악을 못하고 그냥 당뇨다, 혈압이라고 해 놓고 신성 당뇨나 신성 고혈압의 치료를 하는 경우는 드물잖아요. 성인병으로 가장 많은 것이 당뇨와 혈압인데 이 부분에 대한 명확한 진단도 한계가 있어요. 혈압의 수치나 당뇨의 어떤 부분도 표면적인 것만 진단하지 실제적인 접근은 아직 되고 있지 않다고 봐야 해요. 이런 현의학의 한계점들이 있기 때문에 미국이나 유럽에서 대체, 보완 요법이 등장했다고 봅니다. 그중 서양의학에는 한의학이 포함되었겠죠. 제대로 정통의학이 제구실을 한다면 대체보완요법이 무슨 필요가 있겠어요. 정말 학자적인 눈으로 정밀히 본다면 대체, 보완요법이 몇 가지를 제외하고는 그 가치나 의미가 거의 없고 그냥 하는 것뿐이죠.

그리고 중노년(中老年)이 되면 노화의 정도를 파악하는 것이 중요해요. 질병에 대해서도 파악을 해야겠지만 중노년의 노화의 정도, 이 노화가 어느 정도 되었냐 파악하는 것은 앞으로 현대의학에서 중요한 개발 여지가 있어요. 선진국에서 노령화의 정도를 파악해 그에 맞춰서 어떤 시스템 개발이 될 수 있겠죠. 치매 부분이나 골다공증 부분도 우리가 현대의학을 적용하든 한의학을 적용하든 먼저 선점을 하고 미리 파악한다면 의학의 주류가 되죠. 그것이 기본이 되죠. 신허(腎虛), 음허(陰虛)한 상태를 파악하여 골다공증을 미리 예증할 수 있어요. 30대에도 골다공증이 온 사람이 있고 30대에 폐경이 온 사람도 있어요. 몇 사람 봤는데 그럴 만해요. 이유가 있으니까 그런 일이 생기죠. 식생활이 부실하고 운동도 거의 않고 무위도식(無爲徒食)하거나 맥이 유활(濡滑)하는데. 노년의 진단은 중풍 및 치매와 암의 진단이 중요하죠. 중풍의 진단 이것이 조기에 진단이 되느냐 하는 것은 어려움이 있죠. 한의학은 이런 점에 기회가 있어요. 양방의 6대 암 조기 진단이라고 해서 한 번 이야기했잖아요. 그 증상이 나타나는 것들이 대체로 거의 다 말기에 접근했을 때 나타나는 증상들이죠. 몇 가지는 초기에 나타나는 증상이지만 대부분 이미 말기에 접근했을 때 나타나는 증상이죠, 치매도. 친척 한 분에게 치매를 예견한 것이 2년 전인데 1년 이후에 치매가 됐고 1년 후에 사망을 했어요. 가족에게 2년 전에 왔을 때 말씀을 드렸는데 그때는 이해를 못하는 거예요. 무슨 말을 해야 할지 참 난감했습니다. 마지막 상태에서 사망 1년 전에 왔을 때 이렇게 해야 생명을 연장할 수 있다 했는데도 형편상 하지 못 하더군요. 아무튼 주변에서 이런 일이 일어나요. 중풍도 그렇죠. 코미디언의 심장마비 사망도 그래요. 완벽한 진단이 힘들고 내가 완벽하게 진단을 못해서 놓칠 수도 있지만 거의 모든 중증에는 100% 예증이 있죠. 누구에게나 갑자기 큰 병이 오겠어요? 그런 경우는 선천적으로 뇌의 혈관 이색 기형인 경우인데 그것도 괜한 것은 아니죠. 실제 어떤 사람이 뇌혈관의 기형이면 그 사람의 행동거지나 상황으로 나타나요. 그런 경우가 아니고 일반적으로 뇌혈관 장애나 심혈관 질환을 통해서 중풍이 전해져 오는 환자는 갑자기 그럴 이유가 전혀 없죠. 질병이란 그 개인에게 있지만 99% 이상은 그럴 만한 조건과 상태에서 발현이 돼요. 중요한 것은 앞서 이야기하는데 '질병을 어떻게 보는가' 하는 거예요. 또 '우리가 뭘 진단하느냐' 하는 것이에요. 질병은 그 사람에게 필연적으로 발생하는 그 어떤 상황이에요. 환자는 우연히 발생했다고 말할 수도 있지만 그 우연은 필연을 동반한 우연이죠. 그러하니 의학은 과학이 될 수 있죠. 그럴 때 '그것이 불행이냐' 하는 것은 한 번 생각해 봐야 해요. 우리가 '죽음이 불행이냐?' 하는 것을 다시 생각해 봐야 해요. 부처와 같은 해탈의 입장은 아니더라도 죽음을 의학적으로 봐야 해요. 의학적으로 어떻게 받아들일 것인가. 죽음은 누구나 경험하는 바이고 겪어야 할 운명이에요. 필연적으로. 죽음 이전에 질병은 겪어야 할 운명이에요. 또한 질병은 발생할 만한 조건하에서 발생하는 것이에요. 그 질병은 부위(部位), 경중(輕重)이 있고 천심(淺深)이 있고 원발처가 있으며 진행속도와 진행부위, 진행의 과정이 있어요. 그런 부분을 진단하고 살펴야죠. 병명만 진단하면 참 쉬운 일이지만, 그 병명만이 아니라 다른 더 중한 병증이 존재하는 경우도 적지 않고, 그 병명만 안다고 하여 그 병이 치료되지도 않은 경우가 오늘날 현대병이 아닙니까? 그러니 더욱이 그 과정에 미치는 주변 환경인자, 정신의식상태, 생활습관, 약물의 오남용 등등을 파악해야 하죠. '진단에서 어디에 눈을 두느냐', '무엇을 진단하겠느냐'는 매우 중요한 문제이죠. 현대적인 병명에 연연할 필요가 없는 이유는 그 병명진단만 가지고는 제대로 할 것이 없기 때문입니다. '갑상선질환', '크론병', '불임', '간질', '암' 흔한 '아토피', '비염', '당뇨', '고혈압'의 진단은 그저 간단히 할 수 있지만, 그 상태의 증후 판별은 어렵죠. 그러하니 그 많은 병의원과 의사가 있어도 병명은 수개월－수십 년 동안 존재하여 앓고 있고 치료되지 않고 있는 것이겠죠.

병과 생사를 냉철한 입장에서 보면 그런 상황이 됐으니까 병이 발생하는 것이고 그런 발생의 상황에서 겪다가 생명을 다하죠. 대자연의 입장에서 보면 자연스러운 현상이에요. 질병은 일어나야 될 일이고 죽음도 100% 일어나야 할 일이라 이거죠. 그런데 자연은 생명 존중과 생명 회복이 우선이죠. 그러하니까 죽음보다 삶이 우선이죠. 무슨 말인지 아시겠습니까? 죽음보다 삶이 우선이에요. 동물의 세계에서도 명확히 드러나죠. 대자연의 입장에서 보면, 생존의 경쟁이라고 하지만 생존가치가 없거나 죽음에 대해서 근접한 것은 사라지게 만들고 생존할 가치가 높은 것만 생존하게끔 유도를 해요. 동물의 세계에서 보면 형제지간에도 경쟁해서 서로 죽이기도 하고 어린 시기에 어떤 경우에는 죽게 방치를 하고 어미도 그것을 동조하는 경우도 있어요. 삶, 그것은 죽음이 아니라 생존이 우선하기 때문이에요. 생존 경쟁이 아니라 삶이 우선이기 때문에 그렇다고 봐야 해요 바라보는 시각에 따라 같은 일도 해석이 달라져요. 냉철하게 보아서 자연이 경쟁을 시키는 게 아닌데 그렇게 보는 것은 인간적이고 이성적인 시각이죠. 경제적인 시각이에요. 쉽게 말해 동물적 시각에서 보면, 자기가 경쟁하면서 살아간다는 시각이고 자연순화적인 입장에서 보면 그게 그 생명을 존중하는 입장이죠. 이 세계는 한정되어 있고 이 세계에서 살아가야 할 것들 중에는 생명이 더 우선하기 때문에 건강성이 더 우선한다는 거죠. 그래서 현실에서는 우위가 존재를 해요. 상대적인 우위가 존재를 한다는 것이죠. 진단에서 상대적인 우위가 존재를 하고 치료에서 상대적인 우위가 존재를 하고 건강에서도 상대적인 우위가 존재를 해요. 의식에서도 그리고 마음에서도 몸에서도 그래요. 그래서 평등하지 않다는 것을 알아야 해요. 자연의 대 평등 속에 차이가 존재한다는 것을. 자연의 법칙은 누구에게나 적용되고 누구에게나 평등하지만 우위가 존재한다는 것을 알아야 해요. 우리가 '대자연은 인간 존중이고 생명 존중이기 때문에 누구나 평등하다.'라 하여 어떤 것에서 평등만 주장하는 것은 어리석은 행동이라니까요. 자연은 누구에게나 그 어떤 기회를 주는 것은 평등하고 자연에서 주어진 객관적인 조건은 평등하지만 그 개체가 가지고 있는 것은, 즉 개개인이 가지고 있는 것은 다 같지 않죠. 그게 개별성이죠. 주체성이고 자주성이고 그게 삶이고 인생이죠. 모두가 같다면 목성과 혜성, 지구와 달이 같다면 아무것도 존재할 가치와 의미가 없죠. 이 지구가, 우주가, 생명이 존재할 가치가 없죠. 각자의 나름대로 독자성과 개별성이 있기 때문에 존재의 가치가 있는 거죠. 똑같이 평등하니까 그 사람과 똑같이 대우해 달라. 이것도 문제가 있다는 거죠, 제가 기적 같은 경우를 몇몇 보잖아요. 예를 들면 양방 의사라면 세계 유명한 의학잡지에 기재할 만한 기록들이 있잖아요. 그렇지만 그 환자를 보면 처음부터 그럴 수 있는 상태였어요. 그 사람에게 그런 것이 내재되어 있었다는 거죠. 의학의 치료라는 것은 도움이 되는 방편이고 도구일 뿐이죠.

한의학의 진단의 부분으로 다시 되돌아가서 보면 그 몸의 상태를 우리는 구체적으로 파악하려고 했어요. 실제 아이를 둔 사람은 알겠지만 최근에 보면 장부론 변증이라든가 복진이라든가 아니면 사상의 판별을 통해서 뭘 하겠다 '이런 병증에는 이런 약을 써야 한다.' 하는 것이 있죠. 그게 불명확하기 때문에 한의학이 현재 답보 상태에 있다고 보죠. 그리고 전체적인 환자에 대한 이해가 없이 구상이 되기 때문에 불투명, 불명확해요. 진단의 한계가 명확해요. 그래서 한의학이 양방의 대체, 보완으로써 10%~20%로 자리매김하는 데 한계가 있는 것이에요. 현재 4%, 5%밖에 안 된다고 하잖아요. 의료 시장에서 장악하는 비중이 그거밖에 안 된다는 거죠. 10%에서 20%는 될 가능성이 있는데.

 다시 말하지만 환자를 진단하는 것은 어떤 부분을 진단하는가가 중요하죠. 내가 어떤 부분을 진단해 나갈 것인가 말이죠. 내가 환자를 진단해 보니까 이것을 진단해 나가야겠다는 것을 반대로 얻었어요. 서론, 본론, 결론이 있으면 결론에 들어가서 얻었다 이거예요. 반대로 두 분은 내가 얻은 결론을 가지고 있으니 단시간에 환자를 이해하는 데 도움이 되겠죠. 이 사람이 왜 이렇게 답보 상태에 있는지, 왜 이 사람은 이 증상을 반복하는지, 왜 이 사람에게는 약도 처방 않고 그냥 이렇게 오면 상담만 하고 보내는지, 왜 이 사람은 병이 깊은데도 잘 견디는지, 왜 이 사람은 병이 얇은데도 헤매고 있는지, 그런 것은 물질의 상태만 보고 해결할 문제가 아니라는 거죠. 물론 의사니까 물질의 상태도 잘 봐야 하죠. 몸의 상태도 제대로 진단 안 되니까 헤매고 있는 것이 오늘날의 의료계니까. 몸의 물질적 상태도 제대로 보지 못해서 치료를 제대로 못하고 있는 현대의학이고 한의학의 한 부분이라고 솔직히 봐야 하죠. 그렇지만 임상을 잘 한다는 것은, 그런 부분을 잘 파악할 때, 환자를 잘 다스리겠죠. 그것을 한의사들은 어느 정도 해요. 왜냐하면 감이 있죠. 경험이 있기 때문에 5년, 10년 해 보면 환자에 대해 어느 정도 감이 있어요. 지속적으로 보는 환자이면서도 한두 번 실수를 하죠. 어느 날 갑자기 크게 병들고 죽어 버리고 사고가 나고 한 후 그 사람의 차트를 보고 왜 이랬지? 그 사람이 왜 이리 되었을까? 하고 뒤돌아서 후회하고 반성하고 다시 공부해 보기도 합니다. 감이 있어서 알 수가 있다는 것이죠. 그게 경험이죠. 양방 의사 중에도 그런 경험을 통해 얻을 수 있겠지만 많이 놓치는 게 의료기기로 국소 부위의 물질만 늘 보기 때문에 그렇죠. 한의학은 그래도 전반적인 상태를 보면서 나름대로 치료하기 때문에 시간의 흐름에 따라 경험이 누적되면 노하우가 생기게 되고 자기의 진단, 치료 체계가 만들어져요. 이제는 학문적인 부분에서 승화되려면 정말 실질적으로 존재하는 것이 되어야 하겠죠. 진단의 정확성, 이론의 과학성이 요구된다는 말이죠. 정말 간(肝)에 문제가 있다고 한다면 현대 의학적으로 간에 문제가 있거나, 아니면 아직은 현대의학에서는 진단이 되지 않는 어떤 상태에 있거나 이런 정도는 파악이 되고, 이게 정말 어떤 병으로 진행이 될지에 대해서도 명확히 이해가 있어야 한다는 것이죠. 객관적인 의사로서 갖추어야 될 소양이 아닙니까. 내부의 문제이지만 헛된 의론이 존재하는 한의학계이죠. 그런 점에서 이제 일부분에서라도 한·양방 통합 의대가 만들어져야 한다고 봐요. 한·양방 통합 의대, 통합 의사. 그러면 적어도 양방의 한약 폄하, 한의학계에서 거론되는 문제는 모두 사라지겠죠. 몇 개 의대에서 한의대와 합쳐 통합 의대를 만들게 되면 양의사들이 침을 놓으면서 침에 대해서 안 좋다는 말은 안 하겠죠. 옛날에는 침에 대해 좋지 않은 말들을 많이 했었는데 지금은 그런 말이 사라지잖아요. 의사들이 실제 사용하여 자기들끼리 자중하잖아요. 우리도 한의학의 내부 문제에 대해서 의사에게 말하지 않잖아요.……

한약이 사람의 정, 기, 신을 다스리는 데 도움이 돼요. 정, 기, 신뿐 아니라 장부의 귀경도 그것이 100%는 아니지만 의도가 있어요. 의미가 있어요. 정과 물질과 몸의 기운 간에 일정하게 한약이 작용을 하죠. 심리적인 부분이나 몸의 물질적인 부분을 다스리는데, 결국은 한의학의 진단이 몸의 오장육부의 불균형이나 정신 상태를 파악하지 않으면, 물질 상태의 병변과 정신 상태를 파악하지 않으면, 그것이 갖는 치료적 한계가 어떠한가를 알 수가 없어요. 포커스를 맞추라는 것이에요. 환자의 진단이나 치료의 포커스를 맞추라는 이야기죠. 그러니까 어떤 부분을 진단할 것이며 환자의 어떤 부분을 봐야 하는지 포커스를. 아주 드물게 그런 경험이 있었어요. 환자 전체의 상태를 보지 않고서 부분만 보고 진단을 했다가 정말 중요한 부분을 놓쳤어요. 정말 운동을 더 했어야 하는데, 정말 비만한 부분이 있는데 인지하고 있으면서도 하다 보면 간혹 그것을 빠뜨려요. 식생활도 문제고 다른 부분도 문제지만 아주 원초적인 문제를 그냥 둔 채 다른 것만 말하는 경우가 있어요. 원초적인 몸의 구조나 상황들을 담음(痰飮)이 노정하고 있다면 그에 대한 약을 쓰면서 생활 속에서도 깨야 하는 것을.

덧붙여 아무리 정확히 진단을 하는 의사라도 모든 환자를 완전히 치료하지는 못해요. 그것은 사람이 가지고 있는 병의 창조력이라는 게 끊임이 없고 끝이 없기 때문이에요. 모든 질병은 인간이 만들어요. 위염만 하더라도 여러 가지 평소의 상황들을 그 사람이 만들어 낼 수 있어요. 그것을 완벽하게 치료로 모두 커버한다? 그건 불가능하며 어리석은 거예요. 그건 반대로 내가 그 사람이 되고 내가 그 사람을 조정하는 하느님이 된다는 것인데, 내가 어떻게 그 사람이 되겠어요? 지금 이런 환자가 있어요. 날마다 구역질이 일어나요. 그 큰 의지와 그 힘든 창조를 한 번 침술로 제거한다는 것은 한계가 있어요. 그 사람의 의지는 그 사람의 것이죠. 우리는 그 사람의 상태를 보고 도움을 주는 것뿐이죠.

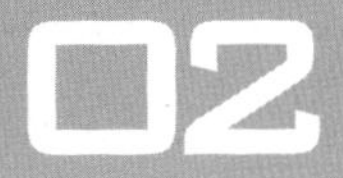

02 28맥 정리 및 강의

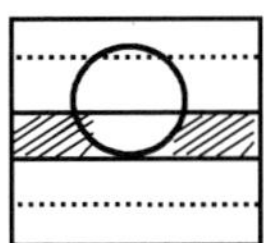

제1절 부맥(浮脈)

1. 부맥(浮脈)의 맥상(脈象)

浮按不足擧有餘

* 부(浮)는 가라앉지 않은 것이니 맥이 육상(肉上)에서 박동하는 것이다. (의학입문)
* 활백인은 "부는 침하지 않은 것이니 누르면 힘이 없고, 가볍게 들면 힘이 있어서 손가락에 가득히 떠오르는 것을 '부(浮)'라 한다"고 하였다. (맥학집요)
* [고찰] 부맥(浮脈)은 가볍고 누르면 맥상이 잡히고, 무겁게 누르면 힘이 조금 감소(減少)되나 속은 비지 않으며, 손가락을 들면 손가락에 가득 차며 힘이 없는 맥상이다.
  (맥경의 脈形狀)指下秘訣에 대한 연구(논문), 이하는 「맥형 연구」로 함)

2. 부맥(浮脈)의 의미

* 외감(外感)의 경우……인체의 정기(正氣)가 사기(邪氣)를 저항하기 위하여 체표(體表)로 부상(浮上)하고 기(氣)가 부상하면 혈도 따라 부상하기 때문에 부맥을 형성한다. 내상의 경우 정혈이 부족하여 기가 정혈과 상합하지 못 하고 허양으로 변하여 부상하거나 구병(久病)으로 양기가 미약하여 음을 간섭할 능력이 없을 때에도 부맥이 형성. (의학입문)
* 장로옥은 '부맥은 경락과 기표에서 감응하는 것이니, 바로 사기(邪氣)가 삼양경(三陽經) 가운데로 침입하여 맥기가 밖으로 고동쳐 나가기 때문에 가득 차게 떠오르는 것이 손가락에 감응되는 것이다.' (맥학집요)
* 부맥은 대체로 외사가 기표에 침습하여 체내 위양(衛陽)의 기가 외사에 저항한, 즉 정기가 외충(外充)하고 양기가 부월하여 표를 고(鼓)하여 부하게 되는 것이다. (한방진단학)
* 부맥은 경락이 근표에 위치하면 병이 주로 표에 있는 것이다. 근주(筋腠)가 사습(邪襲)하여 위(衛)의 양이 외사(外邪)에 저항하여 맥이 외에 기고박하니 지로 부(浮)를 응하는 고로 부가 유력하여 표실(表實)이고, 기허하여 내수(內守)가 불능하여 부월(浮越)이 외에 있어 맥이 역시 부하여지며, 부맥으로 무력하며 표(表)가 허(虛)한 것이다. (동의진단학)

3. 부맥(浮脈)의 주병(主病)

1) 『入門』에 "부하면서 힘이 있으면 풍사(風邪)로 인한 병증이고 힘이 없으면 이는 허손(虛損)으로 인한 병증이다."
2) 『맥학집요(脈學輯要)』에 "장개빈은 '부하면서 힘이 없고 속이 빈 것은 음(陰)이 부족한 것이니 음이 부족하면 수기(水氣)가 휴손된 증후이므로 혈이 심장을 영양하지 못 하거나 정이 기로 화하지 못 하여 중기(中氣)가 허한 것을 알 수 있다.' ……장로옥은 '부맥의 주병은 모두 표증에 속하지만

반드시 힘이 있어야 바로 유한 사기에 속하니……병이 오래되었는데 맥이 도리어 부(浮)하면 이것은 중기가 휴손되어 내부를 지킬 수 없는 것”

3) 『맥어(脈語)』에 “병사가 표부에 있는 것을 주재하니, 부하면서 완하는 것은 풍사(風邪)에, 부하면서 긴하는 것은 한사(寒邪)에, 부하면서 허(虛)한 것은 서사(暑邪)에, 부하면서 색(濇)한 것은 무로(霧露)에, 부하면서 활하는 것은 풍담(風痰)에 상(傷)한 맥이라 한다.”

4) 『사언거요(四言擧要)』에 “부맥은 표증을 주재하고 이부(裏部)는 반드시 부족한 맥이니 부하면서 유력한 것은 풍열(風熱)증이고 무력한 것은 혈약(血弱)증이다.”

5) 『동의진단학(東醫診斷學)』에 “표증. 유력하면 표실하고 무력하면 표허이다.”

6) 『한방진단학(韓方診斷學)』에 “외감표증·풍수[피수(皮水)]·허로실혈·간적종류”

[부 언]

① 부맥의 주병시(主病詩)

‘浮脈은 爲陽表病居요 遲風數熱緊寒拘라

浮而有力多風熱이요 無力而浮是血虛라

寸部는 頭痛眩生風이요 혹 有風痰聚在胸이요

關上은 土衰兼木旺이요

尺中은 溲便不流通이라’ (『瀕湖脈學』 13쪽)

(부맥은 양맥으로 표병에 표사 있고, 부지(浮遲)는 풍사(風邪), 부긴(浮緊)은 한사(寒邪)에 잡혀서 그리된 것. 부하면서 힘이 있으면 이는 흔히 풍열사요, 무력한데 부하면 혈허한 까닭이다.

촌부가 부할 경우는 풍사가 원인이 되어 두통, 현훈 발생하고

혹은 흉중에 풍담이 모여 부맥이 보인다.

관상에서 부맥은 토쇠목왕의 겸증이요

척 중에 부맥이 보이면 溲便이 불통한다.)

② ‘浮하면서 虛하면 표부가 허하고, 浮遲하면 중풍이고, 浮數하면 風熱이고, 浮急하면 風寒이고, 浮緩하면 風濕이고, 浮虛하면 傷暑요, 浮芤는 失血이오, 浮洪은 虛熱이오, 浮散은 勞極이라.

傷暑이고 浮扎하면 失血이고, 浮洪하면 虛熱이고, 浮散하면 五勞와 六極
이다.

4. 부맥(浮脈)의 임상적 고찰

맥이 떠 있다는 것은 크게 1) 생기유여(生氣有餘)와 2) 음기(陰氣)의 부족[營血不足] 그리고 3) 외기(外氣)감촉[상한(傷寒)의 표병(表病)], 감정(感情)의 들름[激化]을 의미한다. 또한 운동, 활동, 감정의 즉후(卽後)를 의미하기도 한다.

1) 외기감촉(外氣感觸)

부맥(浮脈)은 표증(表證)을 주재하는데 그것은 외기감촉, 즉 육음(六淫)[風寒邪 등] 및 외부의 병사(病邪)에 감촉된 상태로 흔히 상한(傷寒)의 병증을 의미한다. 흔히 부활삭(浮滑數)하거나 부삭(浮數)[혹 충(衝)]의 맥으로. 여기서 '삭(數)'은 매우 중요한 의미를 가지는데 외사(外邪)가 들어가 물러가지 않고 진행하고 있다는 것을 의미한다. 즉 현재 좋지 않은 기운에 감촉되어 해결되지 않고 있다는 것[感氣]. 중복(重複)의 상한에서도 재차 삭(數)맥을 나타낼 것이며 이는 열증(熱症)을 동반하는 경우가 흔하다.

☞ 이에 대해서 '浮脈主病 皆屬於表 但須指下 其力 卽屬有客邪 其太陽本經 風寒營衛之辨 全以浮緩浮緊……'(맥학집요) 라 하였습니다.

상한이 풍한사(風寒邪)만의 의미가 아니지만, 감기(感氣)는 단순히 바이러스, 세균에 의한 감모를 말하는 것 이외 외부 병사, 혹은 지금의 수맥파(水脈波), 전자파(電磁波) 등을 포괄하는 의미가 있으며, 또한 부삭(浮數)한 감기는 바이러스성 감기가 아닌 주위사람이나 환경에 의한 감촉현상을 의미하기도 한다.

어떤 경우에 장한(長寒), 독감(毒感)의 상황이 아닌데도 불구하고 한동안 감모 맥부삭(脈浮數)함을 유지한다면 이는 외사감촉이 지속적으로 유지되는 상황을 의미한다. 예로 아이가 부모의 병사(病邪)로부터 감촉(感觸)이 지속될 때, 비염

(鼻炎) 및 기침 해수(咳嗽) 등 감기지속(感氣持續)·시작시열(時作時熱)·천면(淺眠)·불안(不安)·야제(夜啼) 등의 상태를 나타낸다. 외기(外氣)의 육음(六淫), 풍한사(風寒邪), 감기(感氣)로 인한 부맥(浮脈)현상은 어느 정도 생기유여(生氣有餘)함을 표현하기도 하는데 물론 환자가 평소 병중(病重)하여 부활현(浮滑弦)하면서도 무근(無根)하여 침압시(沈壓時) 무력(無力)무맥(無脈)[절맥(絶脈)]할 경우는 완전히 다르지만, 대체로 감모상한에 부맥은 그만큼 표증(表證)이며 병사를 이겨낼 수 있다는 의미에서 증상은 심할지 모르나 병(病)은 가볍다. 표증 감모의 상한에서 혹 신열(身熱), 혹 오한(惡寒)), 혹 두통(頭痛), 혹 신통(身痛) 등을 나타내어 끙끙 앓을 수도 있으나 치료를 떠나서 수일 내 호전될 것인데, 부활삭(浮滑數)맥은 소실될 것이며 완약(緩弱)맥상을 나타내어 음양쌍보하여 조리하면 좋은 상태를 보일 것이다. 열증(熱症)은 사라지고 두통, 신통 증상도 소실되거나 크게 완화될 것이다. 발열(發熱) 두통(頭痛) 신통(身痛) 등 전신증상은 소실된 대신에 미진(未盡)한 경우에는 상한으로 인해서 혹 비연(鼻淵) 혹 해수(咳嗽) 등의 증이 남아 있을 수 있다. 적절한 조리가 되지 않으면 만성비염, 만성기관지염으로 유지될 수 있다. 대체로 건강인이 상한 후 조리할 때는 흔히 쌍화탕(雙和湯)증 정도이다.

그런데 상한에 중침시 유여활삭하거나 삭맥(數脈)도 나타나지 않는다면 만성감모 상태이거나 평소 병증이 중허(中虛)하여 위기(衛氣)가 불순불충(不純不充)하여 외사를 밖으로 밀어낼 기운이 없는 것이다.

[감별진단]

임상에서 감모(感冒), 상한(傷寒)으로 내원하였는데 부(浮)하거나 삭(數)하지도 않은 경우가 흔히 있으니 이는 내상(內傷)까지 겸한 경우로 기혈부족(氣血不足)의 상태가 존재하며 만성(慢性)적인 상태를 의미한다. 단지 표증치료약으로 불가하나 그런 약으로 증상은 어느 정도 완화되는 것이 사실이다. 소아들의 만성적인 감모상태 지속에서 표증(表證)약물을 상복함으로써 그 피해를 입을 수 있다.

2) 생기유여(生氣有餘)—생리적 작용

생기가 유여(有餘)함이 모두 부맥(浮脈)을 의미하지는 않지만, 생기가 넘쳐나 밖으로 뻗어 나갈 때는 부맥(浮脈)으로 나타난다. 물론 생기가 넘친다고 하여, 부과실(浮過實)하거나 부중(浮中)이 공허(空虛)하거나 유약(濡弱)하지도 않을 것이다. 즉 건실할 때는 부(浮)뿐만 아니라 중침시(中沈時)에서도 완(緩)(혹 緩實, 緩有餘)한 상태이다.

생기유여(生氣有餘)란 오장육부의 내장기운이 내실하고 무병하거나, 충만하여 밖으로 나타날 때 체질에 따라 이런 모습을 보인다. 다시 말해서 건강인에게서 부맥(浮脈)이 나타난 이유는 바로 내장기운이 충만하여 밖으로 뻗는다는 것을 의미한다. 오장육부의 기운이 충만하다는 것은 내장병사가 없는 상태, 다시 말해 내장의 한의학적인 병증(病證), 양방의 병명(病名), 허실(虛實)도 거의 없는 건강한 상태를 의미하거나 혹은 조금 넘치는 건강에너지 상태를 표현한다.

☞ 이에 대해서 의서(醫書) 기록은 '浮而有力有神'이라 하였다.

[감별 진단]

(1) 담화(痰火), 심화상염(心火上炎) 일 때 氣가 상초(上焦)나 표피(表)로 뻗어 올라오므로 부맥(浮脈)의 형상을 나타낼 수 있다.

☞ '부이유력(浮而有力)으로 양유여(陽有餘)하면 화(火)가 반드시 따르므로 담증(痰證)이 중초(中焦)에서 나타나거나 기(氣)가 상초에 울체된 것을 유추할 수 있다' (맥학집요)라고 하였다.

(2) 나이와 계절, 지역과 상관이 있어 어려서부터 청년기까지, 온대(溫帶) 지역과 봄·여름철에는 부맥(浮脈)이 나타나기 쉽다. 체질은 태음인—목양체질과 목음체질에는 대체로 생기유여(生氣有餘:건강상태)와 관련 없이 (특히 中沈 時에) 부맥의 모습을 보이는 경향이 있다.

(3) 만약 생기부족(生氣不足)이 심한 상태에서 부맥(浮脈)이 나타난다면 부족 이외 동반되는 병증(病證)에 따라 맥상(脈象)이 다르겠지만 허약(虛弱)·유약(柔弱)·공허(空虛)·산만(散漫)……한 맥상(脈象)을 보일 것이다.

3) 음기(陰氣)의 부족(不足)

음기부족 시(陰氣不足時)에 중침시(中沈時)에서도 유약(柔弱)하기 쉽겠지만, 부(浮)하면서 심하면 공허(空虛)하거나 유약(柔弱)하여 부산(浮散), 부실(不實), 불충(不充)한 상태를 나타낸다. 음기(陰氣)는 위기(衛氣)와 달리 내부(內部)로 흐르는 에너지이며 정혈(精血)을 주관하는 기운으로 기기(氣機)수행의 원동력이 되는 물질적인 차원의 기운이다. 그러므로 현대적인 의미로 음기(陰氣)는 혈액의 일정 부분, 호르몬, 골수, 뇌수, 척추수액 [精髓], 정액 등을 포괄하는 의미를 갖는다고 본다.

음기부족(陰氣不足)하면 부(浮)하기보다는 침(沈)하기 쉬울 것 같지만 도리어 부맥(浮脈)이 나타나는 이유는 기운(氣運)[生氣]은 밖으로 사용하고 있는데 다시 말해서 활동이나 일, 작업을 수행하고 있는 상태를 의미한다. 부(浮)맥만이 아닌 동반되는 맥상의 상태[虛勞脈]로 보아 몸에는 약간 이상의 무리가 되는 허(虛) 상태로 기허(氣虛)나 혈허(血虛)보다 더 깊은 음허(陰虛)상태도 존재할 수 있음을 고려해야 한다.

그동안 과도하게 심신에너지를 사용하였거나 훼손된 상태에서 안정된 회복을 하지 못한 가운데 내외적인 활동을 하고 있는 상태를 의미하기도 한다. 다시 말해 이럴 때는 외적(外的)인 활동(活動)을 줄이고 일정한 안정과 자음(滋陰), 보양(保養)이 필요한 상태이다. 이런 상태는 대개 육체노동자, 농부, 상정(傷精)자 등에게서 볼 수 있을 것이다. 간혹 생명력의 양기가 극히 쇠진된 상태에서 허양(虛陽)이 부월(浮越)하는 기운으로써 강침안시 무맥(無脈)[말기말증(末期末症)]에 근접한 위중(危重)한 경우에서 나타나기도 한다.(아래 참조)

☞ 이에 대한 의서기록은

'浮而無力 空豁者 爲陰不足 陰不足 陰不足則水虧之侯 或血不營心 或精 不化氣 中虛 可知也'라고 하였다. (맥학집요: 부하면서 힘이 없고 속이 빈 것은 음이 부족한 것이니 음이 부족하면 수기(水氣)가 휴손된 승후이므로 혈이 심장을 영양하지 못 하거나 정이 기로 화하지 못 하여 중기(中氣)가 허한 것을 알 수 있다.)

또한 과도한 음기부족(陰氣不足)상태, 생명력 손상의 상태에서도 나타나는데 임상에서 보면 소음인 망양증(亡陽症)의 허로감모(虛勞感冒)에서, 소양인 망음(亡陰) 위중(危重) 상태에서―병명으로 보자면 암 말기(癌末期) 중 말증(末症)에 가까이 이른 경우 이런 부맥(浮脈)상을 한동안 유지하기도 한다. 생기고갈(生氣枯渴), 진음훼손(眞氣毀損)이 된 상태로 심히 중한 상태에서도 나타난다.

☞ 의서에 보면 '凡病久而脈反浮者 此中虛虧乏 不能內守也'라 하였고 '非有神之謂 乃眞陰虛極 而陽亢無根 大凶之兆也'라 하였습니다. (소문·맥학집요: 대개 병이 오래 되었는데 맥이 오히려 부(浮)하면 이것은 중기가 휴손되어 내부를 지킬 수 없는 것이다. ……이는 신(神)이 있는 것이 아니고 곧 진음(眞陰)은 매우 허하고 허양이 항성된 무근(無根)한 맥이므로 매우 흉(胸)한 징조이다.)

병증맥으로 중한 병증을 판별할 수 있으려면 평소 건강상태와 함께 중침시(中沈時), 혹은 침압시(沈壓時) 반응을 보아야 가능할 수 있다. 설명하면 부현활(浮弦滑)하거나 부대홍(浮大洪)하다면 그것도 부중시 유여(有餘)하다면 병증을 생기부족(生氣不足)이나 음혈부족(陰血不足)의 중허(中虛)로 보기 어려울 수 있는데 소음인 망양(亡陽)자 [허로중증(虛勞重症), 간경화(肝硬化), 암증(癌症)……]의 상한(傷寒), 상기(傷氣), 활동과도(活動過度) 시에 이와 같은 맥상이 나타날 수 있기 때문이다. 또한 어떤 경우는 중침압시(中沈壓時)에서 공허(空虛), 무력(無力), 허손(虛損) 맥상으로 음기부족(陰氣不足)＞망음(亡陰)상태를 판별할 수 있을 것이다.

* 만약 반대로, 음혈(陰血)이 부족하지 않고 충만(充滿)하거나 대체로 건실(健實)한데 부맥(浮脈)이 나타난다면 유약(柔弱)하거나 허약(虛弱)하지 않고 부중침(浮中沈)시 유여(有餘)하거나 완실(緩實)한 상태를 나타낼 것이다.

4) 감정(感情)의 들뜸[激化]을 의미한다.

또한 운동, 활동, 감정의 즉후(卽後)를 의미하기도 한다.

감정이 들떠 있을 때, 어떤 일·사건·작업·상황 등에서 칠정(七情)의 마음이 들떠서 흥분할 경우[교감신경항진]에 의해서 마음과 같이 맥도 부(浮)할 것이다. 또한 감정적 복받침은 부맥(浮脈)현상을 동반하기 쉽다. 희노(喜怒)의 감정분출만이 아니라 흔히 맥이 침중(沈重), 침울(沈鬱)할 것 같은 공(恐)·비(悲)의 칠정에서도 급격할 경우, 현재 당하는 경우에는 부산(浮散)맥으로 나타날 것이다. 두려움이 극심하여 온몸으로 느낄 때, 슬픔이 너무 커서 감당하지 못할 때, 부맥은 자연적인 현상이다.

운동이나 활동 시, 그리고 즉후 부맥(浮脈)이 나타난다. 흔히 프로운동선수는 침울(沈鬱), 침현(沈弦), 침실(沈實)하기 쉬우나 일반인의 운동자·육체노동자·농민의 경우는 부활하는 경우가 흔하다. 이는 활동양상의 차이에서 비롯된다고 여겨지는데 에너지를 모으는 것과 에너지를 밖으로 쓰는 것의 차이에서 비롯되지 않나 생각해 본다.

5. 부맥(浮脈)에 대한 강의

맥은 어떻게 정의하느냐에 따라 달라집니다. 원래 맥상의 부맥(浮脈)은 여기에(촌(寸)부위 부(浮)의 위치) 잡히는 것인데 자기가 부중침(浮中沈)을 스스로 나누어 보아야죠. 부안시(浮按時)에 더러는 안 잡힐 때도 있지만 대부분 1지, 2지 부(浮)에서 잡히니까 그것을 기록하는 거예요. 또 이것이 어떤 경우는 1지에서 2지 쪽으로 약간 가서 잡히는 경우도 있고 또는 2지에서 1지 쪽으로 약간 가서 잡히는 경우도 있어요. 그리고 중안시(中按時)에 1, 2, 3지 모두가 잡히는 경우가 많은데 그중에서도 2지가 더 활실(滑實)하게 잡히기도 합니다. 이러한 것도 자기가 느껴보는 것이에요. 이것이 왜 중요하느냐 하면 1, 2, 3지가 비슷한 기운 세기를 가지고 있다면 삼초(三焦)에 모두 병증이 같이 존재할 수 있기 때문이죠. 전체적으로 봤을 때 이 맥이 어떤 맥이냐가 중요하죠. 좌맥에서도 부안시(浮按時) 3지가 잡히는 경우는 드물겠지만 자기 나름대로 표시를 해 보세요. 부중침(浮中沈)했을 때, 혹은 강침압시(强沈壓時) 제일 마지막까지 남는 맥이 2지인가? 3지인가? 아니면 1지인가?를 살펴보세요. 어떤 경우에는 1지인지 2지인지 잘 모르겠다. 그러면 1, 2지 같이 해 놓을 수도 있고 1지 쪽이 더 강할 수도 있지만 2지 쪽이 더 강할 수도 있고 같을 수도 있으니 잘 보세요. (실습함)

28맥을 일주일에 두 가지씩 부침지삭의 순서로 나가기는 힘들 것 같고 그렇다고 하나씩 한다면 7개월이 걸리는데 그러면 너무 늦는 감도 있어요. 아무튼 제가 할 수 있는 만큼 하겠습니다. 제가 약속을 한 것이기에 최선을 다 하려고 합니다.

하루 내원 환자 중에 부맥(浮脈)환자가 있죠. 이것[환자사례－별도 자료]은 어제 환자 3명을 뽑아서 올린 것입니다. 부맥(浮脈)에 대해서 '부안부족거유여(浮按不足擧有餘)'라 했는데 외감(外感)＞내상(內傷), 생기유여(生氣有餘)＞생기부족(生氣不足), 음기부족(陰氣不足)＞음기유여(陰氣有餘)라 볼 수 있습니다. 외감의 병인데 감기가 있느냐 할 때 어른들은 자신의 상태를 느끼고 알 수 있죠. 하지만 10살 미만의 아이들은 감기가 다 나았다는 것을 어떻게 알 수 있는가? 만약 감기가 나은 듯한데 아직 완전히 낫지 않는 경우를 부활삭(浮滑數)한 기운으로 알 수가 있죠. 우측이나 좌측 1, 2지 쪽에 부삭(浮數)하고 탁한 기운이 남아 있어서요. 1, 2지 쪽에 부활삭한 기운이 있을 때 누르면 유약해지지만 감모가 있을 때 부맥이 나타나잖아요. 표증의 병이라 할 수 있지만 탁한 기운도 있고 의외로 유약하다면 또 중침시 약해지는 것을 보면 중복(重複)상한일 때도 그렇죠. 나으려다가 다시 감기가 걸린 거죠. 애들은 열이 3~4일 동안 지속되고 미열이 계속 있는 것도 이렇게 맥으로써 잡을 수가 있죠. 만약 소양인의 감기라면 부실(浮實)한 맥은 보통 형방패독산증이겠지만 부실하면서도 완약한 기운이 있다면 쌍패탕처럼 패독산에 합방을 해야죠. 예를 들어 내상이 겸해 있다면 독활지황탕이나 형방지황탕가미하거나 병증이 더 유여하면 지황패독산이나 시호과루탕 또는 황련사백산 등을 써요. 이것은 다른 차원의 약이기는 하지만 아무튼 부맥이 품어져 올라온다는 것은 병사를 몰아내기 위하여 품어져 올라오는 것이라 볼 수 있죠.

부맥이 상한(傷寒)의 표병(表病)이라고 하는데 실제로 표병이 아닐 수도 있죠.

그것은 조금 전에 말한 중복상한이나 만성감모상태를 말하죠. 그런데 만약 소음인에게 패독산을 쓸 경우 겉의 증상은 좋아질 수도 있어요. 그러나 허탈은 심화될 우려가 있고 사람에 따라 천궁계지탕(川芎桂枝湯)이나 향소산(香蘇散)을 위주로 쓰지만 승양익기부자탕증일 수도 있지요.

두 번째로 생기유여(生氣有餘)라는 말은 의서에 '부이유력(浮而有力)하면 신(神)이 있다' 하여 생기가 넘칠 때 부맥이 나타나죠. 모든 사람이 생기가 유여할 때 부맥이 나타나지는 않지만 생기가 넘치면 과실하지 않더라도 부중(浮中)이 공허하지도 않고 중침시(中沈時) 조금 공허할지라도 침안시(沈按時) 건실한 맥이 나타나죠. 또한 병을 오래 앓았는데 부중시 맥이 흐트러지기도 하지만 침압시(沈壓時) 맥이 건실하다면 생기가 유여한 사람이죠. 이 사람은 선천지기가 좋아 병이 오래되어 중병이라도 잘 견디고 살죠.

환자의 예로 부맥(浮脈)을 보면, 나이가 70세이고 3년 전에 중풍증상을 가지고 한의원에 왔어요. 그 전에 전립선 비대증이 있었고 망양말증(亡陽末症)의 상태였어요. 중풍으로 3년째 투병 중인 사람인데 그 사이에 컴퓨터를 배우고 다단계판매회사에 가입하여 활동도 하셨어요. 그분이 소음인 수양맥이고 강침안시 3지 3지인데 부중시에 1, 2, 3지가 세부활(細浮滑)해요. 예전엔 맥이 아주 미세해서 뛰었다 안 뛰었다 불규칙했고 망양말증에 인삼관계부자탕증의 부자 2돈까지 갔는데도 이렇게 버티고 있습니다. 불면증이 제일 심하고 대변이 불리불금하여 어디 문밖출입도 못하는데 사람의 의지가 이렇게 생명을 오래 유지하게 한다는 것입니다. (그런데 이후 악화되어 위독상태에 빠짐) 그래서 부활한 기운은 생기가 품어져 나오는 것으로 바라볼 수가 있습니다. 요즘에 부(浮)한 사람이 많습니다. 그 이유는 밖으로 에너지를 쓰기 때문에 그러는데 여기 오로라 영상들이 있는데요. 빨간색, 주황색 계통의 사람들이 에너지를 밖으로 쓰는 사람들이에요. 그리고 안으로 움츠려드는 사람은 보라색, 하얀색 계통이라고 얘기를 합니다.

부맥(浮脈)이 음기부족(陰氣不足)이다. 이럴 때는 중침시에 유약한 맥이 나타나겠죠. 부하면서 공허하거나 유약한 맥이 나타나겠죠. 저는 음기(陰氣)를 어떻게 해석하느냐면 혈액의 일정부분으로써 호르몬이나 골수(骨髓), 척수(脊髓)나

뇌수액(腦髓液), 정액(精液) 등을 포괄하는 부분이라고 봅니다. 참고로 반대로 침맥(沈脈)자는 생기가 부족하고 음기가 유여하겠죠. 이런 사람에게는 자극을 주어야 되고, 활동을 하게 해야 되겠고 기운을 돌려주어야겠죠. 우리들같이 의사나 이런 분들은 실내에서 활동하지만 부활(浮滑)하기 쉽고 오라컴상에 빨간색, 주황색이 많이 나타나는데 이것은 밖으로 에너지를 쓰기 때문에 그렇습니다. 요즘 특히 호르몬, 척수, 수액, 골수 등이 부족한 병들이 많죠. 먹긴 먹어도 편중되어 있어 그것이 진액을 보충하지 못합니다.

최근 한 분하고 얘기를 했는데 결혼 14년째 30대 중반에 해당되는데 3~4일에 한 번은 부부관계를 한대요. 그러니까 신허증(腎虛症)을 유발할 수가 있죠.

요즘은 잘 먹어 정(精)을 보충하여 별 문제없어 보이지만 스승 중에 한 분은 현대인의 병 가운데 열의 아홉은 신허(腎虛)라고 했어요. 이때가 90년도 초반이었는데 지금 같으면 100%라고 해야겠네요. 정수부족(精髓不足)이 부부관계 이외 정신에너지를 많이 쓰니까 오는 것이죠. 어릴 때부터 교육을 많이 시키는데다가 Internet, Video, Cell-phone(핸드폰) 이러한 것들에 다 정신에너지를 많이 쓰지요. 그래서 뇌력저하, 정신의 불안정상태를 유발합니다. IT강국이 된 이면에는 이런 음기부족 상태가 존재합니다.

아주 위중(危重)할 때도 부맥(浮脈)이 나타나기도도 합니다. 부(浮)하면서 중침시 맥이 미약해지고 사라지거나 혹은 중침시 맥이 가라앉죠. 그래서 침안시(沈按時)에 어떤 상황을 나타내는가가 중요하죠. 허화(虛火)된 기운이 떠오르는데 이런 부맥(浮脈)을 생기(生氣)가 유여(有餘)한 것으로 오진(誤診)할 수 있습니다. 사실 중(重)환자, 위중(危重)환자, 위독(危篤)환자를 현대의료기기를 통하지 않고 구분하는 방책이나 방도는 맥(脈) 이외 없지 않습니까? 그런데 현대의료기기로 이를 정확히 판별할 근거를 제시해 주기는 하지만 나타나지 않은 경우도 많지요.

음기부족(陰氣不足)은 태음인이나 소양인에게서 많이 볼 수 있고 소음인이나 태양인에서도 더러 보이기도 하죠. 요즘은 음기부족상태인 부허약(浮虛弱)상태를 많이 볼 수 있습니다. 혈이 부족해서 신장을 영양하지 못 하고 정기가 기로 화하지 못해서 중후한 것이라고 의서에 자세히 나와 있죠. 병이 오래되면 반대로 부후하게 되는데 이것은 중기가 훼손되어서 내장기를 지키지 못한 것입니다. 양기가 화항되고 진음이 부족해서 끝내 뿌리가 없다고 보지요. 저는 근(根), 뿌리가 없다는 말이 무슨 뜻인지 잘 몰랐는데 맥을 짚으면서 뿌리가 없다는 말을 완전히 이해하게 되었어요.

맥의 뿌리가 없으면 생존의 근거가 없는 거예요. 병이 가볍다고 왔는데 근이 유약하다면 결코 가벼운 상태가 아니죠. 또 말기 암 같은 중한 상태로 왔는데 유근(有根)하다면 아직 위중한 상태는 아니라는 것입니다. 맥의 뿌리가 없다는 것은 오장육부의 생명에너지가 훼손되었을 뿐 아니라 고갈되어 소진되는 상태라 봅니다. 나무가 뿌리째 뽑혀서 땅 밖에 나와 있는 것을 생각하면 되지요. 맥이 흔들리면 생명이 흔들립니다. 맥이 흔들린다는 것은 달리 말해서 정신적인 큰 타격을 받는다는 것입니다. 정신적 충격이 실제 내장의 병을 만들어요. 그래서 말 한 마디로 사람을 죽일 수도 있다고 하였습니다. 물론 그 사람이 받아들여서 인정하고 자체적으로 만들지만 상처 주는 말로 맥이 흔들리게 됩니다. 맥이 화(和)한 맥이란 것은 건강한 상태라는 것인데, 그렇게 하려면 사회적 가정적 조건이 되어야 합니다. 그래서 잘 사는 계층에 건강한 사람이 많고 그렇지 못한 경우 건강치 못한 사람이 많죠. 실제로 부유한 나라와 가난한 나라 사이에 건강 정도의 차이가 크게 있죠. 부활(浮滑), 부대(浮大)하더라도 중침시(中沈時)에 유여하지 못 하고 공허할 때 망양, 망음증에 해당된다는 것이죠. 이때도 강침안시(强沈按時) 유여한 맥, 즉 유근(有根)하기에 망양, 망음의 말증(末症)에는 이르지 않았고 위중한 병증상태는 아닐 것입니다.

질문) 중침시(中沈時) 척맥을 봐야 하나요? 아니면 전체적으로 봐야 하나요?
답변) 중침시를 봐야겠죠. 이분이 부시(浮時)에 부활(浮滑)하더라도 중침시(中沈時) 유약(柔弱: 혹은 濡弱)할 수도 있고, 채워진 실(實)한 맥이 나타날 수도 있고, 무력(無力)해질 수도 있죠. 무력해지면 그 정도를 파악해야겠죠. 병의 진퇴양난과 생사에 관한 한 가장 중요한 정보를 주는 것은 침안시(沈按時)이며 척맥(尺脈)이죠.

질문) 부맥이 안부족거유여잖아요. 그래서 조금 눌렀을 때는 힘이 있는데 조금 더 누르면 힘이 없는 것이잖아요. 부맥은 뿌리가 없는 것이고 실맥은 눌러도 힘이 있고 넘치는 것이잖아요?

답변) 부맥은 뿌리가 없다는 뜻은 아니에요 부맥은 그 상태로 떠오르는 맥상을 말합니다. 단지 전체적으로 부맥상을 이야기할 때는 부(浮)부위에서 집히는 맥을 말하지만 촌부위든, 관부위든, 척부위든 중침시 부한 기운으로 버티는 힘이 어떤지, 이것으로 생기유여인지 음기부족인지 판별합니다. 생기유여한 분은 대부분 드물죠. 활맥이 잡혀도 중침시 맥이 약해지죠. 진음부족과 연관이 있죠. 요즘 내원환자 중 많은 수가 그러는데 그것은 한국사회의 음식문화에 문제가 있죠. 지금 자음(滋陰)시키는 음식들이 제대로 작용을 못 하고 있다고 보아야죠. 예전에 적게 먹어도 작용을 했는데 지금은 많이 먹어도 제대로 작용을 못하고 있죠. 수면이 부족한 상황이 연출되는 경우도 있고 정신적 에너지를 많이 쓰니까 정(精)이 많이 소모되겠죠. 또 조금 전에 말한 부부관계에서도 일주일에 1~2번 이상으로 횟수가 많아지고 하니까 진음이 부족해지죠.

부맥 중에 부삭(浮數)하면 풍열로 인한 감기죠. 급하다는 것은 긴하다는 것과 연관이 있는데 통증과 연관되기도 하지만 부활하다는 것이죠. 부규(浮芤)는 부하면서 꺼진 맥을 말하는데 실혈(失血)일 때 나타나는 것으로 산후 회복이 안 되었을 때 나타납니다. 그리고 부홍(浮洪)맥에서 홍맥은 정말 넘쳐요. 한 아이의 감기 상태를 기억하는데 그 아이는 인삼계지부자탕증이었어요. 물론 홍삭했고 고열이 40도 가까이 있었으며 망양말증이이서 옛 의서에 보면 죽는다는 맥이잖아요.

부삭활맥이 있는데 부하면 맥이 흩어진다고 했어요. 약하진 않지만 흩어져 버려요. 이것이 허로(虛勞)맥이죠. 허로맥이 극하고 육체적 노동이 심하면 이렇게 나타나죠. 노동자나 농민들이 일을 많이 했을 때 나타납니다. 상정(傷精)맥은 부산(浮散)할 때 나타나고, 약하다기보다는 유약(濡弱)한 것 같아요. 자기 기운을 많이 썼기 때문에 맥이 흩어져 버리죠. 「맥은 그 상태를 그대로 반영한다.」고 생각하면 됩니다.

[환자 사례 이야기] 좌우가 현긴(弦緊)맥이 나타나면 스트레스를 받는다는 것

이죠. 이 사람은 머리가 아프죠. 머리가 아플 수밖에 없는 것이 세현긴한데 긴보다는 현맥에 더 가깝겠죠. 그래서 스트레스에 많이 노출되어 있는데 현하면서 온실하면 스트레스를 받으면서도 잘 버티고 있고, 현하면서 흐트러지면 흐트러진 정도에 따라서 병의 깊이가 달라질 수가 있겠는데 전신으로 스트레스를 받고 있겠죠. 머리만 받는 게 아니라서 부맥만 가지고 진단하기란 어려움이 있어요.

53세 환자분이 항강(項强)증이 갑자기 생겨서 왔는데 진맥을 해 보니까 부활하면서 충(衝)한 기운이 우측맥에 잡히는데 현하기도 해요. 활하면서 현하기도 하고 좌측맥이 2·3지에 중침시에 현한맥이 잡혀요. 1지는 약하고. 이분은 소양맥인데 심화(心火)가 존재하고 여기에 담음(痰飮)이 있어요. 2·3지가 간(肝)하고 신장(腎臟)에 담음이 정체되고 있는 것입니다. 그리고 맥이 오는 느낌이 고르지 않습니다. 오고 가는 것이 일정하지가 않아요. 그것이 복진상에 보면 복부에 적(積)이 있어요. 좌우 복부에 중등도 정도의 적이 있어요. 이분은 지난 2년 동안 100마리 정도의 닭을 사육해서 오골계를 70마리에서 약 100마리 정도 친구들과 잡아먹었답니다. 눈은 초롱초롱 괜찮은데 음식상으로 인해서 간하고 신장에 담음이 정체된 것이죠. 이분이 스트레스를 안 받아서 이 정도이지, 소양인이 2, 3지에 현긴한 맥이 나타나는 것은 좋은 것이 아니에요. 이 사람은 병이 진행되고 계속 진행이 되면서 위해한 스트레스를 받으면 간암, 신장암이 될 수 있죠. 여러분 중에는 체질을 믿거나 말거나 할 수 있는데 체질을 모르면 더욱 정확한 진단을 할 수 없어요. 예를 들어 이 사람이 간암이 있다고 합시다. 사람이 간암 때문에 죽을 것 같죠? 소양인에게 간이 어떤 위치를 차지하고 있느냐를 떠나서 소양인은 비대신소(脾大腎小)하고 그것이 중심이 되어서 그 비대신소한 메커니즘에 의해 사망하게 됩니다. 그래서 침처방도 기본방이 신보비사방이에요. 약은 독활지황탕(獨活地黃湯)류가 기본방이죠. 마지막은 독지계열이 죽을 때까지 간다는 거예요. 소양인의 그분은 사망할 때 신과 비의 메커니즘의 붕괴, 절(絶)하여 목숨을 잃어요. 소음인도 마찬가지예요. 폐암에 걸리거나 방광암에 걸리더라도 비소신대(脾小腎大)의 메커니즘에 의해 둘 중 하나가 가장 크게 어긋나가지고 없어져서 죽어요.
　(최근(06년) 간암 말기자 소음인 간장기보다 신장의 훼손이 더 심하여 부종으로 위독해짐. 이를 쉽게 판별할 수 있는 방법은 오링테스트, 근력테스트를 이용

한 생체에너지반응테스트) 즉 소양인은 어떤 병을 가지고 있든 간에 비대신소의 밸런스를 어느 정도 유지하느냐와 좌우 3지의 기운을 어느 정도 유지하느냐가 생명을 좌우한다는 것입니다.

또 다른 예를 들면 결혼한 지 15개월째 되어 임신을 빨리 하고 싶다고 내원해서 약을 먹고 임신을 했어요. 그런데 이분은 이 추운 겨울에도 보일러를 틀기 싫어해요. 몸에 열이 너무나 많은 편이고 그래서 입이 말라 물을 많이 마시고 이분은 의지가 충천해 어떤 면에서는 자신의 에너지를 주체할 수 없을 정도로 많은데 쓸 데가 없는 거예요. 넘치는 강건함도 좋은 데 찾아서 쓰면 좋지만, 잘못 쓰면 병사로써 작용을 할 수도 있지요. 이분의 맥은 실하죠. 만약 허열이라 하면 구갈불욕음하고 오한이 있겠죠. 그런데 정말 찬 곳에서 자고 찬물을 마시고 전혀 다른 허한된 병증이 존재하지 않고 입안이 열이 많아서 자주 헐어요. 우측 1지 2지의 맥이 부활하면서 상충해요. 좌맥은 1지 3지가 잡히고 2지가 안 잡혀요. 그리고 현맥이 뛰고 중침시에도 유근하면서 기운이 넘쳐요. 이분에게 무슨 약을 쓰면 좋겠어요? 산후 5일째인데 열이 많아요. 임신 중에도 그랬고 임신 전이나 임신 후에도 그렇답니다. 제가 이런 분은 처음 보는데 무슨 약을 쓰면 좋겠어요? (가볍게는 양격산화탕 혹은 좀 울체가 심한 상태라면 도적산류, 더 진행되었으면 지황백호탕류)

질문) 좌맥에서 1지 3지가 잡힌다는 것은 무슨 의미가 있습니까?
답변) 여기는 3지가 적혀져 있지 않는데 3지가 미약하게 잡혔어요. 그리고 2지는 거의 안 잡혔어요. 소양인은 2지가 안 잡히는 게 정상이에요. 간맥(肝脈)에서 병맥이 안 잡혀야 정상이에요. 중침시에 2, 3지에서 실한 기운이 잡히면 안 된다는 것이에요. 만약 잡히면 간담에 병이에요. 좌측에 간담의 병이고 지방간을 넘어선 병이에요. 이 환자에게 무슨 약을 쓰면 좋겠어요? 후세방이든? 사상방이든? 대소변은 괜찮은 것 같고, 이분을 직접 봤어야 하는데, 이분은 이런 상태를 자신이 만들고 있죠.

소양인 처방을 보면 상초화가 있을 때는 양격산화탕(凉膈散火湯)을 쓰죠. 생지황, 인동등, 연교 이런 것들이 진음(眞陰)을 보충하면서 상초화(上焦火)를 다스리죠. 급성장염, 유사 장염환자들이 양격산화탕을 써서 한두 번의 처방에 치료할 수가 있죠. 몇 개월 동안이나 몇 년 동안 장염으로 고생을 한 환자들이 심소장화(心小腸火)로 인한 장염이 많았어요. (오링테스트를 이용해서 심장화에서 미치는 소장의 병변상태의 확인 가능) 소양인환자들이 의외로 심화가 있는 사람들이 많은데 자기 뜻대로 안 되면 화를 내서 병을 스스로 만드는데, 그렇다고 해서 도적산(導赤散)계통의 처방을 보면 주치가 두통, 흉격번열이에요. 결흉증이 있죠. 생지황, 목통, 현삼, 과루인이 있는데 이런 약들이 중하초의 기운을 푼다는 의미도 있지만 강활, 독활, 형개, 방풍이 심하부위를 풀어 내죠. 신기운을 북돋아서 등 부위로 올라가게 할 수도 있지만, 이런 분에게 어떤 약을 써야 할지, 이런 분은 처음이라서, 처방을 시호과루탕을 썼습니다. 이 약이 무엇이냐면 생지황이 4돈이 들어가요. 이분이 산후만 아니면 굉장히 실한 사람이라서 생지황을 넣을 필요는 없는데 산후이기 때문에 생지황을 넣은 거죠. 이분에게는 당연히 황련이 들어가야죠. 심화가 있고 실하기 때문에 황련이 들어가야 돼요. 그리고 삼백초가 있어요. 삼백초가 열을 해결하고 황련하고 같은 작용을 하는데 처방 구성을 보면 한열왕래, 한출, 섬어, 인건, 결흉, 목현, 이롱으로 실증의 환자에게 쓰는 처방, 감기상태도 허증이 아닌 실증에 쓰는 처방입니다. 내장의 기운이 충실할 수도 있는데 의지가 강하고 밖으로부터 외사에 대해서 강력히 대항하는 사람들의 경우이죠. 그리고 그 처방에 더 넣어준다면 석고정도 넣어 줄 수 있어요. 이분이 음허화동의 처방은 아닙니다. 상중하의 실열(實熱)환자예요. 그래서 방풍통성산(防風通聖散)을 써도 무방할 것이고, 아니면 사상방의 지황패독산(地黃敗毒散)을 써도 무난하죠. 이분은 약보다는 자기의 상태를 경험하여 이겨야 할 텐데. 아무튼 이런 환자도 있었습니다.

학생) 그런 경우 양격산도 쓸 수 있나요?

  최) 양격산은 상초화를 다스립니다. 단순한 심화만 다스려서 양격산으로는 심한 내열을 끌 수가 없습니다. 또한 이분은 혈열상태라고 볼 수 있어요. 이런 경우에는 집에서 어성초나 삼백초를 끓여서 차게 마시면 도움이 될 수 있죠.

학생) 삼황이나 대황을 쓰면 어떻습니까?

　최) 삼황도 괜찮죠. 그분이 의지만 있으면 대황도 괜찮습니다. 대황이 몇 돈인가가 문제가 되겠지만.

학생) 체질약은 한열이 있어도 비슷한 약끼리 혼용해서 써도 괜찮다고 생각하십니까?

　최) 상태가 중요하죠. 상태가 가벼우면 벗어나지만 그렇지 않으면 별 문제 없겠고 일반적인 환자를 봤을 때는 문제가 없죠.

학생) 삼황에다 치자를 5g 정도 넣어도 되지 않을까요?

　최) 여러분도 잘 아시겠지만 치자는 약성이 약하죠. 소양인에게 지모, 황련, 황백을 많이 쓰거든요. 그래서 약값이 많이 나가요. 소음인은 인삼도 많이 쓰고. 소양인들 약에 황련이 들어가는 경우가 많죠.

학생) 임상 예를 보면 0.1전 또는 0.2전 이렇게 미약하게 쓰는데.

　최) 처음에는 1돈을 썼는데 요즘은 환자상태 정도를 보아서 5푼이겠구나 3푼이겠구나 하고 느껴서 쓰는 것입니다. 1돈이 강하게 느껴지는 사람이 있죠. 어떤 경우에는 한두 첩으로 병을 잡겠다 하면 1돈을 쓰면 효과를 보기도 해요. 꼭 그렇지 않으면 약하게 쓰죠.

학생) 지모, 황백, 황련을 쓰시는데?

　최) 예전 기진단을 할 때 독활지황탕(獨活地黃湯)으로는 병사를 잡을 수가 없어요. 독지는 신장허는 잡는데 심장의 병사를 잡을 수가 없어요. 지모, 황백이 심장의 화를 잡고 신장의 기능을 개선시킨다고 볼 수 있죠. 신장의 병변, 염증을 치료한다고 볼 수도 있고 독소를 제거한다고 볼 수도 있죠. 지모, 황백을 넣어야 신장의 허열이 사라지고 뇌사가 안정이 되죠. 그것도 안 되니까 황련, 우방자를 넣어서 심화를 잡고 뇌의 병사를 잡아주지요. 그것도 안 되니까 전호, 과루인으로 담음을 없애죠. 물론 백복령, 택사가 있긴 하지만 그것은 큰 것을 잡는 것이고, 전호,

과루인은 정체된 작은 담음을 없애는 것이죠. 황련은 확실히 심장의 화로써 분노나 억울의 상태가 존재할 때, 화가 나는 상황이 자주 연출되어 그것을 참고 있을 때 황련을 쓰죠. 시호나 치자는 거기에 비하면 미약해요.

소음인들은 왜 그렇지 않느냐? 소음인들은 심장이 상하면 마음이 상해 버려요. 심이 허해져 버려요. 심실이 아니라 심허 심양허증으로 빠져 버려요. 양방적으로는 부정맥이 오죠. 심장비대는 거의 되지 않고 한참 부정맥이 되어야 비대됩니다. 소양인이나 태음인들도 부정맥이 오기도 하지만 체질에 따라서 스트레스를 받아들이는 정도가 다 다릅니다. 소양인은 심실로 심비대가 오고, 협심증이나 심실비대가 옵니다. 태음인도 간기능에 의해 심장에 영향을 주어 심비대나 협심증이 옵니다.

학생) 카페에 보면 태음인 환자의 예가 적던데 수세보원은 태음인 환자가 많다고 했는데 실제 내원환자 중 태음인의 비율이 낮습니까?

최) 98년부터 99년까지는 태음인 환자가 대략 50%였습니다. 그 이후 소양인이 앞지르기 시작했고 그리고 요즘에는 소음이 많아지기 시작했어요. 그래서 소양인이 가장 많고 그 다음이 소음인, 태음인입니다. 태양인은 여전히 하위권에 머무는 것이 현실입니다. 왜 그럴까? 태양인이 못 견딘다고 보죠. 태양인 체질은 우주공간-지구의 삶 조건에서 못 견딘다고 봐야죠. 소음인도 마찬가지고요. 약육강식에 태음인이나 소양인이 잘 견뎠죠. 하지만 요즘은 소음인도 사리분별의 머리가 좋아 잘 산다고 봐야죠.

[다시 부맥(浮脈) 강의] 부(浮)하면서 맥이 지(遲)하다 몸이 가려우나 땀이 없다고 써 놓았어요. 이부(裏部)가 허하기 때문에 땀이 만들어지지 못해서 신체가 가렵게 된다. 부지(浮遲)하게 되면 신체가 가렵느냐? 반드시 그렇지는 않죠. 또 부하면서 무력하면 이것은 허손증이다. 보는 관점에 따라 다르겠지만 오늘날에도 허손증이 많아요. 실증인 사람도 있지만 허손증이 많고 이런 사람은 영양보충이 필요해요. 내장의 기운이 부족한 상태로 무력한 정도가 문제가 아니라 병

증이 어떻게 되냐에 따라서 병변이 발생되는 것이죠. 그래서 어떤 의미에서 보면, 만병(萬病)이 허(虛)해서 온다는 말이 맞는 말이죠. 잘 먹어야 내장이 충실하고 병이 없는 것입니다.

여러분이 맥을 익히고 있지만 여러분의 건강상태와 맥이 연관이 있어요. 한의원상태하고도 연관이 있어요. 환자가 많으면 맥을 잘 볼 수 있고 미래도 볼 수 있습니다. 또 의사가 건강해야 맥을 짚더라도 환자의 병사를 받지 않아요. 진맥은 에너지 소모가 너무 큽니다. 그 사람의 기혈의 흐름이 맥이고 그것을 감지하는 것이 맥진이기에 맥진과정에서 그 좋고 나쁜 것을 의자가 느끼지요. 그 불건강한 상태를 느낀다는 자체가 이미 의자의 건강에는 플러스가 아니라 마이너스이죠. 자기 건강은 자기가 지켜야 돼요. 저는 병사가 심한 환자는 느끼려고 해서가 아니라 그냥 자연히 느껴져 버려요. 받고 싶지 않아도 받게 돼요. 진맥을 하든, 쳐다보든, 목소리를 듣든, 그러니까 병사가 심한 사람은 그 목소리를 들어보면 짜증스럽기까지 하죠.

○ 부맥강의 이전

진맥을 잘 하려면, 실제로 많이 느껴봐야 돼요. 체질맥을 할 때는 강침안시(强沈按時－강강침안시, 최강압시)로 눌러서 마지막 남은 맥을 촉지해야 됩니다. 맥은 각자가 느끼는바 그대로이며 잡는 방식의 문제이지 느껴지는 그대로 입니다. 원래 1지가 잡혀야 되는데 3지가 잡히면 어떻게 되느냐 이거예요. 이것은 병증이 심히 존재하여 그럴 수 있고, 누르는 방식이 틀려서 그럴 수도 있는데 그 이유는 본인이 체질에 대한 관심이 부족해서 그럴 수 있습니다. 그 또한 자기 공부의 한계일 수 있어요. 자기가 느낀 것이 기록되는가? 자기가 느낀 것은 정확한가? 이것을 초기에는 따질 필요는 없어요. 맥을 짚어서 기록하고 다르게 짚어서 기록해 보아야죠. 하지만 2달이 넘어가도 안 되는 분들이 계시면 직접 보아서 이것은 이런 상태라고 할 것입니다.

예로 이것이 산맥(散脈)이고 이것이 목양맥이구나고 더 좋은 방안이 있으면 제안을 하시고요. 송 원장님이 하신 제안은 모두에게 통용되지는 않을 것 같고 나는 안 되겠다고 하는 분은 그 맥상을 알려 달라고 하시면 그분에게만 맥상을 알려드리겠습니다. 8체질맥을 스스로 하셨던 분도 있는 것 같아요. 자, 저번처럼

조를 짜서 해 봅시다. (두 개조로 나뉘어 각자 진맥 실습함)

예전 개원 전에 선배 한의원에 근무할 때, 선배 원장님이 사상의학 일심사상의학회의 모임이 있었거든요. 이 모임은 아마도 사상이 한의계에 본격화되는 연구모임이었던 같아요. 제가 대학졸업하기 이전까지 사상은 이런 것이 있다 하는 얄팍한 정도였죠. 일심사상의학회가 있고 그리고 95년을 전후하여 팔체질이 공개되어 나왔죠. 배철환 원장이 꼬마에 띄운 것을 갈무리하여 복사판 책으로 한의계 서점에 나왔고 그리고 체질맥을 익히기 시작했죠. 선배가 하는 것을 보기도 했는데 공개된 내용을 바탕으로 체질맥을 연구하였죠.

요즘에 체질맥을 익히면서 소양인이 우 2지 좌 1지가 잡혀야 하는데 왜 이런 전통적인 맥상이 잘 나타나지 않느냐 하면 그게 오늘날 사회 현실이에요. '독활지황탕가 지모, 황백이 아니면 어린이 약도 안 될 정도이다' 할 정도로 예전에는 독활지황탕으로 많은 효과를 보고 또 그렇게 강의를 하는 사람도 있었습니다. 그러나 IMF 이후에는 지모, 황백을 넣어야 더 효과가 좋은 상황이 되었어요. 그때는 맥진보다는 기진단(氣診斷)할 때인데 그것처럼 병증의 변화, 맥의 변화가 일어난 것이죠.

오늘 생각을 하면서 느낀 것도 약증이 병의 깊이에 따라서 단계별로 있잖아요. 약증별로 형상도 있겠죠. 형상을 보고 이 약증이겠구나 하잖아요. 여러분도 의사니까 형상(形象)을 보고 아! 이런 약증이겠구나, 저런 약증이겠구나 하는 것을 많은 경험을 통해서 알고 있죠. 허리상태를 보아 허리가 아프겠다, 아이의 건강상태를 봐서 아이큐가 높겠구나, 낮겠구나 이런 것도 볼 수 있겠는데 그것처럼 맥진도 나타나죠. 다시 말해서 맥에 병증이 존재하고 병증의 깊이에 따라서 변화한다는 것이죠. 어떤 상태에 맥이 있으면 물론 사람마다 변화가 다 다르겠지만 그것을 예측할 수 있겠죠.

엊그제 양방병원에서 대체병원을 한다면서 암 클리닉을 만들었어요. 우리나라 최초로 종합병원에서 보완요법, 대체요법을 가지고 암 환자를 치료하겠다며 오픈하는 거지요. 저에게 조언을 구한다고 해서 갔다가 원장과 다른 한 분의 의사와 이야기를 나누던 중 자기실태에 대해서 이야기하는 거예요. 최신 의료기기를 들여오고 무슨 요법을 한다고 하여도 결국 중요한 것은 무엇이냐 하면 이 환자가 어떤 상태에 있는가를 정말 제대로 아는 것입니다. 암 환자가 어떤 치료를 받든 간에 받았으면 암이 치료되어 사라졌는가 아니면 계속 남아 있는가, 악화되는가 이것을 아는 것이 중요합니다. 존재한다면 어떻게 해서 존재하는가, 그리고 앞으로 어떻게 될 것인가가 중요합니다. 이러한 것을 현대 임상검사기기로 안다는 것은 시간이 많이 걸리고 암이 진행된 다음에 알 수 있어 회복과 악화의 상태를 즉각적으로 파악하지 못해서 헛된 치료를 지속하거나 다른 치료로 대체하지 못 하는 경우가 허다하지요. 암이 줄어들었다고 하지만 실제는 나타나지 않은 경우의 수가 너무 많아서 결국 오치(誤治)와 오판을 할 수 있습니다. 구체적인 몸의 상태를 모르는 상황에서 아무리 좋은 요법이라도 그 환자에게 적용을 못 할 수 있죠.

　제가 암에 대해서 관심과 주의를 가진 것은 이유가 있어서입니다. 다른 일반 환자들의 경우, 예를 들어 고혈압, 당뇨를 10년, 20년, 30년을 앓아도 죽음으로 인도하지는 않아 큰 문제가 되지 않을 수 있습니다. 물론 약의 오남용의 부작용이 심각하지만 그게 현실이고 그 고통은 감당하는 것으로 끝나지만 암은 그렇지가 않죠. 잘못된 치료를 받으면 즉시 생사가 갈라지죠. 완곡하게 얘기해서 많은 사람들이 그렇지는 않겠지만 일부 암 환자에게는 살 사람도 잘못된 치료로 인해서 죽을 수 있는 것이 지금의 현실입니다. 현재도 그러한 일들이 반복적으로 일어나고 있다고 봅니다. 그런데 아직도 현대의학만 바라보고 있기 때문에 문제는 지속되죠. 의학은 상대적인 개념입니다. 더 훨씬 우수한 치료법이 있는데도 자기 방식만 고집한다면 오치(誤治)의 치료법일 수도 있어요. 그런데 이제는 보완대체요법을 양방의사들이 긍정적으로 보고 지금은 수백 명이 참여하고 있답니다. 이처럼 굉장한 붐이 일어나더라고요. 한의학을 배우려고도 하고 보완대체요법을 배우려고 외국으로 나가기도 하고 이것이 의약분업의 여파라고 합니다. 한의학에 대해서 오픈 된 양의사가 있으면 한의학에 대해 강의를 해도 되겠다는 생각이 들기도 하더라고요. (終)

제2절 침맥(沈脈)

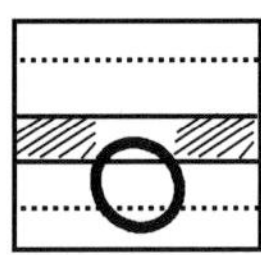

1. 침맥(沈脈)의 맥상(脈象)

沈按有餘擧則無

* 침맥은 맥이 뜨지 않은 것이니, 침맥은 사기(邪氣)가 이부(裏部)에 있는 것이다. (입문)
* 가볍게 취(取)하면 불응(不應)하고 중안(重按)하여 찾는 맥이다. (동의진단학)
* 침맥은 손끝으로 맥관을 깊이 눌러서 근골에 이르러야 맥상이 감촉된다. ≪맥경≫(빈호맥학)
* 침맥은 손가락을 가볍게 누르면 맥이 감응되지 않고, 무겁게 눌러야 잡히는 맥상이다. (맥형 연구)

〈原　文〉

沈者陰也 指下尋之似有 擧之全無 緩度三關 狀若爛綿曰沈 主氣脹兩脇 手足時冷.

沈脈은 陰脈이다.

손가락 아래에서 찾으면 있는 것 같고 들면 전혀 없다. 부드럽게 三關(寸.關.尺)을 건너면 형상이 더운 솜을 만지는 것 같은 것을 沈脈이라 한다. 주로 氣가 양쪽 갈비 부위에서 부풀고 手足이 때로 냉하다.

2. 침맥(沈脈)의 의미

* 외감에서는 한사(寒邪)의 전경입이(傳經入裏)나 직중으로 기가 사기를 따라 잠복하거나 또는 열사(熱邪)가 양기를 싱하게 하므로 기가 열사에 밀려 하강하므로 침맥이 형성된다. ……내상으로 병사가 이부(裏部)에 발생하면 기가 하강하여 저항하므로 침맥이 나타난다. (입문)

* 여민수는 "침맥은 음기가 권역하여 양기가 잘 순환하지 못 하는 증후이니, 침맥은 부맥과 대대(對待)가 된다. 부맥은 양사가 승하기 때문에 기혈이 발월하여 나가므로 양맥으로 표(表)를 주재하고, 침맥은 음사가 승하기 때문에 기혈이 침체되어 순환하지 못 하기 때문에 음맥이 이부(裏部)를 주재한다."고 하였다. (맥학집요)

* 침맥의 형성은 대체로 양기가 미쇠하여 영기를 표로 통운(統運)할 수 없어서 된 것이며 혹은 기혈이 이(裏)에서 회취(滙聚)하여 체표기혈이 감소하여 맥기를 고박(鼓搏)할 수 없어서 된 것이다. (한방진단학)

* 사(邪)가 이(裏)에 있어 울(鬱)한 것이니 기와 혈이 체(滯)로 순환이 곤란하니 맥은 침하며 유력한 것이고 양기가 허하여 함입(陷入)하면 승거(昇擧)가 불능하니 맥이 침하여 무력한 것이다. (동의진단학)

3. 침맥(沈脈)의 주병(主病)

1) 『입문』에 "침(沈)은 위제울(爲諸鬱)이라……맥이 침하면서 힘이 있으면 적(積)이다."

2) 『맥학집요(脈學輯要)』에 "침맥은 음사(陰邪)가 승하기 때문에 기혈이 침체(沈滯)되어 순환이 원활하지 못 하기 때문에 음맥(陰脈)이 이부(裏部)를 주재한다."

3) 『맥어』에 "병사가 이부(裏部)에 있으므로 적취(積聚)·산가(疝瘕)·공구(恐懼)·요통(腰痛)·수축증(水蓄症)을 주재한다."

4) 『사언거요』에 "침맥은 이부(裏部)와 한사(寒邪)와 적체(積滯)를 주재하니, 침하면서 유력한 것은 담식증(痰食證)이고 무력한 것은 기울증(氣鬱症)이다."

5) 『한방진단학』에 "하리(下痢)·부종(浮腫)·구토(嘔吐)·정식적열(停食積熱)·울결기체(鬱結氣滯) 등 증"

6) 『동의진단학』에 "이증(裏症). 유력은 실한 이병이고 무력은 허한 이증이다."

[참고]

① '침질(沈疾)·침활(沈滑)·침실(沈實)하여 모두 힘이 있는 것은 열(熱)이 실하고 신(神)이 있으며 양은 성하나 음이 미약한 것이니, 급히 양음(養陰)하여서 양사(陽邪)를 물리쳐야 한다' (『맥학집요』, 88p)

② '침삭(沈數)은 한사(寒邪)가 전이(轉裏)되어 내부에 열이 심한 것이고,
침지(沈遲)는 혈이 한랭(寒冷)하여 이부(裏部)에 침한고랭(沈寒痼冷)이 된다.
침중(沈重)은 상서(傷暑)이고 침약(沈弱)하면 모발이 빠진다.
침현(沈弦)하면 심복(心腹)의 동통이고……'(『입문진단학』에서)

③ 침맥(沈脈)의 主病詩
'沈潛水畜陰經病이노 數熱遲寒滑有痰이라 無力而沈은 虛與氣요 沈而有力은 積幷寒이라 寸沈은 痰鬱水停胸이요 關主中寒痛不痛이라 尺部는 濁遺幷泄痢와 腎虛腰及下元痛이라. (『빈호맥학(瀕湖脈學)』 13쪽)'
(해석: 침맥은 잠복된 맥, 수기가 음경에 축적된 병으로, 침삭은 열이요, 침지는 한이요, 침활은 담으로 인한 병이다. 침하면서 유력하면 이허와 기체이고, 침하면서 유력하면 적체와 한사이다. 척부가 침하면 담울이거나 수기가 흉격에 정체된 것이고, 관부는 주로 복통과 변비이니 중기한냉이 그 원인이다. 척부가 침하면 백탁, 유정과 설리이니 신허요통과 하복통도 발생한다.)

4. 침맥(沈脈)의 임상적 고찰

이병(裏病). 유력(有力)은 실한 이증(裏證)이고 무력(無力)은 허(虛)한 이증(裏證)이다.

1) 생리적 의미

(1) 선천적 기운이 대체로 일정상태 이상 강건하거나 후천적인 신체단련으로 내장의 기혈음양이 안정(安定)되어 있고 강건(强健)할 때도 침맥(沈脈)으

로 주맥(主脈)이 나타난다.

예를 들면, 강건기운 체질자, 프로 운동 [마라톤] 선수들

(2) 또한 자신 [속뜻이나 의지나 꿈]을 밖으로 표현하기보다는 나타내지 않고, 외부사정상 깊이 숨기거나 참거나 오래 기다리거나 하는 성향을 가진 완고한 끈기나 지구력·보수성을 나타내기도 한다. 이로 인해 2차적이고 병리적인 기혈의 울체(鬱滯)상태를 유발한다.

☞ '조용하고 내성적인 사람들은 맥이 대개 침(沈)하다.'(맥학집요, 89p)

2) 병리적 의미

(1) 가라앉아 있다는 것은 의욕이 감퇴(減退)되어 (부(部)하게) 활발하거나 활동적이지 못 하는 것. 나아가 용기와 희망을 잃어버린 상황을 의미하기도 한다. 이는 평소 기혈이 부족한 사람이 의기소침한 일을 당한 이후에 발생할 수 있고, 질병노정상 중한 상태에 도달할 때 또한 나타날 수 있다. 기혈(氣血)이 침울(沈鬱)한 상태의 예로 소양인의 신기(腎氣)의 억울(抑鬱), 태음인의 기울체(氣鬱滯) 상태.

(2) 병증으로 보면 부중(浮中)할 기운이 없는 것으로 기혈(氣血)이 장기간(長期間) 허손(虛損)한 상태이거나 의욕이 일정 기간 침울(沈鬱)하여 기운이 있어도 침울체(沈鬱滯)되어 있다는 것이다.

(3) 침맥(沈脈)은 이병(裏病), 즉 내장병(內臟病)을 주관한다 함은 (내장의) 기운[氣血陰陽]이 부족하여 이병이 되기도 하며, 내장병사가 중하고 침중하여 내장의 병변을 표현할 수 있다는 것이다.

  * 양기(陽氣)가 부족(不足)하거나 미흡(未洽)하여 부(浮)하지 못 하는 것: 예로 소음인의 양허증(陽虛證)

  * 허손(虛損)상태 - 양기(陽氣) 및 정기(精氣) 허손(기혈(氣血)과 음양(陰陽)의 허손(虛損))

    소양인의 신정허(腎精虛)증, 태음인(太陰人)의 뇌(腦) - 간신(肝腎)의 정허(精虛)

    소음인의 망양중증

'침미(沈微)·침세(沈細)·침지(沈遲)·침복(沈伏)하여 힘이 없는 것은 신(神)이 없고 음이 성하나 양은 미약한 것이니 급히 생맥(生脈)하고 회양(回陽)하는 방법을 써야 하고'

(4) 침(沈)은 또한 가라앉아서 하초(下焦)의 병변을 의미하기도 한다.

'침(沈)은 위제울(爲諸鬱)이라' (침맥은 모든 울체(鬱滯)를 주재한다.『입문진단학』)

'사(邪)가 이(裏)에 있어 울(鬱)한 것이니 기(氣)와 혈(血)이 체(滯)로 순환이 곤란하니 맥이 침(沈)하며 유력(有力)한 것이고, 양기가 허하여 함입(陷入)하면 승거가 불능하니 맥이 침하여 무력(無力)한 것이다.'(『동의진단학』 p92)

[참고]

1. 침(沈)하다고 하여 허약한 것은 아니니.

간간이 자신의 맥이 허약하고 신체 또한 그러하다고 하는 분들이 있다. 다른 모처에서 그리하였다는 것이고 자신도 그 말을 믿기 때문이랴. 침(沈)하다고 허약한 것은 아니니 실제 맥상 침무력(沈無力)할 때이니, 부중시(浮中時) 무력한 것과는 다름이다. 부중시 허약(虛弱)하게 보는 맥도 침안시(沈按時) 유력(有力)할 뿐 아니라 유근(有根)함이 강건한 경우도 있으니, 실제는 강건한 기운체를 가진 사람보고 허약하다고 오진(誤診)하는 경우를 간간이 볼 수 있다.

2. 부(浮)하다고 하여 강건하지 않으니.

맥이 부활하게 나타난 경우 강건하다고 여기는 것 또한 맥에서 오진하는 한 모습이다. 강건함은 오히려 중침시(中沈時)에 유력(有力), 실활(實滑), 유근(有根)의 정도에서 나타난다고 볼 것인데, 부활(浮滑)하는 기운만 보고 중침안시(中沈按時) 혹은 침안시(沈按時) 유근(有根)함의 정도를 살피지 않아 진찰의 오진(誤診)을 할 수 있다.

5. 침맥에 대한 강의

부맥(浮脈)은 뜨는 맥이고 침맥(沈脈)은 말 그대로 가라앉아 있는 맥이에요. 부중에서 잘 안 나타나겠죠. 부중에서 약간 나타나는 것도 침맥이라 정의할 수 있겠지만, 또 골부위 근처에서 나타나는 것을 복맥(伏脈)이라 할 수 있지만, 복맥도 간혹 있어요. 침맥이 병증침맥도 있고 병증맥 중에서도 그분이 정말 허약하고 무력한 때문인 것도 있지만 그렇지 않는 경우도 많죠. 침맥의 의미를 봤을 때 왜 침(沈)해지는가 이유를 살펴봐야 하죠. 어떤 맥상에서 체질맥도 마찬가지이지만 왜 이런 맥상을 나타내는가 하는 것인데 침맥을 보면 선천의 기운이 강건하고 후천적으로 단련을 해서 내장의 기운이 안정되어 있는 사람, 예를 들면 마라톤 선수들에게도 이런 사람이 있겠고, 기운이 강건한 사람이 침(沈)할 수도 있겠죠. 생리적 의미에서요. 생리적 의미와 병리적 의미가 약간 연관이 있을 수 있는데, 이런 사람들은 자기 속을 겉으로 드러내지 않아요. 자기 속에 담아두고 완고한 끈기와 지구력을 가지고 있어요. 이런 사람들이 기운이 울체되기 쉽겠죠.

[소양인(少陽人)의 체질 이야기–여성을 중심으로]

임상사례로 소양인으로 맥이 침활(沈滑)한 분이 있어요. 이분이 맥이 침한 이유는 시부모님을 모시고 살면서 표현도 잘 하지 못 하고 있는데 남편은 자신의 말을 가로막아 커트를 하죠. 여자의 말을 먼저 속단해서 다 듣지를 않죠. 여자는 20분, 30분, 2시간도 이야기할 수 있는데 남자의 생각에 들어도 똑같은 이야기를 반복하는 것 같고 그래서 커트를 하고 소양인체질로 밖으로 표현하기를 좋아하는데도 불구하고 이런 환경을 이겨내는데 완고하게 자기를 지키고 그런 능력이 있으니까 침맥이 나타나죠. 의서(醫書)에 보면 겸허하고 내성적인 사람은 침하다고 하는데 내성적인 것하고는 달라요. 소양인들에게 내성적인 사람들이 의외로 많죠, 그런데 그건 원래 내성적이 아니라 그렇게 길들여져 온 거예요. 그래서 기운이 울체(鬱滯)되었죠. 소양인 남자들은 다른데 소양인 여자들은 스스로 소음인이며 내성적이다, 조용하다, 외향적이지 못 하다 그러는데 실제는 그렇지 않죠. 토양2형은 좀 다르지만 토양1형 같은 경우에는 집에서 살림만 하기보다는 살림도 하면서 밖에서 자기 일을 하거나 하여 자신의 심화를 밖으로 뿜어주고 환기시켜주는 것이 좋죠. 소음인은 의외로 스트레스를 받아서 안으로 삭히더라도 별 문제가 되지 않지만 소양인은 그렇지가 않죠. 소양인들은 밖에서 활동도 잘하고 토양1형은 성질도 급하지만 뒤끝이 없어요. 어찌되었건 소양인들도 기가 울체된 사람들이 있어요. 맥이 현하거나 긴하거나 실할 수 있고, 고삼가미증이나 숙지황고삼탕증이 되고 더 진행이 되면 혈압도 오를 수 있고, 중풍도 올 수 있고, 병리적 의미로 보면 의욕이 감퇴되면 침(沈)하죠.

의욕이 감퇴되면 뜨지도 않고 아예 쭉 가라앉죠. 용기와 희망을 잃어버린 사람일 수도 있어요. 세세하며 유약한 맥상이죠. 이런 경우는 기울이 많은 소음인이나 의기소침한 일을 당할 수도 있고, 질병의 노정이 굉장히 중한 상태에 빠져 있을 때 부허활한 기운도 사라지고 마지막에 나타날 수 있죠. 소음인도 건강성이 나빠지면 부맥이 사라지고 가장 안 좋을 때는 침미(沈微)맥이 나타나요. 그러면서 부정(不定)하고 절(絶)하게 되죠.

「침(沈)하면서 유력하면 적(積)」이라고 했어요. 기운이 울체된 것을 적(積)이라고 보면 되는데 또 하나는 침미(沈微)하고 침세(沈細)하고 침지(沈遲)하고 침복(沈伏)하여 힘이 없는 것인데 신(神)이 없고 음(陰)이 성하나 양(陽)은 미약한 것이니 급히 생맥하고 회양하는 방법을 써야 한다고 했는데 이런 경우는 소음인에 해당된다고 보죠. 소음인 망양으로 부자를 써야 한다는 것입니다. 그리고 침활(沈滑), 침실(沈實), 침삭(沈數)한 것은 모두 힘이 있는 것으로 열(熱)이 실(實)하고 신이 있으며 양은 성하나 음이 미약한 것이니, 소양인의 경우로 음기를 보충하고 양사(陽邪)를 물리쳐야 한다고 했는데 여기서 양사라는 것은 자기의 의지가 강한 사람으로 부딪히면 강하거나 무서운 면을 나타내는 사람이에요. 자기 속을 드러내지 않고 지키고 있고, 눈에도 힘이 가득하고 한 번 하려고 마음먹으면 하는 그런 사람인데, 사례로 한 강건한 사업가 남자는 한 번 맘에 안 들면 그것으로 끝인데 그러한 것이 침실(沈實)한 맥을 유지하게 하죠. 생기도 강하고 병사기도 강할 수 있는데 환자의 상태를 파악하는 것은 의식과 연관이 있어요. 부활한 것은 그 사람의 마음이 들떠 있거나 무엇인가를 이루고자 하거나 뻗어 나가려고 하는 경우에 나타나죠. 침한 경우는 자기 내실을 지키고 밖으로는 표현하지 않으면서 참아 내고 있는 그런 상황이죠. 침삭(沈數)한 것은 열 때문이죠. 한사(寒邪)가 전이되어 열이 심한 것이라고 했는데, 그래서 감기로 인해 침삭할 수 있으나, 이런 경우는 침삭이 아니라 부하면서 신장에 염증이 있을 수 있어요. 소음인의 건강인의 감기에서 급성 신장염증을 앓을 때 곽향정기산증이 많은데, 건강한 사람이 감기를 앓으면서 신장염증이 있는 경우에 몸살을 끙끙 앓으면서 허리도 아프고 소화도 잘 안 되고 혹은 토하거나 소변이 노랗게 나오는데, 소양인도 마찬가지이지만 이런 경우 부하면서 침삭(沈數)하겠죠. 그리고 소양인이라면 강침압시에 어느 한쪽에 침맥이 잡히겠죠. 사라지지 않고 병사가 존재하는 것으로 어른도 마찬가지이지만 아이들이 감기라 하지만 신장염을 앓으며 내원하죠. 자기가 약한 부위에 감기바이러스가, 즉 한사(寒邪)가 들어오면 전이되어 신장염을 앓다가 사라집니다. 또 췌장염을 앓을 수도 있는데 병사가 사라지지 않으면 만성 췌장염으로 전변이될 수가 있습니다. 아이들에게 이런 경우가 많은 것 같아요. 만성신장질환은 선천적인 원인인 경우가 대부분이지만 감기 후유 장애로 인해서 물론 신장이 약하게 태어났거나 아니면 두려움이나 집안 환경이 그런 상황을 만들 수도 있는데, 신장의 염증을 제거하지 못해서, 그리고 반복되는 상황에서 신증후군으로 발전되지 않느냐는 생각이 들어요. 그래서 체질로 보면 소음인이 침허하면 양기부족증으로 부자증이 될 것 같고 소양인의 경우는 침허나 침지나 이러한 것은 신정(腎精)의 허증(虛症)이라 했는데 숙지황이나 육미계통을 그리고 녹용도 쓸 수 있겠고, 녹용은 좋은 약입니다. 태음인 뇌의 기능을 향상시켜 주는 명약이고, 특히 소아가 성장이 지체되고 뇌에 눈이 또렷하지 못 하면서 뇌의 발달이 부족해 언어나 인지가 늦은 아이들, 특히 소양인보다는 태음인에게 청심연자탕이나 열다한소탕에 녹용을 가하면 뇌의 기능상태가 빨리 정상화돼요. 지체장애아의 경우 4~5세 이전(以前)에 빨리 치료를 해야 좋아요. 대구의 모 한의사가 어린이 뇌성마비를 치료한다고 그러는데 어린아이들의 경우는 어느 정도까지는 충분히 가능해요. 단, 경증은 발견하기가 쉬운 일이 아니에요. 돌이 된 아이를 데리고 내원했는데 눈이 정상이 아니에요. 어머니는 모르는데 할머니가 얘가 좀 이상하다고 그래요. 그때는 미진한 제가 봤을 때도 좀 이상하고 신(神)이 부족한 상태인데 이러한 경우에는 사지는 멀쩡해도 뇌 발달장애로 언어장애가 오죠. 그때는 기공치료도 하고 약을 처방하고 그랬는데 정상으로 되더라고요. 이렇게 태음인이나 소양인에게는 녹용이 뇌 발달에 도움을 주죠. 또 아이들 학습 장애나 수험생도 공부를 많이 하여 뇌를 많이 쓰기 때문에 뇌정(腦精)이 부족해져 있을 때 보정(補精)의 녹용이 효과적입니다. 뇌정(腦精)이 이전에도 말씀드렸지만 부부관계나 정신활동, 또 공부를 많이 할 때 주로 쓰는데 수험생들이 공부하다가 자기 성적이 퇴보할 때가 있어요. 진전이 안 되고 답보상태이거나 저하될 때 약을 잘 처방하면 뇌력(腦力)이 증진되어 정신이 맑아지고 좋아지니까 바로 그다음 달에는 공부한 만큼 성적이 나오게 되죠.

질문) 생리적인 침맥과 병리적인 침맥과의 맥상에서 차이가 있나요?

답변) 그렇죠. 전형적인 침맥(沈脈)이 나타나는 형상이 있어요. 그 사람의 타고난 기운처럼 평소 전형적인 침맥이 있는 사람, 방금 전에 말한 것처럼 완고하고 강인하고 자기를 밖으로 표현하지 않고 살아가는 사람들, 몸집이 좀 있거나 살찌지 않았다 할지라도 말수가 적고 비타협적인 그런 사람들은 자기 기본바탕에 침맥이 있어요. 침맥이 있더라도 화완맥이 있으면 그것은 건강한 맥이에요. (장수자의 맥상) 그리고 아까 말한 것처럼 음이 허하고 양사가 많아 치료를 해야 한다고 했는데 의학입문에 침삭이냐 침활이냐 침지냐 이러한 것이 나와 있는데 침을 놔야죠. 양사를 몰아내는 침, 자극이 필요하죠. 침한 사람은 자극이 필요해요. 그러니까 앉아서 수련이나 하고 있으면 오히려 병이 되죠. 한 환자 분이 그러는데 좌선도 많이 하고, 두고두고 쌓아오니까 병이 되었어요. 이 부위에 암이 있다 하여 떼어 내면, 끝나는 것이 아니에요. 두고두고 쌓이니까 적(積)이 되었죠. 그런 분들은 좌선(坐禪)을 하기보다는 활공(活功)을 해야죠. 배드민턴을 치거나 적극적인 운동으로 기운을 돌려서 풀어야죠. 계속 그렇게 있으면 혈압으로 터지거나 적(積)이 되거나 암이 되거나 간경화가 되거나 하겠죠. 침울체(沈鬱滯)가 심한 사람들은 그런 식으로 변화하죠.

질문) 맥이 가라앉은 사람인데도 1지 1지 뛰고, 얼굴을 봐도 건강한 사람 같고 대화를 나누어도 활발합니다. 어떻게 봐야 할까요?

답변) 침맥에서 강건한 사람이 있어요. 조금 전에 최 원장 진맥할 때 한쪽이 근거가 있고 뿌리가 있게 잡혀요. 그것은 뛰어와서 그런 게 아니에요. 여러분이 아침에 맥을 재어야 한다, 가만히 누워있어야 한다 하는데 그것은 그런 차원의 진단이고 실제 진단에서 중요한 것은 부(浮) 때도 아니고 중(中) 때도 아니고 중침(中沈)압시 맥이 어떻게 나타나느냐가 중요해요. 최 원장의 맥은 아주 생기가 유여한 맥을 가지고 있죠. 소음인이든 소양인이든 탁탁 이 기운을 채우면서 이 맥상이 어떤가가 중요하죠. 이런 데서 활맥이나 규맥이 나오고 삽맥이나 유맥이 나오고 부정이 있을 수 있는데, 맥이 완실하게 나오는 사람은 병이 없어요.

○ 침맥 강의 전 발언

오늘까지 맥진을 적고 다음에는 서로 비교해 봅시다. 현재 다섯 분이 최 원장님을 진찰했어요. 그러면 다섯 분이 어떻게 진찰했는가 보고 체질맥이 끝나면 더 나아가서 삼부구후맥을 마찬가지로 진찰해 보는 것이에요. 28맥에 대해서. 이분이 활맥(滑脈)이다 하면 전체적으로 활맥이 거의 비슷하게 나와야 돼요. 맥이 부중침(浮中沈)에서 어떻게 나타나는지 통일성을 가져야 하지만 '우리가 활맥이다.'라면 똑같이 객관적 근거로써 이야기가 되어야 하고 그것이 '진단'으로서의 가치를 갖게 되죠. 현대의학은 진단체계가 과학적이고 합리적으로 되어 있기 때문에 그 틀을 벗어나지 않잖아요. 예를 들어 제가 이러한 체질로 진단했는데 다른 데에 가서 체질이 잘못되었다 하고 다른 약을 지어 줘 버리면 한의사의 신뢰를 떨어뜨리겠죠. 내 후배가 보냈든, 누가 보냈든, 그 사람의 의견을 존중해 주어야 하는데 그것이 오진된 치료라 하더라도, 현대의학은 그것을 지키고 있죠. 지키고 있다가 마지막에 10년 동안 써 왔는데 이것이 잘못되었다. 그러면 그 부분만큼은 폐기를 하죠. 그동안의 잘못된 암 치료도, 혹은 항암제가 수만 명을 죽이고 있다고 하여도 끝까지 그것을 고수하다가 마지막에 폐기를 한다고 할 때, 폐기를 하고 더 나은 것이 나오고 그러죠. 객관적인 틀을 양방적인 기기를 도입해서 할 수도 있지만 맥에서 한다 하면 자기만의 맥을 익히는데 그것이 공통적이어야 합니다. 권 선생님이 금양으로 진단을 하면 나도 금양으로 진단이 되어야 해요. 그래서 그렇게 잡는 것은 각자가 해봐야 해요. 권 선생님은 맥을 이렇게 잡더라가 아니라 내가 맥을 잡는 것이에요. 요즘 환자의 맥을 잡아 보면서 체질맥은 관맥에서부터 2, 3지에서 잡아야 확실히 잘 잡히는 것 같아요. 체질맥은 따로 있으며 삼부구후맥과 다릅니다.

○ 두 개 조로 나누어 실습함

[사례] 7살 된 어린 아이가 지금 엄마, 아빠, 택시 정도만 말을 하지 입이 항상 벌어져 있어요. 구개(口開)라고 오연(五軟) 중의 하나죠. 아이가 2년 동안 양약을 먹으면서도 어휘가 더 떨어지는 것 같더라고요. 유치원을 다닐 때 선생님은 정상으로 봤답니다. 물론 유치원 선생님이 잘못 봤을 수도 있지만 소아과를 다니는데도 불구하고 어휘력과 인지력이 떨어지는 저능아인 것을 모르고 5살이 되어서야 알았어요. 빨리 알아서 조기에 진단하고 치료를 했다면 이런 심한 상태까지 안 가고 이런 치료를 안 받을 수도 있었는데. 병증이 진단이 되면 그 병증에 맞는 치료와 약이 양방에서는 나오잖아요. 사상은 병증에 부합한 약이 있어요. 부합한 약이 있으니까 치료를 하죠. 우리가 동의보감이나 무슨 학파에서 치료를 하는 것도 병증에 관계해서 치료를 하죠. 그런데 사상은 하나하나의 단계에 따라서 이런 단계를 지나면 이런 단계로 가고. 그리고 제가 봤을 때 사회주의 국가 같으면 반드시 할 수 있을 것 같은데 한방병원을 만들어 똑같은 병을 동의보감 하는 사람, **학회 하는 사람, 사상 하는 사람들로 나누어 간염 환자를 100사례씩 치료해 보겠습니다. 그리고 한 달 단위로 간염수치가 어떻게 변하는가를 보고 또 암 환자도 마찬가지로 배정해 놓고 그 치료성과로 어떤 의학이 더 월등한지 분별할 수 있게 되겠죠. 현대의학은 반드시 이렇게 하여 가장 우수한 약이 나오는 것이 아닌가 합니다. 그러다가 다른 좋은 약이 나오면 이전 것은 폐기되죠. 감기약이나 위장약도 20년 동안 써 왔지만 폐기됩니다. 왜냐하면 더 우월한 약이 나왔기 때문에요. 학문이란 그래야 발전이 되죠.

그런데 지금의 동양의학은 그렇지 못합니다. 다만 동양의학은 그런 물질적인 것뿐만 아니라 의식적인 부분까지 담고 있기 때문에 일정하게 효과가 다 있어요. 한약이 좋은 것이기 때문입니다. 그래서 한의사가 지금까지 먹고살고 있는 것이에요. 그런데 치료란 질병이 사라져야 되는 거죠. 위염이 있다면 위염이 사라지고 지방간이 있다면 지방간이 사라지고 감기가 있다면 감기가 완전히 없어지는 것 그게 치료죠. 신장에 염증이 있으면 염증이 사라져야 하죠. 제가 봤을 때 치료라면 질병이 소멸되고 사라지는 것을 뜻하는데 양약과 한약의 차이는 없다고 봅니다.

학생) 진단을 순수 한방적으로 했을 때와 양방적인 도움을 얻어 진단했을 때를 비교하여 환자를 돌보고 끌어가야 하는데 한의원 경영이나 여러 가지 측면을 봤을 때 어떻게 하는 것이 더 적합하다고 보십니까? 첨단과학시대에 맥진으로 하여 설명하는 것보다 양방기기로 병명을 잡아내고 환자 분들은 가시적인 것들을 원하기 때문에 현대병원의 검진을 받으려고 하고 또 약을 권해도 검진부터 하려 하고 간이 안 좋다고 하여도 병원에서는 간은 이상이 없다고 하는 경우가 있습니다. 이러한 부분들은 어떻게 현명하게 대처해야 되는지, 현대진단기기와 접목을 해야 될까요?

최) 한의원 경영에 대해서 '어떻게 하면 경영을 잘할 것이다'라는 생각은 있어요. 월 매출을 크게 늘릴 수 있는 아이디어는 있는데 그런 노하우를 가르쳐준다면 '시스템'이 필요해요. 시스템을 갖춤으로 해서 바로 업그레이드가 돼요. 시스템을 어떻게 갖추느냐? 그것이 중요하겠죠. 이것은 나의 관점일 수가 있는데 여기저기서 들으면 한의사들이 돈 버는 길이 많이 있구나 이런 생각을 했는데 한편으로 이것은 나의 갈 길이 아니구나 하는 마음의 걸림이 있기도 했습니다. 진단에서 내가 하는 진단을 100% 신뢰를 하느냐 이것이 중요하고요. 자기 자신을 신뢰했을 때 환자로부터 신뢰를 받을 수 있어요. 그렇지 않으면 내 신뢰를 떨어뜨릴 수도 있어요. 예로 한 아이가 신장이 안 좋아 신증후군으로 왔는데 치료를 받아 신장이 좋아지고 키도 크고 그랬는데 양방에서 양약을 안 먹어서 신장수치가 올라갔다고 하니까 한방치료를 중단하고 다시 양방치료를 받아요. 내가 그 부모를 처음 봤을 때 그럴 것이라는 느낌이 있었죠. 왜 이 부모는 돌 이전부터 14세까지 아이를 이런 상황이 되게 만들어 왔을까. 부모가 무지해서 병을 만들죠. 오히려 치유할 곳을 피하죠. 이것은 의사가 만든 것은 아니죠. 의사도 일조했다고 하지만. 자기가 100% 신뢰할 때만이 환자도

100% 신뢰를 해요. 자기만의 진단이 되면 권위가 서고 권 선생님 같은 경우도 침치료만으로도 1시간 동안 환자는 기다리고, 멀리서 오게 하고, 그런 권위가 서려면 오랜 세월과 여러 가지 시간과 노력이 필요하죠. 그리고 자기 나름대로 모두 공개하지 않고 일정 부분만을 공개하고 지키는 것이 필요해요. 다 알려주는 것도 권위에 좋은 것은 아닌 것 같아요. 왜냐하면 오남용하고 가치를 떨어뜨려요. 저는 다 공개하니까 권위하락과 한의원 경영도 문제가 있지 않나 봅니다. 그런데 환자에게 보이는 것은 그게 아니니까 병원의 시스템을 갖추는 것이 중요하죠. 예를 들면 무슨 대학병원의 재활의학과는 수개월씩 환자가 밀려 있어요. 내가 봤을 때 정신지체아의 경우, 한약이나 침으로 훨씬 더 빠르게 회복할 수 있어요. 정말 정신지체아에게 재활치료가 필요할까요? 건강회복에 얼마나 도움이 될 것 같습니까? 필요할 수도 있죠. 과학적으로 입증된 것이 있고 그런데 그곳은 시스템을 갖추고 있으니까 가능성이 있다고 보죠. 오늘도 한 아이가 그곳을 갔다 왔어요. 일주일에 두 번씩, 언어장애 때문에 다니고, 그리고 여기 근처의 복지관에서 물리치료를 받고 있고, 시스템을 갖추고 있기 때문에 가는 것이에요. 그러면 우리는 시스템을 갖추고 있지 않느냐? 예를 들면 추나(推拿)라는 것이 한의학에 큰 발전과 획을 그었어요. 추나라는 것을 92, 93년경 처음 배웠는데, 한의계는 추나를 하면서 한의학이 발전하는 계기가 되었어요. 그것은 가시적인 진단이 되었기 때문이에요. 틀을 갖추었어요. 건강을 측정할 수 있는 척추진단이라는 측정의 도구가 있어요. 이게 아닐 수 있는데 진단의 틀이 나왔어요. 진단의 틀이 나오니까 당뇨클리닉을 열 수가 있는 것이에요. 그전에는 한의학은 그런 틀이나 시스템 등이 거의 없었다고 보입니다.

그것이 객관적이라고 볼 수도 있지만 어떻게 보면 아무것도 아닌데 예를 들면 당뇨, 비만, 성장. 비만도 시스템이 있어요. 성장도 마찬가지이고 시스템을 갖추면 성공을 해요. 저는 개인적으로 간질클리닉이나 불임클리닉을 열면 성공할 것이라고 생각해요. 불임은 영구불임의 치료 불가능한 경우를 제외하고는 가능하고요. 단, 원하지 않는 여성들이 많아요. 한 여성분은 원하지 않는다고 약을 안 지어갔어요. 이혼하고 싶은 마음이 있다고, 처음 왔을 때부터 알아 봤는데 불임은 원하지 않아도 약을 쓰지 않아도 좋아지는 경우가 있어요. 그런 상태가 있어요. 물론 침을 놓으면 기운을 흡수하기 때문에 의지가 강하더라도 강한 에고가 있어서 거부하기도 하지만 예를 들면 아카데미 토플책에도 나와 있는데 여자가 강한 기운을 가지면 정자가 들어오다가 다 죽어 버려요. 여자의 분비액이 정자를 다 죽여 버린다는 얘기, 어찌되었든 어떤 형태의 틀을 갖추면 돼요. 대전의 한 성장클리닉은 진단을 받으려면 2개월을 기다려야 한다고 해요. 그래서 그런 시스템을 갖추면 성공을 해요. 시스템을 얼마나 멋있게 품위 있게 만드느냐가 관건이 되죠. 요즘 젊은 사람들이 눈이 뜨인 것이죠. 그런데 그런 상황에서는 돈이 문제예요. 의료시장은 돈이에요. 한의학이 양방의 영역을 침범하고 있어요. 그러니까 분쟁이 일어나죠. 밥그릇 싸움이라는 것이 사실 돈에 대한 문제가 있기 때문에 분쟁이 일어나죠. 양방내과에서 요즘 한약은 독이다. 프랑카드를 건다고 하는데 자기 영역을 침범하고 있으니까 그 업권 자체에서 분쟁이 일어나요. 예전에는 자기 영역을 침범할 수가 없었죠. 내과나 가정의학과의 3분의 2 이상이 당뇨나 고혈압환자인 것 아시죠. 그 다음 위장병, 감기입니다. 한 양방의사분이 지난 10년 동안 진료를 안 하다가 진료를 한 번 했는데 당뇨, 고혈압환자가 그렇게 많아 놀랬답니다. 2주나 한 달분씩 양약을 지어가죠. 그래서 주 수입원이 당뇨나 고혈압환자인데 한약에서 누군가 약재를 개발해 관리할 수 있는 시설을 만들어 봐요. 그러면 대판 싸움이 나겠죠. 엄청난 이권이 있으니까. 이게 현실이죠. 그리고 대세를 역행하면 안 돼요. 가장 잘 팔리는 항암제가 있는데, 만약에 이것이 심각한 부작용이 있다는 것을 누가 알았어요. 명백한 증거가 있고 이것을 발표하려고 해요. 그러면 그 사람을 가만히 놔두겠어요?

사상에 대해서 공부하세요? 여러분은 동의수세보원을 보시나요? 보셔야 합니다. 그리고 입문진단학역석을 보시고 팔체질침에 대한 내용도 보시고요.

질문) 사상 동의수세보원 말고 권장도서 있으면 말씀해 주세요.

답변) 박인상 선생님의 『동의사상요결』을 보세요. 그리고 금궤비방, 동의유고, 동의사상신편이 나와 있는데 예전에 박인상 선생님이 책에 이 내용이 다 들어 있다고 얘길 하셨어요. 그런데 중국의 연변에서 이제마 선생의 제자의 제자라는 분의 책들이 나와 있는데, 진짜 쓴 것인지 모르겠어요. 제가 생각했을 때는 이제마 선생님도 분명히 제자를 남기고자 했을 거예요. 한 사람이라도 마음과 뜻이 맞은 역량이 있는 사람을 발굴해서, 의업을 이어주려고 했을 것입니다. 그런데 능력이 있어도 뜻이 없으면 이루지 못 하잖아요. 또 뜻이 있어도 능력이 없으면 이루지 못 하는데 학문을 전수시키려 했을 건데 후대가 명확하지 않아 오늘날 사상의학의 이해에 차이를 보이고, 동무를 직계로 잇는 정통성을 가진 분이 없어요. 김형태 선생님 것도 보세요. 이것으로 마치고 다음 다음주에 봅시다.(3월 9일)

제3절 지맥(遲脈)

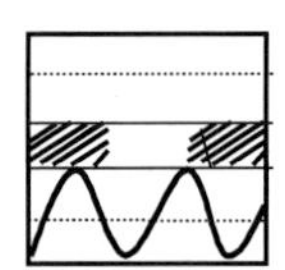

1. 맥상(脈象)

遲脈―息剛三至

* 지맥(遲脈)은 1호흡에 3번 박동하여 맥(脈)의 왕래가 매우 느린 것이다.(왕숙화)

* 일식(一息)에 사지(四至)가 되지 못 하는 맥을 말한다. (동의진단학)

* 지(遲)는 만(慢)을 뜻하는 것으로 지맥은 맥박 수가 정상보다 적은 것이다. (한방진단학)

* 지맥은 1호흡에 3번 박동하는 맥상 (맥형 연구)

2. 지맥(遲脈)의 의미

1) 생리적 의미

생명력이 유여(有餘)하여 전신을 순환하는 기운이 유여하니, 심장맥박이 적게 뛰어도 전신을 순환하는 데 지장이 없다. 예로 마라톤 선수 / 고산지대 거주민 / 잠수부는 맥박 수가 1분에 30~40번 이하라고 한다.

2) 병리적 의미

생명력이 미흡(未洽)하여 심박동을 할 기운 또한 부족하니, 생명력이 부족한 병변의 중함을 알 수 있다.
* 음(陰)이 성(盛)하고 양(陽)이 휴손(虧損)된 증후 (맥학집요)
* 한(寒)에 응(凝)하여 기(氣)가 체(滯)하니 양(陽)은 건운(健運)치 못하고 맥은 지(遲)하게 나타난다. (동의진단학)
* 지맥의 형성은 대체로 양허(陽虛)하고 휴손부족하여 영기(營氣)를 고운(鼓運)시킬 수 없기 때문에 맥이 지완(遲緩)해지는 것이다. (한방진단학)

3. 지맥(遲脈)의 주병(主病)

1) 『입문』에 "지(遲)하면서 무력(無力)하면 허약하거나 한랭(寒冷)한 것이고 지(遲)하면서 유력(有力)하면 동통이 해를 준다. 지맥(遲脈)이 척부(尺部)에 감지되면 혈허증(血虛症)이고 촌부(寸部)에 감응되면 기허증(氣虛症)이다. 지(遲)하면서 침(沈)하면 한사(寒邪)가 신체의 내부에 있는 것이고, 부(浮)를 겸하면 한사(寒邪)가 외부에 있는 것이다. 지삽(遲澁)하면 인후산통이나 징가(癥痂)가 형성되고 지활(遲滑)하면 복부가 창대(脹大)하여진다."
2) 『맥학집요』에 "활백인은……음이 성하고 양이 휴손된 증후이며 한증(寒證) 또는 부족증(不足症)이다. ……오산보는……음맥이니 양허증(陽虛證)이나 한

증(寒證)이 된다. 장로옥은 지맥(遲脈)은······대개 열사(熱邪)가 내부에 울결(鬱結)되고 한기(寒氣)가 외부에서 울체되면 기구(氣口)에 지활(遲滑)한 맥이 나타나고 창만(脹滿)을 일으키기도 하니,"

3) 『맥어』에 "지맥은 음맥이니 양허와 한증을 주재한다. ······미지(微遲)하면 치료할 수 있으니 심지(甚遲)하면 살리기 어렵다. 맥이 잠깐 지(遲)하였다가 잠깐 삭(數)한 것은 허화(虛火)라 한다."

4) 『빈호맥학』에 "지맥(遲脈)은 장병(臟病)과 담성(痰盛)이 위주로 침고(沈痼)와 징하(癥瘕)를 잘 살펴야 한다."

5) 『사언거요』에 "지맥(遲脈)은 장병(臟病)을 주재하고 양기(陽氣)가 잠복(潛伏)하게 된 것이오, 지(遲)하면서 유력(有力)한 것은 통증(痛症)이고, 무력(無力)한 것은 허한증(虛寒證)이다."

6) 『동의진단학』에 "한증(寒症: 허한(虛寒) 혹은 냉적(冷積))"

4. 임상(臨床)에서 고찰(考察)

1) 심장혈관계질환과 건강인을 먼저 생각한다.

* 심장질환자 중 부정맥과 동반되는 지맥이 있다. 늦게 오고 가면서, 오고 가는 것 또한 불규칙하거나 맥의 모양(형상) 또한 일정한 틀을 유지하지 못한 채 일정하지 않다.
* 강건자 중 지맥을 갖는 경우가 있다. 강건자, 건실자는 병든 삭(數)맥보다는 지맥(遲脈)에 더 가깝고 완실(緩實:화완(和緩))하여 건강한 맥상을 나타낸다.

2) 혈액의 중(重)한 질환자

- 예를 들어 악성 빈혈, 혈액 암이나 그에 근접한 혈훼손자의 경우에 맥삽(澁)하거나 오고 가는 것이 불일정하거나 혹은 일정하지 못한 불규칙적이며 불투명한(흐물거리는 듯한) 모양을 가지면서 진행되는 것을 볼 수 있다.

3) 말기(末期) 암 환자에게서 일부분 나타나기도 한다.

말기 암 환자 중에는 지맥(遲脈), 혹은 삭맥(數脈)을 가지는 경우도 있다. 모두 생명 에너지가 고갈되어 가는 상태를 의미한다. 말기에선 불치의 상태로 접어든 경우를 먼저 고려한다.

5. 지맥(遲脈)에 대한 강의

3월 계획으로 2주에는 지맥과 삭맥, 3주에는 활맥과 색맥, 4주에는 대맥과 완맥, 5주에는 「동의수세보원」을 하겠습니다. 여러분이 미리 준비해 오면 좋겠고 인터넷을 못 보시는 몇 분에게는 자료를 나누어 드렸는데, 지금 부맥에서 활맥까지 정리하여 인터넷에 올려져 있고 의학입문하고 맥어, 맥학집요, 빈호맥학, 동의진단학(예전 대학시절 때 본 것, 그림도 나와 있음)을 가지고 여기서 인용을 하는데 설명을 해 놓았어요. 설명한 부분이 괜찮아서 정리를 해 보는데, 하면서 예를 들면 지맥(遲脈)에 대해서 각 책들에 나와 있는 부분을 읽어 보면서 공통적인 부분을 발견하게 되면 그 부분끼리 정리를 하는 것이죠. 여러분도 정리를 이렇게 하면 좋겠다는 생각이 들어요. 누가 해 주면 제가 다른 부분을 더 할 수도 있겠는데…….

그리고 동의수세보원 책을 보세요. 이 부분에 대해서 성명론, 사단론, 확충론, 장부론, 소음인병론, 소양인병론, 이렇게 진행해 가는데 병증론에 대해서는 이야기할 것이 좀 있는데 앞부분은 성명론이나 사단론이나 확충론 부분은 제가 전체 이해하지는 못하고 또 이해하는 부분도 말로 표현하기 어려운 부분이 있어요. 그러나 제가 느끼는 바가 있어서 말로 할 수 있는 부분은 그곳에서 인용을 해서 말하려고 해요. 그래서 동의수세보원란도 인터넷에 올릴 것이고, 그리고 다음번에라도 강의를 할 것입니다. 5주째는 맥보다도 동의수세보원을 위주로 강의를 하는데, 예를 들어 순서대로 한다면 소음인 신수열표열병론(腎受熱表熱病論)이잖아요, 소음인이 손발이 차다? 그런데 의서에는 표열(表熱)이라고 했어요. 흔히들 이제마의 사상과 다르게 생각하고 있다는 것이에요. 소음인은 표열이라고 했는데 소양인은 비수한표한(脾受寒表寒)이라고 했어요, 소양인은 표가 차다는 것이에요. 이것만 보더라도 소음인은 약간의 병이 생기면 표열이 생기고 소양인은 표가 차다는 것이에요. 꼭 피부가 찬 것은 아니지만. 어찌되었든 우리가 기본적인 부분에서 이제마 선생님이 말한 부분이 너무나 간단하게 나와 있는데 이를 곡해(曲解)하기 쉽죠. 동의수세보원을 보세요. 여러분이 보다가 순서대로 하려고 했는데 정합시다. 다음에 소음인 신수열표열론에 대해서 나온 처방이나 어떤 이야기가 있는데, 다른 어떤 한의사가 논한 그것에 대해 어떻게 생각하느냐 내가 이해가 안 된다는 부분이 있다면 그때 와서 질문을 해 보시고 그 전에라도 인터넷으로 질문을 해 보세요.

지맥(遲脈)에 대해 이야기하겠습니다. 지맥은 3박자 뛰는 사람이 거의 없어요. 4박자도 느리게 뛰는 것 같아요. 마라톤 선수나 고산지대에 사는 사람들의 맥박이 이렇게 늦다고 그래요. 생명력이 유여하여 일반사람보다 빨리 뛰지 않고 늦게 뛴다는 것입니다. 그만큼 유여한 기운 때문에 빨리 뛸 필요가 없는 상태이죠. 빠른 것이 늦은 것보다 못 할 수 있습니다. 우리 사회가 그런 경험을 하고 있다고 봅니다. 건강상 혈압이나 혈당, 맥박 수 등은 절대적이 아닌 상대적인 개념이죠. 그래서 어떤 사람들은 건강하고 좋은 것 아니냐. 숨이 가쁘지 않고 늦게 뛸 수 있도록 의도적으로 노력하는 행위가 어쩌면 명상, 수련이라고 볼 수 있습니다. 심신이 이완하고 기혈의 순환이 순조로우면 맥은 자연히 안정되고 늦게 뛰게 될 것입니다.

병리적으로는 생명력이 미흡하여 뛰는 힘이 약하다고 볼 수 있습니다. 입문이나 다른 책에도 나와 있지만 음이 성하고 양이 휴손된 것을 한증(寒證)이라고 해요. 찬 기운이 뭉쳐서 이렇게 지맥이 된다. 그런데 지(遲)하면서 유력한 것은 실증으로써 하법(下法)을 쓴다고 나왔는데 여기서 중요한 것이 하나 있는데요. 입문에 보면 지맥이 척부(尺部)에 감지되면 혈허증(血虛症)이라 하였고 촌부(寸部)에 감응되면 기허증(氣虛症)이라고 했어요. 상부나 혹은 하부에 지맥이 감지되면 기허냐 혈허냐 구별할 수 있다는 것입니다. 지삽(遲澁)맥이면 인후산통이나 징하가 형성된다고 했어요. 인후산통이라면 부지삽(浮遲澁)맥이겠죠. 삽맥(澁脈)은 허로상정 이외에 종양, 적취, 암과 연관이 있어요. 음허, 혈허, 탈진, 정허

이런 것과 연관이 있을 수 있습니다. 이 맥을 임상에서 고찰했는데 최근에 3~4명의 환자분이 이런 맥상을 가지고 있어요. 지맥같이 맥이 좀 늦구나, 부정하구나, 이분이 심장질환을 앓거나 심장질환에 접근한 상태래요. 한 분은 병원에서 혈액암이 될 수 있다고 하고 무슨 수치가 굉장히 낮다고 해서 수혈도 하는 그런 경우도 봤어요. 맥이 오고 가는 게 일정하지 않고 불규칙하고 또 흐물흐물하고, 말기 암 환자에게서도 일부분 나타나기도 하죠. 말기 암 환자 중에서도 지맥이 일 호흡에 3지까지보다 4~5지(至) 되는 것 같고 말기에 근접한 경우에 나타나는 것 같던데 많이 논할 수가 없어요.

제4절 삭맥(數脈)

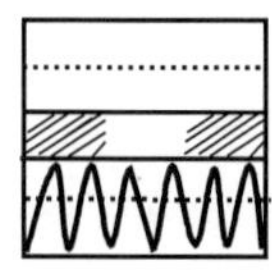

1. 삭맥(數脈)의 맥상(脈象)

數來六至一吸呼
* 삭맥(數脈)은 일 호흡에 여섯 번 박동한 것을 말한다.
* 맥이 빠르게 왕래하는 것이다.
* 삭맥(數脈)은 정상적인 성인의 경우 의사의 1호흡에 환자의 맥이 6회 이상 박동하는 맥이다. (맥형 연구)

2. 삭맥(數脈)의 의미

1) 생리적 의미

* 맥동이 활발하다는 의미: 운동 및 육체적 활동 중이나 직후

* 조급하다는 것을 의미: 성격 혹은 기질이 조급하기 쉬운 사람이라는 것을 표현.
* 외향적 활동을 지속하는 사람

2) 병리적 의미

* 힘들다는 것을 의미
  다스리기 벅차므로 삭(數)한 것, 내외부 상황이 힘들어질 때, 불안정하면서 삭해진다.
* 열이 있다는 것을 의미
  내외 열이 있을 경우 삭(數)해진다. ⇒ 입문에 "유력이면 열증(熱證)이라."
* 무엇인가 만들어지고 있다는 것을 의미
  자신의 활동 영역 이상을 하여 힘들어서 삭(數)하므로, 내외부에서 무엇인가 만들어지는 과정에서 표현한다. ⇒ 발열(發熱)·번조(煩燥) 등의 상한(傷寒)증이나 창양(瘡瘍),
* 심리적 불안정 상태: 안정되지 못 하여 불안정하며 심불안 상태를 반영한다.

3. 삭맥(數脈)의 주병(主病)

1) 『入門』에 "삭(數)하면서 힘이 있으면 열증(熱證)이고, 무력(無力)하면 창양(瘡瘍), 통증(痛症), 소양(瘙痒)의 병세가 매우 급한 것이다. 세삭(細數)하면서 힘이 없으면 음허화동(陰虛火動)이니 가볍게 보지 말아야 한다."
   "삭하면서 유력(有力)한 맥이 촌부(寸部)에 나타나면 번열과 두통이, 관부(關部)에 나타나면 구취와 구역이, 좌관(左關)에 나타나면 간화(肝火)의 염상(炎上)으로 목적(目赤)이, 우척부(右尺部)에 나타나면 변비와 요적(尿赤)이 발생한다.
   삭(數)하면서 활(滑)을 띠면 담화(痰火)가 왕성한 것이니 혹은 구토나 심한 통증이 발생한다."

2) 『맥학집요(脈學輯要)』에 "서춘보는 침삭(沈數)하면서 힘이 있는 것은 실화(實火)가 내부에서 진음(眞陰)을 태우는 것이고, 침삭(沈數)하면서 힘이 없는 것은 허로(虛勞)로 예후가 좋지 않은 맥상이다.…… 병증이 물러갔으나 삭맥(數脈)이 존속하는 것은 즐거운 일이 못 된다. ……장개빈은 삭(數)이 주재하는 병증은 한열·허로·외사·옹양이니……설진재는 침세한 가운데 삭맥이 나타나는 것은 한(寒)이 심한 진음한증인 것……소만여는 삭맥에 눌러서 힘이 없으면 허(虛)와 한(寒)이 뒤섞인 맥이고, 삭대(大)하면서 허(虛)하면 정혈(精血)이 다하여 없어진 맥이며, 세(細)하면서 빨라서 삭맥(數脈)과 비슷한 것은 음(陰)이 말라 양증(陽證)과 비슷한 증후고, 맥(脈)이 침현세삭(沈弦細數)한 것은 허로로 곧 죽을 시기를 맞은 것이다. ……장로옥은 삭맥은 양이 성하고 음이 휴손되어 열사(熱邪)가 경락(經絡)으로 흘러 들어가 침입한 형상이니……이사재는 오직 상한병에 열이 심한 증과 노채로 허약한 사람에 바야흐로 이러한 맥이 나타나니"

3) 『맥어(脈語)』에 "삭맥은 양맥으로 음허(陰虛)와 발열(發熱)을 주재한다."

4) 『빈호맥학(瀕湖脈學)』에 "음미(陰微) 양성(陽盛)하여 광증(狂症) 번조(煩燥)가 생긴다."

5) 『사언거요(四言擧要)』에 "구토와 광증을 주재하며, 삭하면서 유력한 것은 열증(熱證)이고 무력한 것은 창양(瘡瘍)이 된다."

4. 삭맥(數脈)의 임상적 고찰

1) 상한(傷寒) 풍열의 감모

열증을 동반하는 감모 상태에서 삭맥(數脈)이 나타난다.

독감(毒感)·급성(急性)의 상한감모상태이다. 혹은 중복 상한의 상태, 감모가 나가지 않고 잠복된 상태로 지속 중인 경우에서도 삭맥(數脈)은 볼 수 있다. 소아에게서 부삭(浮數)한 기운이 촉지된다면 아직 감모, 이비인후과 염증은 끝나지 않은 것이다.

2) 허화(虛火)의 상태

과로·과색 기타 선천지기 부족, 약물의 남용 등으로 진음부족, 음허화동(陰虛火動)한 경우에 볼 수 있다. 양허(陽虛)상태에서 허(虛)한 기운을 동반한 삭맥(數脈)이다.

3) 병의 진행과정을 의미한다.

감기·염증·내장의 질환·궤양·종양·암 등 병변의 과정에서 삭맥(數脈)은 병의 안정·완화된 모습이 아니라 불안정한 상태이며, 병이 지속되고 있거나 악화되고 있음을 의미하며, 어떤 원인에 의해서 진행되고 있음을 의미하기도 한다. 만약 삭맥(數脈)이 치료과정에서 지속된다면 예후는 부정적이다. 다른 추가 방도를 고려해야 한다.

중병(重病)일 경우에는 악화 혹은 진행 중일 때, 악화되어 진양(眞陽), 진음(眞陰)의 훼손으로 힘들어하여 삭(數)하다.

4) 정서적인 안정이 되지 못한 상태를 반영한다.

불안, 촉급한 마음은 맥을 빨리 뛰게 만든다. 소아 혹은 성인에게서도 삭맥(數脈)의 경향성을 나타내는 사람은 촉급한 마음으로써 불안정한 환경을 반영하며, 심리적인 불안정은 맥박의 빠름까지 만들어 낸다. 심장의 질환이 마음에서 비롯되는 것은 이러한 맥의 변화과정에서도 볼 수 있다. 또한 심장병에서도 평소 삭(數)하는 경우가 있다.

5. 삭맥(數脈)에 대한 강의

삭맥(數脈)을 보면 여러분이 잘 아시겠지만 맥박이 빨리 뛰는 것인데 6번 이상 뛰는 것을 삭맥이라 하죠. 생리적인 의미로는 활동성이 많고 외향적이라는 것이고, 병리적인 의미로는 힘들어 한다는 것이죠. 내가 힘들기 때문에 빨리 뛰는 것입니다. 불안정하고 우리가 두려움이나 걱정, 근심이 많아서 마음이 초조(焦燥)할 때 삭맥이 뛸 수 있죠. 열이 있다는 것도 의미하는데 유력하면 열증이라고 했죠. 풍한에 상한 외감일 때 삭맥이 뛰는 것도 말할 수 있고, 또 어떤 부분에서 힘들어져 무엇인가 만들어지고 있는 상황에서도 나타나요. 아이가 감기 기운이 일주일이 되었는데 삭맥이 뛴다면 아직도 감기가 진행 중이거나 또 실한 기운이 있을 때는 중복(重複)상한이라고 볼 수 있죠. 감기에 또다시 걸린 것이죠. 어떤 부분에 종양이 있는데 그 부위에서 삭맥이 뛴다면 그 부위가 악화될 조짐이 있거나 진행 중의 상태를 말합니다. 「동의진단학」에서 보면 '삭은 양이 성한 것으로 열의 사가 고동하여 맥이 가속되고 삭해지며 유력해진다. 오래된 병으로 음이 허해지면 양은 편승하여 맥이 삭해지거나 무력해진다.' 이렇게 이야기를 해 놓았고, 입문에 '세삭(細數)하면서 힘이 없으면 음허화동(陰虛火動)이니 가볍게 보지 말아야 한다.'라고 해 놓았어요. 대부분 암 환자나 중환자들의 맥은 지맥보다 삭맥이 더 많습니다. 맥이 빨리 뛰려고 하죠. 왜냐하면 진음이 부족하고 양기가 허탈되기 때문에 맥이 빨리 뛰어야 피가 빨리 순환해서 생명을 유지하기 때문이죠. 그런 것이라고 봐요. 침삭하고 힘이 없으면 허로의 병증으로 봐서 조금 전 음허화동이라고 했지만 '침삭(沈數)하고 힘이 없는 것은 허로맥(虛勞脈)이다'라고 했는데 이것은 병증이 중한 상태에서 나타나요. 맥이 대하면서 삭대(數大) 빠르면 대하고 허하면 정(精)이 상한 것이다. 우리가 부부관계를 하고 나거나 굉장히 탈진된 상태가 되면 허삭(虛數)한 맥이 뛰죠. 부(浮)하기 쉽고 현(弦)한 기운도 있고, 그리고 맥이 침현세삭(沈弦細數)하면 허로에서 곧 죽음을 맞이한다고 나와 있죠. 맥이 부중시에 나타나지 않고 침세할 때 이런 말을 하죠. 불순하고 힘이 없어지고 그래서 여기서는 규맥이나 삽맥이 뛰면서 오고 가는 것이 일정치 않게 되고 맥상이 올 때하고 갈 때하고가 일정치 않은 것은 중한 상태에서 나타나죠. 만약 암이 밖으로 나타나지 않고 안으로 있을 때 암으로 보느냐, 황달로 보느냐는 문제가 생깁니다. 예를 들면 담도암이나 간암이 담도암으로 전이될 때도 황달로 올 것 아닙니까. 황달로 처치를 했겠죠. 음황이나 폐암의 경우 맥상을 봤을 때 삭맥이 나타날 수 있겠죠. 삭맥, 이런 경우 대부분 임상에서 보면 급성 감기거나 감기가 나가지 않고 지속되고 있을 때, 진행 중에 있을 때 나타나죠. 삭맥이 꺼졌다 함은 실제로는 활동량이 사라지거나 겉의 약(표증약)이 사라지는 것으로 소양인의 경우 패독산을 써야 할 상태를 벗어났다는 것이죠. 요즘은 시호과루탕이나 지황패독산을 많이 쓰는데 예전에는 독활지황탕에 가미를 해서 많이 썼죠. 허화상태, 과로나 과색으로 진음이 부족하여 음허화동한 경우, 양허로 인해 허삭하다. 음허화동이나 양허상태, 소음인도 양허상태에서는 허삭(虛數)하죠. 진음이 관계되어도 허삭할 수 있어요. 그리고 염증이나 궤양이나 암증이 진행 중인 상태에 있을 때 삭한 기운이 나타나죠. 어떤 사람에게 삭한 기운이 있으면 안정이 되어 있지 않다는 뜻이죠. 환자가 두통이 있고 어깨도 아파서 왔는데 환자의 좌우맥이 안정되어 있으면 치료하는 데 편할 것이고 그 치료대로 효과가 나타날 것인데 삭맥, 물론 다른 맥일 때도 예를 들면 침울하고 기운이 강한 사람은 여전히 자신의 침울한 울체된 기운이 풀어지지 않으면 마음에서 허락을 하지 않기 때문에 아픔이나 증상이 개선되었다고는 이야기를 하지 않죠. 그런 사람이 치료의 효과가 더 떨어지죠. 왜냐하면 자기는 나을 의지도 없고, 또 낫고 싶지 않은 마음도 있을 수 있고, 환자를 느껴 보면 그 사람이 아픈지 안 아픈지, 통증이 있는지 없는지를 알 수도 있습니다. 또 예를 들면 안정되지 못한 상태에서 부삭(浮數)한 기운을 나타내죠. 소양인이라 하더라도 요통이 발생하면 중침시에 좌우 3지가 잡혀야 돼요. 그런데 척맥이 잡히지 않는다면 실제 병사가 요부(腰部)에 없는 사람은 우선 신경성 질환을 고려할 것입니다. 중침시에 척맥인 3지가 잡히지 않아요. 강침압시(强沈壓時)에는 전혀 잡히지 않고, 그러니까 부중시에 1~2지 쪽으로 부삭한 기운이 잡히고 이것은 머리로 기운이 올라가서 상기되어 아픈 것이죠. 이분은 이것이 더 큰 병으로 병사가 허리에 있는 것이 아니라 위쪽에 있는 것이에요. 안정되지 못한 상태로 불안, 초초 등도 있을 수 있겠지만 심장 자체도 안정이 안 된 상태이죠. 심장병의 원인에는 물론 선천적인 것도 있을 수 있지만 후천적인 경우를 보면 대부분 분노를 표현하지 않고 마음을 가두어 두었을 때, 소양인이나 태음인은 심실이 비대되어서 협심증으로 진행되기 쉽고 소음인은 반대로 그런 상황을 만들어 내고 견디어 내기는 힘드니까 심기가 약해서 부정맥으로 가는 경우가 많죠. 심실비대나 협심증이 잘 만들어지지 않는 체질이죠. 심장병의 원인은 역시 마음의 병입니다. 다른 장기는 물질적인 질환으로 인해서 예를 들면 알콜 중독으로 간암이 되었다거나 할 수 있는데 심장병은 술로 인해서 된다? 혹은 기름진 음식을 즐겨 먹었더니 심장병이 된다? 그럴 수 있는데, 미국에 몇 번 가보니 미국의 음식을 즐겨 먹으면 정말 심장병이 되겠더라고요. 아직까지 우리나라 음식으로는 그렇게 되지 않아요. 미국의 햄버거 크기가 우리나라의 2~3배는 되고, (지금은 비슷해지고 있음) 아침, 점심, 저녁 3끼를 고기 위주로 식사하니 심장병 등 성인병의 원인이 된다고 봅니다. 미국에서 스테이크 하나를 시키면 둘이 나누어 먹을 정도의 양이 나오는데 그런 음식을 매일 매끼에 먹는 것을 보면서 미국은 정말 '식생활이 심장병, 암을 일으킨다'고 보고한 것처럼 그럴 수 있겠다는 생각이 들어요. 우리나라만큼은 아직 음식으로 인한 심장병은 염려하지 않아도 될 것 같아요. 몇 아이의 선천적인 심장병환자를 본 적이 있는데 임신 초기에 감기를 앓았다는 것도 원인이 되지만 임신 초기에 감기에 걸렸다는 것은 마음을 상했다는 것입니다. 혹시 심장에 염증이 있는 환자 보신 적이 있어요? 어떤 환자가 심장에 염증이 있었는데 소양인이 평소 심장에 열이 있으면 심장에 염증을 앓기 쉬워요. 심장병은 그런 체질과 성격 때문에 발병할 수도 있다고 봅니다. 물론 의학에서는 심장 자체에 병이 든 상태니까 조급해지고 물불 안 가리고 촉급해지는 마음이 생긴다고 해요. 그래서 '삭한 기운이 있으면 1호흡에 6지가 넘어간다'고 하면 안정이 안 된 상태라고 볼 수가 있죠. 그리고 인터넷에 올리다가 말았는데 의료사고(약화(藥禍)사고)가 있었던 한 분을 이야기 드릴께요. **월 22일경 왔어요. 약을 먹기 시작했는데 청심연자탕가 녹용을 써야 하는데 녹용을 쓸 형편이 안 되어서 녹각교와 황정을 첨가했어요. 약을 3제를 먹고 있는 상황에서 그분에게 처음부터 휴식을 권유했고 종교활동에 주동적으로 참여하는데 직접 '삼가하라'는 말은 하지 않았지만 몸상태가 좋지 않아 분명히 휴식을 취할 것을 몇 번 권고했었죠. 이분이 뇌기능총량인 TP가 180-286 정도로 아주 낮아요. 추석 때 한 번 기절해서 병원에 갔는데 병원에서는 청각신경에서 오는 무슨 질환이라고 그랬는데 뇌에너지는 낮아도 의지는 굉장히 강해서 활동하는 분이에요. 흔히 달리 보면 욕심이 과하다고 보겠죠. 활발하고 긍정적으로 평소 무기력하고 지쳐하다가도 아파트 선거가 있으면 개입을 하고, **에서 MT를 갔다 왔는데 한 사람이 자기를 모함하여 분노를 느끼는데 자기는 뭐라고 하지도 못하고 [노즉상간(怒則傷肝)] 그런데 이분이 병원에 가서 최근 혈액검사를 했는데 간수치가 1400을 넘었어요. 급성간염진단을 받고 병원에 입원을 했어요. 그리고 퇴원을 할 때 전화를 했어요. '의사 말로는 한약 때문에 그럴 수도 있다고 한다나 같은 경우가 없도록 해달라'라고. 차트를 보니까 처음에 왔을 때 "肝胃鬱滯"가 적혀 있었어요. 전화를 받고 이후 치료를 하였는데 목양2형에 간사방을 놓고 이틀이 지나니까 간수치가 많이 떨어졌어요. 그리고 또 떨어지고 1주일이 안 되어 100 이하로 떨어졌는데 이야기를 들어보니까 간수치가 높게 나온 날, 피곤해서 영양제를 맞았대요. 그러한 일이 있었어요. 예전에 기억나는 사건이 있는데 한 분은 모 대학병원에 입원한 상태에서 저에게 전화를 했어요. 전화로 아주 욕을 하기에 황당하더라고요. 그분은 위의 목양2형 환자보다 더 중한 환자였는데 '당신이 나의 간을 녹이려고 작정을 했느냐' 하면서 그런 일이 있었어요. 간만 나쁜 것도 아니였지만 안 좋은 상태였는데 한약 탓을 한 것이죠. 또 다른 한 분도 약을 먹고 간수치가 굉장히 올라갔다고 하였지만 이후에도 다시 연이어 약을 지어갔습니다. 간수치가 높다고 할 때 그분한테는 직접 말 한 마디로 끝냈어요. '당신은 그전부터 간이 나쁘다는 것을 알았지 않느냐. 한약 때문에 그런 것이라고 말하지 말라'고요. 그분은 소음인으로 망양말증의 중증환자로서 회복되고 있었죠. 처음에는 인삼계지부자탕으로 7, 8제까지 처방하였는데 과거 3년 전에 그런 일이 있었어요. (지금도 허로 상태가 존재하여 보약을 지으러 간혹 오고 있습니다.) 급성간염이면 간수치가 자연히 회복되는데 간치료를 한다고 이렇게 해왔는데 간치료는 아니지만 그런 사건이 최근에 있었어요. 내가 봤을 때 한약 중 녹각교에 문제가 있었을까? 아니면 과로로 인해 영양제를 맞아서 갑자기 수치가 올라갔을까? 8체질에서 말하듯 간대, 간실한 목양체질은 간혹 영양제에 부작용이 나타날 수 있습니다.

질문) 내과의들이 하는 말이 약물 자체보다도 달이는 것, 즉 제형, 약의 형태가 간에 부담을 준다고 그래요. 약의 종류와 관계없이 부담을 줄 수 있다. 약의 형태가 약리적으로 왜 그러는지는 모르겠지만 소화, 흡수, 처리되는 과정에서 무리를 주지 않을까. 그래서 어떤 사람은 간병변이 뚜렷한 분에게는 탕약형태가 아니라 증류한약을 준다고 그래요.

최) 담도암(膽道癌)인데 간암에서 담도로 전이된 사람을 2주 전부터 치료에 있습니다. 예전에 한 환자가 폐암으로 암 센터에서 약물치료[이레사 임상시험 중]를 받다가 간도 나빠져 당신에게는 줄 약이 없으니까 알아서 하라고 하여 한의원에 왔는데 한의원에 오는 이유는 그런 암 환자는 갈 데가 없으니까 오거든요. 양방에서 조금이라도 할 수 있는 것이 있으면 그곳을 가죠. 일반 환자도 양방에서 검사를 했는데 아무 이상이 없다 하여 약도 안 주는 것이에요. 그런데 이 사람에게 양방에서 약을 주었더라면 그곳을 계속 다녔을 거라는 생각이 들더라고요. 위장병으로 2년 동안 약을 먹었어요. 또 한 분은 1년을 먹었어요. 한 분은 경찰이고 또 한 분은 선생님인데 횟수로는 3년, 2년인데 이분들을 양방에서 치료했으면 한방으로 오지 않았을 거란 거죠. 다만 완전히 순수한 상태로 들어서서 한약을 먹어 보면 한약도 거부반응이 일어나요. 우리 몸이 생식만 받아들여요. 순수한 상태에서는 약도 싫어져요. (그 이유는 건강체의 몸 상태를 유지하기에 약이 필요하지 않기 때문입니다.) 그런 느낌이 있는데 병원에서 간염을 치료해야 돼요. B형간염환자인 급성간염환자를 한약으로 치료해야 돼요. 간이 나빠서 어떤 약을 못 먹는다는 그 폐암 환자도 1년 이상 한약을 먹고 치료했는데 그 와중에 다른 일이 있었어요. 치료 중간에 환자가 마음이 다른 데에 가 있었어요. 그저 묻지 않고 지켜만 보았는데, 80세가 넘은 분(무면허 의료업자)이 완치를 해 주겠다고 하여 3개월 동안 치료하였다더군요. 사람의 귀가 그렇게 얇다는 생각을 하게 되었고 죽음에 임박하게 되어 그분은 저에게 이 사실을 털어 놓고서 미안하다고 하더군요. 다른 분도 그랬지만 완치가능할 수 있는 그런 상태였는데 그런 (배신의 경험－비상폐(悲傷肺))경험을 하고 나빠지더라고요. 한약이 물론 적절하지 않은 진단에 의해서 간, 혈액에 문제를 일으킬 수도 있겠단 생각은 들어요. (하지만 생약이기 때문에 그 불협화음이 약리적 검사에서 나올 정도는 아니라는 생각입니다.) 한약 자체보다도 *** 등 이런 것이 더 문제일 수 있고 어떤 경우에서도 이것은 기운상에서는 독(毒)은 안 나오죠. 맛으로서 나타나는데 팔물군자탕이나 보중익기탕이나 천궁계지탕을 제가 먹어 봐도 100% 깨끗한 맛이 아니라 미진한 사기처럼 안 좋은 느낌이 있을 때가 있어요. 환자 중의 몇 분이 그러는데 내가 봤을 때는 이미 간에 암이 생겨 있고 말기에 가지만 않았지 조금만 충격을 받아 플러스 일(+1)만 되어도 암이 발현될 수 있어요. 그러면 그 사람은 진짜 간암 말기가 되거든요. 그런 사람이 한약 먹는 중에 발견되면 덤터기를 쓴다는 말이 나오죠. 내원 중인 중풍환자 한 분은 한약을 먹지 않아요. 자기가 병원에 가서 보니까 한약 먹고 간경화, 간암 환자가 있더라. 자기가 죽어 가는 사람을 보니까 한약을 절대 안 먹는다. 그렇게 말하면서 절대 안 먹어요. 이렇게 한약이 덤터기를 쓰고 있죠. 한약이 정말 간에 독하게 작용하느냐 그렇지 않죠. 한약은 천연약물이잖아요. 예전에 동자추로 기검사를 해 보니 양약(결핵종류의 약이었음)이 너무 독해요. 양약을 안 먹은 다음날부터 아픈 부위가 사라졌어요. 그리고 일주일이 지나니까 다른 곳이 아파요. 모임에 갔더니 양방 의사분이 이런 이야기를 하더라고요. 마지막에 본 의사가 덤터기를 쓴다는 거예요. 요즘 시대에 옛날에는 안 그랬는데 건강이 안 좋은 사람을 결국 마지막에 치료한 사람이 오진(誤診), 오치(誤治)라는 누명을 쓸 수 있다는 것이죠. 결국 간이 나쁜 사람이 악화 중에 한약을 먹으니 억울한 누명을 쓰게 되죠. 자연생약인 한약이 무슨 죄가 있어요? 인간 자신의 죄와 잘못은 괜히 죄 없는 자연생물인 약을 탓한 것이죠. 한약으로 간염, 간경화, 간암을 치료하여 증상이 소실되거나 완화할 수 있고 줄어들게 할 수 있죠. 이렇게 인간은 이기적이죠, 자신의 잘못을 외부에 투사하죠. 스스로 책임지지 않는 경험이죠.

진맥을 익히면서 느끼는 게 병은 정말 이번에 의림지에도 *** 교수가 썼는데 유방은 신장하고 같다고 간근(肝根)이라고 했어요. 유방암 환자가 재발해서 왔는데 왜 재발해서 왔냐? 그것은 (처음부터) 유방에만 암이 있었던 것이 아니라 신장에서 (발생하여 유방으로) 전이되는 경우가 많아요. 환자사례로 작년 모 한의원의 소개를 받아 치료했던 분은 유방암이 재발이 되어서 재차 수술하고 왔어요. 진찰하여 보니 대장의 부위가 제일 심하다고 써 놓았는데 (실제로 대장암이 진행 중이었고) 우리 한의원에서 치료하다가 권하지도 않은 단식을 스스로 하였고, 곧 얼마 지나서 다시 소개한 한의원에 가겠다고 하여 그리하시라 하였죠.

막을 수 없잖아요, 환자의 마음이 그래요. 그리고 얼마 지나서 전화가 왔고 편지도 왔어요. 자신은 믿고 치료하였는데 결과적으로 대장암이 발생했다고 억울하다는 것이에요. 처음 치료할 때에는 이제 다시는 병원에는 가지 않는다고 하며 여기에서 끝까지 치료한다고 하더니만 그러지 않았으면서 환자가 그래요. 그러니까 환자이지만, 자신이 행동한 것이 무엇인지 모르고 스스로 병을 만들었는데, 이런 얘기를 들으면 참 그래요. 거짓된 인생을 살지 않아야겠어요. 어찌되었든 암도 경락을 따라서 병이 진행이 돼요. 장부의 경락을 따라서. 예를 들면 이 사람이 1지에서 잡혀야 되는데 3지에서 잡혀요. 만약 이분이 금음인이라면 1지에서 잡혀야 되는데 3지에서 잡힌다는 것은 1지의 기운은 약해 있다는 것이고 3지의 기운은 실하다는 것이에요. 헛된 기운이 뭉쳐 있다는 거예요. 그것은 하복부에 무슨 질환이 있다는 것이고 생기가 정도에 따라 담음(痰飮)이냐 어혈(瘀血)이냐 아니면 어혈을 넘어서서 적취(積聚)를 만드느냐 이런 상태를 말하는 것이에요. 담음이라 할 정도에서 원인이 되면 장(腸)에 가스가 있거나 장에 숙변이 차 있거나 아니면 하복부의 만성 정체상태, 또 지방간처럼 하복부에 지방이 많이 있을 수도 있어요. 그리고 전립선 비대상태를 만들어 내거나 합니다. 그리고 1지가 소실(消失)되었다 함은 심폐기능의 쇠약한 상태를 나타내죠. 반대로 이분이 2지에 잡혀야 하는데 3지에 잡힌다 하면 2지인 소화기능(비위기능)이 굉장히 미약한 상태에 빠져 있다는 것이죠. 아예 안 잡힌다면 문제가 있죠.

여러분이 체질맥을 익히고 삼부구후맥도 익히니까 거기에 주의를 모아서 책도 보시고 자료집도 보시고 동의수세보원도 보시고 맥진에 대한 부분도 보세요.

지금 맥을 익히는 것을 보면 느끼는 것을 느끼잖아요. 그런데 아직 경험이 많이 축적되지 않았기 때문에 어떤 맥이 정상 맥인지 알고 이 맥이 어떤 맥이라는 것을 명명하는 것, 인식하는 것은 방법상의 문제일 수 있습니다. 그런 것을 느끼기 위해서는 환자를 볼 때 기록을 남겨 놔야겠죠. 자주 반복적으로 오는 환자의 기록을 남겨서 다음에 평가했을 때 어떻게 나타나는가 보고 또 환자가 이해가 되면 맥상이 기억 속에 입력이 돼요. 체질맥이 입력이 되는 것이 아니라 그 사람의 맥의 이미지가 자기 자신의 뇌에 입력이 돼요. 그렇게 되다 보면 환자의 이해가 빨라지죠. 비교분석이 되잖아요. 전에 왔을 때 이 환자가 이랬는데 이제는 이러니까 어떠하다는 것이 순간적으로 떠올라요. 예전에 이 환자는 이런 맥상의 환자였다. 예를 들면 신부전증환자를 보잖아요. 신부전증환자의 맥이 이런 맥이니까 다른 어떤 사람을 볼 때도 알 수 있죠. 이렇게 근접하고 있구나. 실제 신부전증환자의 맥은 일반 맥과 완전히 다르죠. 혈액암도요. 질병이 심하면 그만큼 병맥이 존재하죠.

또한 좌우맥의 편차가 있어요. 의서에서 어떻게 한쪽 맥만 삭하고 한쪽 맥은 늦을 수 있느냐. 촌관척의 맥이 다 똑같다고 써 놓은 글을 봤는데 그분은 그 정도 이 수준이라는 생각이 들어요. 맥은 실제 그렇지 않아요. 좌우맥이 다른 경우가 적지 않게 있고 1, 3지의 기운이 다를 수 있고 오고 가는 느낌이 다른 것이 실제입니다. 예를 들면 왼쪽은 5번 뛰는데 오른쪽은 3번이나 4번 뛰는 것으로 맥이 달라요. 예로 양손이 저린데 혈압이 100 이하예요. 다른 쪽에서는 맥이 잡히질 않아요. 맥이 침울하면서 오고 가는 것이 안정이 되지 않고 느리기도 하고 그렇기 때문에 왼쪽 맥이 거의 잡히지 않아 어디에서도 왼쪽으로 혈압을 재면 에러가 나올 정도예요. 이런 분은 중풍보다는 심장으로 병이 깊어져서 예후가 길어질 수 있는 사람이에요. [좌측은 부정맥 우측은 정상맥도 있다. 또 우측은 암증맥, 좌측은 양호, 등등] 맥과 체질과 상태를 읽다 보면 예후에 대해서 죽을 땐 어떻게 되어서 죽겠다, 앞으로 어떤 병이 걸리겠다 하는 것이 예측 가능합니다. '30대 환자를 보면 이 정도의 건강상태니까 40대에는 어떻게 되고 50대에는 어떻게 될 것이다' 하는 것을 직감적으로 느낄 수가 있죠. 앞으로는 건강관리가 중요하잖아요. 평균 나이가 80이 넘어가니까 80이 되어도 내장뿐만 아니라 허리, 다리가 안 아픈 사람도 있고 (병원을 안 다니는 사람은 드물지만) 50대가 되어서 아프기 시작하여 10년 동안 아파 오면서 병원 다니는 사람들도 적지 않죠.

질문 있으면 받고 없으면 마치겠습니다. 그럼 다음 주에 뵙시다.

제5절 활맥(滑脈)

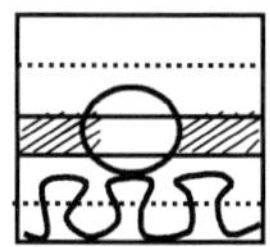

1. 활맥(滑脈)의 맥상(脈象)

滑似累珠來往疾

* 『入門』에 "꿰어 놓은 구슬이 빠르게 왕래하는 것 같다. 깔끄럽지 않은 것이니, 계속 이어지는 것이 꿰어 놓은 구슬과 같고 맥박의 왕래가 매끄러우며 빠르다."

* 『맥학집요(脈學輯要)』에 "손사막은 손가락을 눌러서 구슬이 움직이는 것 같은 것을 활(滑)이라고 하니 활은 양맥(陽脈)이다."

* 『빈호맥학(瀕湖脈學)』에 "맥기가 왕래하고 전진후퇴하는 것이 매끄럽고, 그것이 계속 이어져서 구슬이 손끝에 감촉되는 것과 같다. 땀이 동글동글 흘러내리는 것 같다."

* 활맥은 꿰어 놓은 구슬을 가볍게 잡고 빠르게 뽑아낼 때처럼 둥글둥글하고 매끄럽게 손가락에 감응하는 맥상이다. (맥형 연구)

2. 활맥(滑脈)의 의미

1) 생리적 의미

a) 완맥(緩脈)보다 기운이 넘쳐서 활(滑)하다.
부드러움이 넘친다. 유연하다. (경직되지 않는다.) 포용력이 있다. (대립하지 않는다.)

b) 에너지를 많이 쓴다. 즉 활동이 많다.
☞ 의서로 살펴보니 『맥학집요(脈學輯要)』에서 "장개빈은……평상인의 맥이 활하고 화완하면 이는 바로 영위가 충실한 좋은 징조이며, 만약 평상

맥보다 심하게 활대(滑大)하면 사열(邪熱)의 병이다." 그리고 맥어(脈語)에서 "활하면서 한계가 분명하고 맥의 형상이 맑은 것은 혈(血)이 유여(有餘)한 것" 이라고 하였다.

『入門』에 "자연현상에 기혈(氣血)의 순환을 막아서 맥박에 많은 파랑(波浪)이 생기는 현상이다. 자연현상에 비유하면 강물이 잔잔히 흐르다가 장애물이 많은 여울목에서 많은 파랑(波浪)을 형성하는 것과 같다. 건강인에 있어서 포식(飽食)한 뒤에 활맥이 잘 나타나니 이는 생리적인 현상이다."

2) 병리적 의미

a) 헛된 기운이나 물질로 활하다. 과욕(過慾, 혹 과식(過食))이 있다.
  : 담음(痰飮), 수음(水飮), 주독(酒毒), 어혈 초증.
b) 부족한 에너지를 채우려 활하다.
  : 사리(瀉痢), 허화(虛火: 허양(虛陽) 에너지부족, 탈수·탈진)
  : 임신맥(姙娠脈)
c) 심리적인 불안정 상태: 안정되지 못 하여 불안정하며 심의 불안 상태를 반영한다.
  : 활(滑)이 (안정되지 못 하여) 위병진(爲病進)이라.(병이 진전하는 것으로)

3. 활맥(滑脈)의 주병(主病)

1) 『入門』에 "활맥은 기혈의 실증(實證)과 담음(痰飮)의 정체(停滯)를 주체한다. 혹 어혈(瘀血)이나 숙식(宿食)의 정체도 겸하여 주재한다."
2) 『맥학집요(脈學輯要)』에 "장개빈은……활맥은 기가 실하고 혈이 막힌 증후니 담역(痰逆)·식체(食滯)·구토(嘔吐)·만민(滿悶) 등의 병을 주재한다. ……허손증을 앓은 사람은 대개 현활(弦滑)하니 이는 음허(陰虛)의 병이다. 사리(瀉痢)를 하는 환자도 대개 현활(弦滑)한 맥(脈)이 나타나니 이는 비신

(脾腎)이 손상을 받은 것"

3) 『맥어(脈語)』에 "실증(實證)과 설사(泄瀉)와 양기(陽氣)의 쇠약을 주재한다. ……양촌(寸)이 활한 것은 담화(痰火)이고, 한 손에만 활(滑)한 것은 반신불수(半身不隨)라."

4) 『빈호맥학(瀕湖脈學)』에 "활맥은 양맥으로 원기가 쇠약하고, 담(痰)이 만든 온갖 병과 음식의 재앙이다. 촌활(滑)은 토역(吐逆), 척활(滑)은 축혈(蓄血)인데 임신맥이 조균(調均)할 땐 포태(胞胎)맥이 분명하다."

5) 『사언거요(四言擧要)』에 "활맥은 담(痰)과 혹 음식상(飮食傷)을 주재하니, 아래로는 축혈(畜血)이 되고 위로는 토역(吐逆)이 된다."

4. 활맥(滑脈)의 임상적 고찰

1) 담음(痰飮)이 많은 자

(담음: 혈액, 장기의 조직 내에 필요 이상의 영양분이 많은 것 혹은 피로물질 혹 독소(유해물질)가 많이 있는 것. 수액대사가 원활하지 않아 정체된 것.)

a) 음식을 가리지 않고 아무것이나 잘 먹는 성인들, 즉 이들은 대부분 고량진미(膏粱珍味)를 즐겨하는 사람으로 이럴 때 나타난다.

b) 상습 음주(飮酒)자에게서 많이 발견된다.: 좌우맥 모두 활부(滑浮)한 기운으로 촉지

c) 현대의 지방간(脂肪肝) 및 비만(肥滿), 고지혈증, 운동부족자 등 환자에서도 볼 수 있다.

예를 들면 좌측 관맥의 활실(滑實)은 지방간 및 기타 간 질환과 관련이 깊다.

2) 일반 환자에서

a) 건강한 경우에도 활완(滑緩)한 기운으로 잘 나타난다.

b) 조금 쇠약하거나 가벼운 병증이 있어도 활(滑)과 더불어 나타난다.

c) 중병환자에게서도 활(滑)한 기운은 촉지된다. 이때 활은 주맥이기보다 부맥(附脈)

다만 정형화는 시킬 수 없으나 암증(癌症)에 근접한 병증상태에서의 경우에도 활맥이 나타난다. 혹은 활실부(滑實浮)하게 나타난다. ☞ 어혈(瘀血)의 초증이라는 의미.

3) 설사(泄瀉)자에게

설사(泄瀉)자의 대부분에게는 활(滑)맥이 주맥(主脈)으로 나타난다.

4) 맥진 부위 해당 장부(臟腑)의 실증(實證)적 병증

앞서 2)의 c)번에 해당되는 경우도 포함되는데, 좌 관맥(關脈)의 간맥(肝脈)에서 활실(滑實)한 경우에는 지방간(脂肪肝) 등을 포함한 간질환 상태를 의미한다. 다른 예로 좌 척맥(尺脈)에서 중침시(中沈時) 활실한 상태는 좌측의 하복 대장(大腸)의 병증을 말해 준다. 우측 촌맥(寸脈)에서 부활삭(浮滑數)한 경우는 기관지 및 그 윗부분의 상한(傷寒)병 - 이비인후과 및 두부 질환을 말해 준다.
  : '활맥이 어혈(瘀血: 초증(初症))에 나타난다.'(입문)고 하였다.

5) 부인의 태기(胎氣)이다.

임신 진단은 건강한 경우에는 현대의 진단 이전에도 임신맥으로써 진단 가능하다. 좌우 척맥의 부중침(浮中沈)시 부활(浮滑)하는 활현(滑弦)맥으로써 가능하다.

6) 신부전증 초기 및 진행 중일 때

의서 입문에 "활약(滑弱)은 음중(陰中)에 동통이 발생하고 소변을 볼 때 요도가 찌르듯 아프다."라고 하였는데 활부약한 상태로 신부전증의 초기 증상을 보이는 경향이 있다. 또한 신부전으로 투석하는 사람에게서 불규칙하고 활산약(滑

散弱)한 맥상을 볼 수 있다.

7) 위중(危重)자의 활맥

병이 중한 경우에 활맥상을 보이는 경우가 많다. 이 또한 활동력, 생명력이 부족해지고 담음이 혈중이나 조직 내에 정체되니 발생한 소인이다. 겸맥(兼脈)으로서 주요 맥상을 보아 병중함을 판별할 수 있다.

5. 활맥(滑脈)에 대한 강의

활(滑)은 대체로 구슬이 왕래하는 것처럼 매끄럽고, 깔끄럽지 않는 것이라고 하는데 제가 활맥을 볼 때는 그냥 부드러운 맥이라는 생각이 들어요. 물처럼 부드럽지는 않지만 스펀지의 딱딱함은 아니겠지만 매끄럽다. 둥글둥글 흘러내린다. 이런 맥으로 대부분의 환자에게 활한 맥이 잡히죠. 건강하다, 기운이 넘친다는 것도 있고, 경직되어 있지 않다. 에너지를 많이 쓴다. 활동이 많다는 것이죠. 맥학집요의 의서에 보면 평상시 맥보다 활대하면 '사열(邪熱)의 병이다'라고 했는데, 우리가 감기에 걸렸을 때 활긴하다기보다는 부활삭하죠. 아이들이나 어른들이나 감기기운이 있으면 활충하는 기운으로서 이 사람이 감기다 하면 활충삭하죠. 이것은 제 생각이 그렇다는 것이고요. 그리고 맥의 형상이 맑다는 것은 혈이 유여하다고 했는데 혈이 유여한 것이 지나 담음(痰飮)이 생긴 것이죠. 식사를 하고 나서도 활맥이 나타나고 양쪽에 전형적인 활맥이 나타나는 환자들이 대체로 술을 좋아하죠. [음주(飮酒)] 활하면서 약간 물컹물컹하죠. 그래서 병리적 의미를 보면 담음으로, 담음을 저는 필요 없는 물질로 봐요. 노폐물이 많이 쌓여 있다고 봐도 되고, 고량진미의 음식에서 담음이 정체되어 있지요. 제때에 안 먹기도 하고 한 번에 많이 먹는 사람 특히 소양인에게서 담음이 많죠. 그 이유는 소양인들이 음식을 가리지 않고 먹어서 그렇고, 태음인도 그렇지만 모든 음식을 잘 먹는다는 사람은 소화기능이 좋다는 좋은 의미이라기보다는 실제는 과식으로 인해서 담음이 정체되어 지방간이나 고지혈증, 고 콜레스테롤증이 잘 생겨요. 잘 먹는다는 것은 음식을 안 가리는 것도 포함이 되죠. 요즘 외식을 많이 하기도 하며 집에서 먹는 음식들 가운데 육식이나 기름진 음식을 많이 먹게 되죠. 그리고 튀긴 음식도 좋아하는데 무엇을 좋아하는가, 먹는 것들을 보면 대부분 그러한 것들을 많이 먹는 사람들이, 남자들 같은 경우가 더욱 그러한데 외식이 많으니까 고량진미로 인한 담음정체가 많죠. 그래서 지방간이나 고지혈증도 생기고 피도 탁하기 때문에 얼굴색이나 피부색도 탁하고 그렇죠.

그런데 그런 식생활에서도 약한 기운을 보이고 고량진미를 먹어도 진음이 부족하여 이때에 정혈이나 에너지 부족상태를 채우려는 경향이 있어요. 허화 같은 경우도 볼 수 있죠. 소음인의 경우도 활한데 누르면 약한 그런 상태입니다. 소양인의 경우 토양2형으로 십이미지황탕증이 대표적으로 약간의 혈허상태이죠. 그 상태, 즉 십이미지황탕증의 상태를 지나면 인동등지골피탕증으로 가요. 그러면 담음이 정체되어 통증이 와요. 결리고 아파요.

그런데 피곤하다, 무력하다, 좀 지친다. 이러한 것이 기허나 혈허(血虛)상태입니다. 그런 혈허상태를 지나면 혈담(血痰)으로 인해 저림이나 결림이 와요. 그 다음에 산후풍처럼 통증(痛症)이 옵니다. 그때도 활맥으로서 잡혀요. 임신맥도 활맥이죠. 임신맥이 활맥이라는 것은 좌우 3지가 그렇죠. 한 분이 분명 소양인 약을 썼는데 3지 3지가 잡혀요. 생리가 2주가 지나도 없고 활맥인데 완전히 활맥이 아니라 중침시 잡히고 임신을 하면 3지가 잡히는데 부안(浮按)하면 3지에서 2지로 올라와야 돼요. 충한 기운이 있어야 돼요. 임신을 하면 잉어가 물위로 올라오는 것처럼 충한다고 그래요. 그래서 임신하면 분명히 3지에서 잡혀요. 그 분도 생리가 2주일간 늦어지고 3지 3지가 잡히니까, 목양인은 1, 3지가 잡히고 중침시 활맥이 잡히고 이것이 임신맥인지 의심되죠. 기운 검사를 해 보면 임신(姙娠)을 하게 되면 에너지를 흡수하는 것을 볼 수 있어요. 그래서 피곤하고 잠이 오고, 몸의 허탈상태가 아니라 임신을 하게 되면 기존의 생체에너지가 변화하는 것을 볼 수 있어요. 그래서 어머니[임신부]가 건강해져요. 임신을 함으로써, 출산을 함으로써 생명의 힘이 강건해지기에 여자는 뼈도 더 강건해져요. 장부도 그렇고 그래서 오래 살기도 하는데, 남자가 단명하고 여자가 장수하는 것은 성격도 있고, 양방에서 의학적으로 연구되어 발표되었지만 월경을 통해서 복수나 중금속이나 나쁜 것들이 생리를 통해 나오기도 해서 더 건강 장수한다고 합니다. 남자들은 땀이나 소변, 대변으로 나가야 되는데 이러한 것들이 안 나가고 쌓이게 되어 몸이 안 좋아지는 현상들이 나타나는데 여자들은 생리로 배출된다고 합니다. 임신을 하게 되면 몸이 더 좋아져요. 임신하기를 진정으로 원할 때 여자 몸이 굉장히 좋아져요. 건강이 대략 2단계 정도 올라가기도 하죠. 남자가 불건강함이 심하면 그의 임신으로 인해 임신중독증으로 고생할 수 있는데 불건강한 정자로 인해 일어나는 현상이죠. 그러나 대부분 몸이 안 좋은 여성이 임신을 하면 더 몸이 좋아지는 것을 경험하죠. 주변의 에너지를 흡수해요. 일정 정도의 수련자나 수련을 다 끝내고 났을 때, 운동이나 노동 혹은 사우나를 한 이후처럼 자연에너지가 몸으로 들어오는 것처럼 그런 상태가 되죠. 더 강력하고 지속되죠. 우리가 침을 잘 놓았을 때 허실의 병사가 사라지는 것처럼, 체질 침을 놓으면 물론 다른 침도 그러하겠지만 잘 받아들이는 사람은 가라앉아요. 그런데 그러한 흡수의 상태가 임신인데, 임신이 아닌 경우 배란이 되려고 할 때도 그래요. 배란이 되려고 할 때도 굉장한 에너지를 흡수하게 돼요. 그래서 여자들이 배란 시 간간이 굉장한 욕구를 느껴요. 그리고 생리가 나올 때도 마찬가지예요. 여자가 생리 시기에도 욕구를 많이 느끼는데 그것도 에너지를 흡수하려는 것 때문에 그래요. 그런 상태가 되면 병사가 없어요. 그리고 맥도 3지 3지 잡히다가 생리가 사라지면 3지가 사라지고 소양맥이 잡혀요. 3지 실한 맥이 사라져서 어제 생리했네요. 중침시에 활한맥이 약간 있었는데 처방을 하지 않고 일주일 후로 늦추었는데 다음 주에 지켜보자 이것이 뭔지 모르겠다. 임신확률 50%, 임신 아닐 확률 50%인데 며칠만 좀 지켜보자고 했는데 생리를 하더라고요. 이런 사람은 임신이 잘 이루어지죠. 임신이 2, 3개월 안에 바로 될 수 있죠. 부인이 무병인데 활맥이 나타나면 임신을 유추한다고 나와 있죠. 3지 3지에서 부중하면서 2지로 떠올라요. 임상적 고찰을 보면 담음이 많아요. 음식을 가리지 않는 사람, 고량진미를 즐겨하는 사람, 상습 음주자에게 모두가 활부(滑浮)한 기운이 촉지됩니다. 지방간이 있을 때 2, 3지에 잡히게 되고 비만환자, 고지혈증, 운동부족자에게서 활맥이 나타납니다. 운동이 부족한자에게도 활맥이 나타나는데 활무력하게 되죠.

가벼운 쇠약상태의 병증에도 활맥이 나타납니다. 일반 환자에게 그런 것 같아요. 그리고 활맥이 병증에서도 분명히 나타나요. 삽(澁)하면서도 활할 수 있어요. 어혈(瘀血) 초증이기도 해요. 암이 시작할 때 활부실(滑浮實)하게 나타나요. 또 설사(泄瀉)자에게도 활맥이 나타나요. 여러분이 설사한 사람의 맥을 짚어보면 활맥이에요. (활유맥) 그리고 장부의 실증, 활실한 경우 허증이 아니고 실증이 나타나죠. 담음이 정체되고 활실하게 나타나죠. 어혈의 초증은 암의 초기일 때 나타나죠. 암의 (국소적인 그 부위만의) 초증은 거의 잡을 수가 없어요. 제가 옛날에 암의 초기 환자ー위암 초기 환자를 봤는데 맥으로 안 나타나요. (아마도 경험의 부족 및 숙달능력의 부족일 수도 있겠지만 불가능할 정도로 어려운 일이죠.) 병사로 나타나지 않아요. 무슨 말이냐 하면 그것은 그 부위에만 암이기 때문에 2~3개월이면 치료가 될 수 있는 상태로 경증이죠. 침만 맞아도 되고 약만 복용해도 치료가 돼요. 물론 자연히 치유도 가능합니다. 예전에 자궁암(경부암ー양방은 바이러스성?) 환자도 그랬지만 초기 1기는 단 1~2개월 내에 치료가 돼요. 과거 중성환자도 양방처럼 진단했는데 암도 아니고 양성도 아닌 중성이 있습니다. 암맥도 아니고 양성맥도 아닌 상태인데 암증은 확연히 나타나고, 양성은 맥으로 안 나타나죠. 정상이니까 조금 전에 활맥에서 이야기를 덜했는데 그것도 2-3개월이면 치료가 되죠. 없어지죠. 장부의 부(腑)에서 암은 문제가 되지 않는데 다른 병까지 결부되어서 이미 덩어리가 형성이 되어 다른 장기까지 퍼져 있는 상황에서 암이 될 수도 있다는 것이 문제예요. 이렇게 전신적인 건강상태의 악화에서 발현되는 암은 초기에도 중하고 병증이 나타나며 맥진에서도 나타납니다. 그래서 암 환자들 가운데 초기 암이라고 하여도 그 사람은 실제는 가벼운 단순 국소암의 초기가 아니라서 2, 3년 안에 죽는 것이에요. 입문서에 '활약하다.' 활약한 경우, 신부전증환자를 보면 산맥이 활맥이면서 흩어지죠. 신부전증 투석환자를 보셨나요?

학생) 투석환자를 보면 촌부위에 '슥ー슥ー' 하던데 왜 그렇습니까? 저는 처음에 다른 이물질을 삽입해서 그러는 줄 알았는데 그런 것 같지는 않고 기기음 같이 느껴지는데요. 그것을 무슨 맥으로 봐야 할까요?

최) 저도 그런 맥상을 뭐라고 표현할 수 없어요. 그렇게 쓰익쓰익 뛰어요. 활쌍현맥의 일종이라고 보아야 되나? 투석 중인 신부전증 환자를 많이 못 봤지만 원하면 한약은 썼어요. 의사는 한약을 절대 못 먹게 했다는데 약을 복용해서 몸이 좋아지니까 약을 스스로 찾습니다.

○ 참고 강의

 '맥(脈)이 도대체 무엇인가?' 이렇게 생각할 수 있어요. 생사를 가늠하지요. (임상사례) 환자 한 분이 위독하다 하여 부름을 받았어요. 그래서 지난주 목요일 저녁, 종합병원의 중환자실을 찾았습니다. 두 곳의 병원의 원장 양의사분이 모두 오늘밤을 넘기기 힘들 것 같다고 했어요. 그 종합병원 원장도 오늘밤을 넘기기 힘들 것 같으니까 준비하라고 했어요. 그분 맥이 좌우 1지에 부활삭(浮滑數)해요. 침시(沈時)에도 유력(有力)하게 나타나고 맥박이 1호흡에 7-8회 정도. 돌아가실 때 이렇게 돌아가실 분이 아니실 텐데, 이분이 완전의식불명상태에 가깝게 의식을 잃고 있다가 다시 의식을 차려 조금 알아보다가 다시 의식을 잃고, 아직은 그대로 양호해서 오늘밤은 넘기겠다고 말을 하고 싶지만 어려운 상태는 노정되어서 '위험한 상태이지만 오늘을 버티시면 좀 가겠다. 그런데 예전같이 회복하고 일어날 수 있는 상황은 아닙니다.'라고 말씀드렸습니다. 과거 2년 전에도 이분은 중풍이 처음 발생하여 중환자실 입원 중에 일주일을 넘기기 힘든 상태라고 하여 보호자가 나를 불렀는데 그때도 완전히 의식이 없었죠. 진맥 이후 '일어날 것입니다만 행동거지가 힘들어서'라고 한 분으로 그 뒤 기적처럼 일어나 중풍후유증으로 계셨던 분입니다. 그 뒤로 2년이 흘렀는데 오늘 들으니 그날밤을 넘긴 것이죠.

 맥은 생사(生死)를 관할하지요.
 다른 환자 예를 들어서 설명을 드릴 텐데, 이분은 예전에 두 번째 약을 복용하고 세 번째 약을 지으러 온 것이에요. 우측 맥의 1지가 세활(細滑)하고 예전에 여기가 약간 탁한 기운이 있어서 문제가 있지 않을까 했는데 그래서 이분에게 당신은 폐가 약하다! (태음인) 폐가 약하고 그리고 심폐기능이 약하다고 했어요. 그 이후 사모님한테서 한 번 더 약을 복용하겠다고 전화가 왔어요. 환자(남편)는 나이가 51세인데 만성피로로 오후엔 눈이 피곤해요. 피곤하여 눈물이 나고 10여 년이 경과된 불면증도 있어요. 한의원에서 간간이 치료를 받았고, 하복부에 가스도 많이 차고 대변이 불량하고 무르고 하루에 수회를 봐요. 2월 2일 내원했는데 간수치가 높아서 약을 복용하고 있고 음주는 주 2회하고 담배를 피 웁니다. 3지가 잡혔었는데 3지가 소실되었고 1지만 세활한 기운이 잡히고 좋아 졌어요. 어! 이 사람 많이 회복이 되었네. 처음 처방이 경험청심탕(經驗淸心湯: 우천 선생님 창제처방)이라고 있어요. 거기에다 녹용을 넣고, 두 번째 머리가 맑 지 않다고 해서 열다한소탕에 죽여, 용골 1돈에 감국 2푼을 넣었어요. 그리고 오늘 세 번째 진찰을 했는데 활유여로 회복되고 있는데 이쪽을 보니까 미미(微 微)해요. 거의 절(絶)한 상태이고 2, 3지에서 충(衝)한 기운이 있어요. 충활한 맥 이 간맥(肝脈)에서 올라와요. 태음인 목양체질인데 무엇이 문제냐? 심장기운이 제일 안 좋은 거예요. 그리고 소장, 대장이 안 좋지만 실제로는 대장의 원인은 소장이기 때문에 그런 거예요. 그래서 제일 안 좋은 것이 심소장이 쇠약해져 있 다고 하여 말하니, 학생시절에도 폐가 안 좋아 30%밖에 안 되었다는 것을 자신 도 알고 있었어요. 군대에선 운동을 하니까 단련이 되어 폐기능이 정상으로 되 었는데 지금은 숨이 차대요. 물론 이 증상에서 좋아진 것은 불면증(不眠症)도 회복되었어요. 지금은 머리가 띵하고 멍하고 만성피로상태가 남아 있어요. 이것 은 3지가 삽(澁)한 기운 때문에 그래요. 정력이 감퇴되고 그리고 2, 3지가 충 (衝)한 것은 담음이죠. 간의 기능에 피로물질, 즉 노폐물이 많이 쌓여 있는 상태 죠. 심기능이 -3, -4, -5 거의 절한 상태니까 쉽게 회복이 안 되죠. 회복이 안 되 었으니까 어릴 때부터 장이 안 좋은 거죠. 이분에게 뭘 조금만 해달라고 그러면 장이 나빠지는데 그 이유는 심폐기가 약해서 그리고 심소장이 약하기 때문에 자주 변을 안 좋게 보죠. 장기능이 회복이 안 되는 상태, 그리고 담음이 있어서 만성피로 상태, 간수치가 올라갈 수가 있고 실증이죠. 활맥(滑脈)은 간기능이 항 진되어 있다고 볼 수 있고 정력도 좋은데 하체에 약간 삽(澁)한 기운이 있어 하 초의 정력이 감퇴되어서 만성피로가 있는 것이죠. 신장이 약해서 뇌(腦) 뒤쪽으 로 약하고 갈근탕이나 갈근해기탕(葛根解肌湯)이나 열다한소탕(熱多寒少湯)증이 면 뇌 뒷부분이 해결될 수 있지만 단순피로가 아니에요. 심이 약해져 있어요. 거기에다 열다한소탕에 죽여(竹茹), 용골(龍骨) 1돈? 6푼. 그러면 몇 제를 복용 해야 이것이 좋아지느냐? 3개월을 복용해야 이 기운이 살아난다고 봅니다. 다음 의 문제는 결국 이분은 생명의 가장 위험한 상태는 심의 문제죠. 태음인이기도 하고 다른 것을 봤을 때 심장마비, 뇌졸중, 정신적 과로의 상태. 이분이 지난 3

년 동안 엄청나게 일을 많이 하는데 작년 6개월 동안 휴식도 없고 일요일도 없이 지냈어요. 그 직책을 수행하려고 3년 동안 끙끙 앓았어요. 외부적인 일로, 사회적 일로 동분서주하여 신문에도 나오고 그랬어요. 태음인들은 병을 잘 견딘다고 봐요. 회복률이 이분처럼 매일 운동을 해서 그런지 좋죠. 그래서 이분이 억지로 왔어요. 부인이 가면서 고맙다고 몇 번이고 인사를 하던데 이야기를 해 주니까 남편 스스로가 마음이 열려야 되지 않겠느냐, 그래서 치료받겠다. 이러한 것에 대해 공감을 해서 가면서, 자기가 심장에 그런 게 있다는 것을 병원 의사도 말을 했다고 했는데 어떤 진단을 받았는지는 자세히 안 들어 봤어요.

「간질(癎疾)」: 사람에게는 '나'라는 게 있잖아요. 내가 내 자신을 컨트롤하지 못 하는 것 가운데 하나가 간질 발작이죠. 하고 싶지 않는데 발작이 일어나죠. 축소되고 위축된 자기 조절능력의 한계 '밖'에 있기에 일어나는 일인데, 자기의 조절능력을 함양하는 것이 치유이죠. 조절능력을 함양하여 그 범위를 넓히면 되죠. 심화(心火)의 경우, 맥을 보면 우측 2지에서 중침시에 이렇게 충(衝)하거나 혹은 이러지도 않고 1지 2지 3지가 잡힐 수도 있고, 그래서 독활지황탕만 가지고도 완전히 해결되는 데는 좀 부족하다고 볼 수 있고, 그런데 이런 게 없이 왔다 하면 이 사람의 두통은 심화가 아닐 수 있어요. 나도 모르게 안 좋은 경우일 수 있죠. 눈을 맞추는가, 아이들도 마찬가지지만 눈을 맞추는가를 봐야 돼요. 눈을 맞추는 것들이 많이 이루어지지 않는 아이들에게 정서불안이나 자폐증이 있거나 정신신경학적 장애를 앓은 경우를 볼 수 있죠. 자폐환자를 보면 아이들이 어릴 때 충분한 주의(관심, 사랑)를 받아야 할 때 주의를 온전히 다 받지 못해서 그러한 상황이 발생한 경우가 많아요. 과거 끈끈한 인간관계에 비해 바쁜 현대사에서 피상적인 만남이 일상사라서 우리의 인생에 있어서도 어린 시절에 관심의 부족으로 인한 부정적인 영향을 성장 이후에도 많이 받는 게 회복을 하지 못 하는 주요 원인이 되어 악습관, 탐닉, 정신적인 문제를 일으키는데 마약이나 화투, 낚시 아니면 성, 아니면 돈, 명예나 이런 한 부분에 탐닉하는 욕망을 갖는 것입니다. 그 원인 중의 하나가 다시 말해서 어린 시기에 받아야 할 사랑─관심과 주의─를 못 받아서 그런 것을 보상받거나 만회하려는 상황들이 일어나죠. 이분이 2지에서 1지도 약간 잡히지만 화가 없어요. 화가 없는데 두통이 일어나는 소양인인데 눈을 맞추지를 못한다면 정서적, 정신적인 문제가 있는 것이죠. 이런 부분에서 약이 없다면 없고, 있다면 있는 것인데 어찌되었든 '나' 아닌 것이 들어와서 정신질환이 되는 것이죠. 나 아닌 나. 지금 내가 생각하고 고민하고 있는 것들이 대부분 '나'라는 부분에서 얼마만큼 생각하고 있는가를 봤을 때 어떤 때는 하루 종일 나 아닌 것을 생각하고 있어요. 무슨 말이냐 하면 남을 위해서 생각하는 것도 아니고 남을 위해 생각한다고 하지만 실제로 남에게도 도움이 되지 않은 것이 많습니다. 자신은 그 사람 자신의 인생을 살아가고 잘 걸어가는데 나 아닌 것에 대해서 그 많은 시간을 보내고 있어요. 돌아보면 헛된 일이라고 할 수도 있고. 제가 지금 글을 준비하면서 이제마 선생님의 글을 보면 '자기 자신을 아는 것이 성인이다.' 이런 비슷한 말이 나와요. 건강상태를 지켜보면 나도 아닌 그 사람도 아닌 어떤 것을 가지고 씨름을 하고 있기도 해요. 이 씨름이 즐거운 재미(유희)가 되어야 하는데.

과거 교육 중에서 한 분의 강의를 듣고 큰 깨달음이 있었는데 이것이 100% '나'라면 이 나는 나를 느낄 수가 없겠죠. 찌릿하다, 가렵다, 아프다, 어떤 감각이 내 몸에 있어요. 이런 것들은 기운이 가득 차 있다. 내 힘이 넘친다. 이렇게 물질적으로 느끼는 것들은 실제 내가 아니에요. 물론 '물질적인 나'라고 볼 수도 있고, 여길 수도 있고 '나'라고 여기고 살아갈 수 있지만, 실제 자기는 자기의 자신을 느낄 수가 없죠. 그 자신이기 때문에. 그 말을 여러분이 깊이 생각해 보시고 깨우침이 있길 바랍니다.

건강한 사람은 자기 자신의 몸에 대해 느낌이 별로 없죠. 불편하지 않기 때문에 아프지 않다. 그러나 '나' 아닌 남에게 시달림을 당하는 사람들은 끊임없이 병원을 다니죠. 일시적으로 우리가 아파서 갈 수도 있고 치료받아 나을 수도 있지만 만성질환자, 만성적인 당뇨환자, 만성적인 간염환자. 병이라는 것이 마음의 상태에서만 오는 것은 아니지만 많은 병이 정신과 마음에서 시작되고, 끝날 때도 마찬가지입니다.

실제 많은 병들은 마음에서 오는 병이다. [만병유심(萬病留心)] 할 수 있는데 이를 확인하는 방법은 있습니다. 맥이 아닌 오링테스트나 기측정 등을 통해서도 확인하여 볼 수 있죠. 심장(心臟)에서 병사(病邪)가 나오고 뇌(腦)에서 병사가 나오고 그래요. 신장은 뇌하고 통해져 있다고 하는데 두개골－천골의 시스템으로 그러함을 볼 수 있습니다. 신장은 하부에 있고 맥상은 좌우 척맥에서 잡히고 그래서 의식에 관계되어 신장하고 관련이 됩니다. 어릴 때 무서움이나 두려움을 크게 당하게 되고 온전히 극복, 해결하지 못 하면 (신장의 병사로, 맥상에서도 존재하고) 나이 들어서도 많은 영향을 미치죠. 어린 시절을 자유롭고 행복하게 잘 지낸 사람은 몸에서 (맥에서 의식에서 막힘이 없기 때문에) 인생도 멋지게 잘 살 수 있는 확률이 높고, 또한 이러하기에 어린이를 사회적으로도 보호하려고 하고 어린아이에게 해악을 미치면 거기에 대해 큰 벌을 내리고 하는 것인데 그것은 신장과 뇌의 연관관계가 있기 때문입니다. 이야기를 하다 보니까 여기까지 왔는데 다시 맥으로 돌아와서 병의 허실, 정신적인 병인지 단순한 병인지를 알 수가 있는 것이고, 제가 **회의 강의를 들으면서 내가 잘해야겠다는 생각이 들었어요. 이제마 선생의 업적도 고수해야 되고 이제마 선생의 전통사상도 고수해야 되겠고 또 이런 생각과 함께 느꼈어요. 한의학이 영적(靈的)인 부분도 담보하고 약도 죽은 인공물질이 아니라 살아 있는 식물이기 때문에 영(靈)이 들어 있죠. 그래서 약리 작용을 하죠. 어떤 약이든 정신적인 작용에 영향을 미치죠. 그래서 한의학에서는 오장육부의 영이 있고, 그 영혼에 약들이 포용되어서 치료되는데 그렇다 하더라도 의사는 환자의 자기 아닌 부분을 치료하지만 자기 아닌 남의 것, 그것이 질병이라면 그것을 분별 있게 진단을 해야겠죠. 진단을 하고 치료가 안 되더라도 보다 정확한 진단 속에서 치료가 이루어져야겠죠. 정확하지 못한 진단에서 일어나는 의료 문제로는 환자에게 또 하나의 얽매임을 주는 결과를 낳게 되죠. 예를 들어서 체질을 틀리게 이야기하거나 아니면 이분은 간에 이상이 없는데 간에 문제가 있다고 이야기를 해서 약을 복용하게 하거나 한의학만의 문제가 아닙니다. 한 분이 단순 두통증상으로 내원했는데 지금까지 무슨 치료를 받아 왔는지 모르겠지만 실제 질병이 없는데 치료받고 있는 환자가 있습니다. 아이가 5살이 될 때까지 언어장애 뇌발달장애가 있는데도 불구하고 그저 정상상태로 보아서 아무런 처치를 하지 않고 지낸 경우도 있습니다. 여러분도 보다 정확한 진단을 위해서 여기에 모였지만 그런 생각을 했어요. 20년, 30년을 공부하더라도 정확한 진단이 중요하다는 것입니다.

　제가 예전부터 동자추를 해 보면서 진단의 허실과 치료의 문제점을 세세히 알게 되었습니다. 한 분이 99년에 전립선암 진단을 받고 수술하기 이전에 왔을 때는 가벼운 경증상태였는데, 수술 직후부터 악화되기 시작하여 위중한 상태로 악화되는 것을 보고서, 가벼운 상태의 암도 함부로 수술할 것이 아니라는 것을 그때 깨달았는데 보중익기탕증에서 수술 이후 그 다음엔 승양익기탕증으로 그 다음엔 승양익기부자탕증으로 1년 만에 크게 악화되었어요. 마지막에는 인삼관계부자탕증까지 갔다가 지금은 조금 좋아지고 있는 상황인데 이분이 처음에는 거기[전립선주변]만 병사가 있는 것이에요. 수술 이후 전이, 확산되었습니다. 그런데 이분은 정신적·심적 문제가 아니라 자연적인 노화로 인한 암[순수한 노화성 암]이에요. 그래서 지금도 위중한 상태에서도 생존하고 있습니다. 이러하듯 마음에서 비롯되지 않은 것도 있습니다.

　지금부터 무엇인가 하려고 해요. 그러니까 내가 해야 할 일이라고 생각이 들면 하겠다는, 반드시 해야겠다는 생각이 들어요. 이것이 내가 가야 할 길이라고 생각하면 가야겠다는 생각이 들어요. 내 인생에 딱 한 번이라고 해서 가야 하는 것이 아니라 필요하지 않은 길, 반드시 해야 할 길이 아니라면 안 갈 수도 있겠죠. 그런데 단 한번으로 끝날 인생이라면 내 마음 속에 오욕칠정을 다 즐기고, 여행 다니면서 유유자적하면서 살 수도 있겠죠. 그런데 그게 아니라 연속하는 삶이 있다 하면 후생이 있다면, 죽고 나서 내 영혼이 떠나는데 내가 이생에서 해야 할 일이라면 가야겠다는 생각이 들어요. 단시간에 해야 할 일도 있지만 언젠가는 해야 할 일이라면 조금씩 해 나가고 또 하다가 끝내는 다 못하고 죽을 수도 있지만 하는 데까지 하다가 가는 것이 인생이라고 생각해요. 그래서 평생 해야 할 공부가 있죠. 모든 공부가 다 그런 것은 아니죠. 다만 이런 공부도 있다는 것입니다.

　팀에 한 명씩 자원자를 받아서 하려고 하거든요. 자원자를 제가 진맥해 보고 여러분도 진맥을 해 보고요. 자신의 체질이라든지 건강상태를 진찰 받아보고 싶다 하시는 분이 한 팀당 한 분씩 합시다. (두 팀으로 나뉘어 실습함)

제6절 색맥(澁脈)

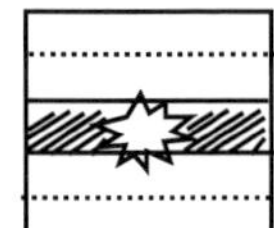

1. 색맥(澁脈)의 맥상(脈象)

澁往來刮竹皮

* 색맥(澁脈)은 맥박의 왕래가 깔끄러워 대나무의 표피를 긁어 놓은 것 같다. (입문)

* 맥상은 마치 칼로 가볍게 죽(竹)을 깎는 것 같으며, 활맥(滑脈)과는 상반되는 것이다. (동의진단학)

* 색맥은 세(細)하면서 지(遲)하여 맥기가 왕래하는 것이 간난하고, 단(短)하면서 산(散)하며, 혹 한 번씩 맥박이 그쳤다가 다시 온다. (맥경, 빈호맥학)
  황태복이 말하길 '색(澁)은 맥의 왕래가 때로 매끄럽지 않고 깔깔한 것이다. 현백자는 맥상이 들쭉날쭉하여 고르지 못한 것을 색맥(澁脈)이라고 하니, 모래 위에 비를 뿌린 것 같아서 단(短)하고 간난(艱難)하다'고 하였다. 대동보는 '맥박이 깔깔하고 세(細)하면서 지(遲)하여 매끄럽거나 원활(圓滑)하지 못한 것이 색맥(澁脈)이니 활맥과 상반된다.'(맥학집요)

* 삽맥(澁脈)은 지세(遲細)하면서 단(短)하여 왕래(往來)하는 것이 깔끄럽고 둔하여 매우 유창(流暢)하지 못한 맥상이다. (맥형 연구)

2. 색맥(澁脈)의 의미

1) 부족하여 불충(不充)한 느낌이다.

진액(津液), 정혈(精血), 혈(血)이 부족하니, 맥상(脈象)이 완실(緩實)하게 고르지 않고 불충(不充)하여 '듬성듬성하게' 나타난다. '냇물이 말라 개천 바닥이 드러나서 물의 흐름이 시원치 않은 것과 같다.' 다른 예를 들면, 피부가 건조하면 깔끄러운 모습이나 건조한 날씨(한여름)에 논, 밭의 땅이 마른 느낌을 들 수 있다.

『맥학집요(脈學輯要)』에 "장로옥은 색맥은 참으로 진액(津液)과 혈액(血液)이 휴소(虧少)되어 경락을 유윤하지 못 하기 때문에 깔깔하고 고르지 못 한 것이다." → '혈소(血少), 실혈(失血), 상정(傷精), 진액휴손(津液虧損)' 등 허로(虛勞)· 부족한 상태를 반영한다.

2) 무엇이 뭉쳐 있어서 깔끄럽게 불충(不充)하여 색(濇)하다.

기혈(氣血)의 원활한 순환을 방해하는 어떤 이물질이 존재하여 매끄럽지 못 하고 완만히 채우지 못 하여 깔끄럽다. '냇물이 마른데다 물까지 깨끗하지 못 하여 흐름이 원활하지 못 한 상태'(입문) '산하(疝瘕)·벽기(癖氣)가 맥도를 막아 맥이 색(濇)하게' (맥학집요)

→ 어혈(瘀血), 패혈(敗血), 징가(癥痂), 소적(小積), 종괴(腫塊) 등이 있는 모습이다.

『동의진단학』에 "진액과 혈허하여 경락이 유윤(濡潤)치 못하니 맥의 왕래가 난삽(難澁)하다. 담탁(痰濁)한 음식이 교고(膠固)하거나 혹은 어혈(瘀血)이 있거나 징하(癥瘕)에 의하여 혈관(血管)이 울결(鬱結)하기 때문에 생기는 순환의 장애도 삽맥(澁脈)을 견(見)한다. 맥의 유력과 무력의 분별에 의하여 허와 실을 판별한다."

3. 색맥(濇脈)의 주병(主病)

1) 『入門』에 "색맥(濇脈)은 정혈(精血)의 손상으로 인한 부족증이고, 궐역(厥逆)·하리(下痢)·오한(惡寒)이다. ……색규(濇芤)는 어혈(瘀血)의 덩어리를 형성한 것이고, 색긴(濇緊)은 한, 습사의 비증(痺症)이고 임신 시에는 태동으로 복통이 있고, 임신이 아니면 패혈(敗血)의 증이다."

2) 『맥학집요(脈學輯要)』에 "장경악은 '맥의 왕래가 깔끄러워 박동이 고르지 못한 것이니 혈과 기가 모두 허(虛)한 증후이다. 맥이 깔깔하게 나타나는 것

은 대개 칠정(七情)이 성취하지 못 하여 영위가 모손(耗損)되거나 상하여 혈(血)이 충만하지 못 하고 기가 잘 순환하지 못한 것이니' 장로옥은……촌구부에 망혈(亡血)……척부는 열(熱)……색삭맥(濇數脈)은 음혈이 수곡으로부터 손상을 받은 것이다."

3) 『맥어(脈語)』에 "중무로(中霧露)·혈고(血枯)·정학(精涸)·도한(盜汗)·심통(心痛)·사지불인(四肢不仁) 등의 병증을 주재한다. 부색(浮濇)은 표부(表部)의 오한(惡寒)증, 침색(沈濇)은 이부(裏部)의 조학(燥瘧)증, 양촌부(兩寸部)가 색(濇)심한 것은 진액의 부족증, 양관부가 색심한 것은 혈액의 부족증, 양척부가 색심한 것은 정부족증이라 임신하기 어렵다."

4) 『빈호맥학(瀕湖脈學)』에 "혈소(血少)와 상정(傷精)으로 인(因)하니, 반위(反胃), 망양(亡陽)도 되며, 한습(寒濕)이 영혈(營血)로 들어가 혈비(血痺)가 되고, 여자는 경폐(經閉)도 된다. 척색(尺濇)은 정과 혈이 모두 상한 증후니, 장결(腸結)·수림(水淋)·소변혈(小便血)이다."

5) 『사언거요(四言擧要)』에 "혈부족과 한습사가 침범한 것을 주재하니, 반위(反胃)·장결(腸結)·자한(自汗)·궐역(厥逆) 등 증이 발생한다."

6) 『동의진단학』에 "기체(氣滯), 정상(精傷), 혈소(血少), 협담(挾痰), 협식(挾食), 협어혈(挾瘀血)의 증."

4. 색맥(濇脈)의 임상적 고찰

1) 혈소(血少), 상정(傷精), 정허(精虛)의 상태에서 유연(濡軟), 유약(濡弱)함을 넘어서 색(濇), 삽(澁), 규(芤) 맥들이 나타난다. 이런 맥일 때 그러하다.

2) 또한 어혈(瘀血), 적취(積聚) 등과 관련되며 암(癌)의 맥상에서 주로 나타난다.
『入門』에 "임상에서 경험하여 보면, 대개 타박(打撲)손상에 멍이 든 것이 아직 가시지 않은 초증(初症)에는 활맥(滑脈)이 보이고, 멍이 없어지고 신체의 일부분에 통증이 있는 경우에는 색맥(濇脈)이나 규맥(芤脈)이 보이고,

결맥(結脈)이나 촉맥(促脈)이 나타나는 경우는 어혈(瘀血)이 매우 심한 것이다."(p.264)라 하였는데, 이와 같이 어혈이 매우 심한 경우에 색맥이 나타날 수 있다. 악성의 종양일 때도 예를 들면 말기(末期) 중에서 심한 상태인 경우에 위와 같이 색규맥(澁扎脈)과 더불어 결대맥(結代脈)이나 촉맥(促脈)이 나타난다.

3) 정허(精虛)·혈소(血少)일 때와 이를 동반하면서 암증(癌症)일 때의 차이는 정허(精虛)는 단순히 완색(緩澁)하다는 느낌이다. 다시 말해서 하나의 맥상인 색(澁)한 기운이 깔끄럽지 않고 부드럽거나 유약(濡弱)한 기운이다.
그러나 어혈(瘀血), 종괴(腫塊)일 경우는 완(緩)하지 않고 깔끄럽듯 불충(不充)하면서 불순(不順)한 기운이 느껴진다.

(1) 정허(精虛)·상정(傷精)의 원인은
혈소(血少)는 타고난 유전적인 소인에서 혹은 오랜 시간의 식생활불량에서 기인한 경우가 많고, 상정(傷精)은 정신활동과다, 부부관계의 과다에서 비롯되는 일시적으로 정을 상한 상태로써, 정허(精虛)는 위의 두 관계에서 복합적으로 나타나는 듯 하며 지병(持病)에 따른 만성노화에서 나타나기도 한다.

(2) 정허(精虛)의 현대 병증은
남자의 정력감퇴·조루·정자 수 부족 및 활동저하, 의욕감퇴, 치매, 노화와 연관이 깊고 여성의 불임(不姙), 무월경(無月經), 30대의 골다공증, 유사 갱년기 장애 등에서 나타난다.
혈소(血少)의 현대적 병증은 혈소판감소, 자반증, 심한 빈혈 (혹은 악성빈혈), 혈액 및 골수암 전단계 및 그 상태에서 나타난다.

(3) 덧붙여 정허(精虛)·혈소(血少)의 상태는 단시간내(1개월 이내) 완화되는 상태를 보이지만, (비록 완치는 아니어도) 어혈(瘀血)·종괴(腫塊) 일 때는 그리 쉽게 변화하지 않고 숙여지지 않는다.
침시술 즉후 맥진(脈診)에는 상정(傷精)은 그 즉시 완충(緩充)한 기운을 보이는 반면(이후 다시 색(澁)한 기운을 보여도) 정허(精虛)는 그러할 정도로 회복되지 못 하며, 어혈(瘀血)의 경우에는 더욱 그러하다.

5. 색맥(濇脈)에 대한 강의

색맥(濇脈)은 부족하고 불충합니다. 맥이 하나를 채우지 못 하니까 불충하죠. 이것을 규맥(芤脈)이라고 할 수도 있지만, 이게 맥 하나가 뛰는데도 이렇게 이렇게 (색맥의 형태를 칠판에 그림) 하는데 맥 하나가 와도 완실하지 않아요. 맥이 불충하다. 뭔가 뭉쳐 있어서 깔끄럽지 못 하고 부족하다는 것이에요. 첫째, 정혈(精血)의 손상(損傷)이에요. 그러니까 피가 부족하거나 상정을 했어요. 임상적 고찰을 보면 혈소(血少), 상정(傷情), 정허(精虛)의 상태에서는 색, 삽, 규맥들이 나타나요. 어혈(瘀血), 적취(積聚) 등과 암의 맥상에도 색, 삽, 규맥이 나타나요. 여기서 암은 1, 2기를 지난 상태를 말해요. 1기 이상의 맥이에요. 무슨 말이냐 하면 1기라 하더라도 이 맥이 나타나면 이미 1기가 아니에요. 다른 병이 있거나 오장육부가 정혈의 손상을 입었어요. [다시 말해서 상정(傷精)한 다음 - 즉 내장기운의 훼손이 이루어진 다음에 암증 같은 중병이 온다는 것: 조직학적으로 세포병변의 마지막 단계로 암이 발생] 두 가지로 크게 나누어 놨는데 첫째가 이 맥이 잡힌다 할 때 완하게 잡히면 상정이에요. 혈이 부족해요. 혈이 부족하다는 것은 정말 피가 부족한 것이에요. 양방적으로 빈혈도 포함돼요. 악성 빈혈도 이런 색맥이 나타나요. 맥이 균일하지 못 하고 오고 가는 것이 일정하지 않고 그리고 맥이 침압시에 이렇게 나타나고. 여러분이 부중침시(浮中沈時)를 눌렀을 때 이것이 침안시에 나와야 돼요. 침안시에 삽맥이 나와야 돼요. 혈소(血少)는 선천적으로 약한 사람이 혈소할 수 있어요. 유전적으로 아주 약하게 태어난 사람이나 오랫동안 식생활이 불량했을 경우 정말 빈혈이 생기죠. 그리고 상정을 했어요. 상정이라는 것은 (혹은 일시적으로) 정이 상한 것이에요. 그러니까 정신적 과로라든가 부부관계를 많이 하더라도 이런 맥이 나타나요. 사춘기에 이런 맥이 나타나잖아요. 수음행위, 즉 자위행위를 많이 하니까 나타나죠. 규맥처럼 나타나기도 하지만 3지에 보면 이런 맥이 나타나죠. 여러분도 부부관계 이후에 맥을 잡아보세요. 그래서 이 상태에서 맥을 완전히 채운 이후에 다음 부부관계를 해야 해요. 그런데 그렇지 않으니까 문제죠. 바람을 굉장히 많이 피우는 남자가 있는데 아마도 인생을 이렇게 즐기는 사람이라고 보는데, 완전히 이런 맥이 나타나죠. (치료하니) 맥이 좋아져요. 그러다 또 하면 이런 맥이 나타나고. 상정은 (멀리 보면) 일시적이에요. 제 생각은 그래요 정허(精虛)는 지병의 상태가 오래되었어요. 노화상태, 골수가 부족해요. 골다공증이 오고 건망증이 오고 뼈가 약해지는 그런 상태가 정허증이에요. 그러면 혈소나 상정은 쉽게 회복이 되죠. 일시적으로 상했으니까 약 한두 제나 침을 좀 맞아서 자연히 회복이 되면 이 맥이 사라지죠. 완실하게 나타나죠. 이 맥들이 어혈하고 종양하고 어떻게 다르냐? 이 맥은 부드러워요. 상정이나 정허나 혈소의 증상들은 혈이 부족하거나 정을 상해요. 실제로 정이죠, 정혈 부족이에요. 정혈이 부족한 맥은 부드러워요. 한 달 안에 약 한두 제로 좋아질 수 있고 맥이 부드럽게 넘어가요. 그런데 암맥(癌脈)은 안 그래요. 이렇게 뛰더라도 깔끄러워요. 암이 종양이 있기 때문에 울퉁불퉁하고 깔끄러워요. 같은 삽맥이라도 달라요. 왜 삽맥이 잡히냐? 어느 환자 중에도 3지가 잡혀 신장기능이 상정을 했어요. 소음인인데 자기는 다른 것 없이 보약을 먹겠다고 왔어요. 건강하다 하는데 실제 3지는 양허예요. 이 3지가 삽해요. 삽해가지고 미미 삽해요. 아주 미약하니까 부자증이에요. 승양익기부자탕증에 해당돼요. 소음인이 삽한 것은 정력감퇴예요. 발기불능도 있을 수 있을 것이고 조금만 힘쓰면 힘을 못 쓰죠. 에너지를 못 쓰기 때문에 정력감퇴, 체력저하, 원기저하되고 지금까지 감기에 걸려 본 적이 없는데 감기가 들고, 이런 상태가 되죠. 삽맥은 두 가지로 봐야 된다. 그러니까 예를 들어서 이것을 삽이 아니고 규맥(芤脈)이라고 보더라도 맥이 하나 왔을 때 오는 것이 매번 채워져 있지 못하면 혈(血)이 상해 있거나 정(精)이 상해 있는 것이죠. 이미 정상이 아니라고 봐야 하죠. 만약 소양인인데 2지가 이래요. 그러면 비장을 상한 것이에요. 이것은 위장에 문제가 있는 것이에요. 물론 여러분이 체질맥을 완전히 잡게 되면 이 근(根)이 아주 강하게 해도 살아남아요. 유근, 뛰어야 돼요. 뛰는 것이 어느 정도 강하냐에 따라 선천지기가 강한 것이죠. 이런 사람은 선천지기가 강한 것이죠. 암 환자가 왔는데 1지에 잡혀요. 그리고 유근해. 선천지기가 강해. 그러니까 버티고 있는 것이죠. 지금 자기의 몸이 병(암)이 들었는데도 불구하고 버티고 사는 것이에요. 조금 전 환자 한 분에 대해 이야기도 했지만 응급실 가서 또 맥을 봤는데 이분이 부활삭, 부활(浮滑)한 기운이 대해요. 또 삭한 기운도 충한 기운도 있는데 이분이 돌아가시려면 근이 없어야 해요. 근이 없어야 심장이 멈출 수 있죠. 물론 삽한 것이 너무 많으면 멈출 수도 있지만 삽한 것이 안정이 되어 있어요. 그 상태로 있어요. 이분이 누워 계신 지가 몇 달 되었습니다. 삽맥은 보약을 먹어야 하거나, 아니면 보약을 먹어서 치료를 해야 할 사람, 보약을 먹어도 한 번이 아니라 몇 번을 먹어야 할 사람이죠. 몸이 손상을 입어 기운이 채워지지 못 하고 장부의 기운이 채워지지 않는 것이죠. 삽(澁)하면 허해야 하죠. 대부분 정허는(그 말대로 장부의 정혈이 훼손되어 맥도 그 모양대로) 삽하면서도 활맥이 뛰어요. 부족해도 활맥이 뛰죠. 그 대신 실하지 않고, 유력하지도 않죠. 전체적으로 나타나는 경우도 있고 아니면 특정부위에, 조금 전에도 이야기했지만 소양인이 우측에서 1지는 괜찮은데 2지만 삽맥이 뛴다면 그것은 비장을 상한 것이에요. 임상에서 흔히 볼 수 있는 것이 활맥이에요. 노인들을 볼 때 건강한 맥을 잡으면 삽맥이 안 나타나고 활실해요. 노인이 70에도 80에도, 그런데 활맥도 나타나요. 이분이 정이 고갈되었기 때문인데 그런 경우 그런 대로 살아가요. 맥이 쇠약하죠. 소양인, 소음인도 쇠약하고 유약하죠.

학생) 색맥하고 삽맥하고 구별은?
　최) 저도 비슷한 것으로 보고 있습니다.

학생) 비장종대인데요. 비장종대고 말랐는데 거의 무맥이거든요. 그런데도 생명을 유지하고. 맥이 거의 느껴지지 않는데 어떻게 봐야 할까요?
　최) 사람이 의지로 살아가는 사람이 있어요. 그래서 눈빛을 봐야죠. 이 사람 눈빛이 언제 갈 것인가. 정신을 놓으면 죽는 것이죠. 병증맥은 허약함이고 무맥은 탈기잖아요. 암은 아니죠. 예를 들면 암일 수도 있는데 약하잖아요. 생기만 보충되면 살잖아요. 생기는 자고 있을 때면 생기가 들어오고 먹으니 들어오고, 뒷사람이 지켜주니까 들어오고 자기가 살려고 하니까 에너지를 받아들이고, 자기가 살려고 하니까 심장이 멈추지 않고 그러죠. 암 환자가 죽으려고 할 때 뼈처럼 말라서 죽는 것이에요. 그것이 진짜 자연사예요. 그것은 행운이죠. 그런데 그렇게 다들 죽진 않아요. 다 의학적 처치를 받거나 해서 죽을 수가 있죠. 헛된 치료로 자연사하기 이전에, 즉 장기의 기운을 다 소모하기 전에, 다른 장기의 기운도 남아 있는데 죽을 수 있죠. 암이 깊어지면 폐암이든, 위암이든, 췌장암이든 (정기허탈상태로 인해서 마지막에는 자연사의 경우로는, 혹은 의학적인 오치로 말미암아 이를 장부기운을 훼손시켜서 더 가속하여) 완전히 말라요. 뼈만 남고 죽어요. 그것이 오장육부의 기운을 다 쓰고 죽는 것이에요. 우리가 한 장기의 병만으로는 대체로 죽진 않죠. 그런데 장기를 볼 때 체질이 중요한데 비대신소하다면 비대신소한 기운 때문에 마지막까지 버티고 그래서 기본방이 되고 약도 기본이 있죠. 소양인 토양체질에 독활지황탕이 기본이 되는 것도 그렇고, 소음인에서 인삼, 부자가 기본이 되는 것도 그리고 그런 것 같아요.

학생) 이런 맥을 저 혼자 짚어 이것은 색맥이라고 알 수 없나요? 색맥이 뭔지 모르니까

최) 색맥이 나타나야 하잖아요. 이분이 조금 전 좌측 3지에서 강침안시 미약하나마 나타났다가 사라졌어요. 색맥이 나타나면 딱 떠오를 때 이렇게 이렇게 뜨는 것이 아니라 이렇게 이렇게 떠요. (칠판에 그림을 그림)

학생) 표현은 그러한데 실제적으로 어려우니까.

최) 그런 환자가 실습에서 있어야 하죠.

학생) 오늘은 그렇고 다음 시간부터 색맥이나 어려운 맥은 환자가 뜨면 한번씩.

최) 여러분이 부부관계를 하고 다음날……ㅎ ㅎ ㅎ 질문 있으면 질문하세요.

학생) 유근(有根)하다는 것은 유무력 이것으로 맥상이 있는 것인가요? 아니면.

최) 그 부분은 강침압시 맥이 버티고 지켜주는 것을 유근하다고 해요. 제가 말한 것은 강침압시 버티고 지켜주는 것인데 환자가 위중환자일 때는 유근하는지를 먼저 봐야 해요. 그리고 선천지기가 좋은가 안 좋은가도 마찬가지이고. 예를 들어 목양인이 1지 1지 잡힐 때 부중시에는 의미가 없어요. 침압시에 유근함이 어느 정도인가. 암 환자에게 유근하다는 것

은 생명을 유지한다는 것이고 건강한 사람이 유근하다는 것은 이 사람이 건실하고 튼튼하고 건강한 기운을 가지고 있다는 것을 의미합니다.

제7절 대맥(大脈)

1. 대맥(大脈)의 맥상(脈象)

大浮滿指沈無力

* 대맥은 부취(浮取)하면 손가락 가득히 힘이 있으나 침취(沈取)하면 힘이 없다. (입문)
* 정상인 맥보다 배 정도 큰 것을 대맥이라 하니 양맥이다. (맥어)

2. 대맥(大脈)의 의미

1) 생기가 허탈하여 부대(浮大)하다.

정혈(精血)의 근본이 고갈되어 기운이 갈 곳을 잃어서 헛되이 기운만 부대(浮大)할 뿐 그 근본이 없으니 생기(生氣) 허탈로 맥이 대(大)하여진다.

⇒ '혈이 적으며 기가 의지할 곳이 없고 기(氣)는 상승하는 성질이 있으므로 부취(浮取)할 때는 손가락 가득히 힘이 있어 보이나 침취(沈取)하면 힘이 없다.' (입문)

2) 병[중병]이 진행하는 과정에서 발생하므로 예후가 불량하다.

중한 질환상태라서 장부(臟腑)기능의 불량으로 영혈(營血)을 잘 받아들이지 못 하니, 기운(氣運)이 헛되이 돌아서 맥이 부대(浮大)하다. 마지막 가신(假神)처럼, 강침안시 무맥(無脈) 절맥(絶脈)으로 무근지화(無根之火)가 뜨니 생명의 촉급한 상태를 볼 수 있다.

→ '부대(浮大)하면 병세가 낮에 가중하고 낮에 죽고, 침대(沈大)하면 병세가 밤에 더하고 밤에 죽는다.' (입문)

'양열(陽熱)·사성(邪盛)하면 혈성기충(血盛氣充)하게 되어 혈관이 확장되어 맥이 성대(盛大)유력(有力)하게 된다. 또 대(大) 무력(無力)한 것은 대체로 혈허(血虛)하여 기를 수렴할 수 없는 것이다. 구병(久病)에 이렇게 되면 모두 음양이절(陰陽離絶)하고 망혈기쇠(亡血氣衰)한 위후(危候)이다.' (한방진단학)

'맥의 형(形)이 대(大)함은 상맥(常脈)이며, 급류의 흐름과 같이 상(象)이 없음을 말한다. 대맥은 주로 사기(邪氣)가 성(盛)하여 병이 진행(進行)하거나 허(虛)함이다. 정(正)과 사(邪)의 성쇠구별은 대맥의 유력과 무력으로 할 수 있으며, 선인들이 주장하기를 홍맥(洪脈)은 대맥이라 했고, 단, 대맥과 홍맥과 같은 것이 아님은 홍맥(洪脈)이 대하여 내세(來勢)가 성(盛)함을 가지고 구별하였다.' (동의진단학)

3. 대맥(大脈)의 주병(主病)

1) 『入門』에 "대맥은 병세가 전진하는 맥의 도적(盜賊)이라, 부대(浮大)하면 표부의 병이고, 침대(沈大)하면 이부(裏部)의 재액(災厄)이다." "맥이 혼탁되어 급하기가 샘물이 솟 듯하여 나오기만 하고 되돌아가지 않는 것은 병세기 진전하여 위급한 증상이다."
2) 『맥어(脈語)』에 "소문 맥요정미론에 '대맥은 병이 진전(進展)하는 맥이다."
3) 『사언거요(四言擧要)』에 "대맥은 병이 진전하는 맥"

4) 『한방진단학』에 "대이유력(大而有力)하면 사성(邪盛)한 것으로 양열사성(陽熱邪盛)의 유여한 질환을 주하고, 만약 대이무력(大而無力)하면 보통 허로(虛勞)망혈(亡血)하기 때문이다." "사열항성(邪熱亢盛)·장열하리(腸熱下痢)·혈허간왕(血虛肝旺)·허로망혈(虛勞亡血)·습사재표(濕邪在表)".

4. 대맥(大脈)의 임상적 고찰

1) 부허활(浮虛滑)한 기운이 충하면 부대(浮大)해져 허양된 양사가 심하거나 간혹 실열사(實熱邪)가 심하여 나타난 경우도 있다.
2) 소양인 / 소음인의 [폐] 암 말기의 혹은 진행되어 불치 상태에서 부대삭(浮大數)이 나타나는데, 생기가 절하는 가운데 헛된 양만 뜨는 경우로써 '몸이 마르고 맥상이 대하며 흉중에 기가 과다하게 차 있어서 천만(喘滿)하면 죽는다. (입문, 소문 삼부구후론)'라 하였으니 이를 두고 한 말이다.

5. 대맥(大脈)에 대한 강의

'대맥(大脈)은 생기가 허탈하여 부대하다.'

조금 전 한 분을 진맥했을 때 처음에는 맥이 누군가 삽맥이 아니냐 할 정도로 잘 잡히지 않다가 여러 사람이 맥진을 하니까 맥이 돌아왔어요. 일시적으로 부대맥은 아니지만 분명히 현하면서 강건하지만 침압시 사라졌다가 올라와요. 맥이 그래요. 일시적인 허탈상태에서 침을 맞거나 하면 기운이 채워지고 약을 한두 번 먹으면 채워지고 그러는데, 예전에 우리 부원장한테 이분이 자신은 괜찮다고 그래요. 이분[폐암 말기 불치 상태로 접어들어]이 얼마 남지 않은 상태인데 자신은 괜찮다고 하고 아주 어려운 상태일 때 인사차 왕진도 가고 점심도 사주고 그랬는데 이분의 맥이 부대(浮大)해요. 부대충(浮大衝), 기운이 좋게 보이죠. 강침시 맥은 어떠하냐? 허탈하죠. 맥이 미미하고 잘 잡히지도 않죠. 욕절하려는 상태이죠.

'대맥은 병이 진행하는 과정에서 발생하므로 예후가 불량하다.'

부대(浮大)하면 심히 중한 질환상태일 때 나타난다고 하는데, 제가 환자를 보면 이런 경우는 적고 중한 경우에는 오히려 침해요. 부중에서 안 나타나고 침울하고 가라앉아요. 맥이 침세(沈細)해지면서 미미(微微)해져요. 그러면서 절(絶)하게 되죠. 특히 강침압시에 맥이 '탁 탁 탁' 규칙적으로 화완맥으로 와야 건실한 맥인데, 이 맥의 형상을 정확히 잡으려면 유심히 눌러봐야 오는구나 하고 아는데 그냥 오는가 안 오는가 하다가 느껴지기도 하고, 또 삽맥처럼 하나의 기운을 완전히 만들지 못 하고 흐트러져서 나타나기도 합니다. 그런데 진액이 탈진될 때 '따닥 딱 딱 따닥' 두 번씩 치는 것처럼 오는 것은 정기 허탈일 때 가끔 나타나는데 허로한 상태가 있을 때, 혹은 급성 상태일 때 나타나기도 합니다. 전에 홍맥(洪脈)을 띤 아기는 암 환자의 아이인데, 예를 들어 30대에 암을 진단받았다면 그때 낳은 아이가 건강하겠어요? 암이 1, 2년 만에 발현될 수도 있겠지만 그런 경우는 드물고 양방에서도 일반적으로 암이 초기 발생 이후 발현되려면 10년은 걸린다고 하잖아요. 10년 동안 앓다가 발현된 암이기 때문에 그 중간에 낳은 아이는 건강상 문제를 갖기 쉽습니다. 설사 임신 이전에 암증이 아니었더라도 병증이 있었겠죠. 그런데 그 아이가 굉장히 끙끙 앓았어요. 몸살을 앓았는데 부활하면서 홍맥, 대맥으로 인삼계지부자탕증에 부자 2돈증. 4첩을 쓰니까 열이 가시고 통증이 사라졌죠. 물론 이 맥이 좋지 않다고 했고 평소의 건강상태가 망양증, 부자증에 존재하고 있다는 것을 말하죠.

대맥의 주병(主病)은 '병이 진전하는 맥'이라고 했어요. 우리가 감기에 걸렸을 때 부활충(浮滑衝)하는 맥이 잡히면 감기기운이 남아 있다는 뜻이에요. 한 아이가 3일째 약을 복용하고 왔어요. 맥을 잡아보니까 부활충삭한 기운이 있어요. '감기기운이 아직도 있구나.' 이렇게 생각하죠. 대맥은 본래보다 더 큰 것을 의미하는 것이므로 병이 항진되어 진전하고 있다는 것이죠. 마지막 상태는 아니라는 것이죠. 중한 상태일 수도 있는데 진행되고 있다. 악화되고 있다는 것입니다. 입문에 '침대(沈大)하면 이부(裏部)의 재액(災厄)이다'라고 했어요. 강침압시 맥이 이 사람의 체질이 어떤 상태이든 간에 맥의 형상이 유근하게 가지면서 딱 딱 딱 온다면 건실하다고 그랬죠. 병이 어떠한 상태이든 간에. '대이유력하면 병사가 심해져서 병이 진행되는 상태이고 양열사성(陽熱邪盛)이고 허로망혈(虛勞亡血)이다.'라고 했습니다. 예전에 대장암 3기 상태로 3년 동안이나 변의(便意) 때문에 문밖출입을 거의 하지 못 하면서 70여 권 정도 자연의학 관련서적을 독파하며 스스로 치료하고 계시는 분이 있는데 이분도 부대(浮大)한 맥이 잡혀요. 그 상태를 장기간 유지하고 있었죠. 폐암 말기의 불치 상태에서 부대삭(浮大數)이 나타난다고 했는데 부대삭하지 실제로 안에는 기운이 없다는 것이죠. 입문에 보니까 '몸이 마르고 맥상이 대하며 흉중에 기가 과다하게 차 있어서 천만(喘滿)하면 죽는다'고 했는데 천만증으로 죽는다는 것은 천식의 중증이나 폐암 말기의 상태가 아닌가 하는 생각이 들어요.

제8절 완맥(緩脈)

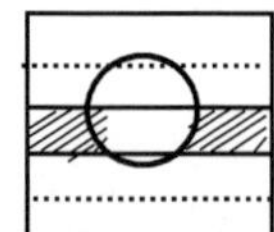

1. 완맥(緩脈)의 맥상(脈象)

緩比遲脈快些兒

* 손끝에 감촉되는 것이 화완하고, 맥기가 오가는 것이 매우 고르다. (빈호맥학)
* 맥이 팽팽하지 않은 것이니, 거듭 네 번 박동하되 다만 맥박의 왕래가 더욱 느슨할 따름(의학입문)
* 손사막은 '눌러서 맥의 모양이 뚜렷하지 않은 것은 완맥(緩脈)이라 한다'고 하였다. (맥학집요)
* 일지(一指) 사지(四至)로 내(來)와 거(去)가 완태(緩怠)한 것이다. (동의진단학)
* 거문고 줄을 오래도록 갈지 않아 늘어져 가지런하지 않은 것과 같은 것을 [완맥(緩脈)] (맥어)
* 건강인의 완맥은 1호흡에 4번 박동하고, 부중침(浮中沈)에 걸쳐 부드럽게 박

동하는 맥상이고, 병적인 완맥은 늘어지고 경쾌하지 않게 박동하는 맥상 (맥형 연구)

2. 완맥(緩脈)의 의미

1) 생리적 의미

건강한 상태를 나타낸다. 오장육부의 기혈이 균등하게 고루 돌고 장부기능상태가 적절한 상태로 활동하고 있기에 맥이 완(緩)하다. ⇒ 완화(緩和)맥상.
  * 장개빈은 '완맥은 박동이 조용하고 부드럽고 부취(浮取)하거나 침취(沈取)할 때에 모두 중간 정도의 힘으로 잡히면 이는 평상인(平常人)의 정상맥' (맥학집요)

2) 병리적 의미

과로, 과심 등으로 정혈을 소비하여 허약한 상태로 회복하고자 함을 반영한다. ⇒ 완약(緩弱)하거나 침완(沈緩)하거나 완지(緩遲)하여, 그 허약함을 반영한다.
  * 비(脾)는 토(土)에 속하고 습(濕)을 주(主)하는 관계로, 습은 기의 순환장애를 받아서 맥이 완태(緩怠)해지는 것이다. 만약 맥은 기의 전래이니 주용으로 급하지 않으면서 균등함이 지에 나타나면 유신(有神)의 완화(緩和)이니 평인이다. 병이 유할 때 맥이 완화한 상이면 정기가 회복되는 증후이다. (동의진단학 / 입문)

3. 완맥(緩脈)의 주병(主病)

1) 『입문(入門)』에 "완맥은 정기가 회복하는 맥의 근본이나, 토기가 성한 장하(長夏) 이외에 나타나면 기혈이 허한 것이다."

2) 『맥학집요(脈學輯要)』에 "장개빈은－완하면서 활대(滑大)하면 대개 실열(實
   熱)이니, ……허한(虛寒)하면 반드시 맥이 완하면서 지세(遲細)하니 양허·외
   한·기겁·두통·현훈·비약 등이 발생하며, 여인에게서 경지·혈소·실혈·하
   혈 등이 발생한다. 창독(瘡毒)의 외증 및 중풍과 산후에 단지 완맥(緩脈)이
   나타나면 모두 쉽게 치유된다." 고 하였다.

3) 『맥어(脈語)』에 "부족으로 인한 병증, 상풍증, 표허증을 주재……부하면서
   완한 것은 위기를 상한 것이고, 침하면서 완한 것은 영기가 약한 것이고,
   모든 부위에서 완맥이 나타나는 것은 다 부족(不足)한 병증이라 하니."

4) 『빈호맥학(瀕湖脈學)』에 "완맥은 영기부족(營氣不足), 위기는 유여(有餘), 밖
   으로론 풍사(風邪) 습사(濕邪), 안으로론 비허(脾虛). 하체엔 비증(痺症)·위증
   (痿症). 상체엔 항강(項强)."

5) 『사언거요(四言擧要)』에 "완대(緩大)자는 풍이요, 완세(緩細)자는 습(濕)이요,
   완색(緩濇)자는 혈소(血少)요, 완활(緩滑)자는 내열(內熱)이라."

6) 『동의진단학』에 "습병(濕病)."

4. 완맥(緩脈)의 임상적 고찰

대개 임상에서 자주 보는 맥이 활맥과 완맥이다.

1) 건강의 최적상태－화완(和緩)맥

화완(和緩)맥을 보면, 건강의 최적상태를 알 수 있으며 내장의 병사가 없
으니 약이 필요하지 않고 현대적 질병상태 또한 존재하지 않는다. 오늘날
에도 이런 사람이 극히 적으니 최상의 건강상태를 유지하기 어려운 사회
현실이기 때문이다. 대체로 이런 맥상을 지니고 있는 사람은 건강하며, 또
한 60~70대에서도 이런 맥이 나타난 사람이 있으니 내장 병증이 없는 건
강한 사람으로 무병장수할 수 있다.

심신이 안정된 상태가 아니고 심화(心火)가 노정되거나 비애(悲哀), 간울

(肝鬱), 신실(腎實) 혹은 신허(腎虛)가 노정된 경우에는 이런 맥과 거리가 있으니, 분노와 억울 등을 유발하지 않은 건강한 사회환경 조성과 스스로 마음가짐을 유순하게 갖는 것이 건강의 길임을 알 수 있다.

2) 대개 완맥은 흔히 부족한 병증을 나타내는 것을 볼 수 있는데, 선천적으로 허약한 사람이라 여기는 사람들이 완약(緩弱)한 맥상을 나타내기 쉽다. 또한 활하면서 완하거나 완하면서 활한 경우가 흔한 것은 약간의 기혈소모와 담음이 함께 하는 경우로 우리 현시대 상황을 반영한다. 다시 말해서 과로와 식생활의 불량(음식의 영양섭취부족, 혹은 무절제한 과식) 등으로 내장 허손상태의 모습을 나타내며 맥유약하거나 완약한 상태를 보인다.

3) 오늘날은 또한 약물의 오남용, 음식섭취의 무절제 등으로 혈허(血虛) 상태를 동반하는 상황에서 완맥이 발현된다. 약물의 오남용은 혈을 손상시켜 전신의 혈허 상태를 유발하며 내장기운의 저하뿐만 아니라 유아기에는 뇌기능의 저하 및 학습능력저하 상태까지 유발할 수 있다. 청소년기에 과도한 다이어트 여파와 식생활불량으로 영양섭취의 부족과 불균형 때문에 혈기부족, 성장발육의 장애, 전신의 허약한 상태를 유발하는 경우에도 완맥이 나타난다.

5. 완맥(緩脈)에 대한 강의

완맥이죠. '완맥(緩脈)이 화완(和緩)하다'고 그랬는데 크지도 작지도 않고, 현한 것도 활한 것도 아니고 완만(緩慢)하다 해야겠죠. 화완하다면 흠 잡을 데가 없는 건강한 맥상입니다. 그런데 4번 뛴다. 완맥이 1식에 모두 4번 뛴다고 한 것은 느리지도 빠르지도 않다는 것을 의미하겠죠.

사람이 사는 데 꼭 완만한 성격을 가지고 살아야 되느냐? 그것은 중용의 학설이죠. 사람에 따라서 빨리 뛸 수도 있고, 자기 맘대로 급할 수도 있고 현할 수도 있고 하는데 중용의 입장에서는 완만한 것이 좋은 거죠. 오장육부의 기혈이 순환을 잘 하고 어떤 편차가 없기 때문에 완만하므로 완화한 맥이 뛰죠. 맥이 완화한 상태로 진행이 되고 있을 때 회복되고 있다, 좋아지고 있다고 볼 수가 있는 것이죠. 체질에 따라서는 약간의 차이가 있겠지만 대체로 화완한 맥을 갖는 사람이 건실하고 중용의 도를 지키고 또 일정하게 건강의 도를 지키기 때문에 장수(長壽)할 수 있는 그런 맥이 아닌가 하는 생각이 들어요. 오늘날 상황에서 보면 화완(和緩)한 건강한 맥을 찾는다는 것은 어려움이 있어요. 건강한 아이들의 맥에서나 찾을 수 있을까. 아이들이라면 10대 초반 전후 아이들. 건강이 불량한 경우가 많지만 사회적인 여건이 먹는 것이나 안정된 생활을 받쳐주기 때문에 생명을 유지하는 데 지장이 없고 오래 산다고 봅니다. 간혹 오장육부의 병사 및 병증, 병명이 없는 건강한 50대, 60대, 70대 중노년에서도 볼 수 있는데 이런 분은 백에 천에 한 분으로 장수할 분입니다. 특별한 자아발견의 경험을 한 이후 이런 완전한 맥상을 보이는데 문제는 현실에서 이를 얼마나 유지할 수 있느냐입니다. 최근에는 다이어트 바람이 불어서 잘 먹지 않고 또한 양식문화가 자리잡아가면서 튀김과 기름진 음식, 육식을 선호하여 담음(痰飮) 정체와 혈허(血虛)상태를 갖는 경향으로 완유맥이나 활유, 활완맥이 많아지죠.

과로나 감모나 질병투병 이후 등에서 완약한 기운이 있을 때는 회복하고 있다는 것입니다. 완약하면 정기가 부족한 것을 채우려 하고 있다. 유약한 기운도 그럴 수 있어요. 병사(病邪)의 맥상이 없어지고 다시 말해서 병변이 치유되는 과정에서 완약한 형상을 나타내기도 하죠. 이와 다르게 현긴(弦緊)한 기운, 부활긴(浮滑緊)한 기운을 가진 맥진 상태라면 그 정도만큼 거부하거나 저항하고 있다는 것을 의미하기에 아직은 치유를 받아들이는 데 한계를 보이고 있다고 할 수 있죠.

바이러스, 세균이나 기생충이 있을 때 건강단계가 한 단계 떨어지지요. 그리고 그 상태에 머무르게 되죠. 염증이 만성적으로 존재해도 그리고 척추 구조가 바르지 않을 때도 건강단계가 한 단계 떨어진 상태로 존재합니다. 이런 확연한 질병이나 문제가 극복, 제거, 소실되느냐는 건강의 증진에서 매우 중요한 일이죠. 다시 말해서 현대적인 질병상태가 개선이 되면 그만큼 건강이 한 단계 진전될 수 있다는 것이죠. 질병의 치유는 현재 건강한 삶을 보장하는 길이기도 하지만 장수의 비결이기도 합니다. 근 현대 의학과 과학이 바이러스, 세균, 기생충의 문제를 해결하면서 인류의 평균수명 연장이라는 큰 업적을 이루었죠. 그런데 현대에 와서 내과적인 질병, 단순한 위염부터 시작하여 내분비계통이라든가 암이라든가 이런 계통의 질환이 많아지는데 적절한 해결을 현대의학으로 잘할 수 있으면 좋은데, 부족하기에 대체보안요법이 등장하였고, 이 부분에서 한의학은 중심된 역할을 할 수 있다고 봅니다.

「맥학집요」에 장개빈이 '완하면서 활대하면 대개 실열이니'라고 했어요. 완, 활이 다른 데도 이런 말을 써 놓았다는 것이에요. 실제 맥이 완한데 활한 기운이 있다는 것이에요. 그리고 '허한하면 맥이 완하면서 지세(遲細)하다'고 했어요. 그리고 창독의 외증, 즉 종창, 그리고 중풍이나 산후에 완맥이 나타나면 모두 쉽게 치유된다고 했어요. 중풍이 왔는데도 계속 현긴(弦緊)하다면 이 사람의 병이 진행이 되고 있는 것이잖아요. 체질에 관계없이 중풍이 오면 1지 1지가 뛰어요. 소음인도 중풍이 오면 그때 혈압이 오르잖아요. 소양인은 말할 것도 없고요. 중풍이 발생하려고 그랬는지 모르지만 그 다음에 며칠 지나면 혈압이 떨어지고. 완한 기운이 있어야 하는데 현긴(弦緊)하면 계속 과긴장상태에 있다는 것이죠. 그러기 때문에 진행될 수가 있고 산후의 허탈에 완약(緩弱)하게 나오는 것이 정상이잖아요. 그런데 부활실(浮滑實)하게 나오면 산후풍이 있나 봐야겠죠. 맥어에 '부하면서 완한 것은 위기를 상한 것이고 침하면서 완한 것은 영기가 약한 것이고 모든 부위에서 완맥이 나타나는 것은 다 부족한 병증이다'라고 했어요. 예를 들면 사람이 피가 부족하다고 할 때 정말 침안시에 완약(緩弱)함이 있어야죠. 실함이 없어야죠. 소양인이든 태음인이든 침안시에 1지든 2지든 간에 건실하게 충실하게 뛴다면 빈혈이 없죠. 만약에 양방 진단에서 빈혈(貧血)이 나오려면 침안시에 그 맥의 건실함이 사라지고, 빈혈환자는 스트레스를 받는다 하더라도 충실한 기운이 없는 유약(濡弱)하거나 활약(滑弱)하거나 활허(滑虛)한 맥이 나타나야 맞죠. 그 정도를 보고 그 사람이 양방진단에서 빈혈이 나타나겠다, 이 정도면 단순빈혈의 문제가 아니라 더 악화된 악성빈혈이나 골수암에 이른 상태겠다고 판별할 수 있겠죠. 이런 암의 진행과정을 살펴보면 맥 자체가 이미 충실하지 못 할 뿐만 아니라 오고 갈 때 딱딱 일정하게 뛰질 않아요. 맥이 일정한 형상을 가지고 오질 않아요. 최근에 골수이식을 한 환자가 한 분 오셨는데 그분도 그렇고, 영혈부족(營血不足)의 상태면 유약(濡弱)한 맥이 나타나겠죠.

　　마지막으로 임상적 고찰을 보면 임상에서 자주 보는 맥이 활맥(滑脈)이고 완맥(緩脈)이다. 화완맥을 보면 건강의 최적상태를 알 수 있어 내장의 병사가 없으니 어찌 약이 필요하겠고 현대적 질병상태가 있겠는가, 다만 그런 사람이 적은 것이 현실이고 대개 완맥은 부족한 병증이 나타날 때 흔히 볼 수 있는데 선천적으로 허약한 사람들은 완약한 맥상을 나타냅니다. 애들 맥이 다섯, 여섯 살 넘어가면서 자기 본맥(本脈), 즉 타고난 기운을 포함하여 건실한 맥상으로 나타나야 건실한 상태이죠. 오늘 예를 들면 *원장님이 자기의 체질맥을 강침시에 딱 잡아주고 있어야 더 건강해질 수 있죠. 치료를 하고자 약을 먹었을 때 더 건실해질 수 있어요. 환자를 살펴보면 어떤 침을 맞아도 신경성 때문에 잘 안 낫는 경우도 있지만 주의가 여기에 있지 않고 바깥쪽에만 있는 상태를 여러분이 파악할 수 있어야 합니다. 주의가 여기에 있지 않고 다른 데에 가 있으면 병이 꾀병 앓는 것처럼 그냥 여기가 아프다 결리다 하는 것이에요. ……지금 매일 보고 매일 진맥하고, 안 좋다 하면 왜 안 좋은가 보고 그 사람을 계속 보잖아요. 맥이 딱 딱 오면서 어느 정도 충실한 기운, 뚜렷한 형태를 가지고 있는 사람은 쉽게 회복이 되죠. 그런데 맥이 이미 오고 갈 때의 느낌이 흐리멍덩할 때에는 오장육부에 제 기운이 제대로 발휘를 못하고 있는 만성적 상태로서 병증을 갖고 있어 일반치료로 회복되지 않는다고 볼 수 있죠. 혈열(血熱)이나 혈독(血毒)상태라면 실제 내장의 염증이나 스트레스가 존재하는 것을 의미하죠. 문제는 암 환자나 병이 중한 사람이라 하여도 진단상 꼭 그렇게 나타나지는 않는다는 것이에요. 물론 그러하기 때문에 중병이어도 실제로는 병증(病證)이 중하지 않아서 장시간 살 수가 있고 쉽게 치료될 수 있는 경우도 있게 되죠. 오십견(五十肩)도 한 달이 가도 안 낫고 그러는데 암의 통증이 왜 잡히느냐 하면 통증이 경락과 경락상에서, 현대적으로 신경계통에 병변이 발생되어 통각을 느끼는 경우가 있는데 그 부분에는 한의학적 침시술이나 약물처치가 효과적이기 때문이라고 봐요. 예를 들면 장부의 이 부분이 아프다 저 부분이 아프다 하는 것은 그게 일정한 기운이 오면서 그 부분만 손상을 받은 것이에요. 다른 것도 물론 약간 손상을 받았겠지만. 이틀째 내원하는 위암 말기 환자는 작년에 위염진단을 받았어요. (그때 오진(誤診)) 복부 전체를 보려고 복강 내시경을 해 본 결과 손을 쓸 수 없는 상태라 하는데, 맥진 소견은 토양인으로 좌측 1, 3지가 잡히는데 1지가 세현하면서 쌍현맥(雙弦脈)처럼 나타나는데 뿌리가 없어요. 해석하면 위 부위만의 암이 문제가 아니라 아래에서 시작이 되어 오랫동안 앓아 왔고, 그래서 현재의 상황이 발생되었고 폐(肺)까지도 안 좋은 상태이죠. 그런 소견을 직접 밝히니 병원에서도 그렇게 이야기를 했다는 것이에요. 이런 증상이 온 지는 수년이 경과를 했고, 그러면 작년에 위염진단은 무엇이냐? 복통 때문에 병원에 간 거예요. 환자의 의식은 매우 낮고 「의식혁명」의 책을 보면 수준이 150~100 정도, 암에 대한 스트레스는 거의 없는데 이미 이분은 자기의 건실한 맥을 잃어버린 것이죠. 고통스러움이 일주일간 지속되고 잠을 이루지 못한다고 합니다. 위염진단을 받았다는 게 오차이죠. 작년에 위염 진단을 받을 때 초음파는 기본적으로 했을 것이고 내시경도 했겠지만 그게 암인지 몰랐던 것이죠. 이렇게 지금도 진단의 오류가 있어요. 밖으로 나타난 안색이나 행동거지, 일반 검사상황 등은 전혀 심한 상태로 보이지 않지만 맥은 그렇지 않고 위중한 경우가 있어요. 안으로 병이 깊게 들어가는 상황인데 그런 케이스를 보면 CT나 MRI에 나타나면 좋은데 안 나타나죠. 현대의 진단으로 나타나면 그때는 이미 위중한 상태, 즉 마지막 상태에 접어든 경우이죠. 이런 경우에는 맥진을 통해서 현대의 진단 이전에 내용 파악이 가능하죠. [참고: 이후 환자 사례와 동의수세보원 강의 시작함. 이는 생략함]

학생) 종교계(宗敎界)에 있는 사람들은 일반사람들보다 정신적으로 건강하다고 봐야 하는데 몸은 약한 사람들이 있잖아요.

최) 물론 그러하죠. 세상살이라서 그 반대도 있고요. 제가 스님 몇 분을 진찰해 볼 기회가 있었는데 대체로 좋은 건강상태였어요. 스님들이 보통은 활동적인 운동은 거의 하지 않죠. 좌선만 한 분도 맥이 건실했어요. 성직자 분들은 청정(淸淨)한 마음들을 유지하는 데 방해하는 것을 다 버리기 때문에 그래요. 성직에 계신 그분들이 그렇게 보여도 맥에는 병사가 없어요. 타고날 때 병들어서 오는 경우가 있대요. 한 분은 오래된 지병으로 병증을 발견했는데 잘 극복하고 있었어요. 또 (비구니)스님 한 분이 중병이 들어서 찾아온 경우가 있었어요. 회복이 되었어요. 약을 쓰면 바로 반응을 해요. 아이들의 순수한 상태에서 약을 쓰거나, 임신

후에 약을 쓰거나, 농촌에 사시는 암 환자들이 모두 잘 받아들이는 것
처럼, 요즘은 양약을 남용해서 오장육부의 기운이 많이 흐트러져 있는
것이 문제가 되기도 하지만 훨씬 약을 잘 받아들여요. 운동하는 사람들
도 약을 잘 받아들여요. 기혈의 순환이 잘 되기 때문에 회복이 잘 되는
편이죠.

학생) 사람의 의식수준(意識水準)은 어떻게 알 수가 있나요?
　최) 『의식혁명』에 보면 근력테스트를 통해서 평가할 수 있다고 합니다.……

어떤 증상이 와서 호소를 할 때, 암도 그러하지만 일반적인 가벼운 질환도 꾀
병처럼 오는 것도 많고, 정말 물질적인 병인가, 아니면 병을 떠나서 이 사람의
상태가 어떻게 창조되고 있는가가 파악이 되죠. 예전에 기공수련을 할 때는 기
감이나 형상의 느낌으로 왔는데 제가 아봐타를 해 보니까 과학적으로 분류가
가능해요. 분석이 가능하기 때문에 예후를 알 수가 있죠. 결혼을 하려고 왔는데
결혼을 하면, 무슨 일이 일어날지 (느낌으로 예측하여) 알 수가 있죠. 누구나 이
해할 수 있게 설명을 할 수가 있어요. 이 사람은 어떤 면이 있기 때문에 이런
형상을 갖고, 이런 느낌을 가지며 이런 마음을 갖고 있기 때문에 어떤 일들과
충돌이 일어날 것이고 이로 인해서 어떤 고민을 할 것이고 어떤 선택을 할 것
이다. 아이는 이러이러한 느낌이 있고 이런 성향이 있어 이해하고 이렇게 될 것
같다. 이렇게 답이 나오잖아요. 중환자가 치료차 왔을 때, 환자뿐만 아니라 보호
자를 보면 치료에 그런 저런 도움을 주고, 다른 어떤 보호자는 어떠한 불량한
현실 창조에 영향을 주겠다는 느낌이 서죠. 그래서 예후가 어떻게 될지도 파악
이 되죠. // 예전에 부원장한테 '초진으로 예진한 환자가 왜 왔는지 물어는 봤느
냐? 저분 보니까 어떠냐?'라고 물었죠. 치료할 마음도 없이 온 것이에요. 환자는
치료하겠다고 왔지만 보호자는 마음도 없이 그저 소문 듣고 한 번 온 것이에요.
오고 싶지 않았는데, 의무감 때문에 온 것이죠. 양방의 암 진단으로 불치 상태
에서도 진찰해 보니 나을 수 있는 상태라고 희망과 책임이 있는 얘기를 했는데
도 불구하고 이분은 치료를 안 했어요. 보호자는 이미 처음부터 여기뿐만 아니
라 환자 치료에 마음이 없고, 그리고 결국 치료를 받지 않았죠. 이러한 생사의

갈림길뿐만 아니라 난치의 혹은 만성의 상태에서 치유가능성이 있을 뿐만 아니라 책임을 질 수 있다고 하여도 치료를 받지 않는 경우가 적지 않아요. '보호자가 환자의 치료를 원한다? 낫기를 원한다?' 현실은 반드시 그렇지만 않습니다. 인간의 창조란 끝이 없죠. 정직하게 산다는 것이 얼마나 어려운가를 새삼 느낄 수 있죠. 이런 것은 다 느낌으로 다가올 수가 있고 어떤 형상과 느낌이 무슨 의미를 내포하는지를 명확히 설명하고 기록할 수 있죠. // 예전에 한 무당이 치료차 내원하였는데 굉장히 정신을 많이 써요. 자기 말로 그래요. 머리를 막 굴린대요. 손님이 오면 엄청나게 머리를 굴린대요. 저 사람은 무슨 일로 왔을까? 어떤 말을 해 주어야 할까? 등등 추정하면서 그래서 정신과다 사용으로 정신적 공황상태가 오죠. 공황장애가 오죠. 명확하게 보지 못 하면 예측과 추정은 분명한 한계에 머물고 오차와 오류가 많죠. 학문으로 발전하는 데 한계는 분명하구요. // 제가 느낀 것인데 하나하나의 느낌이 잘 맞더라고요. 환자의 느낌이 거의 다 맞아요. 우리가 가지는 각자의 지각적인 혹은 직관적인 감성적 느낌을 소중히 여겨야겠다는 생각이 들어요. 환자가 호소를 했을 때 그 느낌이 단순한가, 아니면 단순하지 않고 꺼림칙하면 꺼림칙한 무엇인가를 내포하고 있고 이후 무엇인가를 일으켜요. 지난번 급성간염환자의 경우도 계속 꺼림칙했어요. 과로한 항진상태에서 뇌정부족상태에서 의식은 낮아졌고 몸은 생각 밖으로 무리를 하고 있어요. 그래서 환자에게 계속 주의를 주고 오는지 안 오는지 체크를 하였는데 결국 그렇게 되었어요. 느낌을 느끼지 못 하거나 소홀히 하거나 했을 때 오진(誤診)이라는 것을 할 수가 있어요. 느낌이 가장 중요한 이유는 우리 몸의 상태가 우리의 정신의식과 마음 상태에 따라서 변화하기 때문이죠. 물질적인 몸을 유지하는 정신과 마음의 상황을 느낄 수 있어야 하겠죠. 충분히 느낌만 계속 유지한다면 오진율이 줄어들겠고 환자와의 불협화음도 일어날 일이 없지 않나 생각합니다.

제9절 홍맥(洪脈)

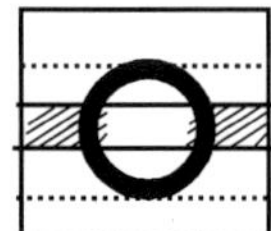

1. 홍맥(洪脈)의 맥상(脈象)

洪如洪水湧波起

* 부취(浮取)하거나 침취(沈取)하였을 때에 모두 힘이 있고 (입문진단학)
* 엄삼점은 '홍맥은 봄의 조수가 처음 닥치는 것과 같아서 누르면 유유한 것 같다.' ……장개빈은 '홍은 대(大)하면서 실(實)한 맥이니 손가락을 들거나 누르거나 모두 힘이 있다.' (맥학집요)
* 홍수의 홍(洪)과 같으니 맥이 대(大)하면서 고동(鼓動)하는 것 (맥어)
* 형대(形大)하고 만지(滿指)하며 맥이 래(來)는 성(盛)하나 거(去)는 쇠(衰)하다. (한방진단학)
* 손끝에 매우 대(大)하게 감응된다, 맥기가 오는 것은 성대하고 가는 것은 미약하다. (빈호맥학)
* 홍맥(洪脈)은 매우 대(大)하고 형상이 파도가 세차게 위로 치솟는 것 같아 맥기(脈氣)가 오는 것은 세차고 힘이 있으나 맥기가 가는 것은 약한 맥상이다. (맥형 연구)

2. 홍맥(洪脈)의 의미

* 평시에 이 맥이 여름에 나타나면 정상맥이고, ……홍맥(洪脈)은 기와 혈이 모두 뜨거워 표리(表裏)에 열이 심하거나 사기(邪氣)가 너무 성(盛)하여 형성되니, 전혀 움직임이 없던 물이 열을 가하면 끓어서 용솟음치거나, 잔잔히 흐르던 강물이 홍수가 나면 거센 파랑을 일으키며 흐르는 것과 같은 것이다. (입문진단학)
* 장개빈은 '홍맥(洪脈)은 기혈이 번작(燔灼)하여 나타나는 심한 열(熱)의 증

후이니……또한 양(陽)은 실(實)하고 음(陰)이 허(虛)한 것이고, 기(氣)는 실(實)하고 혈(血)은 허(虛)한 증후이니' / 장로옥은 '홍맥(洪脈)은 양기(陽氣)는 가득 차서 넘치고 음기(陰氣)는 거의 단절된 맥이다. 그러므로 맥상이 홍(洪)하면서 힘이 있어서 마치 차개(車蓋)와 같은 것은 양이 울결된 것이고, 부(浮)하면서 홍하고 몸에 기름 같은 땀이 나는 것은 폐기(肺氣)가 단절된 것이니, 곧 잡병에 맥이 홍한 것은 모두 화기(火氣)가 항성이 심한 징조이다.' (맥학집요)

* 발병하면 열증(熱症)이 나타나니 양맥(陽脈)의 화(火)에 속한다. (맥어)
* 홍맥(洪脈)의 형성은 기울화항(氣鬱火亢)으로 인하여 맥도(脈道)가 확장되고 혈기(血氣)가 비등(沸騰)하여 파도(波濤)와 같이 되므로 맥형이 활대(闊大)하며 대기(大起)대락(大落)하게 된다. 대이무력(大而無力)하기만 한 것은 대개 허로(虛勞)·실혈(失血)·설리(泄痢)로 인해 맥관이 조대(粗大)하기는 하나 혈류가 부족하여 형대무력(形大無力)하게 되는 것이다. (한방진단학)

3. 홍맥(洪脈)의 주병(主病)

1) 『入門』에 "홍맥은 창만(脹滿)·두통(頭痛)·발열(發熱)·번조(煩燥)를 주재한다."
2) 『맥학집요(脈學輯要)』에 "장개빈은……부홍(浮洪)하면 표열(表熱)이고 침홍(沈洪)하면 이열(裏熱)이다."
3) 『맥어(脈語)』에 "홍하면서 힘이 있는 것을 실화(實火)라 하고, 홍하면서 힘이 없는 것을 허화(虛火)라 하며, 홍하면서 급한 것을 창만(脹滿)이라 하고, 홍하면서 활(滑)한 것을 열담(熱痰)이라 하며, 홍하면서 삭하고 갑자기 토하는 것을 중독(中毒)이라 한다. 모든 실혈(失血)·유정(遺精)·백탁(白濁)·도한(盜汗)에 맥이 홍하는 것은 치료하기 어렵다 하고, 상한(傷寒)을 발한시킨 뒤에 홍(洪)하는 것을 사증(死證)이라 한다."
4) 『빈호맥학(瀕湖脈學)』에 "맥이 홍한 것은 양성(陽盛)혈허(血虛)하고 상화염상(相火炎上)하여 열병이 발생한다. ……홍맥은 양이 성하고 음이 허한 질

병을 주재하니 설리(洩痢), 실혈(失血), 구수(久嗽) 등으로 인한 병에는 꺼린다.”

5) 『사언거요(四言擧要)』에 “홍맥은 열증(熱證)이나 음(陰)은 허(虛)하다.”

6) 『한방진단학』에 “홍대유력(洪大有力)한 것은 태과(太過)이며 대개 영락대열(營絡大熱)·혈기번작(血氣燔灼)·심기유여(心氣有餘)한 것으로서……, 만약 홍대무력(洪大無力)하면 이는 불급(不及)인데 대개 심기허핍(心氣虛乏)하거나 혹은 음허(陰虛)로 인한 것이다.”

4. 홍맥(洪脈)의 임상적 고찰

1) 소음인 망양(亡陽)병증 상태에서 상풍(傷風)으로 대열(大熱)증 상태에서 볼 수 있었다.
   전신번열(全身煩熱: 발열(고열))과 전신통, 두통(頭痛) 등의 증상을 동반하며 온역(溫疫)병과 유사하였다.

2) 홍맥(洪脈)과 비슷하게 나타난 것은 음허발열(陰虛發熱)의 대열증(大熱證)일 때이다.

5. 홍맥(洪脈)에 대한 강의

오늘은 홍맥(洪脈)입니다. 전에 대맥(大脈)을 이야기할 때 홍맥도 이야기했는데, 홍맥은 홍수같이 대하다. 맥이 크게 넘쳐서 성하고 대하다 하죠. 갈 때는 미약하다 하기도 했지만 꼭 그런 것은 아니라고 한 분이 이야기했고 여름에는 홍맥이 나타날 수가 있다. 여름에는 부활하는 기운이 강하기 때문에 기혈이 모두 뜨거워 표리에 열이 심하다 하는데 어찌되었건 홍맥은 기혈이 뜨거워 표리에 열이 심하기 때문에 혹은 사기가 너무 심하여 나타날 수가 있다고 합니다. 그래서 ‘홍맥은 기혈이 번작(燔灼)한다’ 했거든요. 양맥의 화가 나타난 것이 다했어요. 또 '홍이 유력한 것은 실증이요 무력한 것은 허증이다'고 했고 그래서 허로(虛勞), 실혈(失血), 설리(泄痢)도 이런 맥이 나타납니다. 지쳐도 홍이무력할 수 있습니다. 활무력이 아니라 활무력보다는 더 심하게 홍맥이 나타날 수가 있어요. 우리가 부부관계를 많이 하고 나서 진맥을 해 보면 바로 처음엔 부활하게 나타나죠. 여자는 좀 다르지만 부활하게 팍팍 떠오르죠. 왜냐하면 기운이 처져서 채우려고 그러는 것이에요. 예전에는 물이 조금씩 잔잔하게 흘러도 괜찮았는데 이것이 못 견디니까 물이 요동을 치는 것이에요. 그리고 그게 만성화되면 활삽해진다고 그랬죠. 삽하게 되면 정혈(골수)이 부족해져서 하나의 맥이 뛸 수가 있고 이게 날카롭지 않다. 완삽(緩澁)하다. 이 맥이 이렇게 나타날 수도 있지만 침 치료를 받거나 약을 먹으면 금방 상쇄되고 좋아질 수가 있다. 일시적으로 조금 전 모 원장이 진맥을 하니까 폐맥(肺脈)이 금방 회복이 되었다는 것은 그리 심하지 않다는 것입니다. 맥을 잡는 것도, 침을 놓는 것도 마찬가지이지만 그 상태만큼은 금방 좋아지죠. 환자가 병은 중한데 치료를 제대로 못 받았잖아요. 침(鍼)을 맞으면 단시간 내에 다는 아니지만 2, 3일에서 7일 이내에 컨디션이 달라져요. 이게 (장부 및 경락의) 기운을 채우기 때문에 그러는데 체질침의 시술로 인한 자연반응으로, 오장육부의 병증으로 인한 허실을 조절하며 허사를 채우기 때문에 그래요. 약(藥)으로 해서 일어나는 것은 또 다른 것이지만 침의 효과가 더 빠르죠. 그래서 환자들이 침을 더 선호하고 지금도 한의원이 잘 되는 곳은 침 효과 덕분에 잘 되기 쉽습니다. 임상적 고찰을 보면 예전에 한 번 이야기한 것인데요. '홍맥은 열증이고 음이 허하다 하여 양성혈허'라고 했습니다. 전에 본 환자분의 기억이 가물가물하긴 한데 번열, 두통, 대열(고열), 전신통이 있고 마치 온역병하고 유사하였는데 이때 홍맥이 나타났었고 또 음허발열의 열증일 때 홍맥이 나타납니다. 조금 전에 이야기한 것처럼 진액부족이나 부부관계 후에 음허발열일 때 열증처럼 홍맥이 나타납니다. (다음은 맥 이외 내용)

  학생: 침은 어떤 식으로 놓으시나요? 체질침은 유침을 하신다고 들었는데 어떤
       생각으로 그러시는지?
    최: 체질침은 5:5:1, 4:4:2로 놓는다고 공개되어 있잖아요. 다단계침법으
       로 3단계, 4단계, 5단계로 놓는다고 그러는데 처음엔 저도 그렇게 하였고

그러다가 유침을 시키고 단계별 침시술을 발침 이후 시술하게 됐죠. 거기에 나와 있는 기본방, 부계염증방, 장계염증방, 활력방, 살균방, 정신방 등이 있는데 보통 놓은 것이 기본방, 장계염증방, 정신방에 플러스로 살균방을 놓아요.

학생: 그러면 5:5:1이나 4:4:2는 의미가 없겠네요?

　최: 네, 유침시키면 그 의미는 없어요. 거기에서는 기본방뿐 아니라 모든 처방이 하나하나 셉터로써 작용을 해서 유침시키므로 수적인 개념이 없죠. 장부변증에 의한 침자리 같은 효과를 볼 수 있죠. 보사는 영수보사입니다.

학생: 왼쪽에는 디스크방을 놓는다거나 오른쪽에는 살균방을 놓는다거나 하진 않나요?

　최: 한쪽에 전체를 다 놓습니다. 수양침이면 오른쪽에, 목양침도 오른쪽에 다 놓잖아요.

학생: 어떤 곳에서는 만약 수양이라면 오른쪽에 디스크방을 놓고, 다른 쪽에 보조적으로 활력방이나 살균방을 놓는다거나 한다는데……

　최: 그것도 괜찮은 방법이긴 하겠는데 잘 모르겠습니다. 양쪽에 다 기본방을 놓던가요?

학생: 네.

　최: 양쪽 다 4 : 4 : 2, 5 : 5 : 1을 한다는 것인가요?

학생: 오른쪽에 KZP를 쓴다면 왼쪽에는 KV이나 KV1을 쓰는 걸로 알고 있거든요.

　최: 저는 그냥 한쪽에다 놓습니다.

학생: 임상사례에 보면 목양인인데 3지에 뭔가 촉지가 되어 자궁내막증이라고 써 놓으신 것이 있던 것 같던데.

최: (중침시 활유여한 기운에 진행되는 느낌이라서 하복부에 무엇인가 자라는 느낌: 암은 아니지만) 한 분은 정신사간탕(定神瀉肝湯(加)) 녹용을 처방하였습니다. 정허증(精虛症)으로 정과 뇌의 호르몬이 부족한 상태입니다.

학생: 실제로 종양이나 덩어리가 있는 것하고 단지 기능상의 문제가 있는 것과는 어떻게 다르게 느껴지나요? 실맥에 가까울수록 덩어리가 있다고 봐야 되나요?

최: (여성 생식기의 종양의 진맥에 대하여) 양성의 자궁근종이나 난소낭종이 있을 때는 대체로 하초의 담음성 경향으로 (강) 침안시 활실(滑實)한 기운의 맥상으로 분명히 촉지됩니다. 그런데 어떤 경우에는 맥으로도 나타나지 않을 수 있어요. 무슨 뜻이냐 하면 정상과 거의 같다고 볼 수가 있죠. 단순 양성종양의 상태는 맥상에 나타나는 데 어려움이 있습니다. 오늘도 한 분이 자궁근종이라고 하여 복진을 해 보았는데, 복진을 해서 적이 만져지는 경우도 있지만, 7㎝가 되었는데도 힘으로 눌러서도 만져지지 않는 경우가 있죠. 맥상도 그래요. 자궁근종환자를 백 명이면 백 명을 단시간 내에 많이 봐야 하는데 그런 경험이 없어서 무엇이라 말하기 어렵습니다. 만약 목양인이 3지에 강침안시 맥이 활현하거나 활긴한 맥상이 잡힌다 하면 이것은 자궁근종이라 하더라도 진행 중에 있거나 단순히 자궁근종이 아니라 다른 것을 생각해 봐야 해요. 고려를 해야 해요. 무슨 뜻이냐 하면 순수한 양성일 때는 맥으로 잘 잡히지 않는다고 봐야 해요. 다른 분의 사례로 난소암 추정환자인데 국립암센터에서 수술을 해 봐야 정확히 알겠다고 해요. 그래서 수술이 큰 수술이 될 수도 있다고 해요. 난소암으로 추정할 뿐 정확히 암인지는 모르는 상태인 환자입니다. 진찰해 보니 목양인으로 우맥에서 강침압시 3지가 잡혔다가 안 잡혔다가 약간의 울체 상태가 있는 정도뿐이었어요. 세활하면서 현한 정도로 세하다는 것이에요. 세도 중요해요. 그런데 좌맥은 강침압시 1, 3지가 잡히는데 완전히 삽규(澁芤)하면서 퍼지는 맥이 잡혀

요. 맥이 경건해야 하는데 흩어지는 맥이 잡혀요. 그래서 느끼는 대로 진맥하면서 이야기했어요. 암증(癌症) 같다. 환자도 그렇게 이야기를 들었다고 그래요. 맥과 같은 느낌 그러니까 아직 생사와 무관한 상태죠.

다른 분 얘기입니다. 한 직장그룹에서 저희 한의원에 많이 오는데 한 사건을 계기로 그렇게 되었어요. 예전에 서울*병원에서 위궤양으로 오진하여 수술하기 그 이전에 내원하였는데 궤양이 아닌 수술을 하면 위험한 암이라고 밝힌 일이 있어요. 이분은 처음에 위궤양으로 7년 동안 양방치료를 받았으나 낫지 않아서 내원하였어요. 본원에서 치료한 이후 2~3개월이 지나서 양방진단을 다시 받았는데 결론은 수술을 하겠다고 하더군요. 궤양처가 6군데는 회복되어 좋아졌는데 한 군데의 깊게 패인 곳만 안 낫는다고 7년 동안 치료하느라고 고생했다며 이제는 못 참겠다고 수술하려고 했어요. 그래서 본원의 치료를 그만두려고 하여 전화로 치료를 계속 해 보자고 했는데 어찌되었건 수술을 한다고 그래요. 그래서 한 번만 와보시라고 했더니 다행히 오셨어요. 그 이전부터 보호자에게 간접적으로 상황을 알려드렸는데 수술을 하겠다고 하여 "병원에서도 (지금까지 치료 안 된 궤양이) 좋아졌다고 했지 않느냐 2~3개월만 더 치료해 보자" "지금 상태에서 수술을 하면 치료할 수 있는 단계는 넘어갈 것 같다"라고 하여도 마음을 돌리지 않고 한의원 문밖에 나간 분을 다시 붙잡고서 할 수 없이 "암인 것으로 보이는데 진행상태가 있어서 만약 수술하면 본원의 치료 상태를 넘어서서 생명이 위험할 것이니 2~3개월 치료를 해 보고 그때 가서 효과가 없으면 수술 여부를 생각해 보자." "위내시경 검사 등을 다했는데 어떻게 아느냐?" 하여 "표층에 보이는 것은 그렇지만 그 안 근층에서 발현되어 전이되는 것은 알 수가 없다."라는 이야기를 했지만 끝내 그냥 갔고 본원 치료를 받지 않았죠. 중한 사항이라서 소개자에게 사실을 알렸고 그 이후 소개자로부터 소식을 들으니 위궤양으로 알고 수술해 보니 암이 상복부에 전체적으로 퍼져 있어서 그냥 다시 닫았다고 해요. 이런 정황이 직장 내에 알려지면서 5년이 지난 지금까지도 그 직장그룹 내에서 명성이 이어지고, 인연이 계속되고 있어요. 지금 생각해 보니 깊은 관심과 애정을 가지고 돌본 그분은 안타깝게 그리 되었지만, 저에게 큰 보상을 되돌려 주고 간 분입니다.

또 한 사례를 들자면 60대 노인인데 얼굴과 전신이 붓고 심신이 답답하다고 그래요. 대학병원을 가나 어디 병원을 가나 병명도 없고, 혈액검사나 다른 기타 검사를 해도 정상이라 했답니다. 이분의 맥이 침안시 완실해 내장의 병사가 없어요. 그냥 얼굴이 상충해서 열만 있고 심폐기능의 울화로 인해 부종이 있는 것이에요. 그야말로 심장의 혈액순환장애예요. 이분이 눈에 눈물이 젖어있는 것이 보이는데, 그 원인을 보니 며느리가 유방암으로 사망을 했고 그 아이들을 보고 있어요. 그런 상황에서 발생한 상태입니다.

한 부인이 난관이 막혀 있다고 하여 임신이 안 돼요. 3번의 인공수정을 했는데도 안 돼요. 그래서 시험관아기를 해야 되나 하는 이런 고민 속에서 내원했다 하는데 소양인으로 3지가 완약하게 잡혀요. 그것은 그 부분의 기운이 아직 회복되지 않았다는 것이에요. 난관이 막혀 있지는 않지만 기운이 회복이 되어 있지 않다는 것이죠. 혈허(血虛)라고 했지만 실제로 음허(陰虛)증상, 즉 진액이나 골수가 부족한 증상, 얼굴도 하얗고 그러는데 남편은 단순히 신경성으로 머리만 아픈 것이에요. 이분도 좌우 3지가 건실한데 좌우 1지가 불순함이 있고 안색이 혈기가 탁한 것으로 두통이 있어 보이는 것입니다.

한 분은 진찰을 받고자 내원하였는데 음식만 먹으면 잘 체하는 증상이 있다고 하였습니다. 진맥해 보니 좌우맥이 침안시(沈按時) 세현긴(細弦緊)한 맥상이 나타나고 특히 좌측은 침안시 1, 2, 3지 모두가 잡혀요. 이것은 심부(深部)에 기기울체 상태를 말해줍니다. 정신적인 과긴장상태가 오랫동안 지속되어 있는 것을 의미하죠. 의식적으로 많이 억눌려 있고 울체된 상태인데 아버지가 나이 들어서 소 백육십 마리를 키웠는데, 이후 자기가 키우고 있고 지난 6년 동안 여행은커녕 영화도 한 번 보지 못했어요. 휴일도 한 번 제대로 쉰 적이 없어요. 이 상태가 지속되면 기혈이 정체되어 있기 때문에 염증을 넘어선 상태가 되겠죠.

요통(腰痛)은 여러분도 잘 아시겠지만 아침에 일어날 때 허리가 아프다는 것은 대체로 신허(腎虛)요통이라고 하죠. 실제로 그래요. 신장이 약하면 신장부위에서 동맥－정맥 혈액을 걸러주는 작용이 원활하지 않게 되어 담음이 정체되니까 허리 주변에 방산된 통증을 느끼죠. 움직이면 더 나은 이유는 신장 부위의 근육들이 활동을 하여 기혈 순환이 이루어져 울체된 신허나 담음의 정체상황이 해소되어서 아프지 않게 되죠. 부부관계 과다라든가 정신과로에 의해 신정을 과소비하여 신허증이 발생하죠. 신허의 손상은 대부분 두 가지 중에 하나죠.

예로 한 분은 성격에서 파악할 수 있는데 집을 지어주는 건설업주로 최근 집을 몇 채 짓고 있어요. 두정부의 통증이 있는데 좌우맥이 완약한 것은 정신적 과로로 인한 정허증(精虛症)이에요. 이분은 무슨 일에든 에너지를 다 쏟아 써 버려요. 철저한 성격이고 심혈을 기울여서 일을 해요. 이분 말이 "그 사람의 집을 짓는 것은 평생을 좌우한다. 내가 실수하면 천만 원이나 몇 천 만 원 혹은 몇 억까지도 손해를 볼 수가 있다." 그래서 철저하고 책임감 있게 일을 하는데 예전에는 여러 채의 집을 짓던 것을 요즘은 하나씩하나씩 짓는대요. 예전에 자기에게 집을 지었던 사람들이 지금은 순번을 타고 기다린다고 그래요. 이분이 의지가 강해서 이런 상태로 버티고 있지만 독활지황탕(獨活地黃湯(加)) 지모, 황백, 동충하초, 영지버섯, 녹용을 투여했는데 의지가 약한 사람이었다면 현훈증이 발생을 하죠. 기억력이 감퇴하고 쓰러질 수가 있어요. 또 마음의 손상을 받거나 정신적으로 배신감을 당하면 우울증으로 빠질 수가 있죠. 뇌정(腦精)의 부족상태에서 일 년에 한두 번은 약을 먹으러 와요. 예전에 심각한 상태에 있다가 회복이 되었는데 사람의 의지력이라는 것이 이렇게 중요한 것 같아요.

소양인으로 다섯 살 된 아이가 전혀 말을 안 한대요. 유치원에서도 말을 전혀 안 해요. 그래서 유치원선생님도 걱정을 많이 하고 다섯 살이 되었는데 표현을 안 해요. 내성적이라고 그러는데 아이의 원래 기질은 그것이 아니죠. 어떤 충격과 두려움이 지속되어 정신의식에서 퇴보와 꼼꼼하게 딱 잡고 있는 무엇인가가 있죠. 아이는 완하나 상충하는 기운이 있어요. 만성기침과 축농증으로 작년에 두 번인가 약 먹고 치료되어서 또 왔다고 합니다. 이 아이 동생은 네 살이고 소음인인데 적극적이고 활동적이에요. 상충하는 기운이 있는데 상충하는 기운이 없으면 그렇지 않죠. 이렇게 일반적으로 알려진 체질성향과 현실은 다르죠. 겉에 나타난 하나의 형태나 행동만으로 체질과 본래 성향을 판단해서는 실수가 많겠죠.

소양인들이 머리 회전이 빠르잖아요. 지구력은 태음인에 비해 약하다고 할 수 있죠. 이것은 체질과 상관없이 성격과 관련이 있어요. 소양인들 모두가 지구력이 약하냐. 그렇진 않죠. 태음인들은 지구력이 모두 강하냐. 그렇지도 않죠. 제가 성격유형검사를 해 보니까 겉으로 나타난 성격, 그것이 더 정확해요. 사상보다 더 정확해요. 그것을 만든 사람이 칼융인데 이분은 동양사상에 심취한 철학자라고 하잖아요. 어찌되었건 아이의 성격이 그렇습니다. 소음인은 사리분별을 해요. 아이가 어려도 엄마, 아빠의 행동과 말의 허실을 모두 판단해요. 어른들이 잘못한지 안한지. 다른 체질에 비해서 소음인은 꼼꼼하게 판단을 해요. 소음인 아이들한테는 칭찬이 중요해요. 소음인한테 야단을 쳐서 쉽게 심기가 강하지 못 하면 흔히 기가 죽어서 더 못하게 돼요. 어머니, 아버지가 강성인 분을 만나면 심약한 아이들은 기를 못 펴죠. 태음인은 버티고 이겨내고 소양인은 욱하는 성격이 있지만 판단하면서 자기 나름대로 밖으로 풀어내기 때문에 해소를 할 수 있어요. 해소하는 데 한계에 접어들면 사춘기 가출처럼 튕겨져 나가거나 억울된 분노를 깊숙이 삼키어 폭력적인 성향으로 나타나기도 하죠. 누구나 칭찬을 하면 할수록 더 잘해요. 소양인은 어떨까 생각 해봐요, 태음인은 어떨까 생각해 보고. 「칭찬은 고래도 춤추게 한다」라는 책을 혹시 보셨나요? 저는 그 책이 나오기 이전에 무대인 미국 SEA WORLD를 가본 적이 있어요. 아봐타코스로 미국 플로리다 주 올랜도를 갔을 때, 13일 동안 교육 중 일요일 반나절 동안 휴식시간이 있어서 직접 가 보았어요. 그 책은 씨월드의 돌고래를 다스리는 내용을 담아 놓은 것인데 씨월드를 보고 경험한 저는 그 책의 내용과 실제는 좀 다르다고 생각합니다. 동물이 칭찬 때문에 그런다? 그럴까요? 미국이라는 나라는 대단한 나라죠. 학살과 전쟁으로 나라를 세웠고, 죄악을 많이 지으면서도 또 한편에서는 선한 행동을 하는 국민이 미국입니다. 그런데 어찌되었건 칭찬은 모든 아이들에게 도움이 됩니다. 특히 우리나라 아이들에게 필요합니다. 90년대 후반 뉴질랜드 녹용선전 팸플릿 광고지의 아이들의 얼굴을 보고 크게 놀랐어요. 이렇게 천사처럼 밝은 얼굴이 있구나. 충격이 컸습니다. 미국이나 유럽의 아이들은 대체로 정말 인형처럼 예쁘더군요. 남자아이든 여자아이든 그래요. 우리나라 아이들은 그렇지가 못합니다. (다음은 녹음되지 않아 이후 작성) 우리 아이들이 어려서는 천사처럼 밝고 환한데 크면서 억울된 기운이 조금씩 들어오는 것을 느낍니다. 사회를 접하면서 이웃을 접하면서 그러합니다. 그 이유를 생각해 보면 우리는 맑은 아이를 건강하게 밝게 양육하지 못 하는 강압적인 사회적인 풍토가 존재합니다. 부모, 초등학교에서 그러합니다. 사회의 우리 윗세대들이 그렇기 때문입니다. 다시 말해서 아이의 활동과 재능을 억압하는 한 구조와 풍토가 존재합니다. 도로, 도시계획부터가 닫혀 있고 성인의 기본문화가 그러합니다. 자녀에게 강요하고 그런 문화 속에서 아이들이 자라고 있기에 억울된 모습이 지배적으로 차지합니다. 사회와 가정에서 자율성보다는 타율성, 지도성을 강조합니다. 우리는 어려울수록 자기 책임을 강화하는 자율성과 자유를 원하는 것이 아니라 타율적인 지배와 구속을 바라는 식민지 노예근성처럼 강력한 카리스마를 우리는 원합니다. 아직 우리 대중수준이 그것밖에 되지 않습니다. 다른 이유로는 선천적인 체질적 문제, 유전적인 문제가 존재합니다. 기저(基底)에는 앞서 지적한 그 지역, 나라의 사회적인 풍토 환경에서 비롯되는 것이 있습니다. 같은 지역, 같은 나라 내에서도 각자의 가정환경에 따라 아이의 모습이 다릅니다. 흔히 아이의 모습을 보면 부모, 가정환경의 상황을 어느 정도 느낄 수 있는 것입니다.)

(두 개 조로 나뉘어 실습함 – 네 분의 실습생을 실습함)

내가 왜 이런 상태까지 왔을까를 생각해 보고 그것을 해결하는 것이 중요하
겠죠. 현명한 사람들은 기본적으로 그렇게 하고 살지만, 그래도 약간의 문제가
정말 있는 것인가?

학생: 현실적으로 자기 자신의 문제를 자기가 평가하기란 힘들죠?

　최: 자신의 문제에 냉정하기 어렵고 평가하기도 결코 쉽지 않은 문제라 생
각합니다. 제가 작년에 경험한 것을 이야기해 드리자면 '사람의 말 한
마디가 큰 상처가 된다.'는 것으로, 말로 인해서 큰 상처 때문에 폐(肺)
를 절하게 되고 폐기가 절하게 되면 생명이 상실되는 그런 것을 경험
했어요. 이처럼 '말의 힘이 사람의 운명을 좌우할 수가 있구나.'라는 것
과 또 하나는 자기 삶은 부인이나 부모나 자식이 대신 살아주는 것은
결코 아니고 결국 '내 인생은 내가 사는 것이구나' 하는 것을 느꼈어요.
건강에 주의를 많이 보내지 않으려고 하는데 건강상태가 좀 떨어져 있
어요. 솔직히 이야기 드려서, 2주 전 수요일 점심때 근처에 알고 지내
는 가정의학과에 가서 영양제를 놓아 달라고 부탁하여 맞았어요. 몸살
감기로 3일째 앓아 힘들어서 그랬습니다. 조기축구한 날 뛰게 되어서
열심히 뛰었어요. 그날 밤부터 열이 나면서 점점 나빠지고, 그래도 진
료를 계속해야 되니 어떻게든 빨리 나으려고 그랬습니다. 거의 모든 의
사들이 그러하지만 지금까지 한의원을 아파서 쉰 적이 없거든요. 아프
면서도 진료를 했지요. 예전에 심신수련하면서 환자를 많이 보고 몸살
로 힘들어 할 때 집사람이 저녁에 영양제를 한 대 놔주더라고요. 끙끙
밤새 내내 앓으니까 그 다음날에 영양제를 놔주었어요. 그때 영양제를
맞고 나니까 쉽게 좋았어요. 아! 수양인에게 좋구나. 수액 — 전해질이 부
족해지기 쉬운 소음인, 태양인 체질에서 체력저하일 때 일시적으로 회
복하는 데 영양제가 좋다는 것을 느꼈죠. 상한으로 허한 틈을 타서 찬
기운이 들어와요. 지금도 덜 나갔어요. 건강상태를 보면 각자 자기가
느끼는 바가 있을 겁니다. 자신을 잘 느끼면서 조절할 줄 알아야겠죠.
물론 누구나 아플 수가 있어요. 하지만 자기의 건강상태를 잘 느끼고
관리해야 환자도 잘 볼 수 있을 거라고 생각해요. 제가 아봐타 이전에

기공수련을 했잖아요. 그때 하면서도 느낀 게 결국은 자기 수련하는 것이잖아요. 결국은 자신의 상태를 잘 들여다 볼 수 있을 때, 남의 상태를 잘 들여다 볼 수 있어요.

나의 감정에 오욕칠정(五慾七情)이 있는 것처럼 다른 사람도 똑같이 오욕칠정이 있잖아요. 그것은 체질을 불문하고 기본적인 인간의 성질이기 때문에 그것을 바로 볼 수 있게 되죠. 체질도 마찬가지예요. 한 체질에 대해 정통을 하게 되면 다른 체질을 역으로 알 수 있어요. 침법을 통해서도 환자의 감정이나 장부의 기능, 병의 상태를 생각할 수 있죠. 또 사상처방의 약을 통해서 예를 들면 독활지황탕증이라고 한다면 음허증이 있어야 돼요. 식울(食鬱)뿐만 아니라 음허증이 있어야 해요. 육미의 변방(變方)이기 때문에. 관계부자이중탕이라고 하면 이런 상태에 약은 어디에 써야 될 약인가 유추를 할 수 있게 되잖아요. 무슨 뜻이냐 하면 이러한 사람은 그게 필요하다는 것이잖아요. [체질에 맞지 않는 단방약] '소양인은 인삼을 먹어서 해가 된다는 것이 아니라 인삼을 먹어도 소용이 없다. 태음인인 목양인도 인삼을 먹어 도움이 안 된다'는 거잖아요. 도움이 안 되는 것을 계속 거듭한다면 그것은 해가 될 수 있죠. 도움이 안 되는 이유 중에는 그런 기운이 자기 자신에게 많이 있다는 뜻이겠죠. (추가하면 과하니 도움이 되지 않는다.) 저는 요즘 간간이 허리 4, 5 요추 부분이 허탈하여 찬 기운이 느껴져요. 우리하게 느껴지고 그래서 이것이 후만이 될 수가 있고 나이 40이 넘으면서 신기가 약해지는구나(노인성 디스크) 하는 것을 느끼는데 여기서도 생리적인 반응들이 있어요. 발목 삐고 완치가 되지 않고 뻣뻣해지는 느낌이 있고 제가 양생법 기공수련도 하고 아봐타도 경험을 해서 아직까지는 병증은 존재하지 않는데, 생활하면서 때를 묻히지 않고 살 수는 없죠. 특별히 강건한 경우에는 조금 전에 말한 것처럼 60대 노인이 알레르기나 내장의 병이 없는 것처럼, 또 한 분은 내장의 병증이 없이 살고 있는 것처럼 사람의 의지가 강하면 병이 올 수가 없죠. 허약함을 타고 오는 것이기 때문에. 염증이나 궤양이나 종양이 더불어 그러하고 세균도 우리가 허한 틈을 타서 들어오잖아요. 대부분 건강한 사람들은 의지가 강건한 사람들이잖아요. 자기를 잘 느껴 보는 게 필요하죠. 환자의 상태를 우리는 맥으로 느끼잖아요. 아니면 망진(望診)을 통해서 느끼거나 물어서 느끼거나 그것을 잘 느끼는 사람이 환자를 더 정확하고 포괄적으로 볼 수가 있죠. 처방은 단시간에 나올 수가 있잖아요. 환자들은 '1분 진찰하고 진료를 끝내느냐'라고 비판을 할 수 있겠지만 경험이 많이 쌓일수록 단 몇 초 만에 사람의 상태와 주변 상황, 과거력 및 합당한 처방을 낼 수 있고, 그 치료방법의 예후까지 어느 정도 알 수가 있죠. 그분의 병이 아무리 위독(危篤)하더라도, 혹은 가볍더라도 단시간 내에 진맥 하나로 파악할 수 있겠죠. 옛날 의사들이 청진기 하나로 진단했던 것처럼. 양방에서 CT 몇 장 보고 처방이 바로 나올 수 있는 것도, 최고 병원들의 의사들은 자기만의 노하우가 축적되어 있을 거예요. 한의학도 마찬가지입니다. 그 느낌을 느끼는 대로, 누구나 느끼는데 정도와 깊이, 수준차이가 있고 또 그 느끼는 것을 어떻게 해석하느냐 이것이 관건이죠.

제10절 실맥(實脈)

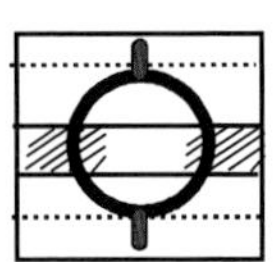

1. 실맥(實脈)의 맥상(脈象)

實按愊愊力子殊

* 실은 허하지 않은 것이니, 손가락을 들거나 누를 때에 모두 울컥울컥하는 힘이 있다. (입문진단학)
* 왕숙화는 '실맥이 대하면서 장하고 약간 강히어 누르면 손가락 아래에 숨어서 견실(堅實)한 모양이다.' (맥학집요)
* 중취하거나 침취할 때에 모두 맥이 힘 있게 박동하는 것 (맥어)

* 실맥은 부침에서 모두 촉지되는데, 맥상이 대장(大長)하고 약간 현(弦)하며, 견실하게 지단(指端)에 감응한다. (빈호맥학)
* 맥관 내 혈류의 출실도가 증강되어 긴장된 상태를 나타낸 것 (한방진단학)
* 실맥(實脈)은 손가락을 들거나 누르거나 모두 힘이 있는 맥상이다. (맥형연구)

2. 실맥(實脈)의 의미

* 실맥은 열이 삼초(三焦)에 쌓여 유통하지 못 하고 장화(壯火)를 형성하거나 기혈에 모두 열이 있으면 맥의 표리가 모두 팽창하므로 손가락을 들거나 누르거나 힘 있는 것이다. (입문진단학)
* 오선보는 '맥이 실하면서 조동(躁動)하거나 약하지 않고 촌관척 삼부가 모두 고른 것은 기혈유여(氣血有餘)라 하고, 맥이 실하며 조동하고 삼부가 고르지 못한 것은 이부(裏部)에 사기(邪氣)가 있는 것이다.' 진원공은 '실맥은 정기가 유여한 것이 아니고 사기가 유여한 것이다.'
  (맥학집요)
* 실하면서 정(靜)한 맥이 삼부에 고르게 나타나는 것을 기혈이 유여한 것이고, 실하면서 조동하는 맥이 삼부 가운데 여기저기 나타나는 것을 이부(裏部)에 사기(邪氣)가 있는 것 (맥어(脈語))
* 삼초에 열이 쌓여 장화(壯火)가 형성되니. (빈호맥학)
* 기가 실하면 맥도 실맥이 나타난다. (사언거요(四言擧要)
* 맥은 혈부(血府)이니 혈기(血氣)가 유여하고 옹만(壅滿)하면 맥이 충영(充盈)하게 된다. 병이 되어 실맥이 나타나는 것은 사기와 정기가 투쟁하여 맥도가 견만해지고 혈액이 충영하게 되어 맥이 견실유력해지므로 부침(浮沈) 모두 나타나며 장대(長大)하면서 현맥(弦脈)을 대하게 된다. (한방진단학)

3. 실맥(實脈)의 주병(主病)

1) 『入門』에 "실맥은 복열(伏熱: 체내 잠복하여 울체된 열사(熱邪)로 인한 해수(咳嗽)나 구토를 주재한다."

2) 『맥학집요(脈學輯要)』에 "황백인은 '삼초에 기가 만색(滿塞)한 증후로, 구토·통증·기색(氣塞)·기취(氣聚)·식적(食積)·설리(泄痢)와 잠복된 양이 내부에 있는 등의 증상이 발생한다.' 장로옥은 '소단(消癉)이나 고창(鼓脹)과 견고한 적(積) 등의 병에 모두 맥이 실하면 치료할 수 있고, 만약 설사나 탈혈과 산후 등으로 갑자기 허(虛)해진 것과 구병(久病)으로 허약해진 데에 실대(實大)한 맥이 나타나면 참으로 치료하기 어렵다'고 하였다."

3) 『빈호맥학(瀕湖脈學)』에 "실맥은 양맥으로 화울(火鬱)이 되어, 전광(癲狂)·섬어(譫語)·구토(嘔吐)에서 주로 나타나며, 혹은 양독(陽毒)과 식상(食傷)에서 볼 수 있고, 대변불통·기체 동통이 되기도 한다. 촌실(寸實)하면 풍열(風熱)로 면열(面熱)증이 되고, 흔히 설강흉비 인후종통이 있으며, 관실(關實)하면 비열(脾熱)로 중궁(中宮)만(滿)이 되고, 척실(尺實)하면 요통(腰痛) 장통(腸痛) 변불통이 발생한다."

4) 『한방진단학』에 "실은 화열이 유여한 표상이니 무릇 사기가 유여하고 충실하여 양열이 내울(內鬱)되면 고열섬언·부실변견(府實便堅)·삼초화성·식체협통이 되며."

4. 실맥(實脈)의 임상적 고찰

1) 감모의 유여(有餘)한 맥상에서 볼 수 있다.

현 시대 성인의 대부분 허로상정(虛勞傷精)이나 소아의 선천(先天) 및 후천적(後天的 예로 약물 남오용) 문제로 인해서 강건하지 못 하여, 부실(浮實)하지 못 하고, 활부(滑浮)하거나 부약(浮弱)한 혹은 부(浮)하지 않은 유약(濡弱)한 맥상을 보이지만, 간혹 보통인에서 상한, 독감 등으로 실증(實證)의 맥상[실맥]이 나타나기도 한다.

2) 실증의 병증상태를 나타낸다.

허실로 나누어 볼 때, 실한 병증·실한 병사의 상태를 직접 표현한다.

3) 의지적인 과긴장을 나타낸다. 기혈의 유여함으로 보인다.

흔히 중침안시(中沈按時) 실맥은 정상적인 보통 건강인도 볼 수 있다. 다만 기기기울체(氣機鬱滯)의 심신 특징을 가지는 경우도 적지 않다. 스스로 자신을 한계 지으며 제약하고 내면의 한편에서는 강건하게 의지를 다지는 경우이다.

4) 과도한 긴장성을 나타낸다. 이로 인한 기울체(氣鬱滯)의 통증을 말해 준다.

대적(對敵)적 개념도 포함할 수 있는데 의식 및 심리적 원인으로 인한 긴장성 통증에서 흔히 볼 수 있다. 그중 질병상태가 암증(癌症)에 있어서도 그러할 수 있다. (심인성 통증일 수 있다.)

상중하(上中下)의 부위별 통증은 흔히 삼부(三部)의 중침시(中沈時)로 그 심화 정도를 알 수 있는데, 흔한 요통과 요각통은 강침안시, 혹은 척맥의 침안시에 현긴맥(弦緊脈)과 실맥(實脈)으로써 그 정도를 엿볼 수 있다.

5. 실맥(實脈)에 대한 강의

실맥(實脈)에서 '實按愊愊力自殊'라고 했는데 실맥은 누르면 울컥울컥하는 힘이 있다고 그럽니다. 누르면 견실한 모양이 있다 했으며 눌러도 긴장된 상태가 있다는 것이죠. 열이 삼초에 쌓여 유통하지 못 하고 장화(壯火)를 형성하거나, 기혈에 모두 열이 있으면 맥이 팽창되어서 힘이 있다는 것인데, 이부(裏部)에 사기가 있는 것으로 내장에 사기가 있는 것이죠. 실하면서 고요한 맥이 삼부에 고르게 나타나는 것은 기혈이 유여한 것이고, 실하면서 조동하는 맥이 삼부 가운데 여기저기 나타나는 것은 이부(裏部)에 사기(邪氣)가 있는 것입니다. 이부에 사기가 있다는 것은 오장육부에 병사가 있다는 뜻입니다. 실맥의 주병은 이부의 열로 해수나 구토를 주재한다고 그랬습니다. 식적(食積), 기색(氣塞), 기취(氣聚), 설리(泄痢), 소단(消癉), 고창(鼓脹), 전광(癲狂) 등이 나타납니다. 만약에 탈진되어 허약해진 데에 실대(實大)한 맥이 나타나면 참으로 치료하기 어렵다고 하였습니다. 반대의 맥이 나타나 치료하기 어렵다는 것이죠. 또 빈호맥학에 촌실(寸實)하면 1지가 실하면서 풍열이고, 2지가 실하면서 관실(關實)하면 비열(脾熱)이고 가슴이 답답할 수 있고, 3지가 실하면 요통, 장통(腸痛)이 있을 수 있다 하였습니다. 임상적 고찰로 감기가 유여하여 실할 수 있으며 대부분의 성인들은 허로상정(虛勞傷精)이나 소아의 선천 및 후천적 문제인 약물 오남용으로 인해서 강건하지 못 하여, 부실(浮實)하거나 활부(滑浮)하거나 이런 기운으로 갖는 감기맥은 없지만 간혹 상한·독감 등으로 실증(實症)의 맥상이 나타나기도 합니다. 그래서 몸살감기에 실활한 경우가 있습니다. 실증의 병증을 나타내기도 합니다. 의지적인 과긴장을 나타낼 때 기혈의 유여함으로 보입니다. 흔히 중침안시 실맥은 정상적인 건강인에게서도 볼 수가 있습니다. 다만 이런 사람들은 기기울체의 특징이 있습니다. 실하다고 할 때 밖으로는 활한 기운이 있지만 안으로 눌러 봤을 때 기운이 실할 수가 있어요. 활이실(滑而實), 이런 사람은 안으로 자기를 딱 지키고 있어요. 실하지만 견고한 적을 만들어 더 경결되어 있으니 실하다기보다 더 단단하다는 것을 뭐라고 해야 할지⋯⋯. 그런데 실한 경우는 자기 의지를 다지고 있는 것이에요. 의지가 강건한 사람은 비타협적인 사람이거든요. 남에 대해 비타협적이기 때문에 어떤 상황에 대해서 자기를 지킨다고 볼 수 있죠. 자기 에고를 잘 지킨다고 볼 수도 있고. 어찌되었건 다음에 사상의학 책을 보면 장부의 병이 어디서 시작되었고 어떻게 끝나는가를 알 수가 있죠. 제가 예전에 암 환자의 예도 이야기했지만 다른 병도 마찬가지라는 생각이 드는데 그 병으로 시작해서 그 병으로 끝나는 게 아니라 마지막에는 소양인이라면 신장과 비장의 문제에서 끝난다. 신장, 비장 맥이 정말 살아 있느냐? 그 장부가 얼마나 활동하느냐에 따라서 생사가 갈라집니다. 결국은 신장과 비장의 기운에 의해서 생사가 좌우됩니다.

(약 복용과 침시술의 인체 반응) 그리고 조금 전에 약을 복용하는 것에 대해서 이야기 드리는데요. 소음인한테 팔물군자탕증일 때 보중익기탕을 주면 그 사람이 흡수를 제대로 못 해요. 저의 경험을 얘기하면, 팔물군자탕을 먹어 보면 달아요. 여러분이 약을 먹어 보면 알겠지만 자기 약이 맞잖아요. 예로 몸이 안

좋을 때 승양익기탕을 먹어 보면 하루 이틀은 맛있어요. 그런데 회복되어 이 증이 지나면 승양익기탕이 맛이 없어요. 못 먹어요. 심하면 독한 느낌마저 들어요. 보중익기탕을 며칠 복용하다 보면 먹기 싫어져요. 약증을 보면 저는 팔물군자탕과 승양익기탕증 사이에서, 즉 보중익기탕증을 위주로 왔다 갔다 하는데 부자증으로 떨어지면 문제가 있겠죠. 그렇지만 팔물군자탕증에서 급속히 부자증으로 건강이 악화될 수도 있어요. 소음인 약증에서 이러한 것처럼 소양인도 소양인 약증에서 그래요. 예를 들면 소양인은 토양2형 같은 경우 형방지황탕을 써야 되는데 십이미지황탕을 썼어요. 그러면 더부룩해서 못 먹을 수가 있어요. 그리고 심지어는 그 사람의 심리적인 원인이 있어서 약을 몇 제를 먹고 좋아지고 그랬는데, 최근의 일로 약을 먹으면 설사한다고 그 전의 약으로 바꿔달라고 하는 경우도 있어요. 사례를 보면, 그 이전의 약은 독활지황탕가 지모, 황백에 황련, 우방자 3푼인데 이번에는 거기에 고삼 3푼을 추가했어요. 단지 '고삼 3푼' 때문에 그런다고 해서 '아니다'고 다른 원인이 있을 것이라고 이야기를 했는데 믿지를 않아요. 어찌되었건 심리적 원인이 가미되면 약의 문제가 아닐 수 있어요. 침도 그러합니다. 침도 다 놓으면 좋지 않느냐? 기본방·장염방·정신방 거기까지 놓으면, 그렇지 않다는 것이에요. 우리가 부족한 게 좋다고 그러잖아요. 과하면 해로워요. 약도 그래요. 더하면 몸이 손상을 받아요. 침도 그러하고. 체질침을 놓으면 바로 효과를 보느냐? 물론 그런 사람도 있고 그렇지 않는 사람도 있습니다. 약을 먹으면 효과를 보느냐? 그렇지 않게 느끼는 사람도 있지만 실제 몸엔 효과가 있어요. 몸의 상태가 좋아지고 있어요. 그 사람이 싫어하든 좋아하든 몸은 개선이 돼요. 침을 놓으면 뇌의 에너지가 충실해지고 밸런스의 균형을 이루기 때문에 장부의 기능이 좋아지게 되는데, 우리가 체질침을 틀리게 놨을 때 극히 손상을 입느냐? 잠시 잠깐은 그러하지만 또다시 회복을 해요. 그리고 환자 여러분도 느끼시겠지만 당시 분명히 틀리게 약을 썼는데도 더 좋아지는 경우가 있어요. 그것은 그 사람의 의지력, 믿음 때문이죠. 그것을 이미 상쇄시켰죠. 오치(誤治)한 약이나 침보다 실제 사람의 능력이 중병에서 회복하게 하는 기적을 이룰 때가 있잖아요. 간혹 그런 기적이 일어나는데, 난치병이 회복되는 것도 그 사람에게 치료효과를 넘어선 그런 강력한 경험이 일어났기 때문에 그러합니다. 또한 인간은 의식이 있기 때문에 아무리 좋은 약을 복용하거나 치료를 받는다고 하더라도 의심하거나 불신하면서 거부하면 조금 전에도 말했듯이 정확한 약을 처방한 소양인에서 그런 일이 있는 것처럼 다른 체질도 마찬가지인데 자기가 싫어하고 거부하면 거부반응, 설사나 알레르기가 일어나요. 신뢰를 떠나서 평소 거부감[저항감]이 큰 사람은 침을 맞고 가렵다고 바로 그 자리에서 일어나기도 하고, 고삽(苦澁)하는 말리는 약인데 설사를 할 수도 있어요. 저도 보중익기탕이나 승양익기탕을 먹으면 하루나 이틀은 설사를 할 수 있어요. 하루 정도 변이 무르게 나오다 좋아지죠. 독소배출이 되거나 그 약을 받아들이는 과정에서 나타날 수 있어요. 한약을 복용하면 처음 하루 이틀 설사한다고 문의하는 경우가 있는데, 이는 약 때문이라기보다 오늘날 식생활 문제로 장내 독소가 많거나 소화기의 불량상태가 있기 때문에 약 복용으로 장내 독소나 불순물, 가스가 제거되면서 위장기능이 나아지는 자연스런 과정에서 일어나는데, 신뢰를 갖고 대체로 2~3일 간 연속 복용하면 자연히 좋아집니다. 갈수록 이런 환자가 많아지는 것을 보면 한약의 복용상 이런 점도 미리 알려주어야 하겠고, 또한 향후 위장장애, 예를 들어서 대장암(大腸癌)의 증가를 예상할 수 있습니다.

제11절 현맥(弦脈)

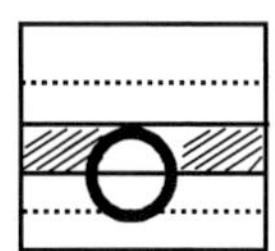

1. 현맥(弦脈)의 맥상(脈象)

弦若張弓鉉勁直

* 현은 굳세고 곧은 것이 활줄과 같으니, 손가락을 들거나 누르거나 모두 같다. (입문)
* 단직(端直)하며 장(長)함이 기문고의 줄을 누르는 것과 같은 감각이다.(동의진단학)
* 현맥(弦脈)은 그 맥상이 바르고 곧으면서 장(長)하여 현악기(絃樂器)의 줄

을 누르는 것 같은 것이다. (맥형 연구)

2. 현맥(弦脈)의 의미

* 노상(勞傷)으로 기(氣)가 손상되어 동맥혈관의 주위조직이 원활하게 움직여 주지 못 하면 동맥혈관도 심장과 같이 움직여 주지 못 하므로 파동을 형성하지 못 하고 직선으로 박동하여 현맥(弦脈)이 형성되는 것 (입문진단학석해)
* 고고봉이 왈(曰) '현맥은……위기(胃氣)가 곧 끊어지려고 하여 오장에 토기(土氣)가 없고 목기(木氣)가 태심(太甚)한 것이니 곧 진장맥(眞臟脈)이다. 모든 병에 현맥이 나타나면 흉증(凶症)이다.' (맥학집요)
* 현은……음 가운데 양맥이며 목(木)에 속한다. (맥어)
* 간경(肝經)의 목기가 왕성하여 토기가 상한 것 (빈호맥학)
* '瘧脈自弦'라 했으니 현맥은 풍사(風邪)의 정(征)이고, 학병의 주요 맥상이다. 허로와 내상은 중기부족이니 목극토(木剋土)의 영향을 받게 되어 역시 현맥이 나타난다. (동의진단학)
* 현맥의 생성은 비쇠위약(脾衰胃弱)하고 간기가 울결항성하면 음양이 불화해져서 기역상범(氣逆上犯)하여 경락을 구속하게 되는데, 이것이 혈행에 영향을 주어 기혈이 수렴하거나 또는 옹박(壅迫)하게 하여 경락의 파동력을 감소시켜 맥래가 급하고 직이장(直而長)하며 (한방진단학)

3. 현맥(弦脈)의 주병(主病)

1) 『入門』에 "현맥은 혈약(血弱)과 노상(勞傷)을 주재한다." – 弦爲血弱有勞傷. '중기(中氣)가 허한하니 음수(飮水)가 정체되는 것이고, 흉협부가 동통하기도 하고 신체가 구급하기도 하며, 학질로 한열(寒熱)이 왕래하기도 하고, 잘 놀라기도 한다.'

2) 『맥학집요(脈學輯要)』에 "오상보는 왈 '쌍현맥(雙弦脈)은 맥이 두 가닥의 실을 당기는 것 같이 박동하는 것이니 간실증(肝實症)이나 동통이고,' 서충가는 '쌍현은 원기가 건장하지 못 하는 사람에게 왕왕 이러한 맥이 나타난다.'— [고찰]에서 '현맥은 사기(邪氣)가 소양경(少陽經)에 머무르면……혈기가 수렴으로 근맥이 구급(拘急)할 때에도 현맥이 나타난다."

3) 『맥어(脈語)』에 "병사(病邪)가 간(肝)에 있거나 한사(寒邪)가 소양경(少陽經)에 있는 것이다. 편현(偏弦)은 맥이 현하면서 기울어진 것이니 음(飮)의 유주로 인한 통증을 주재하고, 쌍현(雙絃)은 맥이 마치 두 가락의 줄을 당기는 것과 같으니 간실증(肝實症)과 통증을 주재."

4) 『빈호맥학(瀕湖脈學)』에 "식담(食痰)·한열(寒熱)·학질(瘧疾)에 주로 생긴다. ……단현은 벽음(癖飮)병이고, 쌍현은 침한고냉(沈寒痼冷)이니 음식을 먹지 못 하면 목극토(木剋土) 현상이므로 반드시 치료하기 어렵다."

5) 『사언거요(四言擧要)』에 "담음을 주재하고, 병증은 간담에 속한다."

6) 『동의진단학』에 "간병(肝病), 제통(諸痛), 담음(痰飮), 학질(瘧疾)"

7) 『한방진단학』에 "肝病·諸痛·痰飮·瘧疾·反胃·膨脹 등에서는 모두 현맥이 나타난다."

4. 현맥(弦脈)의 임상적 고찰

1) 대체로 임상에서 자주 볼 수 있는 환자가 동통환자이고, 그중에는 활(滑)하면서 현(弦)한 사람이 많다. 담음(痰飮)일 때는 활(滑)한 맥상이 나타나기 쉽고, 긴장(緊張)·억울(抑鬱)의 감정상태·한기(寒氣)·노상(勞傷)·담음(痰飮)·한열(寒熱)할 때의 현(弦)이 주맥이기 때문이라.

   * 중침안시(中沈按時) 혹은 강침안시(强沈按時)에서 삼부(三部)의 한 부분에서 현맥(弦脈)은 그 부분의 부실(不實)한 현상 (노상(勞傷) 혹은 수술로 인한 부실), 담음(痰飮)의 정체, 혹은 이로 인한 통증(痛症)을 의미한다.

     예를 들면 좌측 강침안시 척맥에서 현맥만 촉지시 그 부분(좌하초)의 병사를 의미한다.

2) 간질(癎疾), 경기(驚氣), 분노(忿怒)의 상태에서 현맥(弦脈)을 볼 수 있다. 흔히 간질과 경기, 틱 등은 분노한 기운의 누적으로 발생되기도 하는 듯하다. 이때 현맥이 촉지되는데 어떤 경우에는 현이 주맥이기도 하다.

   * 다시 말해서 정신질환자 가운데 현맥이 촉지된다면 분노(忿怒)의 상처를 고려할 수 있겠고, 이의 해소는 원인의 치료 및 발작가능성 해소를 의미할 수도 있다.

3) 노동(勞動)·방노(房勞) 등으로 극히 짧은 시간 내 상정(傷精)한 경우에는 회복과정에서 일시적으로 몇 시간 이내 혹은 1~2일 이내에 부활(浮滑)하는 가운데 현맥(弦脈)을 나타내기도 한다.

5. 현맥(弦脈)에 대한 강의

지난번에 홍맥(洪脈)에 대해 이야기했어요. 홍맥 환자는 극히 적은데 홍은 대(大)하죠. '홍맥은 상풍으로 대열할 때 나타난다.' 그리고 음허발열일 때, 실증일 때 열증이 나타나면 홍맥이 나타난다고 했어요. 소양인의 음허발열일 때 그리고 기허발열일 때도 대이유력하게 나타나요. 대부분 홍맥이 나타나면 실증보다는 허증을 생각해야 돼요. 예전에 얘기했지만 인삼계지부자탕을 처방하여 나았던 적이 있었습니다. 다음으로 실맥(實脈), '실맥은 기혈이 유여하다'는 것이잖아요. 정사투쟁의 상태에 있는 것이고 '복 내에 열증이 있는 경우이다'라고 했습니다. 실하다는 것은 긴맥과 연관이 되기도 하지만 건실한 기운일 때도 실할 수 있고, 또 하나는 병이 실할 때도 실맥이 나타납니다. 병이 진행 중에 있거나 상중하초에 기운이 팽배하게 누적되어 있을 때 나타납니다.

오늘은 현맥(弦脈)입니다. 현맥은 흔히 노상(勞傷)에서 나타납니다. 무슨 뜻이냐 하면 육체적 노동을 많이 했거나 정신적 과로를 많이 했을 때 주로 현맥이 나타날 수가 있습니다. 기운이 손상을 받아서 그 기운을 채우려고 직선적으로 활동을 하고 활처럼 땅기는 기운이 들죠. 거문고 누를 때 현맥이라고 했죠. 그래서 현맥은 혈이 약하거나 노상(勞傷)할 때 현맥이 나타난다고 했습니다. 한열, 학질일 때도, 흉협통일 때도, 중기가 부족해서 수음(水飮)이 정체될 때 등 여러 이유가 있는데 간에 병이 들 때도, 통증이 있을 때도, 현맥이 나타난다고 했습니다. 긴맥(緊脈)도 통증이지만 긴한 것은 더 완고히 심한 것이고, 현할 때도 통증이 있고 현하고 긴할 때도 통증이죠. 물론 머리 아픈 것은 현긴하지 않더라도 부활하고 충맥이 있을 때도 두통이 있어요. 성질이 다르죠. 허리가 아프다 하여 왔는데 분명히 3지에 현긴한 맥이 전혀 없어요. 요통은 꾀병도 아니지만 요통의 실제 원인도, 통증도 그곳에 없어요. 목양인인데 1지, 1지가 잡혀요. 2, 3일째부터 실증상인 머리가 아파서 지금 3주째 치료 중입니다. 경락기능검사, 자율신경검사를 해 보면 교감신경의 스트레스가 최고 상태로 가 있어요. 아예 비타협적으로 전혀 수용을 안 하고 있어요. 신경이 곤두세워져 있죠. 그래서 진통제를 먹어도 머리 아픈 것이 안 낫는다고 하죠. 침 맞고도 머리가 아프다는 이런 상황이 며칠 동안은 이어지죠. 아주 강인한 성격으로 자기가 그렇게 만드는 것인데, (이후 장기간 이런 상태로 반복적으로 내원함) 어찌 되었든 허리가 아프다 하면 중침시에 소양인이든 소음인이든 3지에서 중침시에 맥이 잡히는 것이 정상입니다. 강침압시에 1 : 1지인 목양인인 경우에도 이렇게 나타나죠. 환자 중에 동통환자가 가장 많은데 그래서 환자들이 활하면서 현맥이 가장 많습니다. 오늘도 여러 환자들에게서 현맥이 나타나는 것은 오늘날의 현실을 반영합니다. 담음이 활맥이고 노상과 추울 때도 현맥이 나타납니다. 중안시, 중침안시, 강침안시에 현맥이 나타나면 그 부분에 부실한 현상, 담음이 있거나 통증을 생각해야 된다는 것이죠. 좌측 3지에 강침안시에 현맥이 나타난다면 그 부위에 병사가 있는데 그것이 현실하다면 거기에 통증이 있겠구나, 경직되어 있겠구나, 스트레스를 받아서 뭉쳐 있겠구나고 알 수가 있죠. 그리고 간질, 경기, 분노의 맥이 현맥입니다. 스트레스가 누적되면 간기가 울결되어 현맥이 나타납니다. 간질, 경기의 주된 근본원인과 그 시발이 무엇인지 정말 깨달을 필요가 있습니다. 그리고 그 근본치료에 대해서도. 정신질환자를 포함하여 현맥이 촉지되면 분노의 상태를 생각할 수 있어야 합니다. 그리고 노동을 짧은 시간에 과하게 했거나 혹은 과다한 부부관계 이후에도 하루 이틀 정도는 부활하면서 현맥이 나타나요. 여러분도 부부(성)관계 한 그날이나 그 다음날 맥을 잡아보세요. 부활한 충한 현맥이 촉지되는데 동맥(動脈)이라고 할 수 있습니다. 과다한 경우에는 활삽(澁)한 맥, 그리고 중·고등학생들에게서 3지에 색맥(澁脈)이 나타나요. 중침시에 3지에 색맥, 삽맥이 충실하지 못 하게 나타나고, 여자들 생리하고 나면 이런 맥과 비슷하나 흩어지는 맥이 나타나죠. 허로맥이 나타납니다. 그래서 기운을 채우려고 해요. 그리고 부활한 가운데 상풍(傷風)을 당하면 허로 상한이죠. 이때도 현맥이 나타납니다.

소음인이 잘 먹게 되면 무슨 병이 올 것 같아요? ……당뇨가 옵니다. 또 무슨 병이 올까요? 지방간, ……전립선이 오려면 나이가 들어야겠죠. 잘 먹어서 젊어서도 올 수 있는 사람이 있어요.

학생: 소음인은 당뇨에 웬만해선 안 걸릴 것 같은데. 느낌이……
　최: 안 걸릴 것 같아도 소음인도 오죠. 흔히 태음인에게 많고 그 다음이 소양인, 소음인인데, 작년에 제가 정기건강검진에서 당(糖)검사상 약간 높게 나와 주의를 요한다고 하였어요. 아버님이 당뇨합병증으로 돌아가셨고 고모님도 그러하였고 작은아버님 두 분도 당뇨가 있고, 저의 형님이 두 분 계시는데 한 분은 태음인 목음체질이고 한 분은 소음인 수양체질인데 두 분 다 당뇨가 있습니다. 생활여건이 문제이고 또한 저에게 치료받을 형편이 되지 못합니다. 당뇨병이 유전이라는 말에 근거가 있습니다. 유전적 인자라는 것을 선천적인 부분과 연관되어 환자 진찰을 할 때, 형상이나 맥상 등을 통해서 잘 느껴 알아볼 수 있어야 합니다. 저의 경우를 보면, 최근 과로하고 신기(腎氣)를 허손(虛損)하니까 발생하는데 오장육부 중에서 심포와 좌측 신장이 조금 약한 기운이 있습니다. 일주일에 한 번 이상은 외식을 하는데 확실히 단 것이 입에서 안 받아들여져요. 저만 그러는지 모르겠는데 이제는 사탕 하나만 입에 넣어도 안 받아들여져요. 무설탕 껌도 싫어요. ‘이렇게 단 것이 우리 몸에 해가 되구나’는 것을 느낍니다. 당기(糖氣)가 있다는 몸 상태를 반영한다고 봅니다. 몸에서 주의를 하라는 정확한 신호를 주는 것이며, 당뇨에서 설탕이 정말 좋지 않다는 것을 보여줍니다. 설탕을 오링테스트 해 보면 근력을 굉장히 떨어뜨려요. 기본적으로 아시겠지만, 유기농설탕도 마찬가

지입니다. 당뇨와 건강에 유기농설탕이 괜찮다는 것은 참으로 어리석은 생각입니다. 예로 소음인에게 밀가루 음식이 소화기 장애를 유발하거나 악화시킬 수 있고 근력을 떨어뜨리는 데 우리 밀이라고 해서 좋다는 것은 아닙니다. 오링테스트를 해 보면 체질 및 상태를 불문하고 다 마이너스(-)로 작용합니다. 모든 사람에게 다 마이너스예요. 무엇보다 회복력을 떨어뜨리는데, 스승 한 분은 '단 것을 먹으면 치료해도 병이 안 낫는다.'라고까지 해요. 아이들에게 될 수 있는 한 단 것을 먹이지 말라고 이야기를 하는데 현실에선 그렇지 못 하죠.

기름기를 많이 먹게 되면 당연히 비위가 실해지잖아요. 과다하게 실해지면 통풍(痛風)하고도 연관이 있는데 과로가 겹치면서 발생하죠. 통풍환자들은 발생과정에서 보면 육고기를 즐겨 해요. 고량진미(膏粱珍味)를 즐겨 한다고 하여도 통증이 발생하지 않을 수도 있는데 체질 성향과 유전적인 소인이 결합하여 발생합니다.

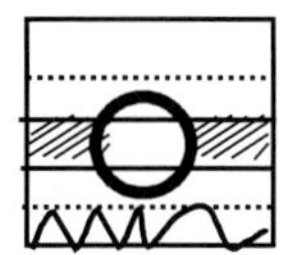

제12절 긴맥(緊脈)

1. 긴맥(緊脈)의 맥상(脈象)

緊似牽繩轉索初

* 긴맥(緊脈)은 팽팽하고 늘어지지 않는 것이니, 마치 새끼줄을 돌리는 형상이다.(입문진단학)
* 왕수하는 긴맥은 줄이 끊어지는 상태와 같이 삭(數)하다. (맥학집요)
* 과격하고 팽팽하게 잡아당기는 것이, 외줄을 반대방향에서 잡아당기는 양상과 같이 견인되는 것이다. (동의진단학)

* 긴맥(緊脈)의 체상은 맥이 넓이, 길이, 부침(浮沈)에 관계없이 줄을 잡아당기거나 새끼줄을 돌리는 것처럼 손가락을 치는 것이다. (맥형 연구)

2. 긴맥(緊脈)의 의미

* 통증은 사기(邪氣)에 대한 정기의 방어현상이므로 통증이 심할수록 사기도 심하고 방어력도 강한 것이다. 이러한 방어현상이 맥관(脈管)에도 반영되어 손끝을 치는 것이 긴맥(緊脈)이며 특히 한기(寒氣)는 신체의 모든 조직을 수축시키므로 방어하는 압력이 더욱 강하여 긴맥(緊脈)을 잘 형성하게 된다. (입문진단학)
* 한사(寒邪)는 수인(收引)을 주재하므로 맥도가 팽팽하게 묶여져 벌어지거나 흩어지지 못 하므로 상한(傷寒)에 이 맥이 나타나는 것 (맥학집요)
* 긴맥에서 음(陰)은 다(多)하고 양(陽)은 소(少)하니 음에 사(邪)가 결박하는 상이며, 표한(表寒)에 외속이 아니니 한(寒)이 이(裏)에 독성(獨盛)한 것이다. 내통(內痛)과 숙식(宿食)의 긴맥은 한기의 식적(食積)이 숙(宿)하여 중완(中脘)에 있어 설(泄)하지 않고 양화(陽和)의 장애를 받는 것이며, 창달(暢達)이 되지 않으니 정(正)과 사(邪)가 상쟁(相爭)하는 현상이 일어나는 것이다.(동의진단학)
* 긴은 열(熱)이 한사(寒邪)에 속전(束縛)되어 형성되는 맥이므로 (빈호맥학)
* 긴은 긴급(緊急)하며 긴속(緊束)한 것이고……연지유력(挺指有力)하여 전색견승(轉索牽繩)하는 것 같은 모양. ……한상(寒象)으로서 인체음양의 상대적 균형이 실조되어 기가 외에서 고(固)할 수 없고 혈은 중에서 관(貫)할 수 없게 되므로, 음사(陰邪)가 내외를 박결(搏結)하고 기가 허하여 열이 속박됨으로써 맥관이 수축한다. 그러나 외를 향해 고격(鼓激)하고 좌우로 충격하여 맥이 손가락을 두드리는 것이 절승(切繩)하는 상태와 같은 것. (한방진단학)

3. 긴맥(緊脈)의 주병(主病)

1) 『入門』에 "긴맥은 상한(傷寒)과 동통을 주재한다.－緊則爲寒爲疼痛……해수 (咳嗽)·천식(喘息)·흉만(胸滿)도 주재한다."

2) 『맥학집요(脈學輯要)』에…… "「소문, 평인기상론」에 '맥이 성하면서 긴(緊)한 것은 모두 창증(脹症)이라 한다." "「영추, 금복편」에 맥이 긴하면 통비(痛痺) 이다."

3) 『맥어(脈語)』에 "한증(寒證)·통증(痛症)·근련(筋攣)·중악(中惡) 등을 주재한다."

4) 『빈호맥학(瀕湖脈學)』에 "한사가 원인이 되어 모든 통증(痛症)을 주재하니, 해수천식 풍간(風癇)과 냉담(冷痰)도 주재한다."

5) 『사언거요(四言擧要)』에 "한사와 모든 통증을 주재한다. 부긴(浮緊)은 표한 증(表寒症)이고 침긴(沈緊)은 이부(裏部)의 한랭으로 인한 통증이다."

6) 『동의진단학』에 "한(寒), 통(痛), 숙식(宿食)"

7) 『한방진단학』에 "긴맥은 한(寒)을 주하고 동통(疼痛)·구역(嘔逆)·상한(傷 寒)·하리(下痢)·경풍(驚風)·숙식(宿食)·냉담(冷痰) 등의 질병을 주한다."

4. 긴맥(緊脈)의 임상(臨床)에서 고찰(考察)

1) 소아 및 성인의 상한(傷寒)으로 인한 실증적 상황에서 발현된다. ＝몸살감 모가 주 증상.

오늘날 감모의 상황에서 부실(不實)한 맥상과 과로한 사회활동양식, 약물의 오남용 등으로 긴맥을 찾기 어렵다. 간혹 상한으로 인해 1~3일 이내에 한 시적으로 나타나기도 한다.

* 상한감모 시 현(弦) 혹 긴(緊) 맥상이 없다면 대체로 전신의 통증(痛症: 몸살기)은 존재하지 않는다. 다만 두통은 촌맥의 부충(浮衝)하는 기운에 서 나타날 수 있다.

2) 과도한 (스트레스로 인한) 긴장일 때도 나타난다. 통증은 이때 2차적 증상

이다.

간혹 소아가 두려움을 가질 때 긴현(緊弦)맥이 나타나기도 한다.
3) 극심한 통증(痛症)일 때 현보다는 긴맥의 형상을 띤다.

5. 긴맥(緊脈)에 대한 강의

긴맥(緊脈)은 팽팽히 잡아당기는 것처럼 긴하다 합니다. 사기(邪氣)에 대한 방어로 맥관에서도 수축이 되어서 긴맥이 나타납니다. 긴삭(緊數), 찬 기운을 받아서 나타나기도 합니다. 음(陰)이 다(多)하고 양(陽)이 소(少)할 때 나타나기도 하고, 내부에 통증이 있을 때, 숙식(宿食)이 있을 때, 식적(食積)이 있을 때 나타납니다. 「한방진단학」에 '한상(寒象)으로서 인체음양의 상대적 균형이 실조되어 기가 외에서 고(固)할 수 없고 혈은 중에서 관(貫)할 수 없게 되므로 음사가 내외를 박결(搏結)하여 기가 허하여 열이 속박됨으로써 맥관이 수축한다' 하였는데 이 말의 뜻을 한 번 생각해 봐야 될 것 같아요. 입문에 "긴맥은 상한(傷寒)과 동통(疼痛)을 주재한다"고 하였고 '해수, 천식, 흉만도 주재한다'고 하였습니다. 긴맥은 상한의 실증일 때 나타나지만 오늘날 이런 사람은 드뭅니다. 우리가 감기 상한맥을 봤을 때 부활삭(浮滑數)한 기운에 현긴한 맥상이 없으면 전신에 동통이 없는 경우가 많고 몸살감기는 존재하지 않고 나타납니다. 다만 1지에 부충(浮衝)한 기운이 있으면 두통이 있을 수 있지만 상한 감기에서 기침감기만 합니다. 요즘에 4월 들어서 감기로 잘 낫지 않는 환자가 와요. 2, 3개월째 감기가 낫지 않는다고 하면 봄에 기운을 못 타고 겨울에 섭생을 못 해서 온 것이죠. 겨울에 섭생을 못 하면 봄에 반드시, 가을에 섭생을 못 하면 봄에 반드시 나타나요. 그게 무슨 뜻이냐 하면 건강하지 못 한 생활로 완실한 맥에 기운을, 장부의 기운을 완전하게 채우지 못 했어요. 충실하지 못한 상태로 인해서 봄에 상충하는 기운을 감당하지 못 해요. 부실하여 감당하지 못 한 상황에서 봄바람의 차가운 기운이 싫은 거예요. 찬바람 공기 하나도 싫어요. 그래서 나이든 부인들이 겨울에 모자와 마스크 쓰고 다니는 것을 이해하게 돼요. '상풍(傷風)이 만병의 근원'이라 하는 것처럼, '병의 시작이고 끝이다'라고 하는 것처럼 찬바람이 그렇게 해롭습니다. 찬 기운을 받을 때 긴맥이 나타납니다. (그리고 현맥이나 상충하는 맥도) 그리고 과도한 스트레스를 받을 때 긴맥이 나타납니다. 아이들이 두려움을 가질 때 상당한 스트레스를 받고 있다는 것을 현과 함께 긴맥을 보고 알 수가 있죠. 아이가 스트레스를 받느냐 안 받느냐는 어머니도 잘 이해를 못 하는 부분이죠. 우리나라 사회는 아이들이 부모에게 상당한 스트레스를 받고 있는 것이 사실입니다. 그 반대인 경우, 아이들을 단속을 못한다고 할까, 요즘 아이들이 버릇이 없죠, 의사의 진찰을 받으러 와서 책상 위에 발을 올려놓고 있는 경우까지 있고, 여러분은 그런 경우가 없나요? 긴맥에 대해 다시 이야기하면 극심한 동통일 때 긴맥이 나타나죠. 그것이 무슨 병이든 동통이 있으면 긴맥이 나타나는데, 간혹 긴맥이 나타나지 않더라도 동통이 있는 경우도 있어요. 등이 결린다, 허리가 결린다 할 때 한기(寒氣)보다는 스트레스인 경우가 더 많죠. 그래서 현긴(弦緊)한 것도 마찬가지인데 1, 2, 3지가 중침시에 지속적으로 현맥이 나타난다 하면 이 사람은 등, 허리가 전체적으로 경직되어 있어요. 항상 긴장되어 있는 사람인데 간혹 그런 사람이 있죠.

[암에 대해서] 병은 선천적인 유전과, 노화 및 스트레스와 연관이 있고, 여러 주변 환경적 요인 때문에 발생하는데 현재 암의 병자는 이런 중심을 가고 있죠. 양방에서는 그 흐름이 서울대, 삼성병원, 세브란스병원이나 국립암센터, 원자력병원 등에서 아마도 (전 국민의) 암 환자의 2분의 1 이상은 볼 것 같아요. 지방 종합병원이나 대학병원을 거쳐서 서울로 가죠. 의료가 편중화되고 독점화되는데 정말 암에 대해서 모르는 것이 문제이죠. 예를 들어 위암 2기는 수술하면 끝난 줄 알잖아요. 물론 수술만으로 끝날 수 있는 경우가 있어요. 그런데 요즘 의사들은 그것으로 안 된다는 것을 알기 때문에 암 1, 2기만 되어도 혈액이나 임파선에 암세포가 잔존하고 있을 거라는 가정하에, 수술 직후에 방사선과 항암제로 치료를 해요. 가정(假定)이라는 것은 보이지 않으니까(검사로 나타나지 않지만, 있을 것이라는 추정) CT나 MRI, 혈액검사상 그리고 수술했을 때도 전혀 안 보일 수가 있어요. 임파나 혈관에서 심한 경우에는 보일 수도 있어요. 그것은 촉지가 돼요. 그것이 없다 해도 대전대 둔산병원에서 암 강의를 할 때 그런 말도

들었지만 2, 3년 전만 해도 수술 이후 그냥 왔는데 요즘엔 병기가 가벼운데 수술 이후 항암요법을 하고 나서 와요. 그중에는 더 악화되었다고 하소연하기도 합니다. 그런데도 왜 그렇게 수술 이후 항암요법을 하느냐 하면 재발되는 환자가 너무 많다는 것입니다. 그 부위만 암이 있으면 괜찮은데 그 부위 이외에 암이 존재할 뿐 아니라 어떤 경우는 다른 부위에 근본적이며 더 심각한 암이 존재할 수도 있어요. 예를 들면 한 분은 갑상선암을 수술했는데 갑상선암은 대체로 생명에 지장이 없죠. 다른 치료를 받지 않아도 5년 이상 생명유지에 지장이 없는데 수술을 하고 왔어요. 그 전에 자궁 쪽에 암이 보였는데 그것은 양방에서 보지 못 하는 이렇게 어찌할 수 없는 일이 있습니다. 암 환자에 대한 적절한 치료관리를 한다는 것은 어려운 현실입니다. 지금도 시행 중인 암의 일반적인 치료에서 심각한 잘못과 문제점이 있지만, 그 병이 가지는 위중성(危重性), 난치성(難治性) 때문에 누구하나 제대로 반론과 이의를 제기하지 못합니다. 몇 분의 일본 암전문 의사가 현대암 치료의 문제점을 지적한 서적이 국내에서 출판되었지만, 우리나라에서는 그렇게 현대암 치료를 정면으로 폭로하기는 어려운 의료계 현실입니다. 더욱이 진단(診斷)이라는 부분에서 가장 걸림돌이 있는 것인데, 이 점에서는 제가 책임지고 할 일이 있습니다. 암연구자들 가운데 '우리 한국사회에서 가장 불행한 환자는 암 환자이다.'라고 생각을 하는 분들이 많습니다. 가장 정확한 진단과 가장 좋은 약과 치료를 받아야 할 질환이고 환자인데 어떤 부분에서는 가장 그렇지 못한다는 의료계 현실이 존재합니다. 우리나라는 미국식 의료를 통해서 환자를 고통스럽게 하는데, 예로 전인(全人)치료의 체계나 암 예방과 재발 방지의 프로그램을 제대로 시행하고 있지 않습니다. 예방은 오직 '조기검진이다'라고 하지만 정말 주기적인 검진을 하면 암을 조기에 발견할 수 있고, 암을 잘 치료할 수 있는가? 하는 점은 의학적 논란거리이기도 합니다. 조기에 발견이란 물론 1, 2기 이내를 말하는 것만은 아닙니다. 간, 췌장, 폐 등 암의 경우에서 말기에 이르렀어도 놓치는 경우도 있으며, 위암의 1, 2기에 치료하였다고 하여서 완치되었고, 장기생존에 도움이 되는가는 별개 문제일 수 있습니다. 예로 수술 이후 고통스런 방사선치료까지 다 했어요. 그 과정에서 항암제나 방사선의 부작용을 완화하는 다른 요법을 병행하지 않습니다. 그저 입원실에 누워 약 먹는 이외 무슨 건강증진 방법이 행해집니까? 또한 어렵게 결심하고 따른 수술이나 치료로 '다 잘됐다, 암은 치료되었다'라고 하였는데 불과 1, 2년 안에 다시 재발되면 환자의 낙심도 크지만, 그때는 정말 생존이 힘든 위중한 상태인데 이런 상황이 반복되고 있습니다. 오늘날 암 치료의 한 단면입니다. 예방과 재발 방지를 위한 치료는 좋은데 그럴 시설과 장비, 의료 역량을 갖추고 있지 못한 상황입니다. 많은 암 병원과 시설이 만들어지고 있습니다. 그런데 여전히 옛것에만 투자하니, 결국 국민의 암 의료비용(진단 및 치료비용)의 폭증만을 가져오고 있습니다. 정말 누구를 위한 것입니까? 병원과 시설이 없어서 죽어갑니까? 물론 전인(全人)치료의 여러 가지 시설이 필요하겠죠. 그러나 그런 병원과 시설을 새로 만드는 것은 결코 아닙니다. 지금도 그렇지만 제가 보았을 때는 수술, 항암제, 방사선 치료 그 틀에서 벗어나지 않는 한, 제도권 의료계에 배만 부르는 치료와 시설 투자입니다. 실질적으로 암 환자가 치유되거나 장기 생존하는 데 도움이 되는 시설과 투자는 아닙니다. 암에 관한 총체적이고 전인적인 관점을 가지고, 현대의학의 오류와 문제점을 극복하겠다는 생각을 갖지 않는 한, 내일도 현대의 암 진단과 치료는 지난 40여 년과 같이 답보상태에 머물 수밖에 없습니다. 암에 관한 한, 현재 의료계의 심각한 딜레마가 있습니다. 한의학계의 보조로 참여하여 전인치유, 통합의료를 실현해야 암 환자의 만족도도 높아지고, 엉뚱한 수술도 방지하며, 수술 이후 재발방지의 치료효과가 확실해질 것입니다. 또한 국민의 턱없이 비싼 개인적인 대체보조요법의 비용도 줄 것이고 그로 인한 피해도 없어질 것입니다.

사람들은 수술로 암 치료를 하면 재발이 안 될 것이라고 생각하죠. 양방에서 다 치료했으니까 검진만 받고, 그러다가 재발되는 사람들이 힘없이 고통 속에 죽어갑니다. 암에 대해서 좀 알려면 대전대에서 지금 하고 있는 강의를 한 번 들어 보십시오. 지난주부터 5월 8일까지 연강으로 참석하렵니다. 한의원에서 대략 하루에 50명 환자를 진료했다면 그중에 몇 명은 암을 가지고 있을 거예요. 양방의 진단기기로는 나타나지 않는 상태라도 암 상태를 가지고 있을 것입니다. 허리가 아프다, 어깨가 아프다, 옆구리가 아프다 하는 사람들도 침을 놓으면 그때는 풀어져요. 그 원인이 암에서 비롯된 것인지 환자도 의사도 모를 수 있지만, 설사 말기이거나 말기에 근접한 암의 경우라도 그러합니다. 그게 대중적인 한의학의 장점인데, 초정밀한 진단이 이루어지지 않아도 일정한 효과가 있다는 그 자체가 또한 단점이기도 합니다. 지인(知人) 두 사람이 유방암 수술을 했다는 소식을 들었어요. 한 사람은 재발이 되었고, 위험한 상태에서 지금 살아 있는지 모르겠어요. 그렇게 주위에서 많이 발생을 해요. 물론 의사라면 자기 가족도 돌보고 그러면 좋겠지만, 많은 한의사는 암에 대해서 잘 모르고 전문가 몇 사람만 알고, 의사도 그렇지만 한의사는 더 모르잖아요. 우리가 대학 다닐 때는 암(癌)에 대해 거의 공부하지 않았고 임상에서도 남의 것으로만 생각하고, 손도 대지 않고 손을 안 대더라도 지식은 있어야 합니다. 양방에서는 병이 가장 깊은 단계에 들어서면 암이 발생하는데 물질세포의 마지막 병변이 암의 발생입니다. 한방에서 보면 병의 중증(重症) 정도 그 깊은 단계에서는 암이 나타나요. 위중, 위독의 마지막 상태에서 암이 발현되는 것만은 아니에요. 그때는 말기나 재발암 가운데 불치 상태에 근접한 경우입니다. 물질세포가 병변의 과정을 밟는데 조직세포가 풍한습이 끼었든, 아니면 담음이 되어서나 어혈이 되어서 강력한 스트레스가 겹칠 때 암이 발생할 수 있습니다. 또는 양성종양이나 위궤양, 식도염 등 어떤 염증 상태가 악화되고 진행되어서 암으로 전변될 수도 있습니다. 과거에는 궤양이나 양성이 암으로 전변되는 것을 몰랐고 부정했지요. 병변(病變)의 마지막 상태가 암이고 더 이상 변할 게 없는 것이 암입니다. 그 이전 단계에 다른 병으로 전환될 수도 있지만, 세포 노화에서도 마지막 단계에서 암이 발현됩니다. 앞서 밝힌 것처럼 한의학에서 보면 마지막 상태의 병증이 암이 아닙니다. 암 같은 병증 상태는 중증으로 존재하고 마지막 위중, 위독 상태가 아니라 더 악화될 상태가 존재하기에 치료가능성이 충분히 존재합니다.

학생: 1형 2형에 따라서 암이 잘 발현되는 체질이 있나요?

　최: 1형, 2형에서 1형이 더 잘 발현되는 듯합니다. 그만큼 스트레스에 강하게 대처한다고 할까요? 그런데 태양인 암 환자는 못 봤어요. 그럴 것 같아요. 물론 지금까지 진찰한 암 환자가 몇 사람 되지는 않지만, 소양인 중 토양체질이 제일 많죠. 그 다음에 수양체질, 목양체질입니다.

제13절 장맥(長脈)

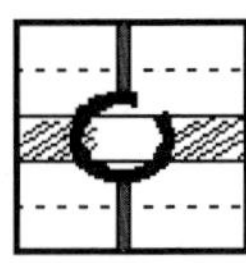

1. 장맥(長脈)의 맥상(脈象)

長脈過指出於外

* 장(長)은 짧지 않으니 본래의 위치를 벗어난 것이다. (의학입문)
* 손가락 아래에서 맥을 찾을 때에 촌관척 삼관이 모두 대막대기를 만지는 것 같고, 손가락을 들면 힘이 있는 것을 장맥이라 하고, 맥(脈)이 본래의 위치를 벗어나는 것도 장맥 (맥학집요)
* 한정된 본연의 위치를 벗어나서 서로 잡아 당겨 놓은 것 같은 것 (맥어)
* 장맥은 기가 충족하여 평행을 이룬 맥 (사언거요)
* 촌, 관, 척이 모두 곧고 곳곳하여 부, 중, 침이나 같은 것이다. (동의진단학)

2. 장맥(長脈)의 의미

* 장맥은 사기(邪氣)가 유여(有餘)한 병에 나타난다. 양독(陽毒)이 장(臟)으로 들어가든지 전간(癲癎)으로 열이 심하여 형성되기도 하고, 열이 양명경에 막혀 있으면 양명경은 다기(多氣)다혈(多血)하므로 열세도 심하여 맥상도 본래의 위치를 지나간다. 또한 기혈이 조리 있게 순환하는 현상이므로 완맥(緩脈)을 띠면 위기(胃氣)가 건실하여 병이 잘 낫게 된다.
  − 간(肝)에 속하므로 봄에는 의당한 맥이다. 또한 삼부(三部)가 장하거나 일부가 장한 경우가 있으니, 모두 기혈이 유여한 증후로 병이 없는 증후이다. (입문진단학)
* 윗사형은 '타고난 기(氣)가 강(强)하여 혈(血)은 승하고 기가 옹위(擁衛)하여 주는 것이므로 그러한 사람은 장수(長壽)한다. 대(大)하면서 삭(數)한 맥을 겸하면 양이 성하여 내열(內熱)이 있으니 반드시 삼초를 통리(通利)하여

야 한다.' '이사재는 장하면서 화완하면……건강하고 왕성한 징후, ……장(長)하면서 경만하면 화기(火氣)가 항성한 형상이므로 질병의 맥'「소문·맥요정미론」에 '장맥은 기가 충족된 형상' (맥학집요)

* 장하면서 연활(軟滑)한 것은 기가 충족한 것이고, 장하면서도 단단하며 손가락을 치는 것은 기병(氣病)이라 한다. (맥어)

* 마치 긴 낚싯대를 들어서 그 끝을 만지듯 길면서 연약하여야 평맥이 되고, 노끈을 견인하여 놓은 것 같거나, 긴 낚싯대를 어루만지는 것 같으면 병맥이 된다. (소문, 빈호맥학)

* 장맥으로 완화하여 중기가 충만하며 승강이 자유로이 유행하는 것이며, 모든 맥이 허손(虛損)함이 없는 건강한 맥상 (동의진단학)

3. 장맥(長脈)의 주병(主病)

1) 『入門』에 "장맥은 양독(陽毒)이 장(臟)에 깊이 들어가 열이 양명부에 밀폐되어 번열(煩熱)을 금할 수 없고, 좌와불안하며 몸에는 장열(壯熱)이 나는 것을 주재한다."

2) 『맥학집요(脈學輯要)』에 장로옥은 '장하면서 부성(浮盛)하면 이는 경락의 사기(邪氣)가 바야흐로 성해진 징조이고, 또한 병사(病邪)가 치유되려고 하여도 맥이 장한 경우가 있으니'

3) 『맥어(脈語)』에 "촌부에서 주로 구토(嘔吐), 관부에서는 담음(痰飮), 척부에서는 산증(疝症)이다. 장하면서 홍(洪)한 것은 전광(癲狂)이라 하고, 장(長)하면서 힘 있게 손끝을 치는 것을 양명병(陽明病)이라 한다."

4) 『빈호맥학(瀕湖脈學)』에 "양독(陽毒)과 전간(癲癇)이 아닐 때에는 양명열(陽明熱)이 매우 깊은 것"

5) 『동의진단학』에 "유여(有餘)증"

6) 『한방진단학』에 "장맥이 화완(和緩)하지 않고 경만(輕慢)경급(勁急)하면 병맥이 되며 대체로 유여한 상이 된다. ……부장(浮長)하면 대체로 외악(外惡)

이며 혹은 음기부족이다. 장홍(長洪)유력하면 대체로 양독(陽毒)이 내온(內蘊)된 것이고, 장이활(長而滑)하면 담열옹성한 것이며, 장이현(長而弦)하면 간병(肝病)이고, 장이뢰(長而牢)이면 적취병(積聚病)이다."

4. 장맥(長脈)의 임상적 고찰

1) 기운이 유여한 경우

평소 기운이 건실할 뿐만 아니라 넘쳐 맥에서도 그렇게 흘러넘치는 것으로 나타난다. 여기서 넘친다는 의미는 먼저, 헛되이 과하다는 것이 아니라 완화하게 유여(有餘)한 상황을 말한다. 만약 부활(浮滑)하게 혹은 충(衝)하게 넘쳐서 흐른다면 허황된 내열이 심한 경우를 먼저 고려할 것이다.

2) 열이 내재되어 심한 경우에 볼 수 있다.

독감으로 인한 전신감모 상태이거나 혹은 열독(예로 대상포진이 급성진행 시), 온역병 같은 상황에서 내외열이 상충한 경우에는 충(衝)하며 장(長)하거나, 더불어 혹 활(滑) 혹 홍(洪)을 겸(兼)하기 쉽다.

5. 장맥(長脈)에 대한 강의

장맥(長脈)은 맥의 기운이 충실한 상태죠. 촌관척 모두가 기운이 넘친다는 것이죠. 기운이 넘쳐 주체를 못할 수도 있지만 기운이 팔팔 넘치는 여장부, 남장부들에게서 볼 수 있죠. 맥이 일반적으로 보통보다 크게 나타나는 형상인데 비슷한 맥이 홍맥(洪脈), 대맥(大脈)이고 그 반대의 맥이 세맥(細脈), 미맥(微脈), 단맥(短脈) 등이죠. 장맥을 크게 보면 건강한 장맥과 병사의 실증의 장맥이 있죠. 건강한 사람들이 장(長)하면서 화(和)한 맥이냐? 그런 사람도 있지만, 장하지 않고 세(細)한 경우도 많고 침(沈)한 경우도 많죠. '장수자의 맥은 대체로 세완(細緩滑)하고 화(和)하다'는 점은 유연한 사람이 강건한 사람보다 낫다는 것을 의미해요. 저는 이를 건실한 사람이라고 합니다. 건실한 것과 강건한 것은 차이가 있습니다. 이는 유연한 대나무가 곧고 강한 잣나무, 참나무보다 모진 풍파에 잘 이기고 견딘다는 것을 의미합니다. 현실에 더 적응을 잘 한다는 것이죠. 강건하면 강한 외풍에 부러지기 쉽기에 저는 건강한 맥과 사람을 강건이 아닌 건실(健實)로써 표현합니다. 정치는 이런 모습을 잘 보여 주죠. 강건한 고구려는 결국 삼국 중에 가장 약하게 숨죽인 나라인 신라에게 망하였고 이황은 3대에 걸쳐 정승을 하고, 고건 씨는 패싸움 현대정치판에서 국무총리를 몇 번을 하였죠. 장수자맥이 세완화하거나 침세완한 경우가 많은 것은 기혈의 흐름이 고르고, 크게 힘써서 노력하지 않아도 내장기운의 조절이 잘 유지된다는 것을 의미합니다. 예를 들면 힘써 운동하고 노력한 사람이 결코 장수하지는 않아요. 장수자를 실제 찾아 살펴보십시오. 건실한데 더 좋아서 일시적이라도 넘치는 것일 때 장(長)할 수 있죠. 장의 맥상은 이렇게 나타나는데 부나 중이나 침이나 잡았을 때 넘치는 기운이 있다는 것이죠. 「한방진단학」에서는 '화완하면서 장맥은 건강한 맥'이라고 그랬어요. 그러나 '화완하지 않고 경만(輕慢), 경급(勁急)하면 병맥이 되며 대체로 유여한 상이 된다' 했으며 '부장(浮長)하면 외악(外惡)이다'에서 외악이 무슨 뜻이죠? '커서 떠오르는 맥이 많으면 외악이고 혹은 음기 부족이다'라고 했습니다. 그리고 '장홍(長洪) 유력하면 대체로 양독(陽毒)이 내온(內蘊)된 것이다'라고 했는데 무슨 뜻이냐 하면, 독성간염이나 유행성 감기 같은 온역병이 있을 때, 그리고 내열이 심해서 오는 병으로 끙끙 앓을 때, 이하선염처럼 급성으로 심하게 앓을 때 장홍(長洪)한다 하였는데, 장은 실맥이나 현맥이나 섞여져 있다고 그래요. 그래서 활(滑)이 끼면 담열이 옹성하다고 했으며 장이현하면 간병이고, 장이노하면 노맥은 강침압시 강건하게 맥이 잡히는 것을 말합니다. 담음(痰飮)의 주맥인 활에서 장을 낀다면 그 담음이 더 심하고 넘치는 기운을 말하죠. 조직 내에 건강하지 않은 물질이 많아진 것을 의미하죠. 예로 지방간이나 고지혈증 혹은 담음성 당뇨 등이 있을 상황이 만들어지죠. 장하면서 허(虛)하다면 부실한 상태[허]인데 과로하여 허화하게 외부로 발산[장]된 상태를 의미하겠죠. 다른 사례로 침압시에 강건하게 잡히는 맥상이 있어요. 환자 曰, "남들이 다 약하다고 그래요." 부중시 맥이 미미하게 잘 안 나타나요. 그러나 침압시에 강건하게 잡혀요. 자기를 드러내지 않고 참고 있는 것이에요. 그리고 자기는 몸이 허약하고 아프다고 그래요. "나는 몸이 약한데,……"

이런 식으로 말해요. 그러나 실제로는 결코 몸이 약한 것이 아니라 자신을 숨기거나 좌절한 상태일 수 있고, 마음이 약하거나 정신의지가 약한 상태입니다. 의지를 세우기 위해서 주위 사람이 사랑으로 돕거나, 혹은 정신개조나 현실의 사물에 대한 올바른 판단을 갖도록 하는 교육이 필요합니다. 그런 식으로 20년을 사는 사람도 있어요. 30대부터 40대, 50대까지. 좀 더 책임져야 할 상황을 몸에 핑계를 대고 자신을 낮추고 회피할 수 있어요. 예를 들면 아프다고 가정을 책임지지 않아 부인이 생활을 도맡아 일구어 가는 경우도 있습니다.

기운이 유여한 경우이며 또는 열이 내재되어 있는 경우로 독성의 감모 혹은 열독, 대상포진 발현 시 나타난다고 했어요. 부활하고 장하다 했는데 어차피 기운이 넘치니까 부활이 포함되겠죠. 온역병 등으로 내열이 상충한 경우가 장하거나 활이나 홍맥이 겸한다고 했습니다.

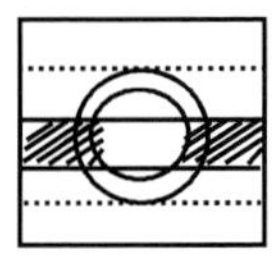

제14절 규맥(芤脈)

1. 규맥(芤脈)의 맥상(脈象)

芤兩頭有中空踈

* 규맥(芤脈)은 파 잎이 가운데가 비어 있는 것과 같다. (의학입문)
* 대(大)하고 파[채소]와 같아 누르면 가운데는 비어 있고 양 가장자리는 실(實)한 것 (맥어)
* 규는 초명(草名)으로 가운데 비어 있다는 뜻 (한방진단학)
* 규맥(芤脈)은 부대(浮大)하면서 가운데는 비어 있고 가장자리는 힘이 없어 파 잎을 누르는 것과 같은 **맥상**으로 **맥위**(脈位)는 부(浮)하고 맥상(脈象)은 대(大)하고, 기세(氣勢)는 유연(柔軟)하며, 가운데가 비어 있는 것이 특징이다. (맥형 연구)

2. 규맥(芤脈)의 의미

* 화사(火邪)나 혈열(血熱) 또는 기타의 원인으로 혈액을 상실하여 혈관이 비
  게 되므로 규맥(芤脈)이 나타나니, 이 유연한 고무용기에서 갑자기 물이 새
  어나가면 함몰하는 현상과 같다.
  (의학입문)
* 음(陰)은 없어지고 양(陽)만 존재하는 맥 (맥어)
* 규맥이 부대(浮大)하며 무력하기를 중허(重虛)한 맥상이면 실혈(失血)이 과
  다한 것이거나 기타 원인에 의하여 음허하며 혈허한 내적 요인이다. 양기가
  발어외(發於外)하지 못 하므로 규맥이 부대하고 무력한 맥상을 나타낸다.
  (동의진단학)
* 돌연히 실혈하여 혈양이 갑자기 감소되어 영혈이 부족하면 충맥(充脈)할 것
  이 없어져 맥관이 공허(空虛)해지며, 부대(浮大)하면서 가운데가 빈 맥상을
  형성한다. (한방진단학)

3. 규맥(芤脈)의 주병(主病)

1) 『入門』에 "규맥은 혈이 어체(瘀滯)되어 유통하지 못 하는 것을 주재한다.
   심열이 소장에 전입하여 소변이 입력하거나 소변에 농혈이 배출된다. 붕루
   (崩漏)·육혈(衄血)·토열(熱) 등이 발생한다."
2) 『맥어(脈語)』에 "신체상하부의 출혈(出血)이나 유정(遺精), 도한(盜汗)을 주
   재한다."
3) 『빈호맥학(瀕湖脈學)』에 "화사(火邪)가 양경을 범하면 혈액이 상일(上溢)하
   고, 열사(熱邪)가 음락(陰絡)에 침입하면 하혈(下血)증이 된다. 촌(寸) 규
   (芤)는 적혈(積血)이 흉중에 있고, 관(關)에 있으면 장위옹(腸胃癰)이며 척
   부(尺部)에 보이면 하혈증(下血症)이니 요적(尿赤), 요림(尿淋), 적리(赤痢),
   붕중(崩中)"

4) 『동의진단학』에 "실혈(失血), 상음(傷陰)"
    (규맥의 일부가 독현(獨弦) 혹은 겸(兼)하여 삽(澁)하면 어혈(瘀血)이 있거
    나 생기는 과정이니 중허(重虛)하고 실은 협(挾)한 맥이 오게 된다.)
5) 『한방진단학』에 "실혈(失血)을 주한다. ……부규(浮芤)하면 기음양상(氣陰兩
    傷)이고, 규삭(浮數)하면 음허(陰虛)이다. 규허연(芤虛軟)하면 실정망혈(失精
    亡血)이고, 규결촉(芤結促)하면 양허협음(陽虛挾陰)·어혈내결(瘀血內結)이
    며, 규지(芤遲)하면 실혈정허(失血精虛)·내열(內熱)이다."

4. 규맥(芤脈)의 임상적 고찰

1) 허로상정(虛勞傷精), 출혈(出血)과다의 상태일 때 나타난다.
    부부관계·노동·운동의 과다 등으로 체내 기혈이 부족[虛勞]해져서 기혈이
    완실하게 그 장기와 그 경맥을 채우지 못 하니 맥상에서도 그 상태를 반
    영하듯 부실하게 나타난다. 또한 출혈(出血)이나 한출(汗出)의 과다에서도
    마찬가지 모습을 나타낸다.
2) 종양, 적취, 암증의 대표적인 맥상이다.
    '주어혈(主瘀血)'이라고 하였고, 「입문진단학」의 [參考]에 '장옹(腸癰) 및
    삼부(三部)의 규맥은 졸병(卒病)에 죽는다'고 하였다. 이는 현대적 의미로 대
    장암증이거나 말기 전신암상태를 의미한다고 본다.
    微脈, 芤脈, 結脈, 代脈, 散脈 등과 함께 암증에서 잘 나타나는 맥상이다.

이를 좀 더 설명을 하자면
(1) 규맥이 양성 종양을 의미할 때는, 만약 한가운데 완화하게 비어 있다면
    단지 허로상태의 상정상태이거나 혹은 양성적인 종괴를 의미하거나 혹은
    종괴가 파적(破積)된 이후로 완화되어 치유되는 과정상 나타나는 상태를
    의미한다. 예를 들면, 방노상(房勞傷), 노권상(勞倦傷) 등과 산후나 장부의
    종괴, 혹은 난소난종의 제거수술 이후에 이러한 맥상이 나타날 수 있다.
(2) 규맥이 악성 종양일 때는, 단지 한가운데 완(緩)하게 비어 있지만은 않다.

암증(癌症)일 때면, 규(芤)하면서 맥이 와서 하나의 파동을 줄 때 그 전체가 불규칙한 형상과 더불어 오고 가는 파동 또한 규칙적으로 부드럽게 오지 않는다. 올 때는 빠르나 갈 때는 느리고, 혹은 올 때는 느리나 갈 때 빠를 수도 있다. 또한 오고 가는 것을 '억지로 오랫동안 잘 짚어보아야 제대로 가는가 보다'로 느껴질 정도로 느낌이 불규칙한 불량한 맥상을 동반한다.

그 이유는 암증(癌症)상태가 존재하면 맥기(脈氣)가 종괴(腫塊)그 자체를 지나쳐 오는데, 종괴(腫塊)가 양성처럼 완화한 안정된 모습을 가지는 것이 아니라 불규칙하고 지저분하며 사악하기에 맥상도 그러하다.

5. 규맥(芤脈)에 대한 강의

규맥(芤脈)은 파 잎 가운데가 비어 있는 맥이라 했습니다. 한 맥을 잡으면 양쪽으로 나누어져 가운데에 오목하게 힘없이 들어가고 대체로 부끄럽습니다. 완실한 기운이 손상을 받아서 견디는 힘이나 지키는 기운(氣運), 그리고 내용물의 충실한 진음(眞陰)이 그만큼 훼손받았다는 상태를 말해줍니다. 또는 양기가 부족해서도 이런 맥상이 나타날 수 있습니다. 이어 '화사(火邪)나 혈열(血熱)로 음이 부족하고 양만 존재하는 맥'이라고 했습니다. 양기도 없다면 더 허손되거나 더 중한 상태일 것입니다. 중요한 것은, '규맥이 부대하면서 무력하기를 중허(重虛)한 맥상이면 실혈(失血)이 과다한 것'으로, 즉 식도정맥류 출혈을 했거나 아니면 여자가 붕루를 했거나 방로 과다했거나, 전에도 얘기했듯이 10대에 수음을 많이 하거나, 신혼부부가 초기에 부부관계를 과다하게 했을 때 나타날 수 있습니다. 「한방진단학」에 '실혈(失血)을 주한다' 했으며 도한(盜汗)이나 유정(遺精)을 주하고 떠서 부규(浮芤)이면 기와 음이 부족한 것으로 이분이 소양인이라면 육미지황탕이나 독활지황탕에 녹용을 써야겠죠. 규삭(芤數)하면 음허열이 있는 것이죠. 섭생불량 등으로 진음이 부족한 가운데 허열이 상충한 상태이죠. 그리고 연약한데 규맥이 나타난다면 실정망혈(失精亡血)이라 했는데 조금 전에 말한 것처럼 부부관계를 많이 한 것이죠. 병이 깊어지면 정을 상해요. 암증(癌症)에서도 진맥의 고갈로 이런 맥이 나타나요. 암 초기에 이런 맥이 잘 나타나진 않지만 규결촉(芤結促)하면 이것이 암맥(癌脈)이라 볼 수 있을 정도이죠. '어혈이 내결되어 있다' 하고 '양허협음(陽虛挾陰)한다' 했는데 양허협음이 무슨 뜻이냐 하면 양기와 음정이 다 허한 상태를 말해요. 단지 허로만 있을 때는 허로상정(虛勞傷精), 출혈과다의 상태일 때 나타난다고 했습니다. 부부관계과다, 노동과다, 운동과다 등으로 예를 들면 마라톤을 많이 하고 왔으면 이런 맥이 나타날 수 있죠. 부규활삭(浮芤滑數)한 이런 맥이 나타나겠죠. 그리고 '도한(盜汗) 과다일 때도 나타난다'고 했는데 우리가 승양익기부자탕증일 때도 망양증이잖아요. 그러면 맥도 힘이 없고 유약하지만 부활하면서 규삭한, 허탈망양 상태로 밖으로 에너지를 많이 써서 나타날 수 있는 것이에요.

현대의학에서 암은 세포변화의 맨 마지막 단계이고, 기혈이 탈진되어서 노화의 마지막 단계가 암이고, 그래서 모든 병의 귀결은 암이 될 수가 있는 것으로 기(氣)도 혈(血)도 음(陰)도 양(陽)도 부족해서 그럴 때 암이 발현되는 것이죠. 종양, 적취, 암증의 대표적인 맥상입니다. 입문에 '주어혈(主瘀血)'이라 했고 어혈은 종양과 연관이 있어요. 그리고 '장옹(腸癰) 및 삼부의 규맥은 졸병(卒病)에 죽는다'고 했어요. 장옹은 대장암증(아마도 말기, 그러니 죽는다는 의미), 삼부의 규맥상태에 죽을 수 있는 것은 말기 전신암상태이거나 다른 질환이어도 전신허탈의 위중상태를 나타내며 곧 맥이 소실되어 절하는 상태를 말하니 죽음이 임박한 상태라 보겠습니다. 만성상태로 오면 허로의 만성이니까 허로 중증상태에서 오는 것이에요. 조금 전 노인이 미미욕절하지만 이것은 허로한 것이에요. 이분이 이 상태에 이른 것이 1년이 되었어요. 사람의 의지에 따라 생존이 연장되고 오늘날 섭생이 과거와 달리 안정되고 나아져서 그나마 생존이 가능하다고 봅니다.

제15절 미맥(微脈)

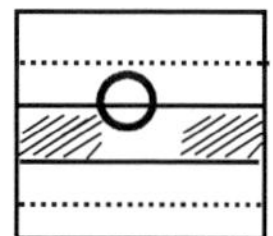

1. 미맥(微脈)의 맥상(脈象)

微似蛛紗容易斷

* 미맥은 나타나지 않은 것이니, 있는 것 같기도 하고 없는 것 같기도 한 맥이다. (입문)

* 엄삼점은 '미맥은 거미가 가는 줄을 치고 지나는 것과 같아서 누우면 힘없이 동요한다'……하동요는 '매우 세하고 힘없는 것이 미맥이 된다'. (맥학집요)

* 맥이 매우 세하면서 연(軟)하게 박동하고, 혹 끊어질 듯하며, 있는 둥 마는 둥 하니 음맥(陰脈)이다.

* 『刊誤』에 "매우 세(細)하면서 유연한 것이 부중(浮中)에 다르지 않는 것이 미맥(微脈)이다."고 한 것이 미맥의 위치와 기세를 명확히 언급하여 가장 적합한 표현이라 할 수 있다. (맥형 연구)

2. 미맥(微脈)의 의미

* 기와 혈이 모두 부족하여 미맥(微脈)이 형성되니, 냇물이 매우 적으면 흐름도 매우 가늘고 조그만 장애물에도 흐름이 잘 끊어지는 현상과 같다. (입문 진단학)

* 「소문(素問)」에 기혈이 미약(微弱)하면 맥도 미(微)하다. (빈호맥학)

* 기혈이 쇠약하여 맥미한 것이다. 경(輕)하게 안(按)하여 맥이 없는 것이나 비슷하면 양기가 쇠약하고 중(重)하게 안(按)하여 맥파가 없는 것과 비슷하면 음기가 갈(渴)한 것이다. 구병(久病)에 미맥이 오면 정기가 오래지 않아 절(絶)할 것이며, 신병(新病)에서는 사(邪)가 그다지 침중하지 아니한 것이니 구할 수 있을 것이다. (동의진단학)

* 미맥은 기혈의 쇠미로 인한 것인데, 기쇠(氣衰)하면 운혈(運血)을 할 수 없게 되고, 혈미(血微)하면 맥도를 충실하게 하지 못 하므로 맥도가 세하게 되고 영혈이 부족하면 맥세(脈勢)가 연약 무력해져서 중안(重按)을 이겨내지 못 하고 욕절이부절(慾絶而不絶)함으로써 세연무력(細軟無力)하고 사유사무(似有似無)한 맥을 형성한다. (한방진단학)

3. 미맥(微脈)의 주병(主病)

1) 『入門』에 "微主中寒 氣血虛 (미맥은 中氣의 虛寒과 기혈의 허약을 주재한다.) 병증으로는 육혈(衄血)·붕루(崩漏)·사지구급(四肢拘急)이 발생한다. ……미약(微弱)은 소기면무색(少氣面無色)하니 남정여대공초고(男精女帶共焦枯)라. [기운이 없으니 주로 남자의 실정(失精)·익혈(溺血), 여자는 붕루(崩漏)·대하(帶下)로 얼굴이 타고 마르게 되는 것], 미색(微濇)은 망혈(亡血)로 오한(惡寒)발열(發熱)이 증가하니. ……[참고(參考)]……총괄하면 이는 기혈이 쇠패(衰敗)된 사람에게 흔히 이맥이 나타난다."

2) 『맥학집요(脈學輯要)』에 "활백인은 '기혈(氣血)이 모두 허(虛)한 증후를 주재', 이동벽은 '양기가 미약하고 음기가 쇠약한 것이니, 오래된 병에 나타나면 죽고, 졸병(卒病)에는 산다.' 동서원은 패란(敗亂)이니 허(虛)가 극심한 맥"

3) 『맥어(脈語)』에 "모든 부위에 미맥(微脈)이 나타나는 것은 부족증(不足證)이니 죽음이 가까운 맥상이다. 양척이 미한 것은 하리역냉(下痢逆冷)이다. [皆曰不足 近死之脈也]"

4) 『빈호맥학(瀕湖脈學)』에 "기혈이 미약하면 맥도 미하니, 오한발열(惡寒發熱)하며 비 오듯 땀이 흐른다. 남자의 오로(五勞) 육극(六極)과 여자의 붕중대하엔 미약이 나타난다."

5) 『사언거요(四言擧要)』에 "양(陽: 촌부)이 미하면 오한하고, 음(陰: 척부)이 미하면 발열하고, 남성에는 허손증이고 여성은 사혈(瀉血)증이다."

6) 『동의진단학』에 "음쇠(陰衰), 소기(少氣), 음양의 기혈의 허증"

7) 『한방진단학』에 "미맥은 기혈이 휴손(虧損)된 증후이므로 대개 기혈부족으로 인한 원양휴손(元陽虧損)된 증조이다. 기허(氣虛)·실혈(失血)·자한(自汗)·실정(失精)·탈사(脫瀉)·소식(少食)·붕루(崩漏)·망양(亡陽)·구토(嘔吐)·지궐구급(肢厥拘急) 등 증에 모두 미맥이 나타난다."

4. 미맥(微脈)의 임상적 고찰

1) 미맥은 세맥보다 가늘며 모두 기혈이 쇠약한 병증맥이라고 볼 수 있다. 보통 기혈이 모두 부족한 상태를 의미하며 대개 허손(虛損)증을 의미한다. 맥이 미(微)해진 원인은 노력과다의 지속, 만성질병의 지속으로 기혈의 부족이 악화되어 쇠약해지고 생명력이 또한 극히 저하되어 맥까지 미(微)하게 나타난 것이다. 혹은 자한(自汗)·실정(失精)의 과다 지속으로도 나타날 수 있다 하나 크게 허손된 상태를 의미한다. 오늘날 약물의 오남용 상태에서도 혈기가 파괴, 훼손되어져 맥이 유약(濡弱)해지고 쇠약해져 미해지기도 한다.

2) 만성소모성 질환자가 극도의 쇠약함을 나타낼 때－예를 들면 당뇨나 폐결핵의 말기 상태 혹은 혈액암의 상태, 암 환자가 말기에 이르렀을 때, 더 나아가 회복 불가능한 상태로 근접했을 때도 나타나는데 이때는 미미욕절(微微慾絶)한 상태로 나타난다. 암의 오치로 인한 경우에서도 마찬가지로 세규삽(細扎澀)의 상태가 악화되어 미삽(微澀)한 상태로 나타나기도 한다.

5. 미맥(微脈)에 대한 강의

적을 미(微), 가늘 세(細)인데요. '세는 가는데 맥이 형상을 가지고 나타난다'고 볼 수 있고 '미맥은 나타나지 않는 것이니 나타나는 것 같기도 하고 나타나지 않는 것 같기도 하고 힘없이 동요하거나 혹 끊어질 것 같으면서, 있는 둥 마는 둥 하는 음맥이라'고 했습니다. '있는 둥 마는 둥 하는 것'을 저는 '미미(微微)라고 하거나 욕절(慾絶)이라'고 하는데, 세보다 가늘면 미(微)라고 하고, 그래서 세하고 힘없는 것을 미맥(微脈)이라고 「맥학집요」에 표현되어 있습니다. '미맥은 기혈이 모두 부족하여 나타나는 것'이라고 하였으며 '냇물이 매우 적으면 흐름도 매우 가늘다고 했으며 오래된 병으로 미맥이 나타나면 정기가 다 고갈이 되어서 절하는 것이니 생명이 위험하고 급한 병에는 병사가 중한 것이 아니니 생명을 구할 수 있다'고 했습니다. 그래서 미맥의 주병을 보면 '중기가 허한(虛寒)하다'고 하였는데, 중기를 어떻게 표현해야 할지 모르겠지만, 비위의 중초이든지 아니면 전체의 중앙이든지, 생명의 중심에 근접해 있는 기운이든 그 어떤 것이라 볼 수 있겠죠.

소양인 가운데 추위를 탄다는 사람들이 의외로 많아요. 환자가 왔을 때 그런 표현을 해요. 스스로 몸이 약하다고 생각을 하고 약하기 때문에 추위를 많이 탄다고 해요. 그리고 어깨가 결린다는 둥 이런저런 이야기를 해요. 소양인을 보면 어려서 두려움이 컸거나, 두려움으로 인해서 자기 뜻대로 의지대로 뻗어나가지 못 하니까 억눌려 있었거나 하는 경우도 있고, 음허화왕하다가 그게 지나쳐서 진액이 부족한 상태가 되면, 예를 들어 십이미지황탕증을 지나서 인동등지골피탕증을 지난 상태(혈기부족의 쇠잔상태)에 접어들면 추위를 많이 타죠. 소양인들도 「동의수세보원」을 보면 표한(表寒)증이 있으니까 추위를 타죠. 그래서 병증을 보면 기혈도 부족한데 육혈(衄血)이나 피를 많이 흘렸거나 붕루(崩漏)했거나 사지구급(四肢拘急)해서 온다고 했습니다. 노인들이 팔다리가 아프다고 했을 때 물론 체질에 따라 침도 다르게 놓고 약도 다르게 쓰는데, 차라리 팔다리가 아픈 사람이 오히려 내과적 중한 질병이 없는 경우가 있습니다. 나이 들어서 오랜 시간 동안 사지가 아프면서 암이 걸리는 사람은 거의 없어 보입니다. 무슨 뜻이냐 하면 밖으로 아프다고 하는 사람들은 대체로 내장으로부터 밖으로 병을 투사하잖아요. 장부에 의해서 등이나 어깨가 아플 수 있지만, 실제로 팔다리가 아프고 퇴행성관절염이 되고 류마티스 관절염이 되어 부어 있고 하는 이런 사람들이 나이 70이 넘어서 암에 걸릴 수 있지만 50, 60에는 잘 걸리지 않잖아요.

아프다고 하는 사람들은 자기의 어떤 것을 자기 몸에 투사를 해서 그러지 않나 생각을 해요. 올해 노인 암 환자를 몇 분 치료해 보면서 사지가 아프고 삭신이 아프다는 사람이 별로 없었는데, 병발(病發)한 이후 갑자기 아프다는 경우는 있었어요. 그런데 5년, 10년 동안 아프면서 살았다. 나는 병 덩어리다. 여기저기가 아프다는 사람들이 있잖아요. 그런 사람들은 병원을 전전하면서 대체로 밖으로 투사하기에 암증을 유발하지 않지요? (추가: 속으로 삭히다가 병들어서, 이런 의미에서 이상구 박사는 암 걸린 사람은 착하디착한 사람이라고 했는지 모르겠습니다.)

'남자는 정이라' 하고 '여자는 대하라' 했는데, 남자의 정기가 소모되는 것을 보면 예전에는 음식의 부절로 정을 상할 수도 있었다고 봐요. 그런데 요즘에도 청소년-청년기에 특히 여성에게서 다이어트 등 식생활의 무절제로 혈기가 부족해질 뿐만 아니라 정(精)까지 미약해져 호르몬 및 대사 장애, 전신증상을 일으키는 것을 봅니다. 또한 오늘날 정을 상하는 이유를 보면 첫째로, 정신적인 과로인데, 정신적인 에너지를 많이 쓰면 뇌의 호르몬의 수치가 부족해지거나 밸런스가 맞지 않아서 현훈증이 오거나, 심지어는 기절하고 쓰러지거나 하여 다치기도 하고 [공황장애, 불안장애, 심신증 등] 요즘은 간질처럼 발작도 합니다. 그리고 두 번째로 부부관계죠. 부부관계를 많이 하면, 정을 상하죠. 「소녀경」이 그냥 있는 것이 아니고 보정(保精)이 필요하기에. 남자는 물론 여자도 마찬가지이지만 부부관계를 과도하게 하면 정을 상해요. 신장의 기운이 쇠약한 상태를 나타내죠. 맥을 잡았을 때 태음인이나 소양인 체질을 떠나서 3지가 삽(澁)맥이 잡혀요. 충실하지 않은 맥이 나타나죠. 삽맥(澁脈)은 '망혈(亡血)', 뭔가를 생각해 볼 수가 있죠. 피를 흘리지 않았는데 다른 원인이 있었다는 것이죠. 그리고 기혈이 쇠패(衰敗)된 사람한테 이 맥이 나타난다고 했는데 기혈이 굉장히 허탈한 상태, 기혈이 모두 허한 상태가 뭔가를 생각해 보자면, 오래된 병에 이 같은 맥이 나타날 때는 죽는다고 했거든요. 이 병의 대표는 지금의 암(癌)이죠. 옛날 같으면 폐결핵이나 암이었겠죠. 기혈이 모두 쇠진해서 나타나죠. 미미욕절할 때 나타나죠. 말기 암 환자 모두가 미미욕절하진 않겠지만 대체로 마지막에 그런 경향이 있어요. 환자를 보면 이분이 확실한 기운을 가지고 왔다고 하더라도 침을 놓으면 활실하게 보이지만 그게 허사였다는 것이 침을 놓았을 때, 맥이 규삽맥으로 바로 빠지는 경우가 있어요. 그것은 병이 실제 있지만 열심히 사니까 기운만은 열심히 도는 것 같아요. 그런데 침을 놓거나 다른 조치를 취하면 본래 맥상이 나타나는 것입니다. 그런 사람은 암이 늦게 발견이 되고, 양방에서도 그러는데 휴직기의 암이죠. 그런 사람을 조기에 발견해서 수술을 하거나, 항암 치료를 한다고 하면 생사람을 잡는 것이죠. 진료를 하면 할수록 맥에 대해서 환자의 상태를 보고 느끼는 게 많은데 암 환자를 보면서, 암 환자가 아니더라도 다른 환자를 보면서 헛된 치료로 병이 깊어지는 것을 볼 경우, 애석하고 안타까운 마음입니다. 전체 1, 2, 3지가 미하면서 세할 수는 있어도 미미하기는 어렵습니다. 몸이 약해지더라도 세유약해지는데 실제 미미해지는 경우는 기혈이 휴손되어서 병이 중한 상태입니다. 예를 들면 기혈이 크게 미하다, 실제로 자한(自汗)이 너무 흘렀다 하면 일시적으로 나타날 수가 있습니다. 그리고 환자 중에 보면 10년 이상을 매일 조기축구를 했어요. 이분이 허리가 아파서 왔는데 맥을 짚어 보니 맥이 미(微)할 정도로 쇠약해요. 소양인인데 2지가 부중일 때는 안 나타나고 중침시에 맥이 나타나요. 운동을 하기 때문에 그러지만 근육이 튼튼히 잘 발달되어 있죠. 그런데 과연 이런 맥을 가지고 이 사람이 장수하는 데 도움이 될까? 지켜봐야죠. 무슨 뜻이냐 하면 그 사람 나이가 46세인데 이런 맥으로 그 사람이 70, 80세 이상 장수할 수 있는지? 기회가 된다면, 그분 같은 사람들을 100명이면 100명 모아서 장기간 점검을 해 봐야지요. 그러나 저는 장수에 도움을 주리라고는 생각지 않아요. 현재 장수자들을 보면 알죠. 그런 맥상과 그런 인생을 살아 왔는지 살펴보면 알 수 있습니다. 저는 건강장수학을 연구하면서 분명하게 얻은 바가 있습니다. 장수자들을 잘 살펴보세요. 건강관리와 노력 중에서는 생각 밖으로 건강증진이나 장수에 별 도움이 되지 않는 경우도 있습니다. 맥을 보아도, 맥이 침한 것은 상관이 없지만 그 맥이 완실하고 화완해야 되는데 그 맥이 흐트러져 있으니까 정혈이 소비되어 있죠. 맥이 하나의 완실한 기운을 갖는 것은 그 사람의 선천지기나 후천지기가 좋아서이고 그런 경우는 장수할 만해요. 어떤 병이 있어도 그 틀을 가지고 있으면, 그리고 큰 병이 있을 때도 마찬가지예요. 그 틀을 유지한다는 것은 선천의 기운이나 후천의 기운이 강건하다는 뜻이에요.

제16절 세맥(細脈)

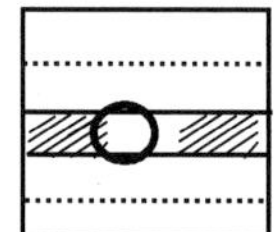

1. 세맥(細脈)의 맥상(脈象)

細線往來更可觀

* 미맥(微脈)에 비해 조금 크고, 맥박의 왕래가 손끝을 누르거나 들거나 형상이 있다. (입문)
* 오산보는 '소맥(小脈) [세맥(細脈)]은 형체가 정상맥보다 배 정도 감소된 것' (맥학집요)
* 세맥(細脈)은 미맥과 같이 작으나 맥상이 끊어지지 않고 항상 감촉되고, 가늘며 곧고 연하면서 실이 손끝에 감응되는 것과 같다. (맥경인용의 빈호맥학)
* 세맥(細脈)은 맥이 가늘기가 실과 같으나 손가락에 감응되는 것이 분명한 맥상이다. (맥형 연구)

2. 세맥(細脈)의 의미

* 혈을 운영하는 기도 부족하고 맥관 내의 혈액도 부족하므로 맥이 실처럼 가늘게 박동하는 것 (입문진단학)
* 삼부(三部)에 모두 소맥이 나오고 왕래, 상하에 모두가 그러하면 이는 타고난 체질이 청고귀인이지 병은 아니다. (맥어)
* 세맥은 기혈이 구허(俱虛)한 것은 부족으로 맥을 충만하지 못한 관례로 허로(虛勞)로 인한 것이다. 또한 습사(濕邪)가 맥관을 압박하여 저해하기 때문에 세맥이 나타나게 된다. (동의진단학)
* 대체로 기허하여 혈을 운행할 힘이 약하고 혈소(血少)하여 맥관을 가득 흐를 수 없으므로 맥관이 수축하여 혈소하게 되고 그 충실도가 감소되어 맥의 형(形)이 선(線)과 같이 가늘어진다. (한방진단학)

3. 세맥(細脈)의 주병(主病)

1) 『入門』에 "細爲寒濕 爲脹泄(세맥은 한습으로 인한 창만(脹滿)과 설사를 주재한다.)

   ……세긴(細緊)은 징하(癥瘕)·적취(積聚)가 얽혀 있는 것이니, 혹 자통(刺痛)과 위궐(痿蹶)이 발생한다. 내상에 세맥이 나타나면 심신(心神)이 과로(過勞)이고 우수(憂愁)나 사려(思慮)가 과도하기 때문이다. 오장(五臟)에 연(涎)이 응체(凝滯)되어 기혈이 손상된 것이다."

2) 『맥학집요(脈學輯要)』에 "이동벽은……토혈·육혈에 침세한 증은 살 수 있다. 우수(憂愁)와 노역(勞役)이 과도한 사람의 맥도 세하다. ……장로옥은 ……양기가 쇠약해진 증후이다.

   ……(「소문·맥요정미론」에 세하면서 골(骨)에 부착(附着)되어 있으면 적병(積病)……사기(邪氣)가 유여하면 맥이 대(大)하고 (사기(邪氣)가 옹만(壅滿)하기 때문) 정기(正氣)가 부족하면 맥이 소(小)하여진다." (혈기가 쇠소하기 때문)

3) 『맥어(脈語)』에 "음맥이고 부족으로 인한 것…… 모든 부위가 소(小)하면서 급(急)한 것을 다 해당하는 장부의 산가(疝瘕)라 한다." [諸部小而急 皆曰 疝痂]

4) 『빈호맥학(瀕湖脈學)』에 "혈기가 미약하니, 허손노상(虛損勞傷)과 칠정괴려(七情乖戾)로 인한 것이다."

5) 『사언거요(四言擧要)』에 "중습(中濕)증이나 혈은 허하다."

6) 『동의진단학』에 "기혈(氣血)의 양허(兩虛), 모든 허로(虛勞), 습기하주(濕氣下注)"

7) 『한방진단학』에 "세는 제허(諸虛)·기소혈쇠(빈혈)·노손부족(만성소모성질환)을 주하고 습침(濕侵)도 주한다."

4. 세맥(細脈)의 임상적 고찰

1) 앞서 여러 의서에서 밝히고 있는 대체로 만성허로상태 – 만성피로 증후군, 빈혈, 악성빈혈, 현훈, 산후 허로, 부부관계과다, 노력과다, 만성염증의 지속 등 – 에서 발생하는 기혈(氣血)의 부족(不足)상태, 생명력이 저하되는 상태에서 볼 수 있다.

2) 또한 병중(病重)한 상태에서 세한 맥을 동반하기도 한다. 예로 세활이약(細滑而弱)하거나 세규삽(細芤澁) 하는 등의 맥상 – 말기적 질환, 암증환자 등에서

3) 정상적인 상태에서도 나타나니 전체적으로 세완(細緩)한 느낌일 때이다. 그런데 의자(醫者)가 세(細)만 보고 체약(體弱)하다고 하는 경우도 있으니 더 살펴보아야 할 일이다.

5. 세맥(細脈)에 대한 강의

세맥(細脈)을 보면 미맥에 비해 조금 크고, 맥박의 왕래가 손끝을 누르거나 들거나 형상이 있다고 했어요. 조금 전 이야기를 했지만 '미맥은 끊어질 듯 하다'고 했는데, 세맥은 가늘며 곧고 연하면서 실이 손끝에 감응되는 것과 같다고 했어요. 그렇지만 '이것도 타고날 때 세맥이 있는 경우는 청고귀인이지 병은 아니다'고 했어요. 원래 강건한 사람이나 운동을 하는 사람은 맥이 침세하고 그럴 경우에는 병은 아니지만 그렇지 않은 경우는 기혈이 구허한 것으로 허로의 병이죠. 예전부터 그리고 지금도 그러하지만 많은 질환이 허로(虛勞)에서 옵니다. 두통, 요통, 견비통 등……소문학회에서도 생기가 유여하면 무슨 병이 있겠느냐 하는 것처럼, 내장의 기혈이 충실하면 무슨 아픔이 있겠느냐 하는 것처럼, 나이가 60, 70, 80인 노인이 왔을 때도 기혈이 충실하면 아픈 데가 없어요. 병사를 치료하는데 현대의학에서는 어떤 병명을 찾고 병변을 없애기 위해 염증이나 다른 호르몬질환이나 내분비계통의 질환을 의심해서 치료를 하는데, 그게 실제 치

료함에 있어서는 기혈을 충분히 보충하면 그 병사가 100이라 할 때 70, 80%는 사라질 수가 있어요. 정말 약하지도 않은데 약하다고 생각하면서 살아가는 것인가를 봐야 하기도 하지만 대부분 많은 경우 약해서 병이 와요. 예전에 한(汗), 토(吐), 하(下)법을 썼고 지금도 쓰고 있고, 예를 들어 요즘에 반신욕을 많이 하잖아요. 이것은 한법(汗法)이에요. 관장도 하지요. 커피관장도 하고 하는데 이것은 하법(下法)이죠. 그리고 소양인에게 독활지황탕가미를 기본적으로 쓰는데, 어떤 약보다도 소양인 암 환자라도 독활지황탕 본방만이라도 처방한다면 그게 좋을 수 있어요. 단지 형방지황탕의 치료 예로 이번에 의림지에 낸 사람도 있잖아요. '형방지황탕 원방을 가지고 무슨 병이 치료가 되냐'라고 생각할 수도 있겠지만 소양인은 신장을 보하고 비장을 사하고 심장을 사하는 기본 작용으로 치료 작용이 일어날 수 있다는 것이에요. 형방지황탕은 폐대장기운을 더 보고 방제한 처방입니다만 기본이 중요하다는 것이죠. 그것 가지고는 부족하겠지만, 근본이 틀어지면 엉뚱한 치료를 하는 것입니다.

'세맥이 습사가 있을 때에도 맥이 세하다' 그래요. 그래서 한습이다. 창설(脹泄)이다. '창만과 설사일 때 세맥이다'고 해요. '세긴하면 징하, 적취가 있다'고 했습니다. 자통(刺痛), 찌를 듯 통증이 있다 하는데 통증이 심하다 하면 적어도 부활충한 기운이 있거나 이렇게 긴맥이 나타나야 돼요. 화한 통증이 있다 하면 이런 통증은 완만한 통증이거나 심인성 통증이거나 정신적 호르몬기능에 문제가 있어서 오는 통증입니다. 그래서 분명히 장부에 의해서 통증이 온다면 세긴이 나타나요. 우리가 암이 있을 때 혹은 다른 병변이 있을 때도 마찬가지로, 스트레스를 받아 긴장이 되면 그 장부의 기능이 울체가 되잖아요. 위(胃)가 울체가 되거나 비위맥이 중 2지에 체기가 있다 하면 현긴한 맥이 나타나요. 활하면서 현긴한 맥이 나타나겠죠. 그런 과정이 누적되어서 매일 현긴한 맥이 중침시에 나타난다면 만성 체기상태에서 징하 적취상태로 간다는 것이죠. 이런 상태는 형상을 가지고 있을 뿐이지 타 장기로 전이가 안 된 상태죠. 그게 부활충할 때 전이를 생각하고 다른 장기로 전이 변화될 수 있어요. 그리고 쌍쌍현맥이라고 했는데 우리하게 울려요 그러면 암증은 시작이 됩니다. 그리고 규삽맥이 되면 파혈이 되고 괴사가 되어 다른 장기까지 갈 수 있는 상태가 되고 미미해지면 말기 상태에 이르게 됩니다. 세맥은 오장의 연(涎)이 응체되어 기혈이 손상된 것이라 하였고 또 세맥이 나타나면 심신(心神)이 과로라 하여 정신적 과로를 심신으로 표현했어요. 심신, 즉 마음과 정신의 과로예요. 마음을 많이 쓰는 것이에요. 이런 병은 오히려 더 쉬워요. 마음만 바꾸면 되잖아요. 그런데 정신적 과로는 그만큼 정신의 기운을 보충시켜 줘야 해요. 그것은 유전자의 변화를 이야기해요. 유전자가 변한다. 그 대표적인 질환이 암이고 파킨슨증후군이고 또 당뇨도 그럴 수 있어요. 루푸스병도 그러한데 이것은 뇌의 유전자 손상의 병이에요. 뇌를 지배하는 유전자. 정신적 손상을 받았거나 문제를 일으킨 사람이 유전자에 손상을 받은 거죠. 기도나 다른 어떤 것을 통해서 암이 나았다는 사람들은 정신적 깨달음을 통해서 '아, 내가 이래서 이러했구나!' 하고 제정신이 든 거죠. 그래서 유전자가 복귀한 거죠. 유전자가 정상화되는 것이죠. 암이 현대의학에서 왜 난치병이냐 하면 유전자의 돌연변이 때문이라는 것이죠. 미국의 국립암센터로 연수를 다녀오신 분이 현재 의사들도 잘 모르는 최신 암 연구 정보 몇 가지 부분을 강의하셨는데, 세계 암의 연구 40년 결론은 암은 난치병이다, 거의 불치에 가깝다는 것입니다. 세포학적으로 보면 유전자의 돌연변이를 복귀할 수 있는 가능성이 없기 때문이죠. 유전자가 변이가 되었는데 되돌릴 수 없다는 것이에요. 수술로도 되지 않고 또 수술한 만큼 부위만 절제를 했을 때 타 장기에 없으면 괜찮은데 방사선 같은 의미 없는 치료를 해서 오히려 생명을 단축시킬 수 있습니다.

체질침을 놓으면 뇌파가 안정상태에 있고 약을 먹으면 오장육부의 기운을 더해서 뇌가 안정이 되고 머리가 맑아진다거나 환자의 눈을 봤을 때 촉기가 더 있죠. 한 분이 오십견으로 치료를 받는데 몇 개월 동안 안 나아요. 눈을 보니까 촉기가 떨어져 있어요. 과로가 지속되어 있어요. 목양인 체질, 열다한소탕가미증인데 과로를 하니까 눈에 촉기가 떨어져 있는 것이에요. 어떤 한 아이는 독활지황탕가 지모, 황백에 황련, 우방자 1푼을 썼어요. 처음에는 조금 썼더니 안 들어요. 병은 물사마귀가 난 것으로 가슴, 얼굴, 등으로 전부 났어요. 그런데 아이의 눈을 보고 '아이가 많이 좋아졌네요'라고 했거든요. 그랬더니 이후 물사마귀가 전부 없어지고 깨끗해졌어요. 황련, 우방자 1돈을 가미했더니 사라졌어요. 어머니가 더 복용해도 되느냐 하는 것이에요. 물론 치료를 중지해도 되지만, 원인은 스트레스예요. 6, 7세인데 심화로 인해서 그래요. 황련, 우방자를 가미해서 6첩씩 2번을 지어 갔어요. 뇌의 심신이 안정이 되니까 물사마귀가 사라지죠. 제가 암 환자를 보면서 핵심적인 이야기를 합니다. 암을 불러들이고 일으키는 비정상적인 사고나 행동방식, 뇌기능 상태가 있어요. 물론 정상인 사람도 있어요. 그런데 선을 넘은 사람도 있어요. 정상 상태에서 뇌가 불량한, 사고방식이 좋지 않은 경계선을 넘지 않았다고 하면 오래는 살죠. 그래서 3년 동안, 6년 동안 살아 계시는 것이죠. 뇌력이 정상이며 사고방식도 건전한 경우일 때 가능할 수 있지요.

'토혈(吐血), 육혈(衄血)일 때 세맥이 나타난다'고 했어요. 우리가 만성 소모성 질환이 있을 때 피를 많이 소모시키잖아요. 최근 골수암 환자, 골수암 전조증환자, 악성빈혈환자를 봤는데 혈허(血虛)가 오래되면 음허(陰虛)가 됩니다. 혈허나 음허 상태가 되면 세활약(細滑弱)맥이 나오는데 혈허 상태가 오래 되었거나 아니면 선천의 기운이 약해서 음허상태가 되는데 물론 나이에 따라 다르겠지만 음허를 호르몬의 부족, 훼손상태라고 볼 수가 있어요. 뇌척수액 부족, 골수의 부족, 이런 상태의 맥이 무슨 맥이냐 하는 것이죠. 단순히 혈허 상태에서는 활하면서 약한데 심하게 약하진 않고 조금 약하죠. 완맥에서 충실하지 못 할 수가 있어요. 세하면서 조금 약하다. 조금 더 심하게 약하면 양방에서 빈혈 진단이 나올 수 있다는 것이고 환자는 어지럽다고 느끼지 못 하는 상태이지만 어느 정도 숙달되면 환자가 증상발현을 느낄 수 있는지, 양방 진단상 빈혈인지를 가늠할 수 있죠. 팔물군자탕을 쓸 정도면 양방에서 병명이 안 나오죠. 양방에서 빈혈로 나올 상태면 상당히 혈이 부족한 상태죠. 그리고 맥도 그러는데 그런 상태를 지나게 되면 약함이 굉장히 심해져요. 그러면서 규삽맥과 함께 쌍현맥이 나타나요. 그럴 때 골다공증이나 암 초기증상이 나타나요. 그리고 그 단계를 지나면 규삽맥이 삽맥으로 확연하게 나타나요. 이런 맥이 부중시에도 나타나죠. 장부에 암증이 나타나려면 장부의 기운은 강침시에 볼 수가 있어요. 그런데 부중시에도 삽맥이 나타나면 이게 음허가 오래되어서 음허화왕이 되고 그러면서 골수암이 되는 것이에요. '백혈병은 암이 아니다'라는 주장도 있어요. 예전에 봤는데 그것은 암도 아니었죠. 그것은 100% 나을 수 있고, 현대의학에서도 암중에 거의 나을 수 있는 것이 백혈병이에요. 백혈병은 나을 수 있다고 봐요. 그 외에는 돌연변이이기 때문에 나을 수 없다고 일차적으로 생각을 해요. 암에서 1기나

2기냐 할 때, 1기면 정말 다행이에요. 그곳만 떼어내면 되니까. 그 사람의 생각이나 사고방식이나 문제를 계속 가지고 있으면 다른 곳에도 만들어질 수 있기 때문에 그럴 수 있어요. 현재 골수암 환자를 두 분을 보다가 한 분이 치료를 안 받고 있는데 이분을 보니까 확실히 이런 맥상이에요. 음허화왕(陰虛火旺)을 지나서 골수암증맥이에요. 골수암은 실제 골수가 부족해서 골 위나 그런 상태에서 발생되는 것이라 보여요. 예전에 나이든 한 분이 통증으로 왔는데 부원장이 삽맥으로 써 놓았어요. 12월에 내가 간단히 써 놓았고 약을 지으러 왔는데 병원으로 보냈어요. 그 아들이 어젠가 왔는데 그때 병원에 가 검사해 보니까 백혈병으로 진단이 나왔대요. 처음 왔을 때 병사가 심해서, 암으로 진단을 하고 약을 지어주면 뒷감당이 안 될 것 같아서, 병원에서 진단을 받으시라고 보냈는데, 이 앞에 대표적인 암증맥인 규삽(芤澁)맥이 나온 것입니다.

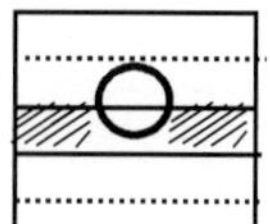

제17절 유맥(濡脈)≒연맥(軟脈), 연(㮌), 연(輭)

1. 유맥(濡脈)의 맥상(脈象)

濡全無力不耐按

* 유(濡)는 힘이 없는 것이니 가볍게 누르면 맥이 잠깐 박동하고 무겁게 누르면 맥박이 문득 없어진다. (의학입문)
* 왕숙화는 '연맥은 매우 연약(軟弱)하고 부(浮)하면서 세(細)한 것이다.'……유부진은 '유는 지(遲)하면서 전혀 힘이 없다. 또 유(濡)는 손가락 가장자리에서 박동하나 도리어 힘이 없는 것이다.' 활백인은 '유는 힘이 없는 것이니 허(虛)하고 연약하며 힘이 없어서 산세(散細)하게 손에 감응되므로 마치 솜이 물 가운데 떠 있는 것 같고, 가볍게 누르면 맥(脈)이 잠깐 박동하나 무겁게 누르면 곧 없어진다.' (맥학집요)

* 맥을 눌렀을 때 힘이 없고 비단이 물위에 떠 있는 듯과 같은 것 (맥어)
* 매우 연(軟)하고 부(浮)하면서 비단이 물 가운데 떠 있는 것 같아 가볍게 누르면 감촉되나 깊이 누르면 감촉이 없어진다. 마치 물위에 떠 있는 거품과 같다. (맥경, 빈호맥학)
* 유맥(濡脈)은 부(浮)하면서도 가늘고 유연(柔軟)하 맥상이다. (맥형 연구)

2. 유맥(濡脈)의 의미

* 망혈(亡血)로 기혈(氣血)이 모두 쇠잔하고, 피폐(疲弊)하여지면 혈은 침분(沈分)에서, 기는 부분(浮分)에서 자기의 자리만을 간신히 지키고 있기 때문에 맥상 가운데 가장 얇은 유맥(濡脈)이 형성되는 것이다. (입문진단학)
* 유맥으로 세연(細軟)하면 기혈의 부족으로 모두 허(虛)한 것이다. 습(濕)에서는 혈관의 압박으로 기가 억제되니, 맥은 연하고 부(浮)로 소(少)하며 허(虛)하다고 논하기보다 증(證)을 참고하여야 한다. (동의진단학)
* 유맥의 형성은 기가 표에서 허하면 맥관이 기허로 인하여 수렴하지 못 하므로 송이(鬆弛)한 세를 형성하므로 맥이 유세무력(濡細無力)해지며 기혈부족(氣血不足)과 허로백손(虛勞百損)의 질병에서 많이 나타난다. (한방진단학)

3. 유맥(濡脈)의 주병(主病)

1) 『入門』에 "濡爲亡血爲冷痺(유맥은 망혈과 냉비를 주재한다.) 그 외 虛汗不止 又乏氣하며 蒸熱殞泄 下體重이라". 또한 「대사전」에 '유맥은 기혈이 모두 허한 증후를 주재한다. ……대개 병후(病後)나 산후(産後)에 이 맥상이 나타나면 정상이나, 평이이 나타나면 역증(逆證)이다.'
2) 『맥학집요(脈學輯要)』에 "이사재는……손가락을 가라앉히며 눌렀을 때 맥이 전혀 없는 것은 혈이 이미 상잔(傷殘)된 것이다. 구병(久病)과 노인에게서

이러한 맥이 나타나면 오히려 반드시 절명(絶命)에 이르는 것이 아니니 그 맥이 증과 상합하기 때문이고, 만약 평상인이나 소년, 장년의 폭병(暴病)에 나타나면 무근맥(無根脈)이라 하니 죽음이 멀지 않다고 하였다."

3) 『맥어(脈語)』에 "음양이 모두 손상된 맥이다. 중습(中濕), 자한(自汗), 냉증(冷症), 비증(痺症)을 주재하고, 양촌(兩寸)이 유한 것은 양허라 하니 힘없이 호흡하고, 양관(兩關)이 유한 것을 중허(中虛)라 하니 비위의 휴손(虧損)이고, 양척(兩尺)이 유한 것은 중습(中濕)이니 유심하면 설사가 발생한다."

4) 『빈호맥학(瀕湖脈學)』에 "병후(病後)나 산중(産中)에는 약을 쓸 수 있으나 평상시에는 유맥(濡脈)이 보이면 근기(根基)가 없는 맥……濡爲亡血陰虛病, 髓海丹田 暗已虧(망혈과 음허로 생긴 병이니 수해와 단전이 암암리에 훼손된 것) 汗雨夜來하야 蒸入骨하고 血山崩倒하니 濕侵脾라. 寸濡는 陽微하야 自汗이 多요 關中은 其奈氣虛何리오 尺은 傷精血하야 虛寒甚이니 溫補眞陰하면 可起疴니라."

5) 『동의진단학』에 "제허(諸虛)로 또는 습병(濕病)이다."

6) 『한방진단학』에 "허증(虛證)을 주하고 습사(濕邪)를 주하며 불급(不及)은 있어도 태과(太過)는 없다." "기허·핍력·망혈·자한(自汗)·천핍(喘乏)·유정(遺精)·손설(殞泄)·골증(骨蒸)·경계(驚悸)에서 모두 유맥(濡脈)이 나타난다."

4. 유맥(濡脈)의 임상적 고찰

1) 기혈허손에서 나타난다.

   기허, 망음, 망양 등에서 완이유(緩而濡), 혹은 활이유(滑而濡)한 상태로 나타나는 경향이 있다. 예를 들면 만성 빈혈, 만성 피로, 만성 신경통 및 관절증을 호소하는 환자 중에도 생체 에너지(기혈)의 부족상태를 동반하여 유(濡)한 기운을 갖기 쉽다. 병인(病因)의 의미보다는 2차적인 현상으로 나타난 병증맥이라서 주맥은 다른 맥(예로 활(滑))이 되기도 한다.

2) 위와 같은 의미로써 만성상태에서 혹은 중병상태에서 허손(虛損)된 상태를

나타낸다. 더 심해지면 유약(濡弱)함을 지나서 세세약(細細弱), 미미유약
(微微濡弱)해진다.

3) 대체로 비증(痺症), 통증(痛症)환자 중에서 활이유(滑而濡)한 맥상태를 나
타내는 경향이 있다. 이는 병증의 원인이 습담(濕痰)의 정체, 혹은 조직 내
의 불순물[담음]과 더불어 과로·질병의 누적·식생활의 불량 등으로 쇠약
해진 기혈의 상태를 의미한다.

5. 유맥(濡脈)에 대한 강의
⇒ 다음 제18절 약맥의 강의 글 참조.

제18절 약맥(弱脈)

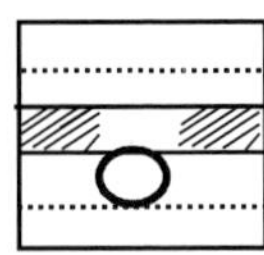

1. 약맥(弱脈)의 맥상(脈象)

弱則欲絶有無間

* 약(弱)은 왕성하지 않은 것이니, 누르면 끊어지려 하여 있는 둥 마는 둥 하
고 손가락을 들면 맥박이 없어진다. (입문)

* 왕숙화는 '약맥은 매우 연약하고 침세하여 누르면 손가락 아래에서 끊어지
려고 하는 것이다.'

* 연맥(軟脈)이 심한 것이다. 실제는 (유맥과) 거의 차이가 없다. (맥어)

* 약맥(弱脈)은 유하면서 침(沈)한 것이다. <맥경>에 '가볍게 눌러야 감득(感
得)된다.' (빈호맥학)

* 약맥(弱脈)은 매우 연약(軟弱)하면서 침세(沈細)한 맥상이라 할 수 있다.
(맥형 연구)

2. 약맥(弱脈)의 의미

* 진정(眞精)과 진기(眞氣)가 모두 고갈되면 음(陰)도 허하고 양기도 쇠약하여 가장 약한 약맥(弱脈)이 형성된다. 자연현상에 비유하면 심한 가뭄에 냇물이 말라 물이 없는 것 같으나 자세히 보면 있는 둥 마는 둥 흐르는 것과 같다. (입문진단학)

* 맥은 혈부(血府)로써 기혈이 유여하면 맥이 충실해진다. 만약 기혈이 휴소(虧少)하면 맥도를 충영(充盈)케 하지 못 하여 맥도가 좁아지므로 맥이 세(細)해진다. 양기가 쇠소하여 혈행을 추운(推運)하지 못 하고 기허하여 외(外)로 고동(鼓動)하지 못 하면 맥세가 연약 무력해져 세연(細軟)한 상이 형성된다. 그러므로 약맥의 침세 무력한 것은 혈휴양쇠(血虧陽衰)하기 때문 (한방진단학)

3. 약맥(弱脈)의 주병(主病)

1) 『入門』에 "弱主陽虛 下體痿, (약맥은 양허로 인한 경부(脛部)와 신체의 산통(痠痛)을 주재한다.) 客風冷氣 巧相鑽이라. ……虛汗泄精 成痼冷하니 少壯이 得之면 不等閑이라."(허한(虛汗)과 설정(泄精)이 발생하여 침한고냉(沈寒痼冷)을 형성하니 소년이나 장년에 약맥(弱脈)이 나타나면 대수롭지 않게 보아 넘겨서는 안 된다.)

2) 『맥학집요(脈學輯要)』에 "대동보는 '병후에 이러한 맥이 나타나면 순증이고, 평상인이나 건강한 사람이 나타나면 허손증(虛損症) 또는 위태한 증후이다.'라 「소문·옥기진장론편」에 '맥이 약(弱)하면서 활(滑)하면 위기(胃氣)가 있는 것'이고 '맥이 약하면서 색(濇)하면 구병(久病)이다.'"

3) 『맥어(脈語)』에 "음맥이며 양허(陽虛)로 인한 공포(恐怖)를 주재한다. 기혈이 부족한 맥상이므로 오랜 병으로 수척(瘦瘠)한 사람에게 많이 나타난다."

4) 『빈호맥학(瀕湖脈學)』에 "陽陷入陰하여 精血弱이니 白頭는 猶可나 少年은

愁라……약맥은 陰虛陽氣衰하야 惡寒發熱骨筋痿하고 多驚多汗精神減하니 益氣調營하여 急부醫하라. (약맥은 氣虛한 병을 주재한다.)"

5) 『사언거요(四言擧要)』에 "濡小는 陰虛요, 弱小는 陽竭이니 양갈하면 惡寒하고 음허하면 發熱이라."

6) 『동의진단학』에 "기혈(氣血)의 부족(不足)인 것"

7) 『한방진단학』에 "음에 속하고 기허하여 형성된다. 기혈휴손(氣血虧損)·원기허모(元氣虛耗)·유정허한(遺精虛汗)·근골유약(筋骨柔弱)·경공자한(驚恐自汗)·면색창백·언성저미(言聲低微) 및 붕루하혈(崩漏下血) 등의 증에서 모두 약맥(弱脈)이 나타난다."

4. 약맥(弱脈)의 임상적 고찰

1) 위의 유맥(濡脈)과 비슷하다. 유약(濡弱)한 맥상으로서 허로(虛勞), 상정(傷精), 만성소모성질환, 퇴행성질환 등의 상태에서 기혈이 약해진 맥상을 보인다.

2) 병증의 진행과정에서 기혈소모로 인한 쇠약한 상태를 반영한다. 특히 혈보다는 기가 부족하여 허약해질 때 약맥(弱脈)이 나타나고, 기보다 혈이 더 부족할 때는 유(濡)한 기운이 더 강한 느낌이다.

3) ≪입문진단학≫에 '약맥은 일반 질환에는 잘 나타나지 않고 각종 악성종양의 말기에 잘 나타나며 특히 위암(胃癌)의 경우에 많이 나타난다.'라 하였다. 내장 기운의 주체인 비위기운이 쇠약해진 경우를 의미한다.

5. 약맥(濡脈)·유맥(濡脈)에 대한 강의

'유맥(濡脈), 약맥(弱脈)은 기혈이 부족하거나 쇠약의 맥이다'라고 생각하시면 될 것 같아요. 입문에 '유맥은 힘이 없어 가볍게 누르면 맥이 잠깐 박동하고 무겁게 누르면 맥박이 없어지는 것'이라 했는데, 물론 없어지지 않을 수도 있는데 맥을 누르면 힘이 없고 물위에 비단이 있는 듯 이러한 맥을 유맥(濡脈)이라고 했죠. 이것은 '기혈이 허약해서 맥관을 수렴하지 못한다'고 하였고, 기운이 있으면 맥을 지켜낼 수 있는데 수렴하지 못해서 허한 것이다. 그리고 부드러울 '유'자도 있고 유약할 '유'자도 있으니까 이게 습기가 많을 때도 그렇겠죠. 활인데 유활하죠, 보통 활만 있지 않죠. 활하면서 유하기 때문에 독활지황탕을 쓸 수 있는 것이죠. (활은 담음을, 유는 기혈부족(특히 혈 부족)을 의미하여 활유한 맥은 담음과 혈허상태가 상존하는 것을 의미할 수 있습니다.) '유맥은 망혈(亡血), 냉비(冷痺)를 주재한다'고 그랬어요. 노인들이 '시리다'는 말을 하는데 신경이 (신경호르몬 계통의 양이 부족하거나 말라서, 혹은 심기부족이나 노화, 적취 등으로 인해 저체되어서) 잘 안 통해서 그렇다고 할 수 있잖아요. 상지가 저리다, 다리가 저리다 등 각자가 어떻게 해석하느냐에 따라 다르지만 치료는 되잖아요. 그중에 하나가 조금 전에 이야기한 TP의 문제로 뇌에서 흐르는 호르몬의 양이 적어서, 즉 뇌정(腦精)이 부족해서 상지가 저리거나 하지가 저리거나 어떤 사람은 한쪽만 저리거나 합니다. 다른 원인은 경추 틀어짐이나 혹은 디스크질환에 의해서 저리기도 하지만 디스크 자체도 크게 보면 상정(傷精)해서 오는 경우라 볼 수 있어요. 이때도 유(濡)할 수 있죠. 디스크 자체가 정(精)을 많이 품고 있는 형태를 가지고 있잖아요. 우리가 습하다 할 때 이 사람이 물기운이 많이 있을 때, 특히 소양인이 '몸이 무거우면서 소화도 더부룩하여 안 되고, 살도 푸석푸석하게 잘 쪘다가 빠지기도 하고, 또 자고 나면 잘 붓는다'라고 하는 사람들의 맥이 유활(濡滑)한 경우가 많죠. 여기서 유맥이 미맥보다 약하다 하지만 제가 보기에는 그 반대의 경우가 더 많아요.

구병(久病)에 이런 맥이 나타나면 절명에 이르는 것이 아니고 폭병(暴病)에 나타나면 무근맥이다. 물론 유맥이 강침압시에 맥이 사라진다면 무근하기 때문에 생명이 멀지 않았다고 하겠죠. 전에 이야기했던 것처럼 양쪽 맥이 어떤 체질이든 간에 한쪽 맥이 사라지면서 양쪽 맥이 사라지기도 하지만 먼저 강침안시 무근해지죠. 그 맥이 유약해지다가 미미해지죠. 병사로 들어갈 때, 조금 전처럼 색(濇), 삽(澁)하다가 유약해지죠. (물론 유약하고 세미하다가 세삽규할 수도 있지만 상황이 다르죠) 유약해지면서 실(實)해지면 살 수 있지만 삽한 기운이 사라지고 유약해져요. 실제 그렇게 가고 있는 환자가 있어요. 색한 기운이 뚜렷하다가 그 기운이 없어지고 맥이 없어지면서 유약해져요. 건실한 뿌리도 없어지는 그런 상태. 그리고 다른 부분은 병후나 산후에 유약한 맥상이 있죠. 기혈의 훼손으로 인한 상태이죠.

학생: 임상에서 많이 나타나는 맥인가요?

최: 활한데 유하면서 활한 맥이 많이 나타나죠. 흔히 '힘이 없다'할 때 '맥이 허하다' 하지만 맥이 겉에만 그러하고 안에는 건실한 경우, 이럴 때 유약하다 할 수 있겠죠. 환자를 같이 진맥해 봐야 하는데. 오늘도 실습할 때 유맥이 있었어요.

학생: 맥에도 뿌리가 없다는 말을 하지 않습니까. 우리가 맥을 짚어보면 왠지 모르게 심박동수가 잘 잡히지 않고 약하다는 생각도 들고 뿌리가 없다는 생각도 들고 어떻게 구체적으로 표현해야 할지 모르겠는데 그런 느낌의 환자를 무맥 비슷하다고 할까요?

최: 그렇죠. 맥상을 이루지 못 하기 때문에 건실한 기운이 없으니까, 여기서는 연약하면서 떠 있는 맥이 유맥이고, 연약하면서 침하면 약맥이라고 했는데 그래서 유와 약은 같다고 하는 사람도 있고 의사마다 다른데, 유와 약은 약간은 다르죠. 유약한 경우는 많이 봤는데 유맥은 부드러운 것이죠. 부드러우면서 약한 것인데 약맥은 기가 탈하여 맥이 힘없이 꺼지는 것을 말하죠. 그래서 '약맥은 진정(진정), 진기(진기)가 고갈되어 양기도 쇠약하여 가장 약한 맥이다' 하였으며 '자연현상에 비유하면 심한 가뭄에 냇물이 말라 물이 없는 것 같으나 자세히 보면 있는 둥 마는 둥 하는 것이다'고 했어요. 기혈이 휴손되어 맥을 채우지 못 하기 때문에 맥이 세해지고 양기도 쇠해져서 추동하지 못 하는 이유로 맥도 연약해진다고 하였습니다. 그래서 「입문」에 보면 양허로 하체가 산(?)하다. 산통이 있다고 하였습니다. 다리 아프다고 하는 사람들의 맥을 잡아보면, 다리가 아픈지 아닌지를 알 수가 있습니다. 침안시에 분명히 3지에 촉지가 돼요. 하체가 많이 아프거나 저리거나 무겁거나 하

며 소음인이나 소양인이나 태음인의 목양인도 침안시 3지가 잡혀요. 소양인인데 좌 3지가 잡힌다 하면 좌측하지를, 우3지가 잡힌다 하면 우측하지를 생각해 보셔야 해요. (만약 3지보다 1지가 우선이라 하면, 즉 더 실(實)하면 상초인 뇌의 문제가 더 큰 원인이라고 보겠죠) 그래서 환자에게 이런 맥이 나타날 수가 있어요. 하초에 담음이 정체되었다면 활맥이 주맥으로, 긴장이나 스트레스 누적이나 극심한 통증을 위주로 한다면 현긴맥이 주맥으로⋯⋯. 맥이 약한데 있다가 없다가 있다가 없다가, 이럴 수가 있죠. 그럴 때 기혈휴손이나 진액부족으로 인한, 정기허탈로 인해 통증이나 저리는 증상이 있죠. 실제로 우리가 통증이라 할 때 '그' 통증을 느껴 볼 수가 있어요. 진짜 머리가 콕콕 찌르면서 아픈 것인가? 우리하고 멍멍하고 불편한 것을 통증이라고 표현하는가? 우리가 증상하고 맥상을 대조해 볼 필요가 있어요. 분명히 극심한 통증을 일으킨다면 맥이 현긴한 맥이나 상충한 맥이 나타나요. 왜냐하면 이 사람이 망양과 망음의 말증이나 정기가 소모되어 당뇨의 말기에서처럼 통증이 온다고 해도 어떤 통증이든 심하면 맥에 충(衝)한 기운이 있죠. 침하면서 미약할지 몰라도 침하지만 상충하는 충맥이 있어야죠. 그러하지 않고는 극심한 통증을 호소하진 않죠. 만약에 그러한 맥이 긴실한 맥도 없고, 상충한 맥도 없는데 그런데 통증이 오면, 심인성의 통증이 아니라면 노화성 암증도 생각해 봐야 하죠. 암이 퍼져 가는 과정에서 은근하게 통증이 오는지 생각해 봐야 해요. 그리고 유맥과 약맥과 세맥과 미맥의 차이에 대해 책에서는 '유맥은 연약하며 세하나 부하죠, 약맥은 유맥과 비슷하나 침하며, 미맥은 극세하고 연하여 있는 것도 같고 없는 것도 같으며 세맥은 형이 세하나 맥의 왕래가 분명하고 연약하지 않는 것이다' 하였습니다. 정리가 잘 되어 있는데 '유맥은 부유연하여 습사가 함께 나타나기 쉽지만, 약맥은 약무력하여 기의 쇠약을 의미하고 유맥은 정혈훼손하여 습담을 가지기 쉬운 상태에서 발현하는 경향'이라 하여 소양인이나 태음인에게 많이 나타나고 약맥은 기혈훼손으로 인한 소음인의 망양 상태에서 발현된다고 보겠습니다.

[후기] 유맥과 약맥, 허맥은 비슷하지만 차이가 있죠. 유맥은 부드러움이 있는 유연한 상태에서 약함이 있어 물기를 머물고 있는 듯하고 정혈부족 [혈부족]이나 음허의 상태를 반영하기에 현대적인 병증이 존재하기 쉽죠. 예를 들어 빈혈, 골다공증, 호르몬 부족, 만성소모성 질환 등과 악화된 경우라면 골수암, 혈액암과 말기암의 일부에서. 처음에 망혈(亡血)을 주재한다고 하였죠. 그런데 약맥은 기의 부족 상태보다 더 심한 양허(陽虛)증의 상태로 혈보다는 양기의 소모나 훼손, 손상을 의미하죠. 양기의 손상을 현대 병명으로 말하기에는 어려움이 있어요. 제반 질환 중 만성화, 소모성이 나타날 때 유약한 맥을 나타내는데 어떤 특정질환을 거론하기는 어렵다는 의미입니다. 양기(陽氣)란 추동하고 추진하며 활동하려는 기운으로 이런 부분이 부족할 때 생명활동의 저하와 쇠약을 동반하죠. 허하다와 약하다는 차이를 살피자면, 평상시 일반인이 과로 등으로 기혈이 부실해진 일시적인 상태가 허(虛)이죠. 과도한 운동이나 육체적인 노동 이후 허탈하다는 것인데 기혈 부족으로 쌍화탕이나 십전대보탕을 복용하려는 상태라 볼 수 있습니다. 약(弱)은 이보다는 깊은 상태의 훼손상태라 보입니다. '저 사람이 약하다' 할 때 어느 정도 긴 기간 동안 허약한 체질상태를 가진 경우를 의미하지 않습니까. 그런 경우에 약맥을 볼 수 있다는 것입니다.

또한 대체로 유약함은 병증이지만, 유약한 맥상이 평맥(平脈)으로 자리 잡은 경우도 볼 수 있는데, 대체로 유전적 성향을 갖고 있어 자매간 형제간 모두 유약한 맥상을 보입니다. 과거에는 영양결핍이나 생활상 어려움이 컸던 만큼—예를 들면 오늘날 아프리카, 중남미 등지의 일반인—그런 상태로는 물론 단명할 수 있었겠지만, 오늘날 우리나라 같이 평온하고 안정된 삶의 공간에서는 일반 생명활동을 유지하는 데 어려움이 없죠.

(먼저 환자의 사례) 환자 한 분이 직장에서 일을 하다가 쓰러졌어요. 일어나 보니까 병원이더라는 것이에요. 재작년 12월에 발생을 했는데 그 후로도 반복을 했고, 최근에 치료를 하면서 '다발성 경화증'이라 하였다가 요즘엔 그것도 아니라고 해요. 서울대 병원에서 아스피린과 데파킨이란 약을 처방받고 또 병원에 있다가 5월 9일, 24일 날 왔거든요. 그리고 병원에서도 간에만 해롭지 않으면 한약을 먹어도 된다고 했어요. 그런 이야기를 듣고 서울대는 한의학 연구모임도

있다고 하며 한의학에 대해 우호적인데, 연세대 병원은 아주 부정적이고 수술 위주로 치료하며 현대의학에는 절대적이고 한의학에 대해선 부정적이라 합니다. 그런데 이 환자의 맥상이 우측이 1지, 1지이다가 침안시에 1, 2지 정도이고 활실한 기운이 느껴지고 좌측에 1지, 1지, 3지로 세실활 기운이 있습니다. 심화가 계속 상충되는 상태인데 자율신경기능검사상 TP가 얼마냐 하면 처음 왔을 때 315, 교감신경이 92, 부교감신경이 166이었고, 두 번째 왔을 때는 TP가 282, TP라는 것은 뇌의 총활성량인데 10대들은 보통 2000 이상이 돼요. 1000 이상 1500, 2000 정도가 돼요. 환자 나이가 34세이니까 1000 가까이 되어야 해요. 적어도 700 이상은 머물러야 되는데 이렇게 낮아요. 뇌기능이 저하되어 있다는 것이죠. 원인은 정신과로의 지속으로 예전에 밤샘 일을 많이 했고 분노, 심화가 상충되어 있어서 뇌가 자극이 되어 이런 일이 일어난다고 봐요. 뇌기능은 저하되어 있으면서 심화가 계속 끓어오르는 그런 상태에 있어요.

그리고 다른 환자는 딸 때문에 왔어요. 초등학교 2학년인데 얼격증이예요. 태양인 얼격증. 복통이 수년간 지속이 되고 엊그제는 구역질이 났어요. 태양인의 병은 난치병이라 하는데 실제는 난치병은 아니죠. 우2지, 좌3지 위주로 뛰어요. 금양인으로 오가피장척탕가 부자 5푼을 썼어요. 이런 증상이 오래 있었는데 태양인 금양체질 성향이 '지도력이 있다'고 그러죠. 자기주장이 강하고 독립성이 강하고 자기를 무시할 때 다른 체질과 다르게 욱하는 성질이 강하죠. 그런데 아버지의 맥을 잡아 봤어요. 우2지가 활완(滑緩)하게 뛰어서 이 사람은 비위가 실하다 생각했는데 좌측 1, 3지가 삽(澁)하고, 부실(不實)하고 불충(不充)하고 채우지 못 하고 있어요. 건실하지 못해요. 그래서 규삽(扎澁)이라 생각하고 이 사람이 상처를 받은 것이 있구나 생각했습니다. 우리가 1지가 상할 때 다른 것도 마찬가지이지만 폐, 대장의 기운이 상한 것이죠. 좌측이면 심, 소장이 아니냐고 이야기할 수 있지만 상중하로 봤을 때 심폐기능을 상했어요. 3지는 바깥쪽에 뛸 때는 신장이나 방광 쪽이고 안쪽에 뛸 때는 장이나 대장이에요. 아무튼 이분에게 당신은 심폐기능이 안 좋고 진액이 부족한 상태라 하였는데, 이분이 나이 45세에 키가 184㎝, 몸무게가 85kg인데, 가끔씩 숨이 가쁘고 속이 뜨거워 견디지 못한다 하고 얼굴이 작년부터 검어졌고 체력도 저하되어서 부인이 태양인이라 직관력이 있어 남편 건강이 안 좋은 것을 알고 모시고 온 거예요. 남편에게 "혹시 배신당한 적이 없느냐" 하고 물었더니 작년에 일하다가 크게 배신을 당했대요. 그때 열 받고 소양인의 울화병이 생긴 것이죠. 그래서 정신과에서 상담도 받고 약도 먹어 보았지만, 속이 뜨거워서 잠을 못 자고 하여 미칠 것 같다가 최근에는 당뇨까지 생겼어요. 이렇듯 정신적인 상처가 실제 병을 만드는 것인데 이런 경우가 요즘에 흔하죠. 적지 않아요. 소양인이 좌측1지가 쇠약한 경우가 많다는 것이죠. 옛날에도 그랬는지 모르겠지만, 요즘에 소양인이 우측2지가 실하고 좌측1지가 약맥은 아니면서 약하게 토양1형 정형인데, 상대적으로 약하고 침울하게 나타나는 맥상이 많아요. 심폐기능이 약해지는 것은 자신감이나 의욕의 감퇴상태인데, 예전에는 자기 동네에서 그 주위만 알고 '내가 이 정도에 만족하고 살면 되지'라고 했지만 이제는 우리는 최상만을 바라보고 그런 사람이 안 되면 불만을 갖거나 불행하다고 여기죠. 자기만족을 잘 못한다는 것이에요. 그래서 자신감이 떨어지지 않나 하는 생각이 들어요. 폐기능이 떨어지지 않나. 그리고 대기오염이나 운동부족도 원인으로 작용을 하겠지만 운동을 한다고 해서 폐기능이 모두 회복되지는 않겠지만 환자의 부인은 중요한 것을 느꼈어요. 이 사람을 그대로 놔두면 중병이 되겠구나 하는 것을 감지했어요.

　이제 제가 소음인의 한 분의 맥에 대해서 이야기를 하려 하는데 현긴(弦緊)한 맥이 나타난 환자가 좋아지려면 어떠한 맥이 나타날 것 같나요? 현긴한 맥이 사라지면 어떤 맥이 남을까요? 한 분은 2월 7일 서울에서 소개로 왔는데 머리에 문제가 있었어요. 그래서 '머리를 다친 적이 없느냐'고 물었을 때 여 '뻑치기(술 먹은 사람의 머리를 때려서 정신을 잃게 만들어 지갑 등을 훔치는 것)'를 당했대요. 그 후로 2, 3개월 동안 근무를 못하고 4개월 동안 요양을 했는데 이런 사고를 당하면 TP가 굉장히 낮아지죠. 사고를 당하면 팔, 다리도 마찬가지지만, 특히 머리 사고를 당하면 뇌의 손상으로 후유장애가 남아요. 뇌에서 오장육부를 조절한다거나 뇌의 중추신경에서 주위 조절능력, 사고, 분별, 판단능력, 기억하고 추리하는 여러 가지 기능들이 떨어져요. 예를 들어 TP가 500 이하이면 원만하게 판단, 분별할 수 없게 되죠. 이분이 소음인으로 좌3지가 색맥(濇脈)이 나타났어요. 그리고 소실이 돼요. 소음인인데 말이죠. 3번째 내원했을 때 전체적으로 현긴(弦緊)한 맥이 나타났어요. 처음에는 승양익기부자탕을 썼고 안 되겠기에 상황버섯을 가미해서 썼는데 현긴한 맥이 사라지면 유약해져요. 완약해지

죠. 긴장이 풀리면 풀어지죠. 맥이 완고하게 긴장되어 있으면 그게 건실한 것이
아니라 헛된 사기로 병사잖아요. 병사로써 현긴한 맥이면 이게 사라지면 풀어지
죠. 그래서 환자가 침을 맞고 집에 가면 지친다고 그러죠. 기운이 부족해서이기
도 하지만 체질침 맞고 기운이 떨어지거나 그렇진 않죠.

　체질침은 정말 미미하고 욕절한 상태에서 침을 놓아도 집에 가서 지친다는
말을 하지 않아요. 그런데 교감신경이 항진된 현긴한 맥상이 있을 때 긴장상태
에 있었던 것이 사라지면서 풀어질 때 지치죠. 이 사람은 우측은 이러했는데 좌
측은 삽맥(澁脈)이 사라지고 세세허약(細細虛弱)이 되었어요. 수양맥-3 정도,
그래서 약을 복용했는데 약이 효과가 좋아서 승양익기부자탕에 인삼 3돈을 넣
고 상황버섯 1돈을 넣었어요. 좌3맥에 하복부에 결체가 있죠. 이번에 왔을 때는
완맥이 되었어요. 맥의 변화가 현긴한 맥이 사라지면 유약하거나 활약하거나 약
해지죠. 그러다가 그 약함이 채워져야 하죠. 완실(緩實)해져야 하죠. 그런 과정
을 거친다는 것이죠.

　학생: 소양인 같은 경우에 배신당해서 그렇다는 것은 무엇을 보고 그렇다는
　　　　 것인가요?
　　최: 폐를 상했잖아요. 그리고 삽(澁)하잖아요. 맥이 충실하지 못 하다는 것
　　　　 은 실제로 그런 상태를 당하지 않고 그렇게 나타나진 않아요. 노인 암
　　　　 환자에서 다는 아니지만 대체로 그렇게 나타납니다. (물론 망진(望診)으
　　　　 로 볼 수 있다.) 지금 치료 중인 폐암 환자 한 분도 그러한데 이런 맥
　　　　 이 나오려면 마음의 상처 없이는 오기 힘들다는 것이죠. 담배 때문에
　　　　 폐암이 온다? 암의 종류가 DNA구조상 300가지 이상이 나오는데 지금
　　　　 까지 발견한 것이 100가지 정도라고 해요. 대략 200가지는 아직 발견하
　　　　 지 못 하고 있는데, 전 방송인 이 모 씨 폐암의 구조상 원인은 담배가
　　　　 아니라고 했어요. 하여튼 부실하다, 유약하다, 삽하다 하고 우리가 완삽
　　　　 (緩澁)한 것은 허로상정으로 과로를 했거나 정신과로, 부부관계를 많이
　　　　 했거나 노동이나 운동을 많이 했을 때 유약하면서 삽한 경우가 있어요.
　　　　 그런데 이 삽이 병사처럼 깔끄러워요. 그래서 공격적이 되는 것이죠.
　　　　 배신을 당했기 때문에 분노를 가지고 있는 것이죠. 분노의 이면에는 또

하나의 상처를 가지고 있는 것이고. 그러니까 분노할 때 상처가 없이 크게 분노하진 않죠. 자존심을 건드리는 것이 상처죠. 환자 한 분은 신앙을 통해 영적 능력을 얻어서 사람을 보면 이 사람이 왜 아픈지, 어떤 문제가 있는 것인지, 아기가 울면 배가 아파서 우는지, 사랑이 고파서 우는지, 실제 문제가 있어서 우는지 보이고 알 수가 있답니다. 그래서 이분이 성직자한테 불려 다녀요. 집으로 전화를 하면 받지 않는대요. 사람을 불러들이면 자기가 종파가 될 수가 있으니까 일체 안 받고 사람도 안 보고 교회에 가서 보는데, 이 환자 말이 자기하고 대화할 수 있는 사람이 우리 광주에 별로 없대요. 한 분이 계셨는데 그 노인이 돌아가셔서 말할 사람도 없고 그러는데 "내가 말을 한 것은 자신이 말하는 것이 아니다"고 말을 해요. 자신도 모르는 신이 말하는 것이다. 이 또한 생각하기 나름이죠. 한의학에서 말하는 망진(望診)이죠. 보면 안다는 것인데 그런 능력은 어떤 수련을 통해서나 학습, 교육을 통해서 일정하게 얻어질 수가 있죠. 배신당한 사람은 배신당한 마음이 있죠. 배신이 얼마나 무섭고 해로운가? 예전에 위궤양 환자[실제는 위암]인데 자신이 철석같이 믿었던 상사가 자기를 빼고 다른 사람을 진급시켰다는 것이에요. 그래서 이 사람이 배신감이 들어서 위암이 생기고 큰 병을 만들었죠. 미국의 암센터 병원에는 층마다 기도실이 있대요. 영적 능력이 있다는 그분이 TP가 얼마냐? 이분이 목양인(木陽人)인데 1지가 부실, 부정 삽한데 허로상정으로 온 것이에요. TP가 300 정도가 돼요. 머리가 안 좋죠. 눈을 보면 공부를 잘하는 사람은 현실에 있죠. 아주 반짝거리고, 정신질환자는 다른 곳에 가 있지만 이런 사람은 자기를 통제할 수가 있죠. 수련하다가 잘못 빠지면 눈이 여기에 있지 않죠. 아래에 있거나 위에 있거나 옆에 가 있거나 현실에 있지 않죠. 그런 분이 간혹 있어요. 조금 전 그분은 목양인의 뇌정(腦精)부족에 녹용증이죠. 열다한소탕에 용골, 황정, 옥죽, 녹용을 써서 뇌의 에너지를 채워야 할 사람이죠. 이분도 배신을 당했어요. 자존심이 상한 것이죠. 초등학교밖에 나오질 않았는데 교수 등을 만나면 뛰어난 것을 시기를 한다는 것이에요. 교수 이외 별것도 아닌 사람인데 자신을 시기한다고 생각하잖아요. 아무것도 모르는 사람들이 대학만 나왔다고, 자기 동생도 의사인데 하면서, 자신은 공부가 싫어 안 했다면서, 그런 마음을 보면 이분이 얼마나 배운 사람을 시기하는지를 알 수 있죠. 그분은 스스로의 상태를 영적 능력이 뛰어나다고 여길지 모르지만 의사의 눈으로 보면 또 다른 것을 보죠. 이분이 맥상을 떠나서 진단기로 TP가 300 상태를 계속 유지하면 문제가 생길 수밖에 없죠. 지금도 그러하지만 예전의 능력과 판단력이 떨어지게 되고 우울증에 빠지죠. 물론 우울증 환자는 대부분 300 이하예요. 불면증은 높을 수도 있고 낮을 수도 있고 그러는데. 아무튼 이 검사기기가 도움은 돼요. 어느 정도 하다 보면 검사를 하지 않아도, '아! 이 사람은 1000 정도 되겠다. 이 사람은 300도 안 되겠다' 하는 감[느낌]이 오죠. 제가 환자의 경험이 중요하다고 하면서 어떤 기준을 만들어 놓잖아요. 양방이 그러하거든요. 그 기준 틀로 움직이잖아요. 기준 틀이 있어서 기준의 틀 안에 오는 사람들은 즉시 유추를 할 수가 있죠. 간질환자도 그러는데, 간질환자도 회복 가능한 경우, 회복 불가능한 경우, 치료를 한동안 해 보아야 가능한지 아닌지 어중간한 경우도 보고 예측이 가능하죠. 한방에서 맥도 그러하지만 객관적인 틀을 갖잖아요. 틀을 가져야 이런 범주에 귀속시킬 수 있는 것이 있고, 또 안 되는 부분은 안 되는 부분에 포함을 시킬 수가 있고, 자기 틀이 있을 때 어떤 환자를 보더라도 대응을 하죠. 어떤 한 분이 TP가 거의 제로에 가까운 사람이 있었는데 병명이 '척추신경염'으로 이분은 사지가 너무나 아파서 끙끙 앓았어요. 몸무게가 85kg에서 불과 2개월 만에 60kg으로 25kg이 줄었어요. 서울대에서 치료하는데 혼자 옷도 못 입고 걸어 다니기도 불편해요. 제 생각에 한방에서 보면 망양상태에서 상풍(傷風)이 된 것이죠. 의사는 뇌까지 병들지 않고 여기까지(척추) 먹어서 다행이다 했어요. 예전에 경추신경염을 치료한 경우가 있었는데요. 진단을 받고 통증 때문에 왔는데, 물론 대학병원에서 치료할 수도 있었지만 한방을 선호한다고 하여 치료를 했는데, 진단을 해 보니까 실제 여기에 (경추) 병사가 있어요. 그런 분이에요. 기준 틀이 있어야, 환자의 눈을 보거나 거동을 보고 치료할 수 있는 한계를 알 수 있어요. 이분은 여기와서 희망을 가졌어요. 좋은 경험인데 이런 환자가 괜히 만들어지는 것이 아니에요. 이 사람은 죽고 싶은 감정이 굉장히 강했어요. 의식이 굉장히 좁아져 있는 상태였고 죽고 싶었지만 지금은 살고 싶대요.

다른 어떤 환자도 상처를 받고서 올해에도 몇 번이고 응급실에 실려 갔는데 헤모글로빈 수치가 낮고 자궁근종이 있다 하고 다른 원인은 모르겠다고 하는데 이분 말도 그래요. 살고 싶은 마음이 없대요. 그리고 어떤 사람을 확 죽이고 싶대요. 이런 마음이에요. 그런 마음이 병사에 쌓인 것이죠. 그런 병사를 받으면 그 사람이 잘 정화해서 없애면 되는데 쉽지 않기에 병들죠.

엄마나 아빠가 아이에게 뭐라고 하죠? '너 같은 애를 내가 왜 낳았는지 모르겠다'라는 식의 말을 하는 수가 있죠. 이것을 가볍게 지나치면 상관이 없는데 엄마도 사기를 받아서 +1이 되었는데 아이는 +3이 되는 것이죠. 아이들의 아토피의 원인 중에 아이 자체의 문제만 있으면 쉽게 해결이 된다고 그랬죠. 새집증후군처럼 주변 환경이 문제가 된 애들은 심화되진 않아요. 금방 회복이 되거나 완고하게 가진 않아요. 물론 아이 자체의 문제로 정신적인 스트레스를 받고 있거나, 욕심이 많아서 계속 자극을 받아 뇌에서 뇌파가 계속 병사를 만들어 내기 때문에 그러할 수도 있지만, 아이는 정상인데 부모 병사의 뇌파가 외사(外邪)로써 자녀에게 악영향을 주죠. 생후 2개월 된 아이를 치료하는데 경기발작이 일어나 대학병원에 가서 척수검사도 하고 다른 모든 검사를 다 했죠. 병명이 없다 하고 이상이 없다 하여 왔어요. 그 후로 1개월쯤 지나자 아이가 좋아졌어요. 증상도 안 일어나고 태열기가 있다고 하여 지황패독산을 몇 첩 쓰고 완화가 되었는데, 어찌되었든 어머니가 몸은 다 좋은데 머리-뇌만 좋지 않아요. 어머니보고 "머리 아프죠? 치료하세요." 라고 조언을 했죠. 머리가 멍하고 띵하고 맑지 않는 상태가 산후부터 그랬다고 해요. 내장은 좋지만 어떤 정신문제가 있기 때문에 뇌에 병사를 만들어 내고 그게 아이에게 영향을 미친 것이죠. 한 아이는 갑자기 아파서 학교를 가지 못 해 왔어요. 어디가 어떻게 아프냐 하면 팔다리가 열이 나면서 아프다고 그래요. 어제는 팔이 아프다 하고 오늘은 여기가 아프다 하며 만져보면 실제 열감이 있고, 그런 아이들 간혹 오죠? 승양익기탕가미를 썼는데 아이의 의식상태도 떨어져 있고 부모의 병사에 영향을 받으면 애는 병사가 없는 정상상태인데도 동조현상을 만들어서 일어나요. 침을 놓아도 이래요. 그래서 치료의 한계가 있다는 것이에요. 동조현상, 즉 어머니의 기운이 영향을 미쳐요. 그 어머니는 의지가 굉장히 강한 분이죠. 자기 의지를 적절하게 다른 곳으로 쓰면 문제가 없는데 오히려 주위의 나약한 사람은 이런 일을 발생시키지 않아 아이에게 병증이 일어나질 않아요. 심약해서 병사를 만들어 내지 못 하는데 강한 사람은 세상을 살리기도 하지만 해롭게도 하지 않나요.

제19절 허맥(虛脈)

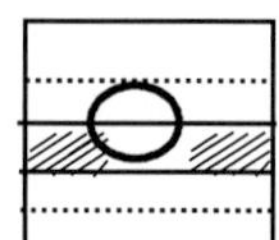

1. 허맥(虛脈)의 맥상(脈象)

虛雖豁大不能固 (허맥은 비록 넓기는 하나 견고하지 못 하다.)

* 손가락을 들거나 누를 때에 비록 넓기는 하나 견고하지 못 하다. (의학입문)
* 왕숙화는 '허맥은 지대(遲大)하면서 연약(軟弱)하여 누르면 힘이 부족하여 손가락 아래로 숨어서 넓으면서 속이 비어있는 것이다.' (맥학집요)
* 맥이 박동할 때에 표부에서 맥박이 있으나 이부(裏部)에는 없는 것을 허맥(虛脈)이라고 한다. (맥어)
* 삼부(三部)의 맥이 거(擧)하여 무력하고 안(按)하여 공허(空虛)한 것이다. (동의진단학)
* 허맥(虛脈)은 유연(柔軟)하고 힘이 없으면서 형체(形體)가 대(大)한 맥상이다. (맥형 연구)

2. 허맥(虛脈)의 의미

* 기혈이 모두 허하면 혈관을 긴축(緊縮)하게 할 힘이 없어서 맥의 범위는 넓거나 힘이 없고, 서사(暑邪)는 같은 유의 기(氣)를 상하게 하고 부족한 기가 외사(外邪)를 방어하기 때문에 범위는 넓으나 힘이 없는 허맥(虛脈)이 형성된다. 이는 얇고 낡은 고무 용기에 물을 절반 정도 담아 놓으면 처음 만질 때부터 힘이 없는 것과 같다. (입문진단학)
* 기가 부족하여 혈을 운하니 맥은 무력하고, 혈이 부족하기 때문에 기를 거하지 못 하니 (동의진단학)

3. 허맥(虛脈)의 주병(主病)

1) 『入門』에 "虛則爲虛 爲傷暑 脚弱喘促 食不消……"(허맥은 허약과 상서(傷暑), 각약증(脚弱症)과 천촉증(喘促症) 및 음식이 소화되지 않은 것을 주재한다.)

2) 『맥학집요(脈學輯要)』에 "장개빈은 '허맥은 정기가 허한 것이고, 무력한 것이고, 신(神)이 없는 것이다. ……미(微)·유(濡)·지(遲)·색(濇)맥의 무리가 허맥의 종류이다.'고 하였으나 어떤 맥을 막론하고 눌러서 신(神)이 없으면 허맥(虛脈)이다."

3) 『맥어(脈語)』에 "상서(傷暑), 장벽(腸癖), 음허(陰虛), 정기부족(精氣不足)을 주재한다."

4) 『빈호맥학(瀕湖脈學)』에 "신열(身熱)하면 상서(傷暑)병이고 자한(自汗)·정충(怔忡)·경계(驚悸)에서도 흔하다."

5) 『사언거요(四言擧要)』에 "혈허(血虛)"

6) 『동의진단학』에 "허증" (맥은 체(體)가 공허하고 포괄적으로 허맥은 기와 혈이 구허한 것이다.)

7) 『한방진단학』에 "기혈부족 및 폐위(肺痿)·상서(傷暑)·다한(多汗)·경계(驚悸)"

4. 허맥(虛脈)의 임상에서 고찰

1) 내원자 가운데 허맥(虛脈)을 겸한 경우를 볼 수 있다. 주맥(主脈)이 아니어도 부맥(附脈), 겸맥(兼脈)으로써 그러하다. 상정(傷精), 기혈허손(氣血虛損)의 상태에서 병사(病邪)가 발생할 때 나타나는 현상이라 본다. 예를 들면 만성피로환자나 과다월경자의 경우에는 주맥으로, 중노년의 만성적인 통증 환자의 경우에도 활(滑)하면서도 허(虛)한 맥상, 혹은 허약(虛弱)한 맥상을 가지고 있는 경우가 있다. 장기 감모(感冒)환자에게서도 흔하다.

2) 만성중증환자·말기 암 환자에게 허맥(虛脈)을 볼 수 있다. 내장의 기혈이 손상, 허탈된 상태로 "구병(久病)에 맥이 허(虛)하면 죽는다"라 한 것과 연관된다.

3) 입문에 "虛大는 勞役損元氣요, 虛濇은 房勞腎水焦라" 하였으니 적지 않은 시대가 흘렀어도 지금 임상에서 나타나는 것을 볼 수 있다. 대체로 과로노역한 사람에게서 허대(虛大)한 기운과 성관계가 지나친 사람에게서 허색(虛濇)한 맥이 나타나기 쉽다. 허색(虛濇)한 경우에는 신정손상(腎精損傷)이 일정하게 이른 중허(重虛)한 상태라면, 보통 일반 환자에게서도 상정(傷精)상태에서는 완전한 허맥은 아니지만 허활(虛滑)하거나 부실한 허(虛)한 기운을 가진 현맥(弦脈) 등 허한 맥상을 겸(兼)한 경우도 있다.

[참고] 부부관계와 색맥(濇脈). 평소 건실한 경우, 관계 그 다음날에는 색한 맥이 나타나지 않는다. 신기가 조금 부족한 사람의 경우에는 성관계 이후 그 부실한 정도에 따라서 대체로 3~7일 간 불충(不充)한 색(濇)한 맥상이 나타나기도 한다. 이런 상황은 건강 정도에 따라 관계 횟수의 조정이 필요함을 느끼게 한다. 신혼부부나 청소년의 수음과다에서도 그 손상 정도에 따라 나타난다. 대체로 회복 중에 색(濇)한 기운부터 소실된다. 치료하면 대체로 그 맥상이 완약(緩弱)한 맥상으로 전변되는 것을 볼 수 있다. 이는 남녀(男女) 모두에게서 볼 수 있다.

4) 또한 입문에 "心中怳惚, 小兒驚風, 虛煩"이라 하였으니 이런 경우를 볼 수 있다. 정허(精虛), 기혈부족(氣血不足)하여서 뇌정(腦精)까지 부족해지면

정신이 불안하고 심장의 기운조절 또한 원활하게 되지 못한 상황[예를 들면 현훈증, 심양허(心陽虛)증]을 유발하기 때문에 발생하는 것으로 여겨진다. 심신증이나 심장신경증, 불안장애, 공황장애 등에서 나타나는 증상으로 그 원인을 찾을 수 있다.

5) 한여름에 더위 먹어서 발생하는 경우이다. 활부(滑浮)하면서 겸하는데, 또한 소아에게 쉽게 볼 수 있는 한출(汗出)과다, 장기 감모에서도 허맥(虛脈)을 볼 수 있다.

6) 『맥어(脈語)』에 "양척(兩尺)이 허한 것은 신겁(腎怯)이라 하니 색맥을 겸하면 반드시 생산(生産)하기 어렵다."고 하였고 불임맥(不姙脈) 부분에서도 "부인의 척맥이 미약(微弱)하면서 색하고 소복이 한랭하고 오한한 것이…… 임신을 할 수 없고"라고 하였는데 불임환자의 남녀에게서 이런 맥상을 간혹 볼 수 있다. 자궁 혹은 신기능이 허손되어 손상을 입은 상태에서 회복되지 않은 상태이니 남자의 경우에는 정자 수 부족 및 정자활동이 미약한 상황 등의 상태에서 여성의 경우, 배란장애, 무월경 등의 상태에서 나타날 수 있다.

5. 허맥(虛脈)에 대한 강의

[* 허맥과 혁맥은 강의 녹취를 못하여 이후에 별도로 작성하겠습니다.]

병자의 허실(虛實)을 구분할 때, 안색이나 행동거지를 살펴서 판별할 수도 있겠으나 막상 체질을 포함한 병증상태의 강약이나 허실을 판별하기란 쉽지 않다. 적지 않게 사적(瀉的)인 치료를 하는 것이 양방치료라면 보적(補的)인 치료 중심이 한의학이 아닌가. 그런데 막상 감기, 해수 환자라 하여도 사법(瀉法), 혹은 보법(補法)을 써야 할지 불명확할 때가 있다. 이를 가늠하는 것 중 맥(脈)으로 선·후천지기와 현재 상태의 허실을 분별할 수 있다. 정기가 유여하고 병사도 충실하다면, 생활관리에서도 담백하고 절제된 소식과 반신욕·사우나 같은 온열의 한법(汗法)을 사용하여야 할 것이고, 정기가 부실함이 있고 병사의 왕성함도 크지 않다면, 충분한 영양섭취와 절제된 운동, 충분한 휴식 등을 유지하도록 주지할 필요가 있다. 맥상으로 보아 허실을 구분한다면, 무엇보다 어떤 맥이 나와도 중침시(中沈時)에 혹은 강침안시(强沈按時)에서 근(根)이 유실(有實), 유근(有根)하며 건실한 상을 나타내는 것을 실(實)이라고 할 수 있다. 예로 활(滑)하거나 부(浮)하거나 현(弦)하거나 하더라도, 맥상 하나하나가 건실한 기운으로써 맥을 싸고 있다면 실한 상태라 볼 수 있는 것이다. 반면 근(根)은 어떠하더라도 맥상 하나하나가 오는데 활하거나 현하다 하여도 충실하지 못 하여 유(濡)하거나 약(弱)하거나 무력한 기운으로써 맥실하지 못 하면 허(虛)한 상태라고 보겠다.

허맥(虛脈)은 "손가락을 들거나 누를 때에 견고하지 못 하고 연약(軟弱)하여 누르면 힘이 부족하여 손가락 아래로 숨어서 넓으면서 속이 비어 있는 것으로 삼부(三部)의 맥이 거(擧)하여 무력하고 안(按)하여 공허(空虛)한 것이다"라고 하였다. 이런 상태도 있겠지만 허맥이 주맥이어도 부맥(浮脈)이나 부중안시(浮中按時) 혹은 표부의 맥상에서 현(弦)이나 실(實)한 기운이 감지되나 중침시 혹은 내부맥(속맥)이 공허한 경우가 있다. 무슨 뜻인가 하면 심리적인 긴장상태나 현대 삶에서 특히 사회적 활동을 하는 경우에 어느 정도 긴장성을 유지하기 때문에 맥상, 겉의 부분은 현활하거나 실한 기운처럼 느껴질 수 있다는 점이다.

허맥은 노동이나 운동을 과하게 하여 기혈이 일시적으로 소모된 상태에서 볼 수 있겠고, 더위를 먹고 지쳐 있는 상태에서도 허한 맥상을 볼 수 있겠다. 또 아이들이 하루 3시간 이상 운동이나 놀이를 하는 경우, 급성 설사상태에서도 볼 수 있다. 모두 기운소모가 된 상태인데 실(實)과 반대된 개념으로 보면 되겠다. 심기가 허탈한 상태일 때는 정충(怔忡), 경계(驚悸)의 상황이 나타나며 표의 위기가 허약해져 자한(自汗)의 상태를 보이겠다. 이런 상태를 제외하고 허맥의 상태를 흔히 나타내는 경우는 오늘날 크게 세 가지로 볼 수 있다. 1) 다이어트로 인한 영양섭취 부족 2) 만성피로상태 3) 중허(重虛)한 상태로서, 그중 첫째는 청소년 및 20대 전후의 여성에게 극심한 다이어트 등으로 인한 식생활불량·영양섭취부족이나 편중에서 오는 체력저하, 빈혈, 생리불순, 전신기능감퇴 등의 현상을 볼 수 있다. 오늘날 여자들의 가장 큰 관심사가 몸매(살)라 하는데, 다이어트를 남용하는 현실에서 초등 고학년 때부터 제때 먹지 않고 굶기가 일쑤라 기혈부족의 부실한 상태를 볼 수 있다. 맥상으로 세허(細虛), 유약(濡弱)함으로써 허맥을 동반하여 나타나는데 이차적인 생리불순(월경량 저하 및 주기불규칙 등), 정신력감퇴(학습능력저하), 만성기력부진(피로), 빈혈, 성호르몬 등 내분비의 분비장애, 조기 폐경 및 조기 골다공증 등을 유발한다. 흔히 혈허(血虛)와 이를 넘어선 음허(陰虛)증 전신성에서 나타나는데, 이는 맥상뿐만 아니라 오링테스트로도 장부가 모두 쇠약한 것을 확인할 수 있다. 둘째로 만성적인 피로를 주증으로 내원하여 보약을 짓고자 하는 경우에 세 가지 부류로 나눌 수 있는데, 병증이 실하여 발생한 경우－예를 들면 만성피로물질의 과다상태·담음성이나 지방성 물질의 영양과다상태 (지방간 등을 포함)－에서는 활(滑)하면서 유실(有實)한 기운을 갖고 그와 다르게 정말 보약이 필요한 경우이며, 정기소모와 기혈부족상태로써 생체에너지의 부족한 경우는 활(滑)하더라도 부실(不實)한 맥상, 유연(濡軟)하거나 유약(濡弱)하는 등 허약(虛弱)한 맥상을 겸하겠다. 그 외 중병환자로서 병중하여 쇠약하고 피곤함이 가중되고 회복되지 않은 경우이다. 세 번째로 만성중증환자, 말기 암 환자에게 허맥(虛脈)을 쉽게 볼 수 있는데, 내장의 기혈이 훼손되어 생기가 허탈된 상태를 반영하며 맥상으로 나타난다. 유근(有根), 유실(有實)함을 잃고 허맥이 주병일 때는 생사를 가늠하기 어려워지고, 부정(不定)불순(不順)함과 겸하여 미미(微微)세약(細弱)해지면서 근소실과 함께 욕절(慾絶)하고자 하는데, 만약 특별한 경험으로 허무(虛無)한 맥상이 유근(有根)해지면서 유실(有實)해지는 것은 생사가 바뀔 수 있는 긍정적인 변화를 의미한다. 기타 방로과다(房勞過多)의 경우에서도 혁(革)하거나 부중시에 활실할 수 있으나 중침시에 허약한 상태를 보인다. 선천적인 허약함이 노정된 경우에서도 유활(濡滑)하거나 유약(濡弱)하면서 허한 맥상을 보이는데 좌우 모두 그러하기 일쑤이다.

 큰 병사와 병증 없이 허한 경우는 단지 보법으로써 크게 효험을 볼 수 있는데 오래된 허증에서도 그러하다. 선천적인 허약함과 후천적인 섭생불량에서 발생한 단순 허증의 병증 개선은 그에 합당한 체질보법으로 2~3개월 이내 허로·망양·망음의 병증이 개선·치유되는 것을 볼 수 있다.

제20절 혁맥(革脈)

1. 혁맥(革脈)의 맥상(脈象)

革如按鼓最牢堅 (혁맥은 북가죽을 누르듯 가장 굳세고 튼튼하다.)

* 혁맥(革脈)은 본래의 기혈이 바뀐 것이니, 부취(浮取)하거나 침취(沈取)할 때에 모두 실(實)하여 마치 북가죽을 누르는 것 같다. (입문진단학)

* 서춘보는 '혁은 피혁(皮革)의 뜻이니 부현대허(浮弦大虛)하여 북의 가죽을 누르는 것 같아서 속은 비고 밖은 팽팽한 것이다'고 하였다. (맥학집요)

* 노맥(牢脈)의 별명으로 뢰(牢)는 그 자리를 굳게 지켜 맥이 상(上)하거나 하(下)하지 않은 것이니 양맥(陽脈)이다. (맥어)

* 부(浮)하고 지(指)에 박(搏)하여 중(中)이 공하고 외(外)는 견함이 마치 고피(鼓皮)를 누르는 것과 같다. (동의진단학)

* 혁맥(革脈)은 부(浮)하면서 손가락을 치고, 가운데는 비고 밖은 단단하여 마치 북 가죽을 누르는 것 같은 맥상이다. (맥형 연구)

2. 혁맥(革脈)의 의미

* 기혈이 고갈되고 허화(虛火)만 상승하여 혁맥(革脈)이 형성되니, 끓는 솥에 물이 거의 잦으면 무거운 솥뚜껑이 들먹이고 증기와 열이 상승하는 것과 같다. 혁맥은 고혈압환자에게 나타나며, 육부에 혁맥이 나타나는 부위가 많을수록 혈압은 더욱 높아진다. (입문진단학)

* 맥이 현하면서 대하면 현맥은 곧 기의 허손이고, 대맥은 곧 혈허가 되니, 기가 허손되면 곧 한증(寒證)이 되고, 혈허는 곧 이부(裏部)의 허증이 된다. 한증과 허증이 서로 겸한 것을 혁맥(革脈)이라. (맥학집요)

* 혁맥은 표강(表强)한 것이고 노맥은 이강(裏强)한 맥으로……혁과 노는 주병

이 달라 혁은 허증, 노는 실증으로 상반되는 맥인 것을 오학고는 혼동하고 있다. (맥어)

* 혁맥은 외는 강하고 중은 공한 증후인바 기허하여 불고(不固)하고 정혈을 장(藏)하지 못 하고 기가 부월어외(浮越於外)하는 관계. (동의진단학)

3. 혁맥(革脈)의 주병(主病)

1) 『入門』에 "革乃虛寒 相搏成이니 崩漏半産 亡血精……(혁맥은 곧 허한(虛寒)이 상박(相搏)하여 형성되니 붕루(崩漏), 반산(半産), 망혈(亡血), 실정(失精)을 주재한다.)

2) 『맥학집요(脈學輯要)』에 "부인에 혁맥이 나타나면 반산(半産), 누하(漏下)의 병증이고, 남자는 망혈(亡血)과 실정(失精)의 증후이다."

3) 『맥어(脈語)』에 "정혈을 잃어버려 기(氣)만 홀로 지키기 때문에 반산, 누하와 남자의 유정을 주재한다."

4) 『빈호맥학(瀕湖脈學)』에서도 위와 동일한 견해로 다만 혁맥을 규맥(芤脈)과 현맥(弦脈)의 상합된 맥이라 지적함.

5) 『사언거요(四言擧要)』에 "남자에서는 실정(失精)증이고, 여자는 실혈(失血)증이다."

6) 『동의진단학』에 "망혈(亡血), 실정(失精), 반산(半産), 붕루(崩漏)"

7) 『한방진단학』에 "중지음으로 기허불고(氣虛不固)·혈허부족(血虛不足)·허노망혈(虛勞亡血)·실정(失精)·반산(半産)·붕루(崩漏)를 주한다."

4. 혁맥(革脈)의 임상적 고찰

1) 겉으로는 실(實)한 맥상이 과하여 충하면서 현긴(弦緊)함을 가지는 듯한 맥상일 때, 혁맥(革脈), 뢰맥(牢脈)이 나타나는 듯하다. 환자를 보니 완고한

관절 삭신통을 호소하는 뇌졸중 경험자로 회복 불가능한 상태에 놓여 있는 사람에게서 중침시에, 그리고 정신적으로 과긴장(분노 울체)된 상태의 소아에게서도 중침시(中沈時)에 혁맥(革脈), 의서상 노맥(牢脈)을 찾을 수 있다. 그 아이는 유정(遺精) 이외 천면(淺眠), 이노(易怒), 육혈(衄血), 복통(腹痛) 등의 증상이 있었고 물론 강강침안시(强沈按時)에는 혁맥은 사라지는데 원래 원기(元氣)가 저하(低下)된 상태에서 병사(病邪)를 겸하여 나타나기 때문이라 본다.

2) 완고한 심장성 고혈압자, 동맥경화·협심증 등을 동반하는 실증의 고혈압자에게서 혁맥(革脈)을 볼 수 있지만, [혁(革)하면서 활(滑)하고 부(浮)하다.] 보통 2차성 고혈압자나 불규칙한 상세불명의 고혈압자에게서는 혁맥(革脈)을 볼 수 없었다. 활완하거나 완약한 고혈압자도 허다하다.

3) 『입문진단학역석(入門診斷學譯釋)』에서 "혁맥은……실대(實大)하니 현(弦)·규(芤) 두 맥이 합쳐진 형상이다. 허한(虛寒)·실정(失精) 및 중풍(中風)·감습(感濕)에 모두 이 맥이 나타날 수 있다. 구병(久病)에는 죽고 졸병(卒病)에는 살 수 있다. 만약 맥이……나오기만 하고 되돌아가지 않으며, 거(去)할 때는 활줄이 끊어지는 듯 갑자기 사라지면 또한 죽는다."라 하였는데 과거 폐암 말기자의 치료 불가능한 상태에 근접할 때 허화상충하면서 위와 같이 가신(假神)상태로써 맥상이 한동안 지속되었다.

5. 혁맥(革脈)에 대한 강의

혁맥(革脈)이 '밖은 팽팽하고 중(中)이 공한데 외(外)의 견함이 마치 고피(鼓皮)를 누르는 것과 같다'고 하였다. 흔히 볼 수 있는 경우가 만성적인 고혈압환자이다. 고혈압환자가 혁맥만 나타나지 않고 활부(滑浮)하거나 현활(弦滑)한 상태도 많은데, 혁맥이 나타나는 것은 '허화(虛火)가 상승하여 외(外)는 강하고 중(中)은 공(空)한 증후로 불고(不固)하고 정혈을 장(藏)하지 못 하고 기가 부월어외(浮越於外)하는 관계'라는 말이 적절한 표현이다. 혈압에 대해서 잠깐 얘기하자면, 오늘날 고혈압의 임상치료 과정에서 잘못이 있다고 생각된다. 1차성이건

2차성이건 원인을 살펴보지 않고 발생된 나이와 상태에 관계없이 누구나 일률적으로 '평생 동안 혈압약을 장복하고 상복하라'고 한다. 노소를 가리지 않고, 상태의 경중을 가르지 않아 이를 살펴보면 적지 않은 문제가 있다. 대체로 본태성보다 2차성 혈압자가 많고 그 경우에 혈압약을 장복하는 것은 건강상 득보다 실이 많은 것 같다. 원인을 떠나 결과만 보고 다스리는 것은 2차적이고 부차적인 질병－예를 들면 신장기능장애, 뇌기능저하－을 야기할 수 있고 어떤 경우에는 부정확한 약의 장복으로 원인을 다스리지 못 하고 더 해로울 수도 있다. 2차성 혈압자의 특징은 혈압이 불규칙하고 양약의 복용과 조금 무관하게 혈압이 오르내리고, 건강상태가 증진되면 치유되는 대체로 신성(腎性) 고혈압으로써, 진맥상 신장기능의 이상이나 신기의 울체상태에서 발현되는데, 그 상태가 현대의료기기로는 진단되지 않아 본태성과 신성을 구분하지 못 하여 제반 문제가 발생된다고 보겠다. 물론 근본적인 원인은 우리나라 의료체계가 치료 위주의 시스템을 가지고 있기 때문에 발생된 의료문제라고 여겨진다. 치료과정에서 약물의 존성이 높은 것도 마찬가지이다.

두 번째로 혁맥은 허로 상태에서 과한 활동성을 가질 때 나타나는 경향이 있다. '반산(半産), 실정(失精), 붕루(崩漏), 실혈(失血)' 등의 상태가 모두 혈기가 탈진된 상태라 맥상이 유활(濡滑), 미완(微緩), 허대(虛大), 규삽(芤澁)할 수도 있지만, 공허(空虛)한 본질의 맥상에서 회복하려는 의지가 활발한 상황으로 혁맥이 나타날 수 있다. 다시 말해서 평소 건강상태에서 갑자기 유산하거나, 붕루 출혈하였거나 노동 및 방노과다할 때 나타날 수 있다. 이와 함께 위중, 위독한 상태로 기혈이 소진되어 가신(假神)만이 생명의 마지막 불꽃을 타오르게 하는 것과 같이, 혹은 생명을 끝까지 지키려는 위기로써 맥상이 굳세게 밖으로 품어져 나와 혁맥의 형상을 보일 수 있는데 이때는 강침안시 유독 미미하거나 욕절한 상태이다.

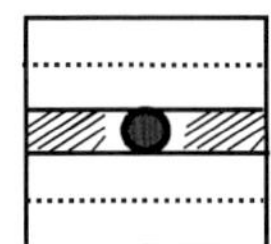

제21절 동맥(動脈)

1. 동맥(動脈)의 맥상(脈象)

動如轉豆無來往

* 맥박이 동글동글 동요하는 것 (맥어)
* 손가락을 들면 없고 찾으면 있으며, 마치 콩이 동글동글 동요하는 것 같되 그 자리를 떠나지 않고 맥박의 왕래가 없다. (입문)
* 왕숙화는 '동맥은 관상에 나타나 두미(頭眉)가 없고, 콩만 한 크기로 동글동글하게 동요하는 것' (맥학집요)
* 맥이 두(豆)와 같은 형태로 궐궐(厥厥)히 동요되고 활이삭(滑而數)하여 유력(有力)한 맥 (동의진단학)

2. 동맥(動脈)의 의미

* 혈분(血分)에 열이 있으면 기(氣)가 혈(血)을 빨리 순환하게 하여 열을 발산시켜야 하나 기(氣)가 약하여 순환시키지 못 하므로 맥에 파랑이 없고 상하로만 박동하며, 약한 부분의 혈관이 터져 탈혈(脫血)·누혈(漏血)·붕중(崩中)·설리(泄痢) 등이 발생한다. 이는 몹시 지친 긴 행렬에 참가자들이 몹시 지쳐 제자리걸음을 하는 것과 같은 현상이다. (입문진단학역석)
* 왕사형이 '기혈이 서로에 침범하여 서로 치고 받아서 고동(鼓動)하는 것' ……하몽요는 '대개 놀라면 가슴이 도돌(跳突:뛰어오름)하기 때문에 맥도 이것에 상응(相應)하여' (맥학집요)
* 음(陰)이 양 부위인 밖에서 단단하게 막고 있어 양(陽)이 안에서 음(陰)과 상쟁하기 때문에 이러한 맥상이 형성되니 음양이 어그러진 것 (맥어)
* 동맥(動脈)의 형성은 음양이 상박함으로써 인해 승강(升降)이 실조(失調)되

면 기혈이 충동하므로 맥도(脈道)가 기혈의 충동에 따라 활삭유력(滑數有力)한 동맥이 되며 게다가 관부의 맥관이 촌척에 비해 약간 높고 약간 조(粗)하면 맥동이 관부(關部)에서 현저하게 나타나는 것……통(痛)하면 혈이 불통하고 경(驚)하면 기가 서진(鼠進)한다. 혈이 없으면 기가 행하지 못 하고, 기가 없으면 혈이 부착될 곳이 없어 음양이 괴위(乖違: 어그러져 틀림)되어 기혈이 상박하는데 이로 인해 동맥에 나타난다. (한방진단학)

* 동맥(動脈)은 콩알같이 둥글둥글한 것이 제자리에서 움직이는 맥상이라고 할 수 있다. (맥형 연구)

3. 동맥(動脈)의 주병(主病)

1) 『入門』에 "動脫血", "或驚或痛 來相攻 四肢拘急 多疼痛 虛勞血痢與崩中"
2) 『맥학집요(脈學輯要)』에 "장로옥은 '음이 허하여 열이 나는 맥상은 척 내에 동맥이 나타나고, 양이 허하여 자한(自汗)을 흘리는 맥상은 촌구에 동맥이 나타난다. 허한 부위에 동맥이 나타나는 것은 사기(邪氣)가 침범할 때에 그 사람의 정기가 반드시 먼저 허(虛)하기 때문이다. ……정기가 허한 틈을 타고 왕성한 사기가 침입하였기 때문"
3) 『맥어(脈語)』에 "촌부(寸部)에 나타는 것은 양동(陽動)이니 양이 동하면 땀을 흘리고, 척부(尺部)에 나타나는 것이 음동(陰動)이니 음(陰)이 동하면 열(熱)이 난다."
4) 『빈호맥학(瀕湖脈學)』에 "動脈은 專司痛與驚" (동통과 경계를 전사한다.)
5) 『사언거요(四言擧要)』에 "陽動은 汗出하고 陰動은 發熱하며 爲痛與驚과 崩中失血이라."
6) 『동의진단학』에 "통(痛) · 경(驚)"
7) 『한방진단학』에 "동활(動滑)은 풍담(風痰)이고 동삭(動數)은 열(熱)이다. 동약(動弱)하면 경계(驚悸)이고 동실(動實)하면 통(痛) · 비(痺)이다. 동허(動虛)하면 실정(失精)이고 동부(動浮)하면 표사(表邪)이다."

4. 동맥(動脈)의 임상적 고찰

1) 가슴 벅찬 일을 당했을 때
   대체로 두려움과 연관되어 가슴 벅찬 일을 당한 후 가슴이 콩콩 뛸 때 동맥(動脈)의 형상을 볼 수 있다. [동약(動弱)하면 경계(驚悸)]

2) 임신맥
   임신 시 척맥에서 부중침(浮中沈)시 동이활(動而滑) 혹 겸 부(浮) 혹 겸 산(散)한 맥상을 볼 수 있다. 최근에는 부중보다 중침시에 나타나는데 그만큼 강실한 임신상태가 드물다는 현실을 반영하는 듯하다.

3) 동통시 [동실(動實)하면 통(痛)·비(痺)]
   긴활(緊滑)하면서 동(動)한 기운으로서 동통한 상황을 연출하기도 한다. 과긴장으로 인한 통증, 혹은 한열(寒熱)이나 허실(虛實)이 착잡된 상황 등에서 발현될 수 있다.

4) 허로상태
   허로(虛勞)와 상정(傷精) 시 동맥이 나타나기도 한다. [동허(動虛)하면 실정(失精)] 방로상정(房勞傷精)이나 과로(過勞) 중에 상풍한(傷風寒)이 겸할 때도 동맥이 출현된다.

5. 동맥(動脈)에 대한 강의

맥에 대해서 볼까요. 동맥(動脈)은 손가락을 들면 없고 찾으면 있다는 것을 떠나서 콩콩콩 뛴다는 것이죠. 동글동글 뛴다는 것이죠. 활삭유력(滑數有力)한 맥이라고 했어요. 이 맥이 왜 뛰는가, 그 의미를 보면, 혈분에 열이 있어서 발산시켜야 하나 기가 약하여 순환시키지 못 하므로 탈혈(脫血), 누혈(漏血) 붕중(崩中) 설리(泄痢) 등이 발생할 때 나오죠. 이는 어떤 긴 행렬에 참가자들이 몹시 지쳐 제자리걸음을 하는 것과 같은 현상이라고 했어요. 참 의미가 있죠. 동맥이 뛸 때를 보면 탈혈(脫血), 누혈(漏血), 붕중(崩中), 설리(泄痢) 이외에 운동하고 땀 낸 후에도 뛰죠. 그리고 부부 관계 한 다음에도 바로 동맥이 뛰죠.

학생: 원장님 그 충(衝)한다는 것은?

최: 충(衝)은 의서에 없는데, 충맥이 실(實)하면 동맥이 될 것 같아요. 충(衝)은 아래에서 부(浮)하면서 위로 톡톡 치켜 뛰는 상황을 나름대로 표현한 것입니다. 심화상충(心火上衝)될 때도 충하고, 충은 또 다른 28맥을 보면서 충을 동으로 쓰면, 그래도 약간 다르다고 생각합니다. 동통, 경계가 있을 때, 놀랄 때, 두려워 할 때, 그러한데 저의 경험을 말씀드리면, 대학시절 시위 이후 도망가다가 느끼는 맥상이라고 봅니다. 80년대 당시의 시위 참여는 절대 다수가 참여한 양심에 떳떳한 일이지만, 그 안에 부끄러운 내용인데 대학시절에 시위 이후 도망을 가다가 한 아파트 벽 뒤에 숨었는데 몰려온 경찰에 잡힐까봐 이게 정말 얼마만큼 가슴이 뛰는지 그때 맥이 동맥이 아닌가 생각합니다. 크게 두려움이나 놀람, 그런 일들이 있을 때 동맥이 뛰어요. 통증일 때도 동맥이 나타나지만 주로 현긴(弦緊)한 맥상이나 활실한 기운이겠죠. 실혈(失血)일 때도 동허(動虛)하겠죠. 침시에 근이 없는 것이죠. 그래서 허한 틈을 타고 사기가 침범해서 동하다 하였습니다. 임상적 고찰을 보면 가슴 벅찬 일을 당했을 때, 너무나 좋은 일을 당하거나 두려운 일을 당하거나 하여 가슴이 콩콩 뛸 때 동맥의 형상을 볼 수 있습니다. 임신맥일 때도 동맥이 뛴다고 나왔는데 동이활(動而滑)한다고 하고 또 다른 의서에서는 부이산(浮而散)할 때도 임신맥이라고 했어요. 3지에서 떠오르면서 충하면서 동, 떠오르면서 통통 뛰면서 활한 것이 임신맥이다 했어요. 부이산한 것도 임신맥이라 했는데 중침시에 산맥이 나타나면, 뒤에 나오는 산맥을 보면 낙태맥이라 했어요. 임부가 산맥이 나타나면 이미 흩어졌으니까, 임신했다면 임신한 기운이 완실하거나 활하거나 부활한 기운이 있거나 그렇게 해서 좌3지에 중침시에 잡혀야 하고 부까지도 올라오는데, 안 나타나는 사람이 있어요. 이런 사람들은 몸도 약하고 태아도 약하고 또 어떤 임신맥의 경우는 거의 3지가 잡히지 않는 맥도 있어요. 여러분도 잡아 보세요. 그런데 산맥이다 그러면 이것은 유산일 가능성이 있겠구나 하고 볼 수가 있죠.

임신 중에 한약이 나쁘지 않나요? 하면서 약을 안 먹더라고요. 그러면 당신이 '원하는 대로 경험을 하십시오.' 하고 그냥 보냈죠. 임신 오저증인데 아이한테 해롭지 않느냐고 간혹 물어 봐요. '해롭지 않죠.'라고 해도 또 물어 봐요. 임신부는 태아에게 해롭다는 것을 확인하려고 해요. 자기가 믿는 바를 고치려 들지 않죠. 의사가 아무리 이야기를 해도 자기 틀이 있어서 자기가 믿는 것을 경험하려고 하죠.

동통 시 활긴(滑緊)한 경우가 많은데 동한 경우도 있습니다. 한열허실이 착잡(錯雜)된 상황이 아닌가 이런 생각을 해요. 허로상태, 동허(動虛)하다고 했는데 '동허하면 실혈(失血)이다'라는 구절이 있습니다. 허로맥이 동하지만 허하죠. 허하지 않고는 허로가 나타나지 않죠. 동삭하면 열이고 동활하면 풍담이고 동약하면 경계고 동실이면 동통이고 동허하면 실정이고 동부하면 표사라 했는데, 여기서 실정이 무엇이냐 하면 여자도 남자도 부부관계를 많이 하면 실정이 돼요. 맥이 동허하거나 아니면 삽활하거나 완삽하거나 완규하거나 이런 맥이 나타나죠. 심하면 완삽하나 금방 회복이 되죠. 여러분에게 하나의 정보를 드리면 쾌요법중에 요료법(尿療法)이 있습니다. 요료법을 하면 성기능의 항진을 가져올 수 있어요. 일종의 정력제, 최음제 역할을 할 수 있습니다. 요료법을 하면 뇌의 호르몬에 직접적인 영향을 주고 여러 가지 인체 생리적 현상에 긍정적인 영향을 주는데 간혹 이렇게 정력이 좋아져요. 물론 모든 체질이나 사람에게 다 그러하진 않아요. 다만 요료법이 자극적으로 성적(性的)인 뇌 호르몬 분비작용을 촉진하죠. 피로할 때도 자기 오줌을 마시면 회복이 되기도 해요. 힘들 때 마시면 그날만큼은 잘 견딜 수도 있고 또 해외여행에서 시차적응을 잘하게 한대요. 프로폴리스를 2, 3방울 떨어뜨려서 마시면 먹기에는 훨씬 편하죠. 또한 프로폴리스를 떨어뜨리면 강력한 약이 돼요. 물론 한계도 있어요. 그 한계를 나도 경험을 했어요. 대체로 모든 물질[약]이 그러하듯, 요료법이 언제나 다 좋은 것은 아니죠. 그런 처방이나 약은 물질적으로 존재할 수 없죠. 10대, 20대의 사춘기, 청년기에 매일 성적인 자극이 일어나는 것은 그만큼 호르몬이 넘치기 때문에 일어나는 생리적인 작용이죠. 우리 한의학의 치료 작용들과 양방에서 진단이 안 되는 현상들도 일정 부분은 인체 호르몬하고 연관이 있어요. 기혈부족, 정의 부족일 수도 있어요. 저는 나름대로 기와 혈을 구분하고 혈과 음을 구분하고 음과 정을 구분하여 환자에게 설명을 하지만 현대의학에서는 호르몬과 관련을 짓지요. 우리가 믿음을 갖는다고 가정할 때 뇌파는 안정이 돼요. 뇌파가 안정이 되면 뇌에서 병사가 나오질 않아요. 그 믿음에도 불구하고 결국 병이 있다면 장부(臟腑)에만 병이 있는 것이죠. 그러니까 정신적인 문제가 있다는 것은 뇌가 안정되지 않은 사람이죠. (단, 뇌파가 안정되지 않았다고 하여 정신적인 문제라 단정 지을 수는 없다.) 한 사람이 다른 한 사람을 믿어요. 그러면 그 사람을 믿는 동안만큼은 정신적으로 안정이 돼요. 절대적 신뢰가 일어나요. 예를 들면 종교, 믿는 동안만큼은 안정적일 수가 있으니까 회복될 수가 있죠. 그럴 때 물질적인 침이나 약이 물론 정신적인 부분까지 일정 부분 다스릴 수가 있어요. 그래서 치료가 되지만 그런 정신적인 신뢰 속에서, 절대적인 믿음 속에서는 중한 내장의 병사는 소실될 수가 있어요. 종교적인 체험 이후 치유되는 경우이죠. 그런데 병이 중한데 뇌의 절대적 믿음이 없는 상황에서는 뇌에서 계속 불량한 자극이 불량한 호르몬분비를 촉진하여 내장의 병사가 발산되는 것이에요. 신뢰가 없으면 치료가 어려운 이유가 있죠. 정신적인 혹은 뇌의 문제가 심각한 사람은 침기운이나 약의 효과가 그것을 극복을 못하죠. 침은 맞을 때는 어느 정도 작용이 일어나지만 그것이 시간이 지나면 사라지고 약도 마찬가지예요. 약의 효과가 그 사람이 병을 만드는 기운과 좋지 않은 작용을 이기지 못해요. 알맞은 처방을 했더라도 이미 그 사람의 생각과 마음이 병을 계속 만들어 내어 치료가 안 되죠. 기(氣)측정을 해 보면 뇌에서 불량한 뇌파가 나오고 심장에서 심화가 계속 떠오르고 정도에 따라서 1이냐 2냐 5냐에 따라 달라지는데 3, 4가 넘어가니까 그것이 강력해지므로 약이나 침의 작용이 중요치 않게 되죠. 이것은 약물적인 치료의 한계를 의미합니다. 인간의 창조는 끝이 없어서 생각으로 한정 지을 수도 없는데 한정된 물질적인 치료로는 더욱 그러하죠. 창조 속에 병도 있기에 어떤 치료도 모든 병을 다 완치할 수는 없다는 것을 말하며 주인인 환자 스스로의 개혁과 통찰만이 질병의 치료 핵심이라는 것을 의미하기도 합니다.

또한 역으로 기본적인 체력이 있는 사람, 좌우맥이 살아 있는 사람은 물질적 치료 없이도 자연치료가 되죠. 크게 틀어짐이 없는 상태에선 절대적 신념과 믿음을 통해서도 회복될 수 있으며, 물질적인 치료로 치유될 수 있습니다.

⊃ [환자사례1]

저희 한의원하고 인연이 된 지 8년 되신 분이 있는데 처음에는 목 주위에 혹이 생겨서 왔는데 신경교종 같았어요. 양방의서를 찾아보니까 신경교종이라 나오고 그것이 악화되어 암이 될 수도 있다고 하는데, 전체 건강상태가 불량한 가운데 한동안 치료를 하다가 3년 전쯤부터 다른 한의원에서 치료를 받다가 얼마 전에 다시 오셨어요. 최근 등이 아파서 양방병원에 갔더니 척추결핵이라 하고 척추 하나가 소실되었다고 해요. 결핵약을 복용하면서 수술을 하라고 했답니다. 다른 모 한의사가 환자의 상태를 보고 암이라고 하고 혹은 아니더라도 암에 가까운 환자라, 위중하다. 그런 말을 환자가 직접 들어 알고 있는 상태인데, 이런 상황에서 다시 우리 한의원으로 치료하겠다고 왔어요. 제가 보니까 토양체질로 2지, 1지가 뛰어야 하는데 2지도 거의 소실이 되었고 1지도 소실되어서 거의 수양맥처럼 뛰고 있는 상태가 되었어요. 처음 진찰하고서 양방병원의 치료를 권했죠. 내가 감당할 수 있는 상태가 아니라 척추결핵 등으로 손상이 깊어서 건강회복이 불가능할 수 있기 때문에 병원치료를 권했어요. 본원의 치료를 받겠다고 해서 어쩔 수 없이 마음의 큰 짐을 안고 치료하게 되었어요. 토양1침에 폐, 대장, 방광까지 침을 놓는데 등이 아프니까 택시로 내원하면서 거의 엉금엉금 기다시피 오셨는데, 남편과 상담하여 양방 병원의 치료를 권유하니 남편도 여기서 치료하겠대요. 그럼 결핵의 양약만은 복용하면서 같이 치료해 보자고 했는데 결핵약도 안 먹겠다는 것이에요. 환자가 결핵 약을 먹으면 우측 아래가슴이 아프다고 그래요. 약(藥) 기운을 보니 약 하나가 너무 독해서 안 좋아요. 이런 상황에서 정말 어렵게 고비를 넘겼어요. 지금은 치료한 지 4개월이 지났는데 양호한 상태가 되었고 토양1에 폐사방까지만 놓게 되고, 매일 온열요법하고 파동치료하고 침놓고, 약을 장복하였습니다. 이번 아픔에는 자기가 정말 죽을 것 같았대요. 그래서 사이는 좋지 않았지만 가까운 친지에게 와서 도와 달라고 부탁했는데 오지 않아 마음이 아팠다는 그런 이야기를 해요. 어려운 주변 환경과 환자의 상태는 불가분의 관계이죠. 이런 위중한 상태에서 회복되는 것을 보면서 느낀 점이 무엇이냐 하면, '그 사람의 믿음이 그 사람을 살린다.'는 것입니다. 남편한테도 처음부터 위험하고 내가 치료하는 데 책임질 수 없다고 그랬어요. 환자의 병세가 병중하여 며칠 동안 집에 가서까지 고민하고 아침에 눈을 뜨면서도 아, 그런데 어느 날 아침에 정말 이 환자 부부는 나를 정말 절대적으로 신뢰하고 믿고 있구나! 라는 것을 느꼈죠. 내가 부끄러웠죠. 실제는 치료회복에 자신이 없어서가 아니라 깊숙이 내면에는 혹시라도 잘못되면 뒷감당을 해야 되는데 하는 내 보신(保身) 의 생각이 자리 잡고 있는 것이었어요. 또 회복이 안 될 수도 있는 현실을 내가 받아들이지 못 하고 혹시라도 그러할까봐 회피하고 싶었던 것이죠. 환자의 상태 가 침중이나 약증이 가볍다고 해도 그것이 계속 지속되는 것을 보죠.

   (후기: 그런데 이후 다시 악화되어 병원의 수술을 받게 되었다. 본원의 치료 는 다만 중한 상태에서 벗어나 수술을 받아들이는데 조금은 도움이 되었다고 여긴다. 수술입원 중에 회복을 바란다며 꽃다발을 보냈는데 생에 처음 받아본 꽃다발이었다고 한다. 그 말을 듣고서 어찌나 가슴이 아리던지, 이후에도 여전 한 건강 불량함이 노정되어 치료 중이다.)

⊃[사례2]

허리가 아파서 왔는데 허리 아픈 것이 문제가 아니라 머리 아픈 것이 문제라고 이야기했던 목양인 환자로, 허리가 아프면 3지가 중침시에 잡혀야 되는데 잡히 지도 않고 1지만 잡히면서 허리가 아프다고 3월 23일 내원. 자세히 물어보니 토 요일마다 머리가 아프다고 그래요. 그것은 스트레스를 머리로 받는 것이죠. 겉 으로 투사해서 나타나는 것이죠. 4월 1일부터는 두통을 주로 호소하여 치료했습 니다. 처음에는 정신사간탕에 대황 5푼을 썼어요. 그러다가 열다한소탕에 용골, 박하, 오미자 등을 썼는데 아직도 두통이 안 가신다고 그래요. 가실 수가 없죠. 신경과로상태에서 저항감이 심하여 계속 머리로 스트레스를 받고 있는데, 그러 한 분이 드물죠. 그러다가 결국은 갑상선염증이라는 양방의 진단을 받고 왔어 요. 두통은 많이 좋아졌어요. 그런데 왜 신경이 곤두섰느냐? 농사철이라 시댁에 가서 도와야 하는데 망설임 때문에 토요일마다 머리가 아파요. 자기더러 날마다 오라고 하는데 이제는 남편도 안 간다고 해요. 그래서 남편에게 부담감을 느껴 요. 부인(환자)이 안 가면 남편이라도 가야 하는데 남편이 가지 않는다는 것이 에요. 상황이 그래요. 요즘에는 아침에 일어나면 머리가 망치로 때리는 것처럼 아프다고 그래요. 스트레스를 정신적으로만 받는 사람. 결국은 이런 분들이 오 면 침을 맞을 때는 좋다고 그래요. 그 다음에는 다시 아파요. 병사를 계속 만들기 때문에 증상, 상태는 지속되어 발현되죠.

⊃ [사례3]

한 부인 사례로 차트를 가져오지 못했는데 '시댁의 부담이 사람(부인≒며느리)을 얼마만큼 위험하게 하는가'를 알게 합니다. 이분은 시부모님하고 30년을 함께 살았는데 얼마 전 어렵게 분가(分家)하여 떨어졌다가 다시 들어와 같이 사는데 지금은 도저히 못 봐주겠다고 그래요. 나갔다가 들어오신 지 1년이 안 되었는데 그동안 시부모하고 시동생 2명과 삼촌까지 함께 살아왔어요. 부인이 하는 말이 "짐승이면 내다 팔거나 잡아먹을 수가 있는데 사람이라 이것을 어떻게 해, 내가 죽어 버리든지, 아이들을 봐서는 죽을 수도 없고 아이 하나는 온전하지도 않고, 또 한 자녀는 나이 30이 넘었는데 결혼도 하지 않고 있고, 노부모는 젊은 사람이 약 먹는다고 구박하고" 이렇게 이야기해요. 2년 전까지만 해도 그렇게 어려운 시집살이 환경에서도 아무런 병이 없었고 아파도 병증이 가벼웠어요. 그런데 지금은 예전과 다르게 몸이 안 아픈 데가 없어요. 열이 올라오고 머리가 아프고 소화도 안 되고 화병에 정신질환이 있고 전신의 상태가 다 나빠진 상태이에요. 결국은 자기의 삶을 온전히 책임지고 살아가는데 이러할 때, 환자에게 무엇을 해 주어야 하는가 생각해 봅니다. 어느 날 남편한테서 전화를 받았는데, 고맙다고 많이 좋아졌다고 해요. 할말이 없었죠. 저는 그저 지켜만 봤는데.

⊃ [사례4]

생명과 연관된 중한 상태인데 입이 틀어진 구안와사 환자죠. 서울의 한 후배에게 치료를 받다가 왔는데 제가 할 수 있는 방안이 뭔가? 생각해 봅니다. 의사로서 해 줄 수 있는 것은 명확한 한계선이 있습니다. 결국 생명의 주관은 그분 자신인 환자가 가지고 있고 그분의 입장에서 해결될 수 있는데 우리 의사의 욕심은 그것까지도 명의가 되어 해결하려고 하는 것 같아요. 지금 황우석 교수팀에게 그런 마음이 있을 거예요. 그분은 아니겠지만 그분을 보좌하는 의사들은 죽을 수 있는 난치병 환자를 살리려고 하거나 아니면 살려고 하는 환자가 그런 경험을 하고자 하는데, 그것을 마치 내가 다른 사람의 생명을 연장시킬 수 있는 것처럼, 내가 그 사람을 살릴 수 있는 것처럼 착각하는 듯합니다. 이러한 의학

관은 정말 근본적인 문제이며 잘못이 있습니다. 의학이 발달하여 실제 많은 질병을 치료하고 특히 수술이 발달되어서 심각한 외상(外傷)환자를 치유하기 때문에 그런 마음이 들게 되는 것 같아요. 실제로 교통사고 등 재해사고로 인한 경우 외과의사는 생명을 구합니다. 그런데 예를 들면 내과적인 질병으로, 중풍이나 심장병 환자의 수술요법이라든지 간이나 신장의 이식 수술의 경우가 있습니다. 그런데 이런 환자의 수술요법이 환자의 생명을 구하거나 연장한다는 것은 정밀한 의미에서 보면 달리 보일 수도 있습니다. 적어도 제가 본 임상경험에서는 내과적인 질병에서 크게 의미가 있어 보이거나 생사가 바뀌는 수술치료는 거의 보지 못했습니다. 어떤 경우에는 하지 않아야 건강성이 더 유지되고 생명 유지가 가능한 경우도 있습니다. 물론 치료를 잘하면 위중상태를 벗어나거나 생사가 바뀌는 경우도 있죠. 그렇다 하더라도 근본적인 것이 바뀌는 것은 아니죠. 그분이 중하여도 그분이 나으려고 노력하지 않더라도 나을 수 있는 상태에 있어야 가능하죠. 충분히 나을 수 있는 상태에서도 의지가 결여되었거나 살아갈 마음이 없어 죽는 경우도 적지 않습니다. 결정은 환자 그 자신이 주인이 되어 하는 것이죠. 의사가 주인은 아니라는 말씀입니다.

다른 구안와사 환자는 10년이 넘었는데 회복이 안 된 상태예요. 회복이 멈춘 상태이지요. 구내염이 항상 끼고 안면경련이 있어요. 구안와사가 갑자기 더 심해지지 않을까 해서 온 것이에요. 지치고 피곤하고 짜증을 쉽게 내었는데 물론 지금은 치료하여 구내염이나 다른 증상들은 사라졌죠. 태음인인 목양체질에 부중시에 완약세해요. 그런데 침시에는 세긴해요. 강력한 스트레스를 받는 상태로 좌측 1, 3지가 잡히는데 지금 이야기를 해 보면 많은 것을 버렸어요. 이제는 스스로 풀어 마음까지 많이 좋아졌어요. 4월 9일부터 2주 동안 모범생처럼 꾸준히 다녔어요. 이분에게 열다한소탕(熱多寒少湯(加)) 용골, 선퇴, 박하, 녹용. 녹용은 2푼밖에 안 넣었지만 와송, 감국 등 이러한 것을 추가했는데 결국은 그분 스스로 좀 더 바람직한 방향으로, 좀 더 긍정적인 방향으로, 어떤 의미에서는 좀 더 정신을 차리고 좋아지기를 기다리는 것이죠. 밝은 정신을 가지고 있었으나 자기 스스로 건강하지 못 하다는 생각이 많았다고 그래요. 결국은 스스로 낫고자 하는 의지와 노력이 치료를 좌우하죠. 구안와사가 회복이 안 되는 이유를 중추신경의 장애일 때라고 하잖아요. 말초신경장애는 회복이 되고 중추신경장애는 회복이 잘 안 된다고. 그런데 중추신경의 장애를 보면 그 자체가 뇌의 정신적인 부분에서 회복을 방해하는 그런 상태에 있어요. 다른 구안와사 환자의 사례인데 처음 여기에서 치료를 받다가 다른 병원으로 갔다가, 최근 4년 만에 다시 왔는데 아직 구안와사의 치료가 안 된 그런 분이 있어요. 저희 한의원에서 계속 치료를 했더라면 어떻게 되었을지 모르지만 이번에 치료받는 사람도 마찬가지인데 낫기 어려운 것은 이런 정신적인 부분, 한방에서 보면 기울체가 심하고 병의 사기(邪氣)가 독하며 심리적으로 보면 부정적인 마음, 정제되지 않은 애증이 투사되어 있어요.

⊃[사례5]

한 아이의 어머니는 자녀가 적어도 전교 1등은 해야 한다는 그런 마음을 버리지 못해요. '내 딸이 최고가 될 수 있다' 이런 마음이 지워졌다가 또다시 살아나는 거예요. 전교에서 1등을 못하니까 애가 타죠. 이런 것은 어떤 면에서는 자기 자신에 대한 집착과 욕망의 부분이 자녀에게 투사되는 것이죠. 모친 자신이 내가 어린 시절에 열심히 해서 그렇게 했어야 했는데 못했다는 자책이 강하게 남아 있을 때, 자녀에게 더 그러하죠. 그의 친정어머니는 "네가 어렸을 때 욕심이 많았어."라고 말합니다. 3대에 걸쳐서 질병이 만들어지는 것을 봅니다. 부모가 자신의 세대에서 어떤 악습이나 애고를 끊지 않으면 대물림을 하게 되면서 악화되기도 합니다. 건강 또한 부모보다 더 나빠져 좋지 않은 경험을 자식 대에서 하거나 혹은 부모보다 의식수준과 학습능력이 저하된 상태를 자녀 대에서 경험하는 경우도 흔하죠. 자기 자신을 만드는, 어떤 일을 만드는 것에 대해서, 이 병도 그런 데서 창조가 되고 대를 이어가기도 하죠.

　부모를 포함한 주변 조건과 연관되어 나타나는 병은 체질적인 연관이라든가, 몸의 전반적인 건강상태라든가 하는 것들이 플러스되면서 질병의 양상으로 같이 오는 것이죠. 어떤 창조를 생각해 보면 그 사람이 어렸을 때 가지고 있었던 믿음, 신념 이러한 것과 그 사람이 가지고 있는 체질적인 요소 이것이 플러스되면서 발전이 되고 진행이 됩니다. 3, 40대 암(癌)같은 중환자들을 보면 그 사람들 마음속에는 대부분 '내가 죽어 버려야지' 하는 마음을 가지고 있어요. '하느님은 왜 나를 버렸을까'라든가, '이제는 정말 죽고 싶다.'라는 등 환자들 중에 그런 부정적인 말을 하는 사람들이 있잖아요. 피상적으로 밖으로 투사하는 사람도 있지만 실제 자기 내면에 자기 암시를 하는 사람은 뇌에 좋지 않은 영향을 주죠. 대부분 밖으로 투사를 하는데 나이든 사람도 '이제 살 만큼 살았으니까 죽어야지'라고 말하는 것도 그냥 겉으로 흘리는 이야기일 뿐이고, 실제 육체에 부정적인 파동으로 오는 것은 아니죠. 요즘 환자를 치료하면서 맘이 참 편해졌어요. 치료의 여부 그것은 환자 분이 정한 바에 의해서 경험할 바입니다. 물론 내가 좀 더 좋은 시설을 갖추어서 진료를 하고 싶다는 마음을 가지고 있는 것은 사실인데, 의사로서 좀 더 책임을 지고 싶은 면이 있기 때문이죠. 환자를 편하게 보니까 환자도 편해지고, ……약을 바꿔달라고 하면 분명히 정확한 약을 처방했는데 왜 바꿔달라고 하는가? 물어 보는데 대부분 의도가 약을 먹으려 하지 않았어요. 처음부터 약을 먹으러 오지 않았거나 원하지 않는 경험을 한 거예요. 혹은 내가 그 사람이 원하지 않는 말을 했거나, 아니면 그 사람이 그런 느낌을 받았거나 한 것이죠. 거부반응은 약물 그 자체라기보다 한의원과 진료 시 이미지와 연관이 있기도 합니다. 제 경험을 이야기 드렸습니다.

제22절 산맥(散脈)

1. 산맥(散脈)의 맥상(脈象)

散漫乍時往指端

* 맥박이 흩어져서 모이지 않은 것 (맥어)
* 맥경에 '대(大)하고 산(散)하여 표부에서는 감응하나 이부(裏部)에서는 감응되지 않는다.'
  (빈호맥학)
* 산은 모이지 않은 것이니, 맥박이 오고 가는 것이 분명하지 않고 흩어져 근저(根柢)가 없어서 손끝으로 가볍게 누르면 맥이 있고 무겁게 누르면 곧

없어지니, 표부(表部)에 맥이 있으니 이부(裏部)에는 없는 것이다. (입문)

* 하몽요는 '대(大)하면서 부분(浮分)에 힘이 있는 것은 홍(洪)이라 하고, 대(大)하면서 어수선하게 흩어져 맥이 기육과 한계가 없는 것을 산(散)이라 한다.' (맥학집요)

* 산맥(散脈)은 부(浮)하면서 허대(虛大)하고 흩어져 모이지 않아 뿌리가 없으며, 거래(去來)가 분명하지 않아 박동수(搏動數)가 일정하지 않고, 박동하는 일정한 줄기가 없고 범위도 일정하지 않은 맥상이라 할 수 있다. (맥형 연구)

2. 산맥(散脈)의 의미

* 산맥은 기혈이 마르고 장부의 기능이 곧 끊어지려 하므로 맥이 일정한 줄기가 없이 이리저리 흩어져 박동하는 것이다. 이는 수원(水源)이 말라 물이 끊어지려 할 때에 한 줄기씩 이리저리 흐르는 것과 같은 현상이다. (입문진단학역석)

* 이제 흩어져서 거두어들이지 못 하면 대개 허(虛)가 심하여 사방(四方)으로 흩어지는 것 (맥학집요)

* 양맥이며 화(火)에 속하고 여름의 맥상이다. 여름이 아닌 때에 나타나면 망혈(亡血)로 기(氣)가 부착할 곳이 없으므로 기(氣)도 없어지려고 하는 것이다. (맥어)

* 기혈이 모(耗)하여 산(散)한 것이니 장부의 기가 절(絶)하여 되는 증상.(동의진단학)

* 원기가 이산(離散)하고 장기가 쇠갈(衰竭)되어 형성. 산맥의 형성은 심력(心力)의 쇠갈로 인하여 양기가 이산(離散)되어 음양이 수렴을 하지 못 하여 기허혈모(氣虛血耗)하게 되므로 맥을 고동하는 힘이 없어져 부산무근(浮散無根)하고 고르지 않은 것이 꽃잎을 뿌리는 것 같고 지삭(至數)이 명확하지 않게 된다. (한방진단학)

3. 산맥(散脈)의 주병(主病)

1) 『入門』에 "散脈은 不聚命將崩하니 到此無由得再生"(산맥은 모이지 않은 맥으로 생명이 장차 붕괴될 것이니 이러한 맥이 이르러 다시 살아날 이유[근거]가 없다.) 參考란에 [대사전] "병맥에 散이 나타나면 허양(虛陽)을 수렴하지 못 하는 것이 아니면 곧 심기(心氣)가 부족한 것이므로 모두 좋은 징조가 아니다. 만약 산(散)하면서 복(伏)을 겸하면 사증(死證)으로 치료할 수 없다. 만약 잉부(孕婦)의 맥이 산하면 타태(墮胎)가 되거나 곧 분만할 증후이다."

2) 『맥학집요(脈學輯要)』에 "대동보는 '산맥만이 단독으로 나타나면 위태(危殆)하다' 활백인은 '기혈이 모산되고 장부의 기가 끊어져서 주로 허양(虛陽)이 기혈을 수렴하지 못 하는 것이다." [고찰]에 '그 맥의 중앙에 한 선이 긴세(緊細)하고 양방(兩傍)이 산만(散漫)하면 불치병(不治病)에 속하니'

3) 『맥어(脈語)』에 "산(散)하면서 활(滑)하면 임신(姙娠)이고, 심부(心部)가 산한 것은 마음에 기쁨이 많은 것이다."

4) 『빈호맥학(瀕湖脈學)』에 "산후(産後)에는 살 증조이나 태중(胎中)이면 타태(墮胎)요, 구병(久病)이면 고칠 수 없다. ……산맥이 양척(兩尺)에 있으면 혼백(魂魄)이 끊어져서 죽고 만다."

5) 『동의진단학』에 "원기(元氣)가 이(離)하여 산(散)하는 것"

6) 『한방진단학』에 "산맥은 양허하여 수렴하지 못 하므로 기혈이 소산되고 장부가 쇠갈한 증후이다. 그러므로 원기이산·심계부종·해역상기 및 낙태장산(落胎將産)에 산맥이 나타난다."

4. 산맥(散脈)의 임상적 고찰

1) 기운이 허손하여 소산(消散)되는 상태.

생명력이 한 장부에서 혹은 여러 부위에서 일정 정도 손상을 받아 건실하지 못 하게 되니 흩어지는 산(散)이 주맥 혹은 겸맥으로 나타난다. 회복과정에서도 아직 중심을 잡지 못 하고 근거를 확실히 차지하지 못한 상태를 의미한다. 예로 유산 이후 회복이 완전하게 되지 않은 상태이거나, 방노(房勞) 이후에도 아직 미회복 시 척맥(尺脈)의 침안시 삽하면서 산한 맥상이 겸하여 나타나기도 한다. 예를 들면 '산이활(散而滑)'. 산(散)한 정도에 의해서 상황과 예후, 치료 기간이 정해질 수 있겠다.

2) 유산(流産)의 맥상

자연유산이 되면 좌우측의 척맥 3지에서 부중침(浮中沈)시 규삽(芤澁)맥이나 허(虛)하면서 산(散)한 맥상이 나타난다.

3) 심기울체(心氣鬱滯)가 아닌 기쁨이 많은 상태.

부중시(浮中時) 부활(浮滑)하면서 산(散)하면 마음을 둘 곳이 없는 기허탈 상태이거나, 감정상 가슴이 들떠 있거나 기쁨에 겨워 할 때도 나타나는 맥상이다. 맥울체의 심기울체와 상반된 상태라고 보겠다.

4) 진기(眞氣≒생명력)의 허탈, 말기의 말증 불치자.

진기허탈로 병중하여 생명력이 거의 절하는 상태이니 '장부의 기운이 쇠갈(衰竭)되고 원기가 이산(離散)'한 상태라 할 수 있다. 얼마 남지 않은 생명력으로 흔히 불충불순(不充不順)한 맥상에서 볼 수 있다. 이때는 산맥이 주맥일 수 있다. 말기암(末期癌)환자에게서 불치 상태로 접어들 때도 나타날 수 있다. 이전(以前)의 맥은 유약(濡弱)하거나 삽규(澁芤)한 허로실정(虛勞失精)을 겸한 맥이라 볼 수 있다. 다시 말해서 규삽하면서 산(散)한 맥상을 보이기도 하고 이후 미미욕절(微微慾絶)한 산맥(散脈)으로 진행되기도 한다. 또한 산맥 이후(以後)맥은 생명력이 절한 절맥(絶脈)이라고 보겠다.

참고로 암 환자에게서 한 장기(臟器)의 맥이 산맥(散脈)[예로 부중침시 좌1지]으로의 변화는 (그전에는 침안시 유근함이 있거나 일정한 형태이나마 간직하였으나) 그 장기의 물질적인 병변이 진행을 다한 상태라고 볼 수 있다. 다시 말해서 병변(病變)이 깊어져 더 이상 완실(緩實)하게 근거를 유지하지 못 하니 물질적인 (예로 양방의 수술 등 치료) 치료의 의미를 넘어선 불가한 상태로써, 적어도 그 장기만은 회복이 어려운 중한 상태에 가까이 이른 경우이겠다.

5. 산맥(散脈)에 대한 강의

산맥(散脈), 흩어질 산이죠. 흩어져 근저(根柢)가 없는 맥이죠. 그리고 기혈이 다 말라서 끊어지려고 하는 것이니까 흩어져 거두지 못 하는 것입니다. 양맥이며 여름에 나타나는 맥상입니다. '심이나 폐에 부산맥이 나타나면 정상이다'라고 했어요. 여름이 아닐 때 나타나면 망혈로 위험한 상태죠. 기혈이 모산(耗散)하여 장부의 기가 절하면 흩어지죠. 부산이근(浮散而根), 떠오르면서 흩어져 뿌리가 있는 것으로 절한 것은 아니죠. 생명이 붕괴되는 맥이니 오장육부에 기운이 없는 맥이죠. 오늘 한 분이 어머니를 모시고 왔어요. 아침 첫 환자로 한 번 진찰을 하고 싶대요. 77세 할머니가 12세 된 손자를 키우고 있다고 그래요. 속사정을 제대로 이야기를 안 하는데 부모는 있으나 아이를 시골 면소재지에서 키우고 있어요. 할머니가 들어와 앉으니까 완전히 병사에 내 몸이 두들겨 맞는 것이에요. '이분이 정말 중하구나.' 의지가 강건하여 의자에 바르게 앉아요. 진맥하니 우2지가 완실해요. '이분이 의지가 강건하구나' 했어요. 그런데 좌측1지가 소산(消散)되어 잘 잡히지 않아요. 3지는 잡히지도 않고 무근(無根)해요. 우측 3지가 완하고 근이 있어요. 토양인에 폐, 대장까지 놓는데 이분이 폐를 지나서 대장까지 갔으니까 생명이 위중한 상태까지 접어들었죠. 얼마 못 사실 상태인데 이분이 소산맥은 아니지만 맥이 소실되어 있고 맥으로 봐서는 삽맥이나 규맥, 산맥이나 미약맥이 없어요. 다만 우측 1지가 부정(不定), 그리고 증상은 우측 다리가 너무나 아파서 걷는 데 어려움이 있어요. 그래서 걸을 때 쩔뚝쩔뚝 걷는데 의지도 강건하고 정신력도 강건하고 그래요. 지금도 혼자 살면서 아이 밥 먹이고 학교 보내고 하시면서 사세요. 약을 드시면 좋겠다고 했고 그래서 독활지황탕에 지모, 황백, 영지, 동충하초 등 몇 가지를 가미해서 처방을 했어요. 제가 병사 검사를 해봤어요. 토양침에 폐까지 해도 전혀 듣질 않아요. 대장까지 가야 되었어요. 제가 요즘 병사의 기운을 읽는 것을 보는 것으로만 끝내려고 해요. 몸으로 느끼고 싶지 않으니까. 내가 아프면 그 사람의 병사는 실제로 줄어들어요. 고통을 나눈다는 말이 맞는 말이에요. 그 사람의 맥이 달라져요. 그 사람을 진맥해 보고 고통을 느끼고 다시 진맥해 보면 맥이 달라져 있어요. 자각적인 증상도 별로 없고 체질맥에서는 좌측 1지가 침압시에 소실된다. 그거 하나예요. 환자 중에 정말 건강이 안 좋은데 회복되는 경우가 있잖아요. 처음에 얘기한 사람도 그러한데 친척이라고 하더라도 치료를 하기 어렵죠. 병원에서 수술을 권유하지요. 수술해서 살 수 있을지 없을지 모르지만, 수술해서 깨어날지 안 깨어날지도 모르지만 의사가 책임질 수 있는 상황이 아닌데 회복되는 것을 보면 그분이 믿는 대로 되는 것이고, 그래서 산맥은 흩어져서 없어진 것이죠. 처음에는 맥이 완실한데 이게 스트레스를 받으면 긴하거나 부활하거나 하고, 상처를 받으면 지쳐서 약해져 채워지지 못 하거나 하다가 또 상처를 받거나 과로, 상정을 하게 되면 삽맥이 나오죠. 그러다가 상처를 받아 지나치게 되면 이런 흩어지는 맥이 나오죠. 그리고 절맥이 나오죠. 물론 산하면서 허약해지기도 하지만 산맥 다음에는 절하죠. 그전에 결대맥인데 맥이 뛰었다 안 뛰었다, 뛰었다 안 뛰었다 하는 것이죠. 그리고 맥이 오고 갈 때 굉장히 힘들어서 오는 것이 있어요. 환자가 정말 힘들 때 맥도 힘들게 와요. 그래서 산맥은 생명의 허탈, 말기의 말증, 불치자에게 나타나는 맥이에요. 한 암 환자가 예전에 간맥이 부활하면서 규맥이다가 산맥이 나타나요. 이것은 좋아져서 그러한 것이 아니라 물론 좋아져서 그러는 경우도 있지만 이미 병의 기운이 다 갔다는 것이에요. 이미 한 번에 겉의 파장의 에너지를 끝낸 것인지 모르지만, 병변이 너무 심해져서 다 굳어져 괴사가 된 뒤 암이 퍼져 나와서 진행이 끝났기 때문에 산맥이 나올 수가 있어요. 암의 초기 맥은 흔들거려요. 우리하게 울려요. 진동을 해요. 폐암 말기환자 한 분이 2개월째 치료받고 있는데 그분의 자녀가 왔어요. "당신은 왼쪽 아랫배의 자궁하고 대장이 제일 안 좋다." 그랬더니 이분이 작년에 이혼하려고 했는데 그 일로 어머니가 속상해했어요. 그래서 어머니가 심장화로 인해서 병이 났어요. 폐에서 물을 한 번 빼고 어차피 돌아가실 것 한방치료를 한 번 받아보자 하여 지금 3개월째 치료받고 있는데 이 따님은 금연운동하고 활동하시는 분으로 맥이 우리하게 울려요. 당신이 건강하다고 생각했는데 실제 진맥하니 그렇지 않아요. 말하기를 병원에서는 자궁에 이상세포, 비정상세포가 있다고 나왔는데 다음 검사에는 정상으로 나왔어요. 그래서 의사가 당신은 3개월에 한 번씩 검사하라고 했대요. 의사는 병을 아는 것이죠. 혹시나 암이 발현될지 모르니까 3개월마다 체크를 하자는 것이죠. 제 소견하고 의사 소견하고 일치한 것인데, 병이라는

것이 좌측 3지 침압시 우리하게 울릴 때 그 다음에 삽한 정도가 어느 정도인가
에 따라 2기가 지났겠다, 3기가 지났겠다 하는 것이죠. 기운의 허손으로 산맥이
주맥이 아니라 겸맥으로써 나타나기도 합니다. 부부간에 결혼해서 불임을 다르
게 해석하는 경우가 많아요. 난관이 폐색되었다. 혹은 난소낭종이 있다. 이러한
것이 100% 불임의 원인이 되느냐? 이것은 의학적 논란이 있어요. 그런 여성들
도 임신이 되는 경우가 있기 때문이고, 실제는 남자의 원인인데 여자의 원인으로
착각하는 경우가 있죠. 여자는 배란이 잘 안 되니까 호르몬제 치료를 하고 자궁벽
이 얇다. 자궁벽이 얇은 것은 대부분 혈허(血虛)잖아요. 혈허나 음허죠. 영양상태
가 부족해서 자궁벽이 얇은 것이죠. 남자가 침압시에 우리하게 울려요. 이것은 정
허(精虛)의 손상이 큰 사람이죠. 그래서 소양인이니까 정을 보하는 씨앗 '자(子)'
자, 정력자, 차전자, 복분자, 구기자 이러한 것들을 써도 되고 녹용을 써도 되고
그래서 하초의 정력을 증가시켜야 임신이 되고 그러하죠. 그런데 임신이 안 되는
이유는 병중하여 임신이 되면 몸에 해로움과 태아에 이상이 생길 수 있으니까 자
연히 임신이 안 되는 것 아니겠어요? 또한 부인이 임신을 원하지 않는 경우도 있
을 테고요.

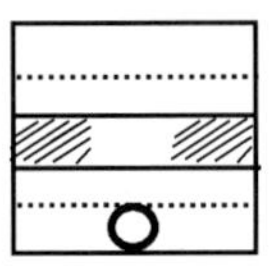

제23절 복맥(伏脈)

1. 복맥(伏脈)의 맥상(脈象)

伏潛骨裏形方見

* 복(伏) 나타나지 않은 것이니, 안법(按法)과 추법(推法)을 써서 손끝이 뼈에
  이르러야 맥이 나타난다. (이하입문)
* 왕숙화는 '복맥은 손가락을 가장 힘 있게 눌러서 골에까지 닿아야 나타나
  는 것이다.' (맥학집요)

* 중안(重按)하길 착골(着骨)하여지도록 눌러서 맥을 얻을 수 있으나 심하면 복맥이 나타나지 않는다. (동의진단학)
* 맥관의 위치가 심부(深部)에 있어 골부(骨部)에 안근(按近)한 상태를 말한다. (한방진단학)
* 『刊誤』에 제시한 "복(伏)은 처음 가볍게 눌렀을 때 나타나지 않고, 다음으로 중부(中部)에서 찾아도 나타나지 않으며, 다시 매우 무겁게 눌러도 그 형상(形象)이 없고, 손가락을 근(筋)을 밖으로 밀어내고 진맥(診脈)하여야 나타난다."고 한 설(說)이 복맥(伏脈)의 표현으로는 가장 적당하다고 사료된다. (맥형 연구)

2. 복맥(伏脈)의 의미

* 숙식(宿食)이나 담음(痰飮)으로 기혈순환이 막혀 곽란(藿亂), 적취(積聚), 관격(關格) 등이 발생할 때 복맥(伏脈)이 형성된다. 이는 수로를 장애물이 단단히 막아 겉으로는 물이 흐르지 않으나 지하로 잠복하여 흐르는 형상과 같은 것이다. (입문진단학역석)
* 장개빈은 '음양이 잠복하여 조격(阻隔: 거리가 서로 떨어져 있음)·폐색된 증후이다.' (맥학집요)
* 사기가 폐색하여 정기가 쉽게 통하지 못 하기 때문에 맥이 수잠(遂潛)하여 나타나지 않는다. (동의진단학)
* 복맥의 형성이 하나는 사기가 폐색하여 기혈이 응결되면 정기가 선통하지 못 하고 맥도가 잠복하여 나타나지 않는다. 또 하나는 병이 오래되어 기혈이 허손하여 양기가 절(絶)하려고 하면 맥을 바깥으로 고동할 수 없어 맥박이 침복하여 골에 부착된다. 전자(前者)는 실사(實邪)로서 폭병(暴病)에 많이 나타나고, 후자(後者)는 정기허(正氣虛)로서 진기가 욕망(欲亡)하려는 증조이니 모름지기 유력과 무력을 판별하여야 한다. (한방진단학)

3. 복맥(伏脈)의 주병(主病)

1) 『入門』에 "伏因邪閉成藿(복맥은 사기의 폐색으로 인한 곽란을 이룬다) 積疝溏泄 貫膿 窠"(食積, 疝瘕, 溏泄이 발생하며, 惡膿이 기육을 관통하여 둥지를 이루기도 한다.) [고찰]에서 '복맥이 좌촌에 나타나면 心氣가 부족한 것으로 정신이 온전하지 못 하여 늘 우울한 증상이 나타나고, 좌관이면 혈이 냉하기 때문에 腰足이 아프거나 脅下에 한기가 있으며, 좌척이면 신정(腎精)이 허한하므로 瘕疝이나 寒痛이 발생한다. 우촌에 나타나면 흉중에 냉체, 담음, 적냉이 있는 것이고, 우관이면 중완부에 적괴가 있어서 아프거나 비위 간에 痞積이 정체된 것이며, 우척이면 臍下가 냉통하거나 하초가 허한하거나 혹은 복중이 냉통하니, 모두 음양이 잠복하여 관격이 상하가 폐색된 증후이다. ……또 동통이 심한 경우에도 맥상이 반드시 伏脈으로 나타난다."

2) 『맥학집요(脈學輯要)』에 "장개빈은 '혹 화(火) 혹 한(寒) 혹 기(氣)의 폐색으로 복맥이 되기도 하니, 심한 통증, 곽란, 산가(疝瘕), 폐결(閉結), 기역(氣逆), 식체, 분노, 궐역수기 등의 병증이 발생한다. ……(주의사항으로) 만약 적(積)이 오래되어도 낫지 않아 맥이 본래 세미(細微)하다가 점차 은복(隱伏)하는 경우가 있으니, 이것은 정기(精氣)가 소멸되어 끊어지려는 징조."

3) 『맥어(脈語)』에 "적취(積聚), 산가(疝瘕)), 소기(少氣), 우사(憂思)로 인한 병증이나 심한 동통(疼痛)을 주재한다. ……(주의) 복(伏)하면서 지(遲)한 것은 한궐(寒厥)이라 하니, 음(陰)이 극하여 기(氣)가 곧 끊어지려는 증후이다."

4) 『빈호맥학(瀕湖脈學)』에 "伏爲藿亂吐頻頻이오 腹痛은 多緣宿食停이라 畜飮老痰이 成積聚하니 散寒溫裏를 莫因循하라."

5) 『사언거요(四言擧要)』에 "伏則氣衰니 或泄膿血이오 傷寒心悸와 女胎三月이라."

6) 『동의진단학』에 "사폐(邪閉)·궐증(厥症), 亦主痛極(主實症, 散脈과 상반되는 것)"

7) 『한방진단학』에 "실사(實邪)가 내복하여 기혈이 저체되면 기폐·열폐·한폐·통폐 및 담음저체·극열동통의 증상이 나타나고 맥은 모두 복하며 유력(有力)하다. ……만약 병이 오래되어 정기가 허하고 심양이 부족하여 양기가

절(絶)하려고 하면 증상이 토리곽란(吐利霍亂)……한궐사역(寒厥四逆)하며 육맥(六脈)이 침복무력(沈伏無力)해진다."

4. 복맥(伏脈)의 임상적 고찰

1) 기기울체, 기혈저체되어 실증(實症)의 폐증(閉症)에 나타난다. 완고한 성향의 질환자로서 울체된 기운은 극심한 통증을 유발하기도 한다. 예를 들면 식체(食滯) 등 체증(滯症)으로 내원한 자는 부중침시 침(沈) 혹 복(伏)하는 경향이 있다. 기기울체의 상태를 반영한다.

2) 정서적으로 억울된 성향자로서 침울(沈鬱)함보다 심한 복맥(伏脈)이 나타난다. 흔히 적극적이고 외향적인 성향이라는 사람도 침복(沈伏)할 수 있는데 이는 몸의 기운상 그러할 수도 있지만 정서적인 관점에서 자신의 속마음을 드러내 놓지 않고 사는 내실(內實), 내강(內剛)형의 유형에서도 볼 수 있다.

   ⇒ 침시술이나 상담, 약물요법이후 복맥의 호전 정도(즉 부활(浮滑)하는 정도)로 보아 기기울체의 정도와 정서의 억울 정도를 추정할 수 있고, 그에 따라 예후, 치료방법과 기간을 고려할 수 있겠다.

3) 정기허손의 병증에서 복맥은 생명이 미약해져가는 중한 상태에서 발생한다. 다만 강침안시(强沈按時) 유근(有根)하게 복맥을 지키는가가 생사의 갈림길이 될 수 있다.

5. 복맥(伏脈)에 대한 강의

복맥(伏脈)은 부중침할 때도 잘 안 잡히고 강침압시에 잡힌다는 것이잖아요. 복맥은 체가 심해 기기울체가 되어서 곽란이 되거나 적취나 관격 등이 있을 때 나타난다고 했어요. 두 가지로 나누어 놓았는데 하나는 실사고 또 하나는 허사라 했어요. 실한 것은 갑자기 곽란이 되거나 관격이 된 것으로 강침안시 맥이 현긴맥이나 실맥이 나타나고, 후자는 정기허로의 맥으로 미약하거나 유약하거나 삽규하거나 하는 그런 맥이 나타나겠죠. 그래서 적취(積聚), 산가(疝痂)가 있다고 했어요. 한의학이 어쩌면 종양의 진단은 더 정확할 수 있어요. 왜냐하면 양방에서는 양성 아니면 악성인데 한의학에서는 양성도 아니지만 산하나 징하나 적취나 또는 간적이니 비적이니 위적이니 이렇게 상태에 따라 여러 가지 질환 상태를 명명해 놓았어요. 국소 암이 아닌 전신적 상태에서 발현되는 암증을 볼 수 있죠. 여러 가지로 나누어 놓은 것에 대해서 공부를 해야겠지요. 한의학계는 암에 대해서 언젠가는 중심을 잡아서 메카 병원을 해야 한다는 생각이 들어요. 어떤 한 분이 췌장암 3기인데 수술을 하려고 개복해 보니까 혈액으로까지 전이가 되었어요. 그래서 제거 수술을 못했어요. 3기를 넘기면 수술을 해도 별 소용이 없는데 혈관까지 전이가 되어서 (양방에서) 치료할 것이 없어요. 또 한 분은 의사인데 전화가 왔어요. 아버지가 간암인데 수술을 했어요. 예후가 좋을 것이라고 했는데 바로 재발이 되어서 어떻게 해야 되는지 물어요. 자기의 친구인 한 의사가 소개를 했다며 전화를 했다는데 참 이런 현실을 보면 안타깝죠. 그런 경험이 언제까지 일어날지. 여기서 복맥을 보면 완고한 기운이 울체된 사람한테서 나타나요. 이분이 정상으로 살아가고 병증이 없다고 하는데 부중시에는 없다가 강침압시 나타나는, 그리고 실체, 굉장히 체했을 때도 강침시에 나타나기도 하고 또 하나는 침울한 사람이 있어요. 침울한 맥에 침을 놓거나 어떻게 해서 이 맥이 살아나는가, 약을 쓰고 침을 놓아서 이 복맥이 중침시까지 올라오는가, 그것을 보고 이 사람의 기기울체가 얼마나 심한가, 얼마만큼 심한 상태에 놓여 있는가, 또 앞으로 기운은 어떠할 것인가 볼 수가 있죠. 그렇지만 복맥을 보면 굉장히 기력이 쇠약해서 양기가 절한다, 생명이 절한다, 그런 상태에서 나타날 수 있다 하고 그러한 것은 죽음에 임박했을 때 나타나는 것인데 이럴 때 유근하느냐? 맥을 잡았을 때 유근하면서 맥이 딱 딱 딱 오느냐? 이것이 중요하죠.

[환자사례] 한 아이가 2003년도에 초진으로 보약을 짓기 위해 만성감모 상태로 왔는데 형방지황탕가 모려, 황련, 우방자를 7첩을 처방하였고, 2004년 6월에

는 갑자기 알레르기 반응이 일어나 내원했는데, 그때 부원장이 맥이 세약(細弱)하다며 형방지황탕을 썼고, 그리고 12월에 어지럽다고 하여 자주 누워 있고 알레르기 비염과 머리에 이가 잘 생긴다고 하며 운동하면 숨이 찬다고 내원하여 제가 진맥을 해 보니 맥이 세약하면서 탁한 기운이 있고 심장기능이 저하되어 있어 형방지황탕에 황련, 우방자, 전호, 과루인 2푼을 넣고 복분자, 동충하초를 1돈을 넣고 10첩을 썼어요. 그리고 12월 31일 맥이 활한 기운으로 좋아져서 십이미지황탕을 썼어요. 그때 형방지황탕에 영지, 동충하초, 녹각교를 넣으려다가……이번 6개월 만에 6월에 왔어요. 7일 전부터 식사를 하면 가슴이 답답하고 아프다. 그리고 어지럽다고 해요. 맥이 상기(上氣)되어 있어요. 우측1지 좌측1, 3지로 맥이 세약해요. 어지러운 것은 하루에 수회 반복을 한대요. 10일 정도 되었다는데 십이미지황탕을 쓰고 오늘 다시 왔어요. 맥이 세실완해요. 약한 것이 아니라 맥이 딱 자리를 잡고 있어요. 건강해졌어요. 굳이 약을 안 써도 되지만 상태유지를 위해서 형방지황탕 원방을 썼어요. 이 아이를 말하려고 하는 것이 아니라 그 어머니의 이야기입니다. 나가려다 진찰하러 다시 왔어요. 몸이 굉장히 피곤함이 심하다고 해요. 십이미지황탕 처방을 보면 알 수 있지만 혈허(血虛)상태에 써요. 음허의 초기 상태로 맥이 세약하거나 활약하죠. 기가 부족하거나 혈이 부족하거나 약하다는 이러한 상태에 있을 때는 형방지황탕을 써도 되지만 십이미지황탕을 써야 빨리 회복이 되죠. 이 아이는 이런 상태를 반복한다는 것이죠. 그런데 이 어머니 맥이 우2지가 규맥이나 삽맥은 아니지만 2지가 이렇게, (칠판에 그림) 혈허로 인한 상정맥(傷精脈)이에요. 삽맥과 유사한 것이죠.

[다른 사례] 현재 대학생인데 고2 때 혈액에 염증이 생기고 그 다음에 신장염이 와서 단백뇨 수치가 500까지 나온 사람인데, 아직 회복되지 않아서 치료차 내원하여 진찰하니, 마치 소음인처럼 좌측 3지가 활실한 상태이다. 태양인의 금음체질, 오가피장척탕에 부자 1돈을 쓰는데, 어머니의 진찰에서 우2지를 보니까 불량하고 복부에 덩어리가 있고 비위맥 손상을 보아 속상한 일이 많았다고 보였죠. 속상한 일이 많았으니까 생각이 많아요. 고민이 많아요. '당신이 속상하고, 밥맛도 떨어질 것이고 소화도 안 되고 답답하지 않느냐.'했죠. 이분은 비위에 병변이 깊어요. 신앙은 깊어서 예전엔 천주교를 믿었다가 지금은 불교를 믿는데

다 받아들여요. 다 받아들여서 병색이 안 나타나요. 가족력은 고모 두 분과 아버님 모두 췌장암으로 돌아가셨어요. 그런데 이분도 비장맥에서 규삽맥(芤澁脈)이 나타나는데 비위를 상하고 마음을 상한 것이죠. 그래서 물어봤더니 이야기를 해요. '남편에게서 스트레스를 받는다.' '무슨 내용인지 이야기를 해 줄 수 있느냐?' 하니 남편이 10일씩도 집에 들어오지 않는데 자주 그런다고 해요. 한 달에 한 번 정도는 연락도 없대요. 시댁에서는 어떻게 대처를 하느냐? 하였더니 시부모가 살아 계시대요. 시아버지는 어떤 사람이냐? 시어머니는? 시아버지가 그런대요. 시아버지가 젊었을 때 돈을 주면 놀음판에 가서 돈을 다 쓰고, 바람도 많이 피웠다고 해요. 우리 아버님 세대에 이런 일이 많았죠. 그런데 그것이 그분 세대에서 끝나면 좋은데 아들에까지 영향을 미친 것이죠. 아들이 아버지를 봤을 때 어떻겠어요. 아버지에 대해 애증이 많겠죠. 그런데 결국은 밉고 싫어하고 거부하였던 자녀 자신이 또 그 모습을 따라하고 있죠. 세상일이 그래요. 교육학적으로 보면 부모가 합의해서 교육을 하잖아요. 부모가 화합하여 교육을 지도하면 자녀가 3명이면 3명 모두 성공을 한대요. 부모 중에 한 분이라도 제정신이 아니면 절반만 성공을 한대요. 부모가 모두 제정신을 못 차리면 자녀가 잘 되고 싶어도 잘 되지 않아요. 제정신이라 함은 도리적으로 중심을 잡고 사는 것을 말합니다. 이러한 것은 교육측면에서 그러하고 아이가 그런 환경에 산다는 것이에요. 요즘 시대에 이런 삶들이 계속 보이죠. 심지어 바람피우는 것은 흔한 일이잖아요. 어제 환자 한 분도 2년 동안 참고 살았는데 남편이 2년 전에 사귄 여자를 아직까지도 끊지 않고 만나고 있다는 것을 알았어요. 그분을 보면서 느낀 건 도대체 그 남편은 어떤 사람이고 왜 부인은 2년 동안을 참았을까? 하는 것이에요. 2년 전부터 지금까지 의심하고 지냈고, 2년 전에 사귀었던 여자를 아직까지 사귀고 있었다는 것에 충격을 받는 것이에요. 여자의 입장에서 보면 남편의 사랑이 얼마나 중요하고 크게 영향을 미치는지 알게 되죠. 최근 골수암, 갑상선암 여자환자를 치료하는데 모두 이혼을 했어요. 뇌종양을 앓아서 치료를 하는 사람도, 3년 전에 머리가 아프고 구역질도 나고 토하고 먹으면 설사를 하던 분이었는데, 소음인의 수음체질로 아주 예민하긴 하였지만 그분도 이혼을 했어요. 자기가 원해서 했든 어찌되었든 그것은 가장 큰 스트레스로, 스트레스 수치를 보면 가족의 죽음하고 이혼이 가장 크죠. 이사(移徙), 그리고 회사에 입사하는 것,

개업하는 것, 이전하는 것 등 이러한 것들이 높은 스트레스죠. 가까운 사람이 죽었을 때는 차라리 마음을 비우기도 하는데 제가 봐서는 배신당하여 이혼하는 것이 가장 스트레스가 커요. 결국 배신이란 자기 자신의 믿음에 대해 배신한 것이죠, 그 사람에 대한 자기의 믿음이 배신당한 것. 다행히 이분은 그다지 크게 상처를 받지 않았어요. 이분은 99년부터 지금까지 1년에 한두 번 오시는데 형방지황탕가미에서 머물고 있어요. 진맥해도 양방의학 진단을 추정하면 병명은 나올 상태가 아니죠. 아이의 질병이 부모와 연관이 있어요. 아이가 큰 병이 들었다 하면 대체로 부부관계를 지켜봐야 돼요. 대체로 부인이 속상하다. 예를 들면 그 환자의 아이가 신우신염을 앓아 단백뇨도 많이 나올 때, 모친은 고민을 많이 하고 기도도 많이 했다고 해요. 혈액에 염증이 생긴 다음에 신장에 염증이 생기고 오늘날까지 회복이 안 된 상태인데 모친이 비장에 병이 들고 복부에 덩어리가 잡히는데 무슨 병증이라고 해야 될지 모르겠어요. '자녀의 일로 병이 들었을까?' 어머니 입장에서 보면 남자와 헤어지면 끝이고 또한 자녀 때문에 상처를 받을 수도 있지만, 아버지나 어머니나 부자의 관계에서 보면 이것이 자연의 순리에 의해서 일어나기 때문에 크게 상처를 받더라도 죽음까지 가지는 않죠. 큰 병이 만들어지지는 않죠. 자녀의 입장에서는 부모가 돌아가셔서 상처를 받더라도 죽지는 않죠. 부모의 입장은 좀 다르지만. 그런데 부부간에는 부인의 입장에서 보면 여자의 마음은 남자에 의해서 좌우됩니다. 이게 한국여자가 극복해야 할 것인데 무슨 뜻이냐 하면 자기 스스로 안에서 행복을 찾고 스스로 자기 몸에 주의를 주고 마음의 주인, 의식의 주인으로 행복도 자기 안에서 찾아야 하는데, 남편이 무엇을 하든지 어떤 사람이든지 자기에게 어떻게 대하든 자기 인생 자기가 살아가야 하는데, 하지만 현실에서 보면 그렇지 못 하고, 남편의 영향을 받아서 병드는 경우가 많죠. 요즘에 오는 환자 중에 간혹 오는 50대 환자가 "왜 이렇게 안 낫느냐"고 묻는데 내장상태는 병이 없는 상태이고 혈액에 담음은 있다고 했지만 이분의 욕망이 해소되지 않으니까, 자아에 대한 욕구는 해결이 안 되고 나이 40이 넘어 50이 되어가니까 '내가 이렇게 살아서 늙어 가는데' (마음의 병이 실제 병이 되죠, 나을 상태가 아니죠.)하는 마음이 있죠. 요즘 50대를 보면 '나도 50대가 되면 저렇게 늙을까?' 이런 생각도 해 보지만, 여성으로 나이가 든다는 것은 '자기가 무엇을 하며 살아왔을까? 자기가 무엇을 해야 될까?'

하면서 고민하죠. 남자는 집안의 일이 아니라 세상의 일을 하고 대리만족을 느낄 수 있고 누가 알아주지 않아도 사회에서 자기 일이 있고 자주 만날 친구들도 있으니까 재미를 느끼고 사는데 여성의 환경은 다르죠. 가정이라는 울타리가 전부인 경우도 많습니다. 그러므로 여성의 건강상태를 보려면 남편과의 관계를 필수적으로 봐야 해요. 남편과의 관계, 남편의 삶의 태도와 양식에 의해서 많은 영향을 받으니 예를 들면 여성의 우울증도 여성의 생리적 체질적 특징만 보아서는 부족하죠.

또한 아이의 건강 상태를 보려면 부모의 상황을 살펴야 하는데 부모가 무지한 사람이 많죠. 어떤 환자가 왔는데 ‘아이가 무슨 스트레스를 받느냐!’고 해요. 부모에게 충고를 해 주고 싶은데 그럴 여유를 안 주는 거예요. 그렇게 완강히 거부하면 할 말을 못하는데 아이는 부모하기 나름이죠. 건강도 그러하고 교육도 그러하고 부모에 의해 좌우되죠. 우리나라 교육도 그렇고 외국도 마찬가지예요. 유럽이나 유태인이나 미국도 건강이나 교육면에서는 부모의 책임이에요. 그래서 아빠의 역할이 그만큼 중요하다는 얘기입니다. 아버지가 낳고 어머니가 기른다고 하는데 어머니가 잘 양육하는 것이 중요하지만 부부화합을 통해 자녀를 잘 교육시키는 것도 중요하죠. 아이의 생활을 의학적으로 보면 한계가 있어요. 앞의 아이도 2002년도부터 간혹 왔지만 아이의 건강상태가 약간의 굴곡상태에 있는데 지금의 환경을 그대로 반영하죠. 그중에 가장 큰 것은 부모의 상황이죠. 그 아이를 봤을 때 조금 전 그 할아버지가 그랬는데 그 아버지도 그렇고 그리고 아들을 키우고 있잖아요. 옛말에 ‘여자(며느리)를 보려면 그 어머니를 보고 아들(사위)을 보려면 그 아버지를 보라’고 그랬어요. 부모의 영향을 극복하거나 자유로운 사람도 드물게 있지만 대부분 그렇게 대를 이어서 살아가는 사람들이 많지 않나요?

학생: 독활지황탕(獨活地黃湯)(독지)에 지모, 황백이 거의 가미되는 것처럼 형방지황탕(荊防地黃湯)(형지)은 가미되는 것이 없습니까?

최: 형지에다는 제가 모려, 황련, 우방자를 상태에 따라 3푼, 5푼, 1돈을 씁니다. 기왕 나왔으니까 말씀을 드리는데 형방지황탕에다 모려는 안신, 정신을 안정시키고 황련은 심화를 풀고 우방자는 심화가 뇌까지 올라오는 것을 해소하는 데 사용합니다. 물론 황련도 뇌까지 올라오는 것을

치료하는데 우방자도 뇌까지 올라오는 심화로 두통이 나타나거나, 기침이 나오면서 가래가 없을 때 형방지황탕에 모려, 황련, 우방자를 쓸 수가 있어요. 천식기도 알레르기인 경우가 많거든요. 무슨 말이냐 하면 기관지 기능이 약한데 거기에 자극된 요소가 있는 것이죠. 스트레스 요인을 받거나 아니면 부모의 병사가 심하거나 찬 기운을 받거나 하여 과민하게 자극을 받아 발작하는 것으로 모려, 황련, 우방자까지만 써요. 그리고 기침이 심하다 하면 전호, 과루인까지 써요. 1돈을 쓰면 잘 들어요. 독활지황탕가 지모, 황백, 황련, 우방자, 전호, 과루인을 1돈까지 써요. 심한 상태에서 쓰기도 하고 형방지황탕도 마찬가지고. 요즘엔 1돈을 잘 안 써요. 기본이 중요하다는 생각을 해요. 부모의 영향도 그러하지만 이것이 우리 몸의 유전자라 할 수 있어요. 선천지기가 역할을 할 수도 있고요. 그것을 뛰어 넘는 게 위대한 사람들이죠. 역사적으로 위대한 사람은 소수잖아요. 그 안에서 거의 맴돌죠. 예를 들면 조금 전 소개한 사람이든 다른 누구이든 밖에서 보면 부모의 큰 틀 안에서 크게 벗어나지 않는 경험을 반복하고 있죠. 부모의 양정(兩精)이 만나서 그런 역사적 경험을 계속 반복하고 있는 것이죠. 아버지가 한 달에 10일씩 집을 비우면 자녀교육을 어떻게 하겠어요. 이것을 생각해 보면 부모의 역할이라는 것이 얼마나 중요한가를, 아이들을 키우면서, 그리고 주변 상황을 보면서 알게 됐죠. 그리고 우리 역사 한의학도 마찬가지예요. 한국사와 미국사를 다시 보고 있는데 아이에게 우리 역사를 읽어주고 미국사를 읽어주는데 과거의 그 판이 어떤 틀에서 벗어나지 않아요. '역사는 하루아침에 이루어지지 않고 하루아침에 변하지 않는다.' 하는 생각이 드는데. 한의학을 보더라도 KOMA통신에 들어가 한의사들의 글을 보면 실력을 떠나서 의사의 자격이 있는 것인지 실망이 크죠. 부모에 대해서 한 가지만 더 이야기하죠. 부모가 계속 발전을 해야 돼요. 부모가 계속 공부를 해야 돼요. 고등학교 졸업하고 대학교를 마치고 공부를 안 하니까 퇴보하죠. 자녀도 덩달아서 그러합니다. 인생에서 제대로 된 공부는 삶에서 부딪히면서 하는데 정말 값진 돈을 투자해서 얻는 것이에요. 시간과 돈을 투자해서 얻는 것이에요. 우리가 책을 보거나 수련을 하거나 다른 교양 의식교육을 받거나 짧은 시간에 많은 경험을 했기 때문에 그러한 것을 단축시키고 적게 만들죠. 교육하는 사람들의 자녀들이 명문고나 명문대학에 가는 것이죠. 외국이나 우리나라나 마찬가지로 실제 그러하죠. 공부하는 부모가 공부하는 자녀를 끌어올리죠. 인생에서 헛된 길을 가지 않게끔 잘 보살피죠. 부모가 틀린 길을 가면서 아이보고 이렇게 저렇게 가라고 가르칠 순 없어요. 그 부모 말을 누가 듣겠어요. 아마 우리 의사나 한의사나 공부하는 사람들의 자녀들은 훨씬 더 잘할 것이라고 생각이 드는데 그것은 어쩔 수 없어요. 부모가 공부를 하고 있기 때문에 그래요. 서울 지역의 대학에 전체 수석 입학한 학생들의 부모들을 조사해 보았더니 어머니 직업이 전업 주부 아니면 초등학교 교사였다는 결과가 나왔는데 부모가 자녀 옆에 붙어서 뒷바라지를 했다는 것이고, 요즘은 거기에 목을 매고 전투적으로 아이를 만들어 내는 그런 사람들도 많아지고 있죠.

제24절 절맥(絕脈)

1. 절맥(絕脈)의 맥상(脈象)

絕則全無推亦閑

* 절맥은 전혀 맥박이 없는 것으로 체상이 있을 수 없다. (입문진단학)
* 절맥은 맥이 없는 것이 부중침(浮中沈)시 맥상을 느끼지 못 하는 것이다.

2. 절맥(絶脈)의 임상적 고찰

절맥을 [의학입문]에서 논한 것은 의미가 있다. 전체 삼부구후맥이 절맥(絶脈)이라면 죽음을 의미하겠다.

1) 한 장기 및 한 쪽 부위의 맥상의 절맥은 그 병중(病重)함을 말하여 주고 있다. 그 부위 맥의 소실은 그 장기의 생명력 소실을 의미하고 그만큼 위독한 상황을 의미한다. 그런데 한 장부맥의 절맥(絶脈)에서 맥이 다시 살아서 나타나기도 한다. 흔히 구사일생의 경험이다. 모두는 아니지만, 내장 허손병으로 인해서 사망에 이를 때, 예를 들면 암 말기, 치매 말기, 간경화 말기 등으로 인해서 한쪽 맥부터 부허(浮虛), 미미(微微), 규삽(扴澁)하며 유약(濡弱)하는 등 부정불순(不定不順)의 상태나 결대맥(結代脈) 등이 나타나다가 끝내 절하는데, 다른 한쪽이 존재함으로써 생존은 할 수 있으나 사증(死證)에 가까운 위중한 상태라 볼 수 있다.

2) 삼부구후맥에서 삼부(三部) 촌관척(寸關尺)의 한 부위의 맥상을 중심으로 살펴보면

   삼부(三部)의 맥상, 강침안시(强沈按時) 절맥(絶脈)에 이른 것은 그 부위의 생기(生氣)가 미미(微微)하거나 절(絶)하는 중한 상태이다. 혹 간간이 맥이 미약하게 나타났다가 없어지는 것이 촉지되거나 [結代脈] 일어날 수 있는데 이는 절맥에 이르는 과정이라고 보겠다.

3) 대체로 병중(病重)한 사람들이 체질맥(體質脈)상 자신의 본맥에서 나타나야 할 맥이 강침안시 절하거나 미미하거나 유근함이 흔들리거나 부실함이 나타나니, 그 정도에 따라서 위중(危重)한 정도를 볼 수 있겠다. 생기의 훼손 정도와 절(絶)을 의미한다.

   예로 토양맥상 우측 2지가 강침안시 유근하지 못 하고 미미하거나 혹 좌측1지가 그러하거나 혹은 목양맥진에서 좌1지가 그러하거나 등등.

3. 절맥(絶脈)에 대한 강의

절맥(絶脈)은 맥이 뛰지 않는다는 것이죠. 이것은 「의학입문」에만 나와 있어요. 다른 책들은 27맥만 해 놓았고 왜 입문에만 절맥을 설명해 놓았을까? 절맥은 살아 있는 사람의 맥이에요. 죽음에 임박했을 때에 절맥이 있다는 것이죠. 모두 절했다면 죽음으로 기록할 것이라 맥은 없겠지만 어느 한쪽 맥이 절한 것을 의미하겠죠. 전에도 이야기했지만 대체로 양기가 생명력이 절해 죽어 가는 경우가 있어요. 자연 노화로 오장육부가 고갈되어서 오장육부의 기가 허탈상태가 되어서 죽어갈 때, 한쪽 맥이 소실되는 그러한 상황에서 절맥이 있죠. (아마 이런 중노년이 흔히들 '갑자기 사망했다'는 경우) 그리고 또 하나 예를 들면 토양인에게 우2지가 뛰는데 좌1지가 절한다. 절하지는 않지만 미약한 사람이 의외로 많죠. 우리가 보면 우울증, 의욕감퇴, 운동부족으로도 심폐기능이 저하되죠. 운동이 부족한 사람은 조금만 뛰면 숨이 차죠. 우2지도 어쩔 때는 잡혔다가 어쩔 때는 안 잡히고 결대(結代)맥과 유사하게 이러한 상태가 나타나기도 하죠. 삼부의 맥상이 강침안시 절맥에 이르는 것은 그 부위에 생기가 미미하거나 절하는 중한 상태이며 혹은 간간이 맥이 미약하게 나타나다가 없어지는 것이 촉지되거나 결대맥이 되거나 맥이 오고 갈 때 굉장히 힘들게 오고 가고 이러한 것이 절맥에 이르는 순간이라 할 수 있습니다.

어떤 환자분인데요. 폐암 진단을 받고 지난 3월에 내원하여 현재 3개월째 되는데 이분이 2지 1지 3지가 뛰는데 강침압시 2지맥이 유근(有根)해요. 1지는 뿌리가 없었다가 또 잡혔다가 또 힘이 있다가 두서없이 잡혀요. 여기에서 병색이 나타나고 맥이 흐트러져서 규삽(芤澁)맥이라든가 이런 맥이 나타나요. 소화도 안 되고 답답한 증상이 최근 반복되는데 이분의 건강이 내일 모레 죽을 것 같이 뚝 떨어져서 '왜 이렇게 안 좋은가' 하다가 어떨 때는 좋아져서 '어디가 아픈가' 하다가. 환자도 치료받고 좋아진 줄 알았다가 내가 무슨 말을 하면 '그렇게 심각해요?'라고 해요. 사람의 생각이라는 것이 그래요. 그리고 지난주에 얘기했지만 척추결핵 환자도 2지가 안 잡혔어요. 거의 절맥에 가까웠어요. 지금은 2지도 완실하게 잡히고 혈색도 좋아지고 살도 좀 찌고, 침처방도 예전에는 폐, 대장, 방광까지 갔는데 이제는 토1에서 끝나요. 이러한 것은 기적이에요. 생명력이 살아난 것은 자기 믿음이라고 저번에 이야기 드렸죠. 침도 좋지만, 공진단이 참 좋은 약이에요. 제가 중환자에게도 고가라서 공진단을 권하지 않지만 먹으면 생명은 연장이 돼요. 한 폐암 환자에게 주었어요. 너무나 좋지 않아서 그런데 못 먹어 버리던데요. 3알 드렸는데 인연이 안 되려고 그랬는지 못 드셨어요. (05월 3월 이후 현재 07년 1월 치료 중) 한약 중에 이렇게 좋은 약이 어디 있을까 생각을 해봐요. 제때에 잘 쓰면 큰 도움이 됩니다. 한 분이 소음인 위암 말기예요. 이분이 치료받고 있는데 맥이 한쪽이 침미약하고 오고 가는 것이 힘이 없이 미약한데, 이분이 하루는 완실해져 왔어요. 이분이 피를 두 대 맞았대요. 그리고 좋아져 조카딸 결혼식이 있어서 서울을 갔다 온 것이에요. 그 부인도 폐결핵으로 진단을 받아 안 좋고 똑같이 못 먹어요. 이분 말씀이 자기는 먹을 수만 있다면 좋겠대요. 먹기만 하면 악화되고 그러는데 인삼계지**탕에 상황버섯, 삼칠근, 산사, 사인, 백두구, 익지인을 가미해서 쓰거든요. 한 달이 지났는데 그 중에 머물러 있죠. 이게 소음인한테는 도움이 돼요. 영양제도 도움이 돼요. 우리 누님처럼 황달이 왔는데 영양제를 주면 간(肝)이 실(實)한데 계속 보(補)하는 것을 주면 간은 계속 스트레스를 받아서 문제가 더 커지죠. 포도당주사 때문에 맥이 절했는데 침을 놓아서 기적을 이루었다고 권 선생님의 책에도 나오잖아요. 혹시 안 보셨어요? 태음인한테는 다 그러는 것 같진 않아요. 태음인이 허한 경우는 괜찮아요. 맥이 허탈해 녹용을 써야 될 사람한테는 맞는 면이 있어 괜찮다고 그래요. 그런데 태음인이 과실(過實)한 경우에는 간이 실하여 안 맞는 경우에는 불난 집에 부채질하는 격이 되죠. 그래서 그분이 괜찮을 것 같다 해도 나는 걱정을 했는데, 그것을 받아들이고 그 정도의 상태가 되면, 양방치료를 적절히 함께 겸하면 사람의 생명에 연장이 될 것 같아요. 그것을 느꼈어요.

중요한 것은 맥진을 해야 되잖아요. 진단을 해야 되니까. 처음 요구가 진단이었고 체질진단 나아가서 병소 그리고 체질변증, 여기까지 해야 돼요. 그리고 환자를 보면 건강레벨을 자기 나름대로 측정을 해야 돼요. 5단계로 나누던 10단계로 나누던 대부분 사람들이 모르고 지나가는데 이 사람은 얼굴이 좀 안 좋다.

이분이 중증으로 가겠다. 아니면 이분이 중증에서도 심한 상황으로 가겠다. 이러한 것으로 나누어 볼 수가 있겠죠. 이 사람의 병명을 떠나서, 실제 병명을 이 사람에게는 뭐라 해야 할 것인가, 예를 들면 아이 단백뇨, 신우신염이다 하여도 병명이 없어요. 마지막에는 투석하라고 그래요. 한 원장님이 소개를 해서 한 환자를 봤는데 간(肝)이 안 좋아요. 간만 안 좋냐? 이미 얼굴색이며 피부며 몸 전체에 병색이 절어 있어요. 이것을 간만 안 좋다고 할 수 있겠냐는 것이죠. 간이 제일 나쁠 뿐이죠. 그럼 이것을 무엇이라고 해야 할 것 같아요? 간이 제일 나쁘다면 A형, B형 간수치가 나쁠 수도 있고, 누구처럼 별 것이 아닌데 과로에 스트레스나 화가 겹쳐서 이렇게 나타나는 경우도 있을 것이고 그래서 나름대로 진단이 필요한 것이죠. 실제 한의학 진단으로 어떤 병의 경우 십이미지황탕증이 있었는데, 이것을 현대의학이 진단해 내고 거기에 맞추어 약을 개발해서 쓴다 하면 우리 한의학은 있을 필요가 없죠. 그렇게 되면 당연히 현대의학이 발전을 해야 하죠. 현대의학이 발전하여 진단해 낸다면, '이 아이는 뇌 에너지가 부족한 상태다. 그래서 어지러운 것이다. 어떤 건강기능식품을 투여하면 회복이 될 것이다.' 이렇게 할 수도 있잖아요. 오늘날 병에 대한 단순 약물투여가 현대의학이라 한다면 한의학은 '왜 이 아이는 같은 음식을 먹는데도 빈혈상태가 오는가?' '부모에게 문제가 있다.'하는 식으로 병에 대한 원인을 파악해서 치료한다는 것이죠. 한의학에서 보면 한의학 나름대로 객관적인 진맥을 통해서 판별할 수 있잖아요. 기계가 모든 것을 밝혀내지는 못하니까, 기계가 모든 것을 밝혀낼 수 있다면 그것은 인간이 알 수 있는 것을 100% 기계가 할 수 있다는 뜻인데, 설사 인간이 안다고 하여도 그 아는 것을 물질적인 형태의 기계로 100% 다 만들어 낼 수 없으니, 그렇기 때문에 밝혀내지 못 하잖아요. 내가 아는 모든 것을 물질화할 수 없기 때문에 그런 한계가 있어요.

학생: 여기서 이론으로 하는 부분은 어느 정도예요?

최: 이론은 계속하죠. 이론은 동의수세보원을 다 보고 처방도 봅시다.

학생: 체질맥이 된다는 전제하에 1, 2형을 구별하는 것과 1형에 따른 처방들, 2형에 따른 처방들 이러한 것을 단계별로 이론화시킨 다음에 같이 가

요? 아니면 그런 이론화 이후에 한의원에 와서 이 환자는 무슨 형에 몇 형 어느 단계에 와 있기 때문에 어떤 침처방과 약이 필요하다고 이런 식으로 실습이 되어야 합니까?

최: 한의원으로 와야죠. 지금 두 사람은 가능하죠. 따로 시간을 갖지 않아도 한의원에 오니까 한 시간이고 두 시간이고.

학생: 혹은 어떤 분은 월요일 몇 시부터 몇 시까지 서너 분씩?

최: 오늘 5명을 봤으면 5명을 체크를 해야 돼요. 우리가 시험이 필요해요. 내가 잘 발견하는 것은 잘 발견해요. 내가 못하는 것도 발견하죠. 내가 이러한 부분은 못하고 있구나 하고. 이런 것은 더 계발해야 되겠구나 하는 것. 그래서 실습이 필요해요. 결국은 우리 한의학이 이렇게 공부하는 것도 중요하지만 실습을 해야 한다는 것이죠. 오늘 신장염이 있다는 그 아이에게 몇 개월 치료하면 되겠어요? 한의학에서는 2, 3개월 치료하면 돼요. 단백뇨나 혈뇨가 정상으로 돼요. 그런데 4년, 5년 고생을 하잖아요. 결국은 한의학적 진단을 빨리 익히려면 실습을 많이 해야 돼요. 적어도 아까 말한 이 사람이 3지, 3지 활실 유근해 있거든요. 부활한 기운이 있었어요. 그것은 실증이에요. 심장이 실하다는 것이에요. 앞으로 이 아이가 신투석을 하려면 실(實)한 기운을 넘어서 세약(細弱)한 상태가 와야죠. 예를 들면 유약(濡弱)한 상태를 지나서 상정(傷情)한 규삽(扎澁)상태가 와서 이런 과정에서 심장이 절하고 떨어져 있을 때 투석상태가 되죠. 지금은 결코 투석상태가 아니죠. 맥이 활실(滑實)한 기운만 잡고 있어도 그 사람 병이 별 거 아니니까 걱정하지 마시라고 말할 수 있는 것이죠. / 구내염으로 아이가 몇 년째 앓고 있는데 어떻게 구내염을 낫겠느냐? 구내염환자가 한의원에 가끔 오죠. 5년, 10년 된 사람, 한 달에 15일 이상 구내염이 있다고 그래요. 그것도 맥이 얼마나 흐트러져 있는가를 보아서 금방 회복될 수 있는지 오래 가게 될지 확실하게 말할 수 있는 것이죠. 여러분이 실습할 때, 병색이 완연하거나 병이 중하거나 하는 환자가 절반 이상이 된다면 모르겠는데 약간 걸림돌이 있겠어요. 그거 해 봐야 보통사람들이 최상의 상태에서 예를 들면 10단계

에서 2단계 정도, 2레벨에서 낮아야 3레벨이지만, 1에 있는 사람은 1, 2 명 정도 있죠. 1레벨에 있는 사람이 100살까지 살 확률이 높았죠. 요즘 에는 2, 3레벨에 있는 사람도 생활조건이 좋다고 보고 의학도 발달하여 약한 상태에서도 건강 장수를 유지할 수 있지 않을까 생각해요. 보통 장수하기는 어려운 일이에요. 남자가 80 넘기기 쉬운 일은 아니에요. 70 만 넘으면 한 해 한 해가 달라요. 50대하고 60대하고 천지 차이지만 그 래도 괜찮아요. 하지만 70대는 달라요. 여러분 건강 정도는 별 문제가 없기 때문에 진맥에 한계가 있다는 것이죠. 건강하기에 병증을 찾을 수 없죠. 새로운 샘플이 필요한 것이죠. (이하 생략, 소음인 강의)

학생: 두충이 소음인 약이 아닌가요? (소음인 등 체질식이 요법표를 보고서)

최: 두충이요? 내가 뭘 보고 넣었을까? 내가 왜 넣었는지 모르겠네요. 실제 소음인이 녹차를 마실 때 한두 잔은 괜찮은데 그 이상을 마시면 이뇨작 용이 강하게 작용해요. 그래서 탈기가 돼요. 알로에와 결명자차는 아시 겠고 국화차는 머리를 맑게 하는 데 도움이 되고 찬 성질을 가지고 있 어요. 커피는 해로워요. 간혹 머리 아프고 차멀미할 때 커피를 마시는 데, 원두커피는 좋대요. 제가 실수했어요. 잘 지적하셨어요. 버섯 종류는 먹으면 좋을 것 같아요. 일본의 경우 대체 의학을 보면 암 환자에게 보 조치료제로 버섯을 많이 쓰잖아요. 영지버섯이 탁월한 효과가 있어요. 지난주 TV에서 수요기획 보셨나요? '통합보완의학 선택인가? 필수인 가?'에 나온 미국에서 두 번째로 유명한 암센터가 어디더라? 암 환자들 은 그 병원 가서 죽고 싶다고 해요. 그곳에서 기공요법도 하고 실제 식 이요법, 운동요법하고 미국에서 그것을 다 해요. 녹차도 영지버섯도 실 험하여 투여하고. 미국에서는 통합보완의학이라 하여 한의학의 기공, 이 러한 것들은 물론 침도 놓아요. 통증완화와 방사선의 부작용을 적게 하 기 위해서 부항도 떠요. 중의사가 유리부항으로 해요. 미국의 의사 말이 1%의 가능성이라도 있다고 하면 연구하고 투자를 하겠다는 거예요. 기 회의 나라죠, 우리하고 비교할 수 없는 사회죠. 언제 우리나라에서 그럴 수 있을까 생각해 봐요. 충분한 가능성이 무시되고 거부되니 선진국에

진입하지 못 하죠. 가능한 방법을 다 해 보는 자세, 그런 자세 속에서 세계 지배를 할 수 있는 근력이 생기잖아요. 미국이 단지 군사력과 경제력으로 세상을 지배한다고 생각하면 오산이에요. 그 뒤에는 전문 분야 각각의 학문에서 선두를 유지하고 있는 것이에요. 수많은 석학과 연구자들이 존재하고 그런 시스템이 강하게 자리 잡고 있죠. 공부를 하려면 미국으로 유학을 가잖아요. / 뒤에 소음인 음식표는 암 환자 위주로 써 놓은 것이죠. 그래서 '적게 먹을 것'이라고 해 놓았어요. 일반적으로 병이 없는 사람이 크게 과로하지 않고 크게 외적 스트레스를 받을 상황이 아니라면 담백한 식사만으로도 오래 살죠. 병이 들 이유가 없잖아요. 그러니까 우리가 이 사람이 병이 들었다 하였을 땐 그 병든 이유가 분명히 있죠. 과로가 지속되어 세포가 노화되어서, 불규칙한 식생활이나 육식생활의 패턴이 오래 지속되어서 몸 안에 담음이 심하게 정체가 되었거나 또는 마음속에 스트레스를 담아 끙끙 앓아 오거나 참고 인내해 오다가 그것이 기기울체되어 적(積)이 되어 있었거나 등 이런 과정이 계기가 되어서 병이 발현이 되죠. 그런데 고기를 먹는 것은 불교에선 완전히 금하잖아요. 그 이유가 있어요. 기운을 느끼고 보는 사람들은 예를 들면 활어집에 가면 고기의 영혼들이 공기 중에 떠다닌다고 그래요. 뱀잡이의 몸은 다 뱀으로 둘러싸여 있다고 그래요. 그게 귀신 씨나락 까먹는 소리냐고 할 수도 있겠지만 맞을 수도 있는 거죠. 결국은 자기가 생각하고 믿는 바대로인데 자기가 어떤 일을 하는데 깨끗하고 평화로우면 무슨 상념이 남겠어요. 상념체(想念體)가 남을 수가 없죠. 그게 내 몸에 남아 있진 않겠지만. 아이들은 아무 생각 없이 고기를 먹잖아요. 그래서 건강에 도움이 되잖아요. 그런데 뭔가 알고 나면서 먹기 시작하면 이게 애증(愛憎)이 되죠. 또한 육식 그 자체가 사람의 세포조직과 밀접하고 성질이 화열(火熱)하고 헛된 욕(慾)을 충동할 수 있죠. 다들 스스로 알아서 하실 것인데 각자의 개념이니까. 공자는 육식을 3분의 1 이상은 먹지 말라고 했어요. 공자는 고기를 금하지 않았어요. 고기는 좀 많이 먹으면 담음이 되잖아요. 지방간이나 콜레스테롤의 원인이 되는데요. '식생활을 채식 위주로 했는데 내가 왜 암에 걸렸을까?' 하는 사람도 왔었다고 했죠. 물론 이 사람은 어떤 면에서는 육식하는 사람보다 쉽게 회복될 수는 있겠죠. 건강은 의식적이나 정신적인 부분이 큰데 그 다음으로 운동이고 세 번째가 먹는 것이죠. 각자의 신념대로 살고요. 고기를 많이 먹는 직장인들이나 영업사원이나 이러한 분들의 맥을 봐 보세요. 겉은 건강하게 보여도 혈중에 독소나 담음이 정체되어 있죠. 그런 사람이 40대 후반이나 50대에 접어들면 병이 들어요. 소음인의 경우는 고기를 먹으면 한 끼 이상 두 끼 이상은 들어가지 않아요. 먹으면 답답하죠. 저녁에 고기를 먹고 자면 잠자리가 답답해요. 저녁에 외식을 하잖아요. 조미료 때문이겠지만 곰탕이라도 먹고 자면 저녁에 자다가 몸의 부대낌에 간혹 발광을 해요. 그럴 때가 있어요.

학생: 소금섭취에 대해서는 어떻게 생각하세요?

최: 먹어 보면 알죠. 소금이 부족할 때가 있어요. 백소금의 문제 때문에 천일염이나 볶은 소금, 혹은 죽염을 사용하죠. 소금섭취가 문제시되는 것은 양의학에서 거론되기 때문인데, 확실히 서구, 특히 미국에서는 소금섭취량이 너무 많아요. 우리가 먹기 힘들 정도로 짜게 먹는데 저도 미국에 가서 보고는 처음에는 놀랬어요. '이렇게 짜게 먹을 수 있을까 그러니 병이 오고 소금섭취량을 줄이라고 하지'라는 생각이 들었어요. 소금섭취량이 우리 때문에 나온 말이 아니에요. 그것이 그곳의 풍토 때문인데 생활하다 보니 콜라 그 큰 대병을 자연히 마시게 되고 짠 것도 먹을 수도 있겠다는 몸의 반응이 일어났어요. 미국식의 음식 자체가 건강상 좋지 않은 문제가 있어요. 국내에서의 실제 소금 섭취량의 문제는 거기에 비하면 아무것도 아니죠. 건강에 해가 되지 않죠. 필수적인 것이 소금이죠. 짜게 안 먹고 싱겁게 먹어서 병든 사람도 있어요. 짜게 먹어서 병든 사람도 있겠지만 대체로 짜게 먹는 사람은 병이 덜하죠. 짠맛의 작용이 있죠. 요즘에 부족한 게 짠맛하고 쓴맛이죠. 오늘날 아이들에게 너무 과한 것은 단 것이죠. 예전에도 그랬지만 10년만 지나도 당뇨왕국이 된다고 하죠. 소음인이 단것을 먹으면 신장이 거부해요. 정력이 약해져요. 골수가 약해지고 신성 당뇨가 오죠.

제25절 단맥(短脈)

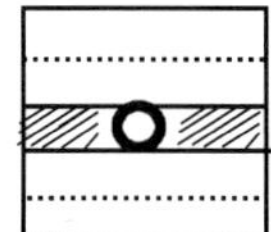

1. 단맥(短脈)의 맥상(脈象)

短於本位猶不及

* 단(短)은 미치지 못 하는 것이니, 손가락 범위의 중간에 나타나는 것이다. (입문)
* 촌·관·척의 한정된 본연의 위치에 미치지 못 하고 맥의 내거(來去)가 어긋난 것 (맥어)
* 양쪽 머리가 오그라드는 것 단맥이라……색(濇)·미(微)·동(動)·결(結)은 모두 단맥(短脈)을 겸한다. (빈호맥학)

2. 단맥(短脈)의 의미

* 단맥은 기가 부족하거나 체(滯)하여 혈액을 잘 이끌어 가지 못 하므로 형성된다. 자연현상에 비유하면 수량이 적고 수압이 낮을수록 물줄기가 약하면서 멀리 나가지 못 하는 것과 같은 것이다. (입문진단학역석)
* 활백인은 '단이란 길지 않은 것이다. 양 머리가 없고 중간은 있어서 본래의 위치에 미치지 않은 것이니, 기가 혈을 앞으로 끌고 가는 것이 부족한 것이다. 음 가운데 양이 잠복되거나, 삼초에 기가 옹색되거나, 숙식이 소화되지 않는 등의 병증을 주재한다.' (맥학집요)
* 단맥은 기허(氣虛)로 인하여 혈이 따라서 부족한 것이며, 단맥은 기병이다. 혈체로 기울(氣鬱)하거나 담탁(痰濁)이 체하여 식적(食積)이거나 기도의 장애로 기맥(氣脈)이 불신(不伸)이니 역시 단맥이 나타난다. (동의진단학)
* 맥의 박동은 기의 추동에 의해 형성되는데 만약 양기가 미쇠하여 혈행을 추동시키지 못 하면 기혈이 사말(四末)에 달하기 어려울 뿐만 아니라 기허

하여 맥관을 충만시키기 어려우므로 맥도가 섭체(澁滯)해지고 혈행이 지완
(遲緩)되어 맥동이 무력하게 된다. (한방진단학)

3. 단맥(短脈)의 주병(主病)

1) 『入門』에 "短爲氣滯 心腹痛이니 宿食內積三焦壅이라. (단맥은 기체로 인
   한 심복통을 주재하니 숙식과 내적으로 삼초의 기순환이 옹체된 것이다.)
   陰中에 伏陽하야 血不行하고 短急은 病上이오 亦可惡라."
2) 『맥어(脈語)』에 "위로 관부에 이르지 못한 것을 양절(陽絶), 아래로 관부
   (關部)에 이르지 못한 것을 음절(陰絶)……촌부(寸部)가 단한 것은 두통, 관
   부가 단한 것은 숙식(宿食), 척부가 단한 것은 족경(足脛)이 한랭(寒冷)한
   것. 슬픔이 많은 사람은 단맥이 많으니"
3) 『빈호맥학(瀕湖脈學)』에 "≪소문·맥요정미론≫에 '단맥이 나타나면 기가
   부족한 현상이다' 하였으니, 단맥은 부족(不足)의 병을 주재한다."
4) 『사언거요(四言擧要)』에 "단맥은 기병(氣病)"
5) 『동의진단학』에 "단맥이 유력하면 주로 기울(氣鬱)이고 무력하면 주로 기
   손(氣損)"
6) 『한방진단학』에 "단은 불급(不及), 부족(不足)한 맥으로써 기허부족(氣虛不
   足)을 주한다. 대개 무력은 기허이고, 유력은 기옹(氣壅)인데 역시 담기(痰
   氣)를 주한다."

4. 단맥(短脈)의 임상적 고찰

1) 흔히 스스로 '체(滯)했다'고 내워하는 자에게서 볼 수 있다.
   식체자는 대부분 음식을 잘못 먹어서 체했기보다는 기기울체[심기울체]로
   인한 식울증으로, 병인(病因)인 칠정울결(七情鬱結)상황을 볼 수 있다.

2) 정기부족, 음허탈 등 허증에서 단맥을 볼 수 있으니 앞서[빈호맥학]에 색(濇)·미(微)·동(動)·결(結)은 모두 단맥(短脈)을 겸하는 것이다.

5. 단맥(短脈)에 대한 강의

단맥(短脈)은 짧을 단자를 써서 촌관척이 한정된 본연의 위치에 미치지 못한다 했고, 색(嗇)이나 미(微)나 동(動)이나 결(結)은 단맥을 겸한다고 했습니다. 그리고 원인은 기가 부족해서 체하여 혈액을 잘 이끌어 가지 못 하므로 형성이 된다고 했어요. 그리고 음 가운데 양이 잠복되어 있거나 삼초에 기가 옹색된 것이다 하였습니다. 삼초라 하면 상중하로 나누어도 될 것 같고 기운이 울체되어도 단맥이 나타나고 숙식, 소화되지 않는 대체로 체했다 할 때 단실(短實)할 수 있다는 것이에요. 기가 울체되었을 때 단할 수 있다. 처음 가장 큰 이유는 기운의 부족 때문으로 단하고 미맥이나 삽맥이 나타나고, 기기울체 되어서 숙식이나 식울증, 기울증일 때 단(短)합니다. (다음은 06년 강의 내용 중에서 발췌) 체했을 때 복맥이나 동맥도 나타날 수도 있고, 체하면 기가 울체되어서 대부분 현긴한 맥이 나타나죠. 그 맥이 실한 기운을 나타내죠. 만약 체하지 않고 오는 경우, 관격증도 심하비경하고 소복경만하고 그럴 정도라면 맥상으로 실한 맥이 나타나겠죠. 단맥이 그럴 경우 실한 경우를 나타낼 때 기체라 할 수 있고, 식체 심복통이라고 할 수 있고, 그렇지 않고 올 경우 미맥이나 삽맥이나 이럴 때 허탈상태를 말하겠죠. 체도 마찬가지인데, 혈이 체하면 울체인데 심하면 어혈이고 어혈이면 정체되어 적취상태가 나타나죠.

맥을 보면 정상맥에서 얼마나 벗어났는가 그리고 이 정도 맥상이면 어느 부위에 병의 정도가 어떠하겠다 그런 느낌이 있죠. 물론 어느 선에 머물러 그 부분에서 애매모호한 경우도 있겠지만, 확연히 벗어난, 맥이 삽규맥이 아니더라도 미미욕절하지 않더라도 전에 말한 괴맥(怪脈)처럼 맥의 오는 형상이 일상하고 확연한 차이가 있죠. 좌우가 온다면 병이 깊은 것이고, 맥이 올 때와 갈 때 느낌이 다르고 몇 번은 정상적으로 오는데 다음엔 오는가 마는가 할 때 이 사람이 여기에 병이 중하게 있구나 하죠. 중요한 것은 강침압시(强沈壓時) 맥상으로 이분의 강침압시 맥상이 얼마나 안정되어 있는가에 따라서 병의 경중을 말할 수 있어요. 지금 시대 상황을 보면 북핵문제 파장이 우리나라에 미칠 것 같고, 또 핸드폰 사용 등으로 우리 몸이 전자파에 둘러싸여 있죠. 예전에도 그랬지만, 중심을 잡기가 힘들어요. 건실한 맥상, 건전한 맥상을 유지하기가 어려워요. 좌1지가 심폐로 소양인 같은 경우도 짧고 단미삽(短微澁)한 경우가 많죠. 심폐기능이 약한 사람, 운동부족, 자존심 손상, 자아 손상. 강실하게 생겼는데 자존심 손상이 많아요. 표면적인 안색이 겉으로는 안 나타나지만 미산(微散)맥으로 잘 나타나요. 부실한 상태로 나타나면 폐·대장 기능 이상으로 실제로 그 부위에 손상을 받는 경우가 많아요. 그게 단맥일 때, 여기는 삼초의 울체라고 나왔는데, 그만큼 부실하다. 소양인들 2지가 충실하지 못해서 단하다면, 세에 가깝다면 (단은 길이고 세는 폭이고)─원래 건강한 폐맥(肺脈)이 단삽(短澁)하다 그러는데, 내가 보기에는 실제 그렇게 되기 쉽다는 것 같아요. 여기 하나 더 이야기하자면 부단하면 혈이 삽체되어 있고, 침을 겸하면 비위의 이상이 있다고 했어요. 맥을 보면 하나에 충실한 동그란 경우가 나타나잖아요. 그런데 위에는 삽맥이고 누르면 강침시 충실한 그런 경우가 있어요. 그것은 손상 정도가 가볍다는 것을 말해요. 그럴 때 삽체, 어혈이 있다. 자궁근종 환자, 난소낭종 환자 중에 좋지 않은 병중(病重)한 환자를 진맥해 보면 맥이 중심까지 손상을 입어 있어요.

[05년도 강의 중] 처음 99년에 진찰을 받은 한 아이(8세)가 밥만 먹으면 화장실을 가고, 가만히 있지를 못하고 기억력감퇴가 있다고 해요. 과이상 행동과 성격장애가 있다. 그런데 '4세 때 밤에 캄캄한 밖에다 내 놓은 적이 있다. 아이가 크게 놀란 적이 있다'고 써 놓았어요. 살펴보니 어머니의 삶도 그러하고 아이도 스트레스를 많이 받았고 2003년 자라서 12세 때 왔을 때도 감기기운이 있고 관절이 약하며 아토피와 비염도 있어 3주 정도 치료하면 좋겠다고 하여 승양익기탕을 투약했어요. 올(05년) 6월 8일 왔어요. 맥이 좌3지가 규맥은 아닌데 충실하지 못했어요. 이번에는 승양익기탕에 익지인 1돈 사인, 백두구 5푼을 넣고 20첩을 투약을 했어요. 그런데 이번에 와서는 그 맥은 사라졌고 완약해 있어요. 보중익기탕에 사인, 백두구, 익지인 5푼을 썼어요. 항상 아침에 뭘 먹고 나면 설사를 했는데 이게 많이 좋아졌대요. 내과에서 약을 썼는데 효과가 없어서 온 것이

에요. 무슨 말을 하려고 하냐 하면 아이의 가정환경이라는 생활 속에서 어려서부터 마음이 억울되어 살고 있어요. 그런 과정에서 여러 가지 증상을 일으킨 것이죠. 삶 속에서 병이 들고 치유도 되는 것이죠.

　예전에 환자 한 분이 허리가 아파서 왔는데, '당신은 허리 아픈 것이 문제가 아니라 머리 아픈 것이 더 문제다'라고 하여 치료한 적이 있다고 그랬죠. 그 사람은 극도로 뇌의 정신을 많이 쓰는데, 소음인도 머리를 많이 쓰면 부중시에 1지가 나오죠. 1, 3지가 잡히겠죠. 현실에서 정신적인 스트레스를 받아 뇌혈류 및 뇌신경의 과긴장상태가 있기 때문에, 두통이 있으면 1지가 긴장된 현(弦)한 맥이 나오겠죠. 향부자십전탕증이 엊그제 있었는데, 그냥 보약을 지으러 온 분인데, 수음체질이나 수양2형 같은 경우에는, 욕심이 있어 무엇이든 잘하려고 해요. 수양인도 그러한 경우가 있겠지만 피아노든 다른 무엇이든 잘하려고 하고 활발히 활동하는데 머리를 너무 많이 쓰니까 뇌의 에너지로 1지 1지로 상충(上衝)되어 있는 맥이 잡혀요. / 그런데 이 아이의 어머니는 정신적으로 긴장되어 있으니까 목이 뻣뻣하고 아침에 일어나면 답답하고 목이 편치 않아요. 물론 인상을 쓰거나 하지 않아요. 강건한 의지를 가진 목양인인데 이분의 아이들이 왔어요. 남자아이 3명을 키워요. 11세, 9세, 아래에 또 한 명이 있고요. 11세 아이가 4월에는 원인불명으로 갑자기 오른쪽 무릎이 아프다고 했어요. 오랫동안 아토피가 있어서 침을 두 번 맞고 그러다가 이번에 왔는데, 6월에 와서 잘 넘어지고 배가 자주 아프다고 상담만 받았어요. 큰 애가 의지는 강한데, 이번에 와서 상담을 하는데 손톱을 물어뜯어요. 11세로 초등학교 4학년인데 잠이 많은데 깊은 잠을 못 자요. 그리고 학교에서 졸아요. 코피도 잘 나고 머리도 아프고 약증은 보중익기탕증 정도인데 아무튼 스트레스와 긴장으로 잠을 못 자고, 애정결핍으로 손톱을 물어뜯는 그런 상태인 거예요. 그 동생은 스트레스를 많이 받는데 어머니 말은 엉뚱하게 "애는 가운데여서 위와 아래에서 치어 아프다."고 그래요. 정작 부모 자신의 문제 때문인데도 불구하고 원인파악을 하지 못 하고 있죠. 배가 아프다. 머리가 아프다 이런 상태가 아니라 아이들의 상태가 얼굴을 보면 이렇게 되죠. 그러다 좀 지나면 이렇게 되고. (화난 얼굴 모양) 이런 애들 본 적 없어요? 이런 애들 얼굴은 안색이 어둡고 심화가 많으며 억울(抑鬱)된 상태죠. 목의 임파선 결체가 많아 결체들이 잡히는데 승양익기탕을 썼어요.(부모가 중요하죠) /

6월 4일, 6세 아이가 천식이 있다고 왔어요. 이 아이 어머니가 얼마나 간절하면 원장님은 어떻게 아이를 잘 키웠냐고 그래요. 그래서 아이에게 뭘 먹이냐고 물었어요. 천식으로 2번 입원을 했대요. 6세에 병이 중한 천식이냐 하면 천식이 아니에요. 단순한 알레르기예요. 아이가 무엇을 요구하잖아요. 아이가 요구하는 그것을 주면 되잖아요. 아이는 요구하는데 그 요구를 무시하고 다른 것을 주면 스트레스를 받겠죠. 뭔가를 말해 주고 싶었는데 그날 말을 다 못 했어요. 6세 아이에게 비타민 C, 칼슘, 알로에를 먹이고 있었어요. 그것이 아이에게 왜 필요해요. 아이가 필요한 것이 무엇인지 부모들이 모르는 것이죠. 이번에 또 입원했어요. 아이의 약증 상태는 보중익기탕증 정도밖에 안 되는데, 모친의 반응에 대해서 과민반응[알레르기]이 일어나는 것이죠. 입원환자 상태를 보면 진짜 입원을 시켜야 하는 상태도 있지만 아닌 경우도 있죠. 부모가 영향을 많이 미치는 상황이죠. 제가 ≪태교신기≫라는 daum카페를 만들어 적고 있는데 자녀건강에서 차지하는 비중에서 엄마의 영향이 중요해요.

소음인 중 한 사람으로 44세 된 분인데 좌측 3지가 부활하게 뛰어요. 수양체질이 좌우 3지가 부활(浮滑)하게 뛰고 삭(數)한 것은 신장이나 방광이나 전립선에 염증이 있어서 그래요. 좌우 모두가 부활하게 뛰고 충한 기운도 있고 삭하고, 이분은 부활긴맥이 뛰어요. 소음인이 3지가 건강하더라도 활(滑)하지 않아요. 부(浮)하지도 않고 부하더라도 대부분 노동을 하는 사람, 활동을 하는 사람은 1, 2, 3지가 중침시까지 잡히는데 부중시에도 잡히고, 왜냐하면 기운을 쓰고 있으니까 활동하는 노동자나 몸을 쓰는 사람들을 보면 맥이 1, 2, 3지가 다 잡히잖아요. 그런데 이 사람은 3지가 확연히 크고 충하고 부활하고, 실제로 2지도 잡혀서 간(肝)에 스트레스가 많다고 써 놓았는데 전립선에 염증이 있다는 말을 해요. 양방에서는 치료가 안 된다고 해요. 긴맥이 있어 간(肝)에 스트레스가 있다고 이야기를 했고, 그런데 왜 이분은 전립선이 치료가 안 될까? 원만한 부부관계가 이루어지지 않아서 그러한지 아니면 다른 부분으로 스트레스를 받아서 간의 스트레스가 있고, 신장의 활발한 기운을 소비하지 못 하니 헛된 병사로 되어 실해지는 상황이 있는 것이죠. 엊그제 일요일 저녁에 방영하는 건강프로그램인 비타민을 우연히 보았는데 거기에서 부부관계에 대해 나왔죠. 50대도 주 1회 부부관계를 하는 것이 좋다고. 한 여성이 '왜 남자들은 그렇게 안 하냐' 하면서 웃음바다를 만들었는데, 이분은 반대예요. 오늘 여자 환자분이 이야기를 하는데 자기 친구가 전화를 해서는 '너 애인 사귀면 되겠다.' 했대요. 40대 중반인데 그분의 친구는 애인이 있대요. 그분도 경험을 해야 끝낼지 모르지만, 전에도 이야기했지만 소음인은 나이 들어 부부관계를 적당히 안하면 전립선 비대가 오죠.

제26절 촉맥(促脈)

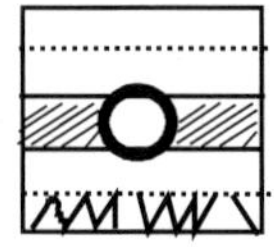

1. 촉맥(促脈)의 맥상(脈象)

促急來數喜漸寬

* 촉은 급한 것이니, 맥이 삭(數)한 가운데 한 번 정지하였다가 다시 박동하는 것 (입문)

* 『상한론·변맥법』과 왕씨의 『맥경』을 상고하건대, 모두 "촉맥은 삭(數)한 가운데 한 번 그치는 맥이다."고 한 것은 잘못된 것이다. ……촉(促)은 촉급, 즉 빠르다는 뜻이다. (맥학집요)

* 뜀박질하는 것처럼 빠르게 박동하기도 하고 느리게 박동하기도 하는 것이 일정하지 않다. (빈호맥학)

  ⇒ 맥이 삭한 것을 촉맥이라 하고, 가운데 한 번씩 중지하는 것은 촉결(促結)이라고 해야 되지 않나 생각해 보기도 하였다. 하지만 다른 의서의 기록상, 병중(病重)이 나타날 때, 또한 촉(促)맥이 진행되어 병중(病重)할 때는 한 번 그치기도 하니 이 또한 촉맥의 범주에 넣었던 것으로 보인다.

* 촉맥(促脈)은 맥이 삭(數)하게 박동하다가 때로 한 번 멈추는 맥상이다. (맥형 연구)

2. 촉맥(促脈)의 의미

* 촉맥은 양사(陽邪)가 성(盛)하고 음(陰)이 부족하거나, 기혈·담음·식적(食積)이 막혀 독을 형성하여 열이 심하기 때문에 맥이 삭(數)하면서 때로 한 번 정지하니, 이는 힘을 다하여 매우 빠른 속도로 달리면 숨이 차기 때문에 잠깐 쉬었다가 다시 달리는 것과 같은 형상이다. (입문)
* 양맥(陽脈)이 극에 이른 것이니 양이 너무 성하여 음과 양이 조화를 이루지 못 하므로 이러한 맥이 형성된다. (맥어)
* 촉맥의 형성은 양열이 독성하여 음과 화할 수 없기 때문에 맥박이 급삭하면서 촉(促)하게 된다. 혈은 기를 따라 행하는 것인데, 기열(氣熱)하면 혈행이 빨라지므로 맥이 급삭해지면서 삭중(數中)에 한 번 지(止)한다. ……또한 기·혈·담 등의 병사가 유체되면 혈의 운행을 저해하여 삭중에 한 번 지하게 되는데 이는 반드시 삭중일지(數中一止)면서 유력(有力)하다. (한방진단학)

3. 촉맥(促脈)의 주병(主病)

1) 『入門』에 "促脈은 陽盛陰不足이오 氣血痰食이 壅爲毒이라. (촉맥은 양이 성하고 음은 부족한 것이고, 기·혈·담·연(涎)·음식이 응체되어 독이 된 것을 주재한다.) 裏熱瘀血로 發狂斑하고 怒氣激之하여 發厥畜(*)이라. 漸加卽死 漸退生하고 久病에 得之면 亦非福이라." (촉맥이 점차 증가하면 죽고, 점차 감소하면 소생하며, 오래된 병에 촉맥이 나타나는 것도 좋지 않은 것이다.)

2) 『맥어(脈語)』에 "기결(氣結)·옹저(癰疽)·광증(狂症)·노기(怒氣) 등을 주재한다."

3) 『빈호맥학(瀕湖脈學)』에 "양사가 극하여 망음이 되려 하네. 삼초울화의 화성(火盛)으로 인하기도 하니……병인이 다섯(기·혈·담·음·식)으로 때로 천해(喘咳)하는 것은 담적(痰積)이오, 혹 발광(發狂)·발반(發斑)·독저(毒疽)

도 된다.”

4) 『사언거요(四言擧要)』에 “陽盛卽促하니 肺癰과 陽毒”이오.

5) 『동의진단학』에 “양성하고 열이 실하여 혈과 기가 담음과 숙식에 의하여 정체되니 역시 통(痛)과 종(腫)이다. ……기혈, 담음, 종통이거나 실열증에 촉맥이 많이 나타난다.”

6) 『한방진단학』에 “기체혈결(氣滯血結)하거나 식적담정(食積痰停)으로 인하여 혹 맥행이 저해하기 때문이나 기노상역(氣怒上逆)·흉만번조(胸滿煩躁)·한울작천(汗鬱作喘)·혈어발반(血瘀發斑)·광분(狂奔) 및 옹종실열 등에서 모두 촉맥이 나타날 수 있다. ……장기(臟氣)가 괴위(乖違)되면 맥동이 반드시 헐지무력(歇止無力)하게 되는데 이는 심장질환에서 볼 수 있다.”

4. 촉맥(促脈)의 임상적 고찰

1) 상한(傷寒)에 풍열로 병사가 강하며 유독하여, 삼부(三部)에 모두 부삭(浮數)하게 나타나는 맥상으로 “촌구(寸口)를 밀어 어제로 나간다는 것”을 말하는 것이라고 본다.

   촉급한 현상은 단순한 감모, 상한의 상태이라기보다 유행성 독감질환이나 이와 유사한 급성 전염병일 때 발현되는 증후라고 보겠다.

2) 내상잡병(內傷雜病)에서도 촉맥이 발현될 때는 내장병증의 열증이라. 다만 허왕된 망양(亡陽), 혹은 망음(亡陰)의 열증(熱症)도 있으며 치료방법에 차이가 있으니 주의해야 한다.

   내열(內熱)이 심하여서 발현되는 삭한 기운에 촉맥은 실증(實證)의 병증으로 나타나기보다는 허증(虛證)의 병증을 가진 상태로 발현되는 상황을 볼 수 있다. 예를 들면 근(根)이 부족하고 기혈 그 자체도 부족한 음허화동의 현상으로 발현될 수도 있다.

3) “촉급(促急)함이 점차 진행되는 것은 사증(死證)”이라는 것은 암(癌) 등의 내장옹열(內藏壅熱)의 심화(深化)나, 심폐의 허손으로 인한 상황이나, 실증

중풍환자의 악화진행 등 내일을 기약할 수 없는 위태로운 상태를 말하는 것으로 보인다. 이럴 때 맥이 부정(不定)하여 한 번씩 정지(停止), 쉬는 상태가 불규칙하게 나온다.

5. 촉맥(促脈)에 대한 강의

촉맥을 보면 '삭(數)한 가운데 한 번 그치는 것이다'고 했는데, 의학적인 측면에서 의서를 보면 의서마다 설명이 약간씩 달라서 논란이 있는데 어떤 의서는 '빠른 것이 촉맥이지 한 번 쉬는 것은 촉맥이 아니다'고 했어요. '촉맥은 부중시에 삭하면서 한 번 쉬는 것'을 말하고 '결맥은 침시에 느리면서 가끔 쉬는 것이다'라고 했는데 촉맥은 양사가 성하고 음이 부족하여 나타나죠. 양사라 하면 열사나 기운이 높은 것 등 여러 가지 의미를 갖겠고, 다음으로 '기혈, 담음, 식적으로 기나 혈이나 담이니 하는 식으로 막혀서 열이 심하여 맥이 삭하기도 한다'고 나와 있어요. 입문에 '促脈은 陽盛陰不足이오 氣血痰食이 壅爲毒이라'하였고, '裏熱瘀血로 광증과 반점이 생기거나, 노기가 역상하여 厥畜이 생기거나 하여 촉맥이 점차적으로 많아지면 죽고, 점차 감소하면 소생하며, 오래된 병에 촉맥이 나타나는 것도 위험하고 좋은 것은 아니다'고 했어요. 이렇게 기운이 울체되어서 막히고 옹저가 생기고 광증이 생기고 노기가 있을 때 촉맥이 잡힌다고 했습니다. 촉맥은 상한에 풍열로 병사유독하여 삼부에 모두 부삭하게 나타나는 맥상으로 '촌구를 밀어 어제로 나간다'는 것을 말하고, 삭한데 삭한 것이 과하고 한 번씩 힘들어서 쉴 때 촉맥이라고 했죠. 내장잡병이 있을 때 망음, 망양 상태에서 열증이 생겼죠. 예를 들면 망음, 망양자가 상한에 감촉되었거나 온역에 감촉했거나 어떤 열증이 있을 때 촉하겠죠. 예전에 촉급한 상황으로 하루 만에 돌아가신 분도 이런 상황이었던 것 같아요. 홍삭(洪數)한, 홍촉한 맥상을 보면 촉급해요. 내장옹열에 의해 촉급해요. 물론 실한 경우도 있지만 촉급할 때 실증으로 나타나기도 해요. 실한 기운으로, 내일 모레 즉 위험하다 할 때 맥이 홍실하게, 촉급하게 삭하게 나타나는 경우도 있어요. 간혹 암 환자에게서 보면 망음·망양이 되어 양기가 탈진되어서 미약해지기도 하지만 이렇게 허화되어 촉급하게도 나와요. 다는 아니지만. 그런 경우가 있어요. 부정하면서 한 번 쉬는 것은 촉맥이 아니어도 와요. 심장병환자도 부정맥환자도 이러하잖아요. 여러 환자가 있는데 어떤 환자는 건강이 좋을 때는 부정맥이 없어지고 건강이 좋지 않을 때는 부정맥이 나타나는 그런 사람도 있어요. 가슴에 통증을 느끼고 답답해지고, 통증보다는 답답함을 느끼는 것이 심기울체에서 오기도 하지만 그로 인해서 부정맥을 일으켰겠지요. 그리고 힘들어서 한 번씩 쉰다. 그런데 물론 힘들어서 쉬기도 하지만 머리 부위가 막혀서 그런 경우가 있어요. 여기서 옹저나 기적, 혈괴, 담적이 되어서 가다가 막혔기 때문에 한 번씩 쉬는 것이죠. 이것은 세심하게 느껴야 알아요. 정확하게 딱딱 오는지 잘 오지 않는지를.

학생: 촉맥(促脈)이 나타나는 경우에 심장의 부정맥이 아니더라도 나타나는 경우가 있나요?

최: 촉맥이 여러 가지에서 나타나잖아요. 부정맥과 그 이전 단계에서도. 감기로 풍열이 심해서 나타날 수도 있고, 온열병이 심해서 나타날 수도 있고 외감으로 나타날 수도 있고, 조금 전에 말한 것처럼 분노의 노기가 역상해서 나타날 수도 있고 내장에 염증이 지난 상태일 때도 나타나겠죠. 망음이라는 것은 몸 안에 진액이 고갈된 것을 말하고 망양이라는 것은 양기가 절한 것으로 생명력이 굉장히 떨어진 상태이고 그래서 그것이 보충되어야 생명력이 유지가 되고 아니면 약한 상태로 살아갈 수도 있겠지만 그런 상태에서 어떤 열사를 받았다, 염증이 생겼거나 궤양이 생겼거나 실증병변이 생길 때 촉할 수 있죠. 여기서 촉맥은 6, 7회 이상 뛰는 것을 말하는데요. 그것만이 촉맥이라고 말하기는 그렇죠.

[다음은 06년 강의록 중에서 발췌: 한의학의 진단용어가 실제 임상진단에서 근거했다고 봐요. 음분(陰分), 위기(衛氣), 영혈(營血), 이런 상황이 실제 맥에 있죠. 아니면 어떤 도인이 봤다고 할 수도 있는데, 그건 한계가 있어요. 어떤 것을 발공해서 본다고 할 때, 에너지 소모가 극심하고 보는 데에 한계가 있죠. 기운체만 보는 것이요. 색깔이나 기의 모양만. 제가 예전에 동자추를 할 때 에너

지 소모가 너무 심했어요. 맥을 보는 것도 에너지 소모가 있는데, 침놓는 것은 에너지 소모가 극히 적은 편이지요. 발공해서 보는 것은 자기의 영(靈)을 띄워서 가서 보는 것으로 에너지 소모가 너무 심해서 지속할 수가 없죠. 결국 실제 존재하고 있는 현상을 보거나 맥으로 진단해서 나온 결과가 한의학 생리적, 병리적 진단용어이죠. 맥을 짚으면 양기(陽氣)와 음기(陰氣)가 있어요. 공허한 이론이 아니라는 것이죠. 맥을 짚으면 양기(陽氣)라는 것은 몸을 덥히는 기운인데, 너무 과하다는 거죠. 정혈(精血)이 부족해서 떠오를 수도 있고, 아니면 안의 기운이 활발할 수도 있고, 이럴 때는 코피가 날 수도 있겠죠. 과열된 상태에서 촉맥이 나타날 수 있다는 거죠. 양열이 독성이 심해서 음과 화합할 수 없기 때문에 촉맥이 된다. 마음이 너무 조급하고 그래서 기분에 열이 많게 느껴지죠. 혈은 기에 따라 운행하는 거니까. '기혈담연 음식이 옹체되어서 독이 된 것이다. 촉맥이 점차 증가하면 죽고, 없어지면 산다.' 촉맥은 이미 장부기능이 정상적으로 활동을 하지 않는 거죠. 차(車)의 엔진이 부르르릉 하는 게 아니라 도도도도 하는 것 같은 허황된 양열이 발산하는 것이죠. 기결, 상기울체일 때도, 상중하에 보면 환자가 운동을 전혀 않는 사람이 맥이 유약하다고 하지만 맥이 오는 게 일정치 않아요. 한쪽이 비후하면서 흐름이 좋지 않으면 맥이 고르지 않아요. 마라톤 선수라든가, 체육선생님의 경우는 맥이 침하고 안정되어 있고 일반사람보다 늦게 뛰죠. 반대로 맥이 빨라진다면 힘들어한다는 거죠. 장수자들 맥이 그러죠. 운동을 잘하면 장수도 할 수 있는 건데, 기인열전 같은 거 '고수를 찾아서'라는 TV프로그램에 나온 고수 중에 사부님이 있어요. 88년도에 무예를 배웠는데 지금 나이 68세인데도 매일 수련하죠. 새벽 4시부터 활인심방에 나오는 건포마찰하고 몸 풀기하고 단전호흡 명상을 하는데, 그런 생활을 할 때 맥이 안정화되죠. 운동을 통해서 균형을 잡아주는 게 중요해요. 추나에서 말하듯 전신상하 전후, 관절척추근육의 균형을 잡아주는 운동을 해야 기운이 충실하게 나타나죠. 물론 몸의 건실(健實)과 정신-마음의 건실은 분명한 차이가 있는 것은 또 하나의 현실입니다만. 우리가 볼 때 사업체를 이끄는 사람이나 CEO 같은 사람은 몸이 건실하게 잡혀 있죠. 그래야지 파워풀하게 일을 할 수 있겠죠. 그런 사람이 그렇게 몸이 건실하게 되는지, 몸이 되는 사람이 그런 일을 하는지는 여러분이 판단할 일이죠. 정신과 자세가 연관이 있기 때문에 그렇죠.

맥이 촉하다는 것은 열사가 심해서 그렇겠죠. 다른 의서에서는 '한 번 쉰다. 빨라졌다 느려졌다 한다. 단독발진·대상포진일 때 노기가 역상할 때 상성하허일 때, 그런데 점차적으로 많아지면 죽고 작아지면 산다.'라고 했어요. 촉맥이 나쁜 것은 아니나 노인에게서나 오래된 병에 나타나면 위험하다는 거죠. 노인은 당연히 침미세 해야 하는데, 이렇게 나타나면 안 되죠. 우리가 통증이 심할 때 주로 현긴맥이라고 했죠. 이게 심리적이든 실제 뭉쳤든지 긴장감 때문이겠죠. 우리나라가 북한하고 긴장되어 있죠. 이것이 얼마나 버티느냐? 1년을 갈 수는 없겠죠. 요즘에 간암 말기 환자를 보면 통증이 1~2주 가요. 오래 간다면 그만큼 중하다는 얘기이죠. 좌우맥이 현부하면서 부실현긴맥이 나와요. 양방에서는 염증이 있다가 사라졌다고 할 텐데, 완활맥으로 바뀌죠. 현긴맥이 소실된다. 아이들이 긴장을 하면 어떻게 되느냐, 부모들이 의도적으로 주잖아요. 아이들이 버릇이 없다고 해서, 아이들한테 어떤 잘못을 했는지 생각할 시간을 줘야 되는데, 그렇지 않고 강요하죠. 7살에서 완전히 차이가 나요. 초등학교 들어가는 시기라는 것은 그만큼 의미가 있어요. 7, 8살에 자기가 판단해서 결정하고 깨달을 시간을 줘야 하죠. 4, 5살은 아이가 판단을 못하고 감정적으로 대응하니까 부모도 감정적으로 대응하고 그래서 하초에 경결(硬結)을 만들죠. 뭉친 울체가 있어요. 좌측 3맥이 활현한 맥으로 잡히죠. 좌우맥 3지가 실한 기운. 아이들이 지실 부위, 요방형근에 확실히 적(積)이 잡혀요. 사라지지 않고 누적되어 지속되기 쉽죠. 그래서 신허증으로 신수·지실이 아프다 그러면 나중에 겹쳐서 중한 병으로 전변되기도 하죠. 대학을 나와서 취업할 때, 직업을 가졌을 때, 스트레스를 받아요. 그럴 때 병이 발현하기 쉽죠. ……(이상 06년 강의 중에서)]

학생: 피검사만으로도 간 기능을 검사하나요?

　최: 피검사로도 간 기능검사를 하잖아요. 전에도 얘기를 했지만 오늘 대체요법을 하는 사이트를 한 번 들어가 봤는데 B** 박** 실장으로 유명하죠. 어떤 병원에서는 의사가 양방치료에서 못한다고 환자를 의뢰하기도 하고 전국 지역단위로 있어요. 암대체요법으로 실력자라고. [후기 기록: 그곳에 다녀온 환자를 본 적이 있어요. 자녀가 아버님이 간암으로 그곳에서 치유되었다는 과거 환자를 직접 찾아뵈었대요. 확인하여 믿고 치

료를 시작하여 그곳 처방대로 하던 중에 자신의 아버지는 정말 죽게 된 상태에 이른 것인데, 어찌된 영문인지 모르고 왔었어요. 나았다는 사람이 처음에 정말 어떤 병증의 상태였는지를 모르는 것이죠. 그곳의 처방전(?)을 복사해 주어 가지고 있는데 한약재와 건강식품 위주인데 이렇게 한약 처방전까지 있었어요. 무엇을 믿고 그러한지……. 그것은 병 [간병(肝病)]은 허실이 있기 때문이죠. 특히 간은 그냥 두어도 오래 사는 간암, 간경화 환자도 있고 미처 손을 쓸 수 없이 전격적으로 사망하는 경우도 있어요. 그런 간병의 허실 때문에 그 센터가 유명해진 것이죠. 병증의 상태를 잘 모르는 사람들은(의사라 하여도) '대단하다'라고 하지만 내막을 알면 하나의 흑막에 가린 쇼라고 할 수 있죠.] 간(肝)이요? 부인이 와서 진찰 중에 상심하여 물으니 그래요. 남편이 간암 말기의 진단을 받고 3개월 만에 돌아가셨다고 해요. 혹시 내원하였는가 살펴보니, 작년에 단지 허리가 아파서 침 치료 받으러 왔었어요. 위궤양 진단으로 양방치료 중이었는데 위중, 위독하니까 치료해야 된다고 했어요. 그때 처음에는 누군지 몰랐는데 그 사람의 인상과 내가 중하다고 치료를 꼭 해야 한다고 했다는 것을 간호사와 부원장이 기억하고 있어 나에게 알려주니 얼굴과 형상 등 진찰 상황이 전부 기억이 났어요. 차트를 보니 연이어 세 번 왔다가 그 다음달에 또 왔어요. 내 말에 그분도 걱정을 하여 다시 온 것 같은데 그 이후로 보지 못했죠. 그분을 기억하는데 안색도 좋고 혈색도 좋아서 누가 보면 환자 같지 않을 것입니다. 그 부인 말대로 그분은 건강하기 위해서 많은 노력을 했어요. 이렇게 주의 깊게 간(肝) 환자를 안 보면 안 나타나는 경우가 많아요. 간염으로 3개월 단위로 병원에 갔는데 (암의 진행을 발견하지 못 하고 마지막에 이르러서야) 간암 말기라는 진단을 받는 경우도 있고. 검사의 결과가 모든 것을 말해 주지는 않아요. 혈액검사나 초음파가 모든 것을 말해 주지는 않아요. 완벽한 검사법은 없다는 것을 인정해야겠죠. 사람이 생각하기 나름인데 정말 양성이라고 하는 적(積)이 잡히잖아요. 완전한 적(積)은 쉽게 사라지지 않잖아요. 이 적은 암으로만 발현이 되지 않았을 뿐인데, 암으로 발현되지 않았다고 함은 자신이 암으로 만들지 않았다는 것입니다. 암적인 스트레스를 자기가 안 만든다는 것은 무슨 뜻이냐 하면 적은 만들었지만 아직 죽고 싶은 마음은 없는 것이에요. 죽이고 싶거나 죽고 싶은 마음이 있다 할 때 암이 발현이 돼요. 그런 사람들이 많죠.//8년 전에 암 진단을 받고 투병하는 사람이 있는데 재발되고 또 재발되어서 자궁을 들어내고 그 주변의 직장암이었는데 직장암은 큰 병은 아니지만 예후는 안 좋아요. 어찌되었든 이분이 8년 전에 한 번, 3년 전에 한 번, 올해 또 수술로 들어냈어요. 항암제투여를 했는데 효과가 없어서 병원에서 포기를 해서 왔는데-간과 폐에 전이되어-토1에 폐, 대장, 방광까지 침을 놓고 독활지황탕에 가미하여 치료를 했는데 좌우맥에 삽규(澁芤)맥이 잡히고 맥이 거의 미삽규맥으로 욕절(慾絶)이죠. 이미 좌우에 병사가 완연해요. 정말 몇 개월 남지 않은 상태였죠. 그런데 이분이 죽음에 대한 생각이 전혀 없어요. 어제 와서 하는 이야기가 병원에 가니까 폐는 많이 좋아졌대요. 그런데 하초의 내장에 암세포가 몇 개 생겼대요. 자기가 좋아진 것은 가래, 기침이 좋아졌고 소화가 더 잘 되고 여기 막힌 것이 좀 풀어졌다고 침을 맞았어요. 이분이 실제 우측맥이 유근(有根)해지고 좌우맥은 삽규맥의 미약함은 사라졌어요. 흔히 말하는 기적이죠. 그분은 병을 만들었지만 병에 대해서 초연하죠. 정말 다른 사람 같으면 고통스럽다고 하소연을 할 터인데, 생명이 위독한, 한두 달 남은 상태였는데 이 상태를 얼마나 잘 견딜 수 있느냐가 문제죠. (이후 간 및 폐암은 소실되었으나 06년 3월에 뜻하지 않은 한 사건을 접하고 7월 이후 근본처인 하초의 병변이 악화됨, 07년 1월 신장암으로 투병 중)// 사람마다 다른데, 병이라는 것이 정말 우습게 사람을 죽이고, 정말 어려운 상태에서도 사는데, 그 사람의 마음을 읽어야 하죠. 환자를 파악하는데 의식, 의지, 몸을 봐야 해요. 몸은 그 사람의 오장육부의 상태를 말하는데, 아이들 같으면 주변 사람에 의해 결정이 돼요. 그 사람의 의식이 높으냐, 낮으냐, 낮으면 낮은 대로 병을 만들어 갈 것이고, 의식이 낮더라도 의지가 강한 사람은 병을 가지고 견디고 이겨내고 살아갈 텐데, 의식이 높고 의지가 약하면 악화될 수 있죠. 의식도 낮고 의지도 약하고 몸도 약하면 계속 악화되겠죠. 전에 선배한의사도 가족인 암 환자를 보면서 느낀 이런 말을 했는데 '죽음은 결국 자기가 선택하더라'는 것이에요. 사람을 볼 때, 형상을 볼 때 형상만 봤죠. 사람의 의식과 의식 속에 있는 의지, 몸에서 현대의학은 몸만 보잖아요. 의식 부분은 이 자리에서 더 깊이 논하기 어렵겠고요. // 이분이 나이 마흔이 넘어가면서부터 물론 그전부터 그랬지만 화려하게 입고 다녀요. 항상 멋쟁이로 다녀요. 남편은 건실한 사람이에요. 남자랑 같이 골프도 치고, 이분이 어깨 등이 아프다고 하는데 병증은 없어요. 약을 쓸 필요도 없고 권하지도 않지만 가끔 심장화로 양격산화탕 정도의 약을 복용하죠. 이분의 마음이 어디에 가 있느냐가 문제죠. 마음이 자신이 경험하는 현실에 있지 않고 다른 데로 가 있으니까 그래요. 진정으로 자기가 하고자 하는 것을 찾아야 되는데 못 찾으니까 마음이 다른 데로 가는 것이에요. 가령 바람을 피우는 것도 또 다른 경험을 하려는 것이겠죠. 실제 말하길 옆의 누구처럼 애인도 사귀고 싶다지만 그것이 해결책이 아니라는 것이에요. // 연변에서 온 동포 한 분이 침만 맞았는데요. 그분 이야기를 깊이 들어주다 보니까 불과 침 10번도 안 맞았는데, 속에 뭉친 것이 풀어지고 안색이 좋아져서 주위사람들이 뭘 먹고 좋아졌느냐고 하더래요. 치료는 아직 멀었는데 다른 사람과 동일하게 환자로 보고 지나쳤지만 남편과 이혼하는 등 고통을 받았고 어렵게 혼자 아이를 데리고 살거든요. 타국에 와서 속마음 터놓을 곳 없는 어려운 역경 속에서 사는데, 그것을 의사가 이해를 해 주었다는 것이죠. 그 환자는 정말 하고픈 말을 하였고, 꼭 듣고 싶은 말을 들었던 것이죠. 그것으로 치료가 되었죠. 심정의 상황이 해소되면서 상태가 치유된 것인데, 우리가 결리다, 답답하다, 통증이 있다는 것은 실제 증상이 주관적이기 때문에 병증 자체에 존재하기보다는, 물론 물질적 차원에서 존재하기도 하지만 의식이나 마음 차원에서 - 경락계통으로 현대 신경 및 호르몬계통과 유관 - 존재하기도 하기 때문에 마음의 스위치만 끄면, 주위를 다른 데로 돌려주기만 하면 그 증상이 소실되기 때문이죠. 교류하는 과정에서 치유 효과를 볼 수 있습니다. 많은 사람들이 병들어서 잘 살고 있는 이유가 함께 더불어 살고 있기 때문입니다. 서로 주고받으면서 생명을 유지하고 있는 것이죠. 실제 병사가 중한데도 불구하고 예를 들면 간암 말기까지 와 있는데 왜 모르느냐, 그 사람은 그 병 자체의 증상을 모르고 사는 사람이에요. // 한 분이 배드민턴을 아침에 1시간씩 치고, 밤 12시에 들어가고 아침 6시면 항상 일어나요. 겉으로 보기에는 혈색도 좋고 일상적인 것은 다 양호하게 보여요. 그런데 목양1침에 신사 담사까지 침을 놓게 되고 청폐사간탕가미 처방을 하였는데 좌측 3지에 신장의 종괴가 잡히는 상태인데 한 달이 지나면서 많이 줄어들기는 했는데 그렇게 모르면서 살아가는 것이에요. 신장의 병증이 왜 이렇게 자랐을까? 자기 의지와 의식이 거기에 있지 않고 물론 그분은 바람을 안 피우는 것 같던데 모르죠. 그럴 사람이 아닌 것 같은데, 과거부터 바람을 많이 피워서 그렇게 되었는지 물어보아야 알죠. 현대적인 병은 10이 되어야 병으로 진단되는데, 현재 살다가 7, 8로 되면 7, 8상태로 계속 사는 사람이 있고 병이 5, 6인데 7, 8로 왔다가 바로 병(病)인 10이 되는 사람도 있어요. 사람마다 여러 가지 상황과 형태를 보여요. 예를 들면 소음인인 아이가 승양익기탕증이라면 10대, 20대가 되면서 좋아진다면 보중익기탕증으로 나아지겠죠. 그런데 부자증으로 떨어지면 암증(癌症)에 가까이 되죠. 어른도 부자증이면 암증이 아니더라도 암증의 깊이를 갖는 병증이지요. 승양익기부자탕 이하 상태가 오래되면 암증이 아니더라도 망양증이 오래 되었기 때문에 당뇨가 오더라도 잘 낫지 않고 만성화되죠. 시력을 잃게 되거나 하는데 부자증을 벗어나야 돼요. 이게 전신건강상태와 연관이 되어서 한순간에 나빠질 수가 있죠. 예를 들어 위암 말기지만 승양익기부자탕가미증, 그리고 '신장과 폐에 암이다'라 하여 병원에서는 불치라고 하지만 승양익기부자탕증과 인삼계지부자탕증 사이에요. 이러하면 오래 살거나 치유하면 나을 수 있는 상태이죠. 이렇게 사람마다 달라요. 그래서 구별하기 위해 진맥을 하고 진찰을 하고 그래요. 그럼 왜 악화가 되느냐? '그 사람 마음이 현실에 대해서 어떻게 받아들이느냐'가 문제죠. // 다른 환자 한 분은 열심히 일하며 잘 살고 싶어 해요. 이혼한 이후 혼자 애를 키우고 있는데, 자신은 일해야 되는데 다 아프대요. 머리도 아프고 허리도 아프고 팔다리도 아프고, 아파서 끙끙 앓아 도저히 일을 할 수 없대요. 인동등지골피탕증인데 이분은 치료하면 한두 달이면 낫겠죠. 장기치료가 필요한데, 20여 일 치료로 아직 똑같다고 호소해요. 이분의 의식수준이나 의지가 어떻게 되겠어요. 실제 일을 할 수 있는 몸은 되지만, 일에 대한 두려움이나 걱정이 앞서서 회복을 거부하는 거죠. 원한다고 하지만 실제 원하는 마음이나 결정력은 미미한 수준이죠. 환자의 의식 상태를 파악할 수 있어야 이분이 그런 경험을 하고 있구나 하고 이해를 하고 받아들일 수 있겠죠. // 어떤 사람은 나에게 약을 안 지어준다고 화를 내요. 난 이렇게 아픈데 약을 안 지어주느냐고. 무릎의 관절이 퇴행이 되어 닳아서 뚝딱뚝딱 소리가 나고 그러는데, 침 한 번 맞고 약을 지어가고 다음에는 안 오려고 그래요. 이제는 많이 좋아져서 안 다니려고 그런다고 해요. 약을 다 먹기도 전이고 관절상태는 안 좋은데도 불구하고, 토 1형의 강건한 상태인데 진실로 나으려는 환자는 이래요, 사람마다 의지와 마음먹기에 따라 이렇게 다르죠. 통증은 자각이죠. 병도 자각적인 증상이기 때문에 '이것만이 정확한 것이다.'라고 말하기에는 어려움이 있죠.

학생: 어떻게 보면 현대 음식이 양만 팽창되어 있지 그 안에 필요한 영양분 같은 것은 많이 감소되어 있는 것이 아닌가요? 그래서 그것을 보충시켜 줄 만한 건강식품이 등장할 수밖에 없고 그것을 어떻게 해야 될까요?

최: (각자 믿음이 강해서 이렇게 정의하기에 의론을 제기해 보아야 소용이 없기에) 각자 알아서 해야겠죠.

학생: 시금치 같은 경우만 보더라도 예전에 시금치의 영양소가 100이라고 한다면 지금은 20밖에 안 된다고 그래요.

최: 노지에서 안 나서 그래요. 노지에서 난 것하고 하우스에서 난 것하고 먹어 보셨나요? 맛이 달라요. (기운과 영양이 다르다.)

학생: 그러면 음식 말고도 많이 먹어 줘야 되잖아요. 비타민이든 뭐든지.

최: 건강기능식품이나 의약품을 잘 만들면 일반 건강인을 위한 한방의 순수

한 보약(補藥)은 필요가 없겠지요. 현대 건강식품이나 양방에도 좋은 것이 있어요.

학생: 그래서 건강기능식품에다 한약을 플러스해서 주죠.

최: 지금 서울에서 성공한 사람이 있어요. 한 달에 1억 이상 수입을 올리는 사람이에요. 그 사람은 한약은 끝났다고 생각해요. 건강 생식으로 해독 클리닉을 해서 한 달분씩……또 그렇지 않은 분도 있죠. 하나만 잘해도 될 것 같아요. 불임만 잘해도 될 것 같고. 난치병 하나만 걸고 해도 되죠. 실제로 '병 없는 사람이 약을 쓰기 좋아하면 장부가 연약하여 더욱 병을 초래할 것이다'는 말이 맞아요. 대체로 건강한 사람은 평소 약을 별로 안 좋아해요. 필요에 따라서 어쩔 수 없이 먹을 때만 먹지. 조금 전에 가볍게 지나가는 이야기로, 양방에서는 폐와 신장의 암이라는 환자분을 나는 대장까지 안 좋은 것으로 봤는데, 이분이 약을 여섯 제(20첩 * 6번)를 지어간 이후 안 지어 갔어요. 처음 한 달은 병중(病重)하니 매일 와서 침 치료를 받았지만, 그 이후에는 침 치료도 제때 오지 않고 약도 잘 안 먹었어요. 전에 말씀드린 친구의 아버님은 99년에 전립선암 수술을 하고서 보중익기탕증에서 바로 승양익기탕증으로 나빠지고 일 년 만에 승양익기부자탕증으로 빠지고 그 다음해에는 인삼계지부자탕증으로, 그러다가 인삼관계부자탕증(부자 2돈)까지 나빠진 적도 있었는데 이분이 현재도 살아 계셔서 80세가 넘어요. 이분도 약을 좋아하지 않으셔요. 간혹 양방치료도 받고 저한테 치료도 몇 번 받았지만 지금은 양방에서는 대증요법을 받다가 안 좋으면 저한테 와서 "죽으면 죽었지 나을 병이 간다", "낫지도 않을 것, 무엇 하러 (약을) 먹어" 라며 치료를 거부하고 하지 않으면서 죽음에 초연해요. 이런 사람은 생명 에너지를 자연스럽게 받기 때문에 건강 장수하죠. 다만 모두가 그렇지는 않죠. 여러분이 지켜보세요. 계속 약 쓰기를 좋아하는 사람이 오래 사는가// 태음인한테는 녹용이 좋은 줄은 알죠. 폐뿐만 아니라 뇌에도 좋고 장(腸)에도 좋고, 많은 한의사들이 녹용을 쓰고 있지만 정말 좋은 약이지요. 공진단도 사람을 살릴 수도 있고 그만큼 좋은 약이죠. 녹용이 아니

면 어떻게 될까? 부자(附子)가 아니면 어떻게 치료할까? 이런 생각이 들 때도 있죠. 왜냐하면 이것을 대처할 약이 없잖아요. 양약이나 다른 건강식품에도 없고, 제가 봐서는 그래요. 약을 믿으세요. 만약 약과 침이 없으면 무엇으로 해결하겠어요? 고량진미를 삼가라고 했어요. 오늘날 고량진미를 다 먹고 있고 여름에는 에어컨 틀고 겨울에는 따뜻하게 하니까 실제 몸이 약해져요. 한의사가 건강에 플러스가 되는 것은 아니에요. 옛날부터 한약업사들이 있었지만 장수하진 않았잖아요. 왜 그럴까? 생활의 습관과 자세의 문제라고 볼 수 있죠. 의학의 도를 깨쳤는가 하는 문제가 있고, 생활을 잘해 왔는가 하는 정도의 문제가 있을 수 있고, 약에 대해 너무 믿어왔을 수도 있겠죠. 양방의사들이야 엄청난 스트레스를 받을 수 있고 과로할 수 있어 단명하는 편이지만 그래도 의사들은 그렇지 않은 사람도 있어요. 지금 90세 넘어서 진료하시는 분들도 있다고 해요. 의사들은 수술하면서 얼마나 스트레스를 받겠어요. 또 죽어나는 사람을 보고, 암전문으로 보는 의사나 한의사나 생사의 갈림길에 있는 환자를 보면서 얼마나 조마조마하겠어요.

[참고] 내원환자의 유형과 진맥

1) 질병 명을 가지고 내원하는 경우가 흔합니다.

현대 양방병원의 진단을 받고 2차로 내원하는 경우입니다. 어떤 증상이나 증후가 있어 우선 가까운 양방병원의 과학기기를 통한 진단을 받고서 상담차 내원을 하는 경우이거나, 혹은 별 다른 자각적인 증후가 없었으나 건강검진 중에 발견된 질환명을 가지고 내원하는 일을 말합니다.

현대의 질병명은 맥진의 습득 역량을 키우는 데 도움이 됩니다. 예를 들면, 위염·위궤양·위암·위하수·위기능장애·신경성 위기능장애 등의 병명과 이를 토대로 1차 맥진과 대조를 하게 되며, 2차는 양방진단이나 맥진의 감별을 통하게 되고 더 심화된 상태에서는 맥진을 통해서 양방적인 병명의 추론까지 가능하게 합니다. 다시 말해서 현대의료기기의 진단은 한의학의 맥진 발전에 기여를 할 수 있습니다.

2) 증상을 느껴서 내원하는 경우가 있습니다.

현대의학 혹은 한의학적인 병명이나 병변 진단을 받지 않고 직접 오는 경우도 많습니다. 예를 들면 허리 혹은 어깨나 등이 아프거나 소화가 잘 되지 않거나 가슴이 답답하거나 하는 등 증상을 호소하며, 평소 가지고 있는 질병 상태를 진단받지 못했거나 혹은 받았어도 드러나지 않은 경우에도 내원합니다. 맥진은 어떤 증상이나 증후라고 하여도 그 병증상태를 판별할 수 있기 때문에 증상개선이나 치유에 도움이 됩니다. 무엇보다 원인불명과 난치성 질환의 진단에서 우월한 역할 수행이 가능하기도 합니다.

3) 증상도 질병도 없이 오는 경우도 있습니다.

대체로 건강한데 가족의 권유로 보약을 짓기 위해서 혹은 진맥을 받기 위해서 오는 경우입니다. 이때는 대체로 건강한 경우가 많고, 그렇지 않고 질병 상태에 놓여 있는데 느낌을 갖지 못해 증상을 표현하지 않는 경우도 간혹 있습니다. 위의 어떤 환자라 하여도 결국 한의학적 치료를 위해서는 별도의 진단이 필요합니다. 우리가 사용하는 것이 양약이 아니라 한약, 침, 부항 등이기 때문이죠. 그러할 때 병색과 병인, 병소와 병변을 파악할 필요가 있습니다. 과연 증상은 어디에서 기시를 하였는가? 무엇 때문에 그러한가를 파악할 필요가 있습니다. 물론 대증요법으로 치료할 수 있고, 또 상당수는 그런 치료에 호전반응을 일으키며 치료를 할 수 있습니다. 환자의 가정과 멀지 않은 내일의 건강상태까지 생각한다면 좀 더 구체적이고 자세히 내장장부의 상태를 살피는 정확한 진단이 요구됩니다. 더 나은 처방과 침시술을 하고자 원할 때, 환자에게 설득력을 가지고 서로 교감하면서 친분을 나눌 수도 있고, 실질적인 도움을 줄 수 있는 상담을 하고자 한다면 말입니다. 이러할 때 맥진은 도움을 줄 수 있습니다.

망진도 복진도 큰 의미가 있으며 이와 함께 맥진은 이를 통합하여 볼 수 있는 근거가 됩니다. 망진에서도 복진에서도 나타나지 않은 많은 정보와 상태가 맥진에 나와 있기 때문이며, 이는 현재 의료기기로써 도저히 밝혀질 수 없는 마음과 정신 상태, 그 병변의 사건유형과 체질, 체질의 병변과 향후 필요한 상황, 치료의 구체적인 방법과 행위, 예후 등을 살펴볼 수 있게 합니다. 가슴과 가슴이 만날 수 있는 것, 맥진이 아닌가 합니다.

제27절 결맥(結脈)

1. 결맥(結脈)의 맥상(脈象)

結脈緩時來一止

* 결은 접속되지 않은 것이니, 맥이 지(遲)·완(緩)하게 박동하다가 때로 한 번 정지하는 것

* 손사막 '맥이 박동하다가 그치고, 누르면 소(小)하고 삭(數)하다가 중취(中取)하면 본래의 맥으로 되돌아오는 맥으로 손가락을 들면 동(動)하는 것' (맥학집요)

* 결맥(結脈)은 맥이 지(遲)하거나 완(緩)하게 박동하다가 때로 한 번 정지(停止)하고, 정지(停止)하는 것에 일정한 수(數)가 없는 맥상으로 볼 수 있다. (맥형 연구)

2. 결맥(結脈)의 의미

* 결맥은 기혈이나 완고한 담이 응결되거나 정체되어 안으로는 적취(積聚)·산하(疝瘕), 밖으로는 옹종(癰腫)이 발생하여 맥이 완하면서 때로 한 번 정지하는 것이다. 이는 무거운 짐을 졌기 때문에 빨리 갈 수 없고 천천히 가다가 힘이 모자라 쉬었다가 다시 가는 것과 같은 현상이다. (입문)

* 결에는 결체(結滯)의 의미가 있고, 음맥이 극에 이른 것이니, 음이 성하여 양이 음으로 들어가지 못 하므로 이러한 맥이 형성된다. (맥어)

* 결맥이 형성되는 이유는 두 가지가 있다. 첫째는 기혈담식음사(氣血痰食飮邪)가 적체불산(積滯不散)하여 혈행을 저애한 소지로 心陽을 삽체(澁滯)케 하여 맥이 지완(遲緩)하고 중지(中止)되는 데에서 비롯되고, 둘째는 기혈이 점쇠(漸衰)하고 정력이 불계(不繼)하며 심양(心陽)이 부진(不振)하여 생기는

것으로서 기휴(氣虧)해지면 혈류가 불창(不暢)하여 맥이 지완(遲緩)한 가운데 중에 지(止)하게 되는 것이다. (한방진단학)

3. 결맥(結脈)의 주병(主病)

1) 『入門』에 "結因陰盛主有積하니 結甚積甚 微則微라, ……結浮는 表邪滯經絡이요 結沈은 痰飮瘀血基라 亦有七情氣鬱者하니 脈道不通이 實由之라" (결맥은 음이 성하기 때문에 형성되어 적취(積聚)가 있음을 주재하니, 결맥이 심하면 적(積)도 심하고 적으면 적도 미약하다. ……)

2) 『맥학집요(脈學輯要)』에 "왕사형은 '결맥의 모양은 대소가 일정하지 않고, 맥의 왕래가 박동수에 구애되지 않으며 때로 한 번 그치는 것이다. 주로 기가 울결되어 유행하지 못 하므로 복중에 癥癖이나 氣塊가 형성되었거나 혹은 대병후에 진혈이 다 없어졌거나, 혹은 驚恐으로 정신이 모산되어 정을 수렴하지 못 하거나, 혹 몽루로 정이 다 없어졌거나, 또는 많은 생각으로 심기가 소산된 것을 주재한다. 만약 이러한 원인이 없으면서 결맥이 나타나면 그 사람의 수명이 1, 2년에 불과하다."

3) 『맥어(脈語)』에 "징결(癥結)·한기(寒氣)를 주재한다."

4) 『빈호맥학(瀕湖脈學)』에 "結脈은 皆因氣血凝과 老痰結滯로 苦沈吟이라 內生積聚外癰腫이오 疝瘕爲殃은 病屬陰이라."

5) 『사언거요(四言擧要)』에 "陰盛則結하니 疝瘕와 積鬱이라"

6) 『동의진단학』에 "음성하여 기결(氣結)함이며 기옹(氣壅)으로 담체(痰滯)가 오니 적취(積聚)와 징하(癥痂)이다."

7) 『한방진단학』에 "결맥은 기혈응체(氣血凝滯)·노담내결(老痰內結)·숙식정적(宿食停積)·징하적취(癥瘕積聚)·산통기괴(疝痛氣塊)·칠정기울(七情氣鬱)을 주하고 대개 결하면서 유력하다. ……만약 원기쇠약하고 구병으로 허손하여 정력이 계속되지 못 하면 대개 결하면서 무력해진다."

4. 결맥(結脈)의 임상적 고찰

1) 큰 병이 없이도 발현되는 경우가 있다. 『맥학집요』에 "장개빈이……병이 없는데도 일생 동안 결맥을 가지고 있는 사람도 있으니"라 하였다.

   다만 현대의학에서 부정맥으로 나타나거나 심장질환으로 진단되지 않은 선천적인 심혈관계의 장애에서 비롯되거나 혹은 심장질환(특히 부정맥)으로 진행되는 전조증(前兆症)에서 발생되는 것이 아닌가 한다.

2) 만성적인 중증의 허로에서 발생된다. 기혈이 극히 허로하니 앞서 장개빈이 '오래 병을 앓은 사람이나 허로(虛勞)인 사람에게서 많이 나타난다.'고 한 예이다.

3) 종양(腫瘍) 환자에게서 많이 나타난다.

   여러 의서에 기록되었듯이, 결맥(結脈)은 울체(鬱滯)나 결체(結滯)로써 결취(結聚)된 맥상으로 어혈(瘀血), 종괴(腫槐) 등의 맥상에서 흔히 나타난다. 물론 암의 종양에서도 흔한데 대체로 삽(澁)하거나 단(短)하며 미(微)한 것을 동반한다.

5. 결맥(結脈)에 대한 강의

촉맥(促脈), 결맥(結脈), 대맥(大脈)을 봅시다. 촉맥은 삭(數)할 때 나타난다고 하고, 결맥은 중침시에 불규칙하게 중간에 한 번씩 쉬는 것이라고 했어요. 그 이유는 기혈이나 완고한 담에 의해서 안으로 적취나 산하가 밖으로는 옹종이 발생하여 나타날 수 있고, 또 하나는 기혈이 너무 탈진되어 심장의 기운이 부진해서 나타나기도 합니다. 부정맥의 전조증에서 나타나죠. 맥을 보다 보면 어떤 경우 양방에서는 진단되지 않지만 부정맥의 전조증에서도 결맥이 나타나기도 합니다. 이야기한 것처럼 중한 경우, 암증에서도 맥이 가다가 뛰는지 안 뛰는지, 한참 짚어야 맥이 잡히고 느껴봐야 하는 그런 상태. 그리고 병이 없는데도 장개빈이 말한 것처럼 결맥이 나타나는 경우가 있어요. 양방에서는 부정맥이 아니지만 이러한 부정한 맥이 형제 모두에게 나타나기도 합니다. 부모, 자식간에도 모두 대를 이어서 나타나는 경우가 있습니다. 이러한 것들이 유전에 의한 선천적인 심장질 환자이고, 양방에서 부정맥은 아니라고 하지만 급사하는 사람이 있습니다. 후천적인 심장병도 실제는 선천적인 부정한 맥상이 증폭되어 발현될 수도 있어요. 오늘 텔레비전을 잠깐 보았는데 어린이 돌연사(突然死)에 대해서 다시 정립해야 될 상황이 발생했어요. 미국에서 어린이 돌연사에 대한 논문을 가족의 예를 가지고 병명을 붙여서 발표한 것인데, 그 내용에 아이가 호흡곤란으로 돌연사한다고 했어요. 그런데 그것을 조사해 보니까 실제로는 그게 아니라 그 어머니가 죽였대요. 아이가 셋이 되는데 너무 답답하고 아이들이 울어대고 병원에 갔다 왔는데도 칭얼대고 하니까 큰 애부터 다 죽였다고 해요. 그전에는 의사들이 돌연사라고 했는데 이제 와선 그게 아니었다고 한다는 사실이죠. 돌연사가 있을 수가 없죠. 아이가 (어떤 원인이라 하여도) 돌연사할 이유가 없죠. 사람이 생명을 고갈하고, 예를 들면 한 분에 대해 이야기를 했지만 금방 돌아가시지는 않아요. 오치를 해도 생명을 단축시킬 뿐이죠. 출혈, 탈진을 하는 경우도 마찬가지예요. 그래서 아이들 돌연사가 있을 수가 없죠. 예를 들어 간혹 일어나지만 백신을 맞고 돌연사한 경우는 있어요. 조사해 보아야 알겠지만, 그 백신에도 이상(異常)이 있을 수 있으나 그럴 수 있는 불건강한 중한 아이의 상태에서 나타날 수 있는 경우이죠. 의사가 그것을 판별하지 못 하니 어쩔 수 없이 그 책임을 지죠. 아이들 중에서도 건강이 좋지 않은 아이가 있는데, 30, 40대에 젊은 사람들이 갑작스럽게 죽는 경우라면 대부분 부정맥이나 암증 같은 상태에서 사망할 수가 있죠. 오랫동안 병을 앓은 사람도 이렇게 나타나요. 중환자를 보면 맥이 유약하며 형체가 유약하면서 오고 가는 게 일정하지 않고 제대로 오는지 잘 느껴봐야 맥이 오는, 그러다가 한 번 쉬는 것 같기도 하고 아닌 것 같기도 한 상태, 그런 상태가 결맥이라고 하는 상태죠. 또 하나는 어혈이나 종괴가 있을 때, 암(癌)일 때는 삽(澁)하고 미(微)하고 단(短)하면서 결(結)합니다. 입문에 결맥이 심하면 적도 심하고 결맥이 미약하면 적도 미약하다고 했어요. 맥이 오고 가는 게 일정하면 좋은데 오고 가는 게 불규칙해요. 몸에 적(積)이 많으면 기혈이 이것을 다 통과해서 오기 때문에 많을수록 걸려서 오는 맥상이 많죠. 조금 전 그분은 처음 진단에 무시를 했는데 허리가 긴장되어 있다. 스트레스를 받으면 긴장이 되어 있을 것 같은데 하나의 덩어리이죠. 덩어리를 완고하게 가지고 있다가 발현이 된 것이죠. 결맥이 심하면 적도 심하고 결맥이 미약하면 적도 미약합니다. 약하더라도 맥이 제때에 온다고 하다면 그런 사람은 그래도 건강한 편이에요. 그리고 일정한 형태를 가지고 있다면, 그것이 허(虛)하든, 미약(微弱)하든 침(沈)하든 세(細)하든지 간에, 일정하게 형태를 유지하면서 온다 하는 것은 크게 손상이 없다 할 정도의 손상이겠죠. 그런데 강침안시(强沈按時) 맥의 형상도 부실(不實)하고 부실할 뿐만 아니라 이게 딱 오는 것이 일정하지 않고 맥이 오는 둥 마는 둥 하고, 한 부위만 그러한 것이 아니라 좌우맥이 그러한 경우에는 병이 중(重)한 것이에요. 위험한 것이에요. / 3월 말 초진 이후 지금 7월 초까지 치료 중인 폐암 환자인데 이 사람이 안 좋아지다가 다시 완실해지고 뿌리가 없다가 다시 나타나고 그래요. 이분이 가슴이 답답해지고, 기침이 나와요 그래도 맥이 건실하니까 '그냥 걱정 마세요'라고 말해줍니다. 침과 약으로 치료받으면서 좋아졌다가 나빠졌다가 이러한 상태로 가고 있죠. 결맥은 기혈이 응체와 노담내결이라 하여 노담(老痰)이란 말이 나왔어요. 즉 담도 오래 되면 결체를 만들어 내요. 어찌되었든 불순물이 쌓여서 적(積)이 된다는 것이에요. 담음이 많은 사람, 그중에서는 비만한 사람도 포함되겠지만 종양, 적취, 암이 될 소인이 되죠.

　[환자 이야기] 79세의 남자 환자인데, 한 달 전 초진으로 내원해서 며칠 전까지 진료했던 환자로 지금은 쓰러져서 대학병원에 입원했고 수술하는 게 좋겠다고 했으나 수술하지 않고 있어요. 초진 시에 이분의 증상은 좌측 반신에 힘이 없고 가슴이 답답하고 대변도 잘 못 보는 것과 어깨, 허리 통증을 호소하면서 내원했어요. 차트에 기록해 놓았는데 우2지 좌1, 3지인데 3지가 쌍현맥이 잡혔어요. 상태가 좋지 않아서 예후도 불안정하여, 혹시라도 뒷감당을 해야 할지 몰라서 약은 조금 더 치료한 후에 짓겠다고 했어요. 배도 아프고 옆구리도 불편하다 하여 이후 약을 지었죠. 독활지황탕가 지모, 황백에 신곡, 맥아, 동충하초 1돈에 황련, 우방자 5푼을 처방했어요. 이분의 가족과 상담을 하여 병원치료를 권유했어요. 병중한데 왠지 이분에 대한 마음이 편치 않아서, '대학병원이 아니라면 제가 아는 한방병원에 가보시라'고 했어요. 환자가 늘 술을 마시는데, 아프기 전에는 건강했을 거라 생각했어요. 환자의 느낌이 안 좋아 침만 놔 주고 처

방은 하지 않으면서 상태를 지켜봤어요. 그러다가 6월 22일 진료했을 때 허리, 등이 너무 아프다고 호소하여 '스트레스를 많이 받는가 보다'라는 생각이 들고 화병이 들어 병이 깊어져서 황련, 우방자1돈을 넣었어요. 그때까지 허리를 잘 살펴보지 않았어요. 자기 마음속에서 만들어 낸다고 생각하고 지켜봤어요. 그러다가 7월 4일 그분이 화장실에서 변을 보다가 주저앉았어요. 업혀 와서 보니까 그게 아니에요. 허리가 아프다고 하여 허리를 살펴보고 복진을 하니 이미 종괴(腫槐)가 전체적으로 퍼졌어요. '아, 이런 상태이구나.' 그렇듯 한의원을 못 올 상황이라 설명하고 병원에 입원하든지 아니면 대학병원에서 검사만 받고 오면 좋겠다고 했어요. 그래서 대학병원을 갔어요. 그때 처방은 독활지황탕인데 숙지황 대신 생지황을 4돈으로, 그리고 고삼 1돈을 가미해서 처방하고 상담을 했어요. 오늘도 상담을 했는데, 따님 하는 말이 염증이 너무 심해서 수술을 해야 된대요. 아직 내장인지 척추인지 모르지만 외과에서는 수술을 해야 된다고 하고 내과에서는 수술하지 않고 약물로 치료해야 된다고 그랬답니다. 가족 분들이 '어떻게 하면 좋겠냐'고 물어서 '그럼 아버님에 대해서 마음을 비울 수 있겠느냐'고 물어 보았어요. 지금에 와서는 병원 쪽에서는 어쩔 도리가 없으니 집으로 모시든지, 아니면 중소병원에 가서 관리를 하시라고 했다 그래요. 이분이 지난달 중순 이후로 이처럼 악화가 되었는데, 결국 평소에 가지고 있었던 노화성 종양이, 종괴가 발현이 된 것이죠. 내 아버지라면 내가 치료하고 치료가 안 되면 가슴에 묻겠지만 어떻게 할 수 있는 상황이 아니죠. 대학병원에 가서 의사한테 보살펴 달라고 해서 한 번 해 볼 수밖에 없지 않느냐. 이분의 의식에서 병이 만들어지는 것을 내버려 두고 방치했다는 것이 문제가 되지만, 이분은 대학병원을 나가면 죽을 것으로 생각하고 있는데, 이런 사람이 내 치료를 받는다고 해도 좋은 효과를 거둘 수 있다고 보기 어렵겠다는 생각이에요. 이러한 종괴가 무르익으면 터지는 것은 시간문제인 것 같아요. 환자를 처음처럼 끝까지 세세히 살펴보고 잘 진찰하고 했어야 했는데, 그저 불안정하고 중하니 마음속으로 멀찌감치 두고 지켜보았더니 이런 일이 생겼어요. 참으로 내원하는 환자를 하나하나 꼼꼼히 잘 살펴야겠다는 생각이 들었어요.

학생: 그분은 맥에서 암맥이 나왔나요?

최: 처음에는 (병중했지만) 암맥으로 보진 않았죠. 3지에 쌍현맥으로 줄만
쳐 놓았는데.

학생: 이후에 암맥이 나왔나요?

최: 황련, 우방자를 쓸 때도 이분이 건강이 좋지 않았고, 화가 끓어서도 좋
지 않았지만, 노화성 질환으로만 봤죠. 이분은 지금도 암은 아니고 암
과 유사한 상태죠. 제가 봤을 때는 종괴가 있다가, 우리 젊은 사람들도
그러는데 여기 요방형근 옆으로 건(腱)처럼 형성이 돼요. 적(積)이 형성
이 되는 거죠. 그리고 복진에서 간(肝)옆으로 복직근을 따라서 (밑으로)
적이 형성이 되고요. 간암 환자들이 왜 여기에 형성이 되냐 하면 간암
환자들은 밖으로 이렇게 크게 드러나요. 물론 위암 환자들은 위에만 있
는 게 아니지요. 지금 5월부터 치료 중인 두 분의 좌우맥이 미미욕절하
여 결맥에 가까워요. 오늘 결맥에 대해 강의할 것인데, 결맥은 '딱딱.딱.
딱.' 하면서 불규칙하게 쉰다고 하는데, 실제 결맥은 오고 가는 것이 일
정하지 않은 것이에요. 결맥은 그게 허탈상태에서 올 수 있고, 망양허
탈상태에서 볼 수 있고 이것도 큰 병이지만 망양허탈상태에서도 병이
중하여 미미하면서 유약하면서 오고 가는 것도 불규칙하고 형태도 불규
칙한 그러면서 끊어질 것 같은 맥, 한쪽만이 아니라 양쪽 다 그러한 맥
이라. 한 분은 93년도에 수술하고 또 재발하여 방사선과 항암제로 치료
하던 중, 장(腸)이 파열되어 충열되어서 머리에서 떼어 내어 잇고 다시
살아났다고 그러는데, 의식은 뚜렷한데 암이 채워져 농이 계속 나오는
그런 상태에서 정신은 맑으나 맥은 미미욕절하고 생사의 기로상태에 있
어요. 또 다른 분은 그런 상태는 아니고 불과 10일에서 20일 사이에 그
렇게 된 것 같아요. 염증이 어디서 만들어졌느냐? 흔히 '허리가 아픈데
밤에 아린다'는 사람이 있어요. 그런 증상이 신경성으로도 올 수 있지
만 실질적인 염증이 있어도 그럴 수 있죠. 노화의 원인이기도 하고, 세
포를 과도하게 사용하여 세포의 에너지가 부족해서 오는 경우도 있죠.
한성 견비통이라고 하는, 노화성으로 오는, 이게 심화로 뇌에 자극을
주니까 뇌에서 세포를 파괴하는 호르몬을 많이 만들어서 세포에 변화가

일어나 염증이 되는, 그런 경우인데 이분도 실제로 그랬죠. 원래 신장 부위에 적이 있었는데, 이분의 아들 한 분이 성직자로 이번에도 내원하였는데, 이야기를 들어보니까 가족 간에 갈등도 심하고, 아들에 대한 깊은 마음은 있는데 관심도 없고 전혀 연락도 안하고 상실감이 컸어요. 그런 과정에서 있었던 화가 촉매역할을 했죠. 불을 지핀 것이에요. 침은 폐(肺)까지 놓았죠. 앞으로 이분이 회복이 되면 어떤 일이 일어날지⋯⋯

[10세 아이의 허탈상태] 물건을 들면 다리가 후들후들 떨린다는 사람을 혹시 보셨나요? 어떤 상태일 것 같아요? 물건을 들면 힘이 빠지고 다리가 후들후들 떨리는 경우, 생기의 허탈상태이죠. 10세 소아가 보약을 지으러 왔어요. 남자아이로 얼굴이 초흑해요. 한의원은 처음이고 무릎이 조금 아프대요. 우2지 좌 1, 3지인데 3지가 약간 깔끄럽게 뛰어요. 이것을 삽규(澁扎)맥이라고 말하기도 하죠. 체질은 태양인 같아요. 병중하여 몸이 좀 좋지 않다고 말하니 모친이 '2세 때부터 급성 임파구성 백혈병이라 해서 지금까지 치료를 받았다'며 눈물을 흘리는데, 한편으로 그 긴 기간 동안 왜 이런 고생을 해왔을까? 라는 생각이 들었어요. 정말 잘 치료하는 의원들이 많아져야 이런 환자가 없겠죠. 전에도 얘기를 드렸지만 이런 병은 치료될 수 있어요. 무지하여 잘 모르니까 그러했겠죠. 무지(無知: 혹은 無智)가 고통의 근원이라는 성현의 말씀이 생각났어요. [한 소음인 환자]로 우측 맥이 뛸 때 규맥도 삽맥도 아닌데 1, 2지가 연이어서 활현(滑弦)하게 오는데, 이것은 부중시에 굉장한 스트레스 상황일 때 나타나죠. 침시에 1, 3지가 뛰는데 강침시에 특히 좌측 1지 맥이 실하게 뛰어요. 당신은 스트레스를 많이 받는데 폐가 안 좋으니 담배를 끊어야겠다고 했어요. 그랬더니 담배는 안 피우는데 먼지가 많은 지하실 작업장에서 일을 한다며, 자기도 직장을 그만 둘 생각을 가지고 있다고 해요. 아직 젊으니까 승양익기탕증 정도인데, 이렇게 맥이 충실하지 못한 것은 종괴가 있기보다는 그 상태의 기운이 원활하지 못 하고, 못하게 하려는 방해요소가 있다는 것이죠.

[난소암수술 경험자] 다른 환자의 예로 간혹 이런 미발현 암증환자가 오는데 난소암 1기로, 02년도에 난소암 제거수술을 했어요. 1기는 치료되는데 아무런 문제가 없죠. 정기검진을 6개월마다 하고 소화, 식사는 양호한데 항상 피곤하고

추위를 타며 지금은 체력이 받쳐주지 못해서 왔어요. 진맥을 하고 나서 발현(發顯)만 되지 않았다고 했어요. 병이 잠복되어 아직은 드러나 나타나지 않은 상태지만, 시간의 흐름이나 위해한 자극이 가미되면 발현될 수 있는 상태이죠. 우측이 1, 2지가 중침시까지 해서 2지가 유약(濡弱)한데 강침시에 실긴(實緊)한 것이 스트레스로 긴장되어 울체되어 있어요. 그리고 좌측은 1, 2, 3지 / 1, 3지가 뛰는데 활부(滑浮)하고, 밖으로 활동적이거나 의식이 활발히 활동하거나 외부활동을 많이 하는 사람이 활부한 기운을 갖는데 3지가 더 실해요. '여기는 2지가 미약하고 여기도 2지가 미약(微弱)한데 세세미약이라고 기록해 놓았는데 여기서 중안시에 삽규(澁芤)한 맥이 나타난다.' 이게 6월 24일 초진이었고 7월 12일에는 우측맥이 유약한 맥에서 활현한 맥으로 변하는데, 처방은 독활지황탕(獨活地黃湯)에 지모, 황백, 영지버섯, 동충하초 1돈에 녹용 2푼을 썼거든요. 가장 큰 문제는 남편의 문제죠. 이처럼 부인의 자궁에 병이 오는 것은 부부의 성적인 문제가 있거나, 남편과 갈등문제로 인한 소인이 가장 큰 것인데, 병을 치료했다고 했을 때 아직 병이 해결되지 않는, 소양인이라면 강침안시 3지의 맥이 사라져서 없어져야 하는데, 아직 남아 있는 그런 상태를 보이고 있어요. 그리고 이번에는 황련사백산(黃連瀉白散)에 황백, 영지버섯, 동충하초 1돈, 녹용 3푼을 넣었어요.

제28절 대맥(代脈)

1. 대맥(代脈)의 맥상(脈象)

代脈中止不自還

* 대(代)는 차례로 바뀌는 것이다. 먼저 유(濡) 색맥(濇脈)으로 박동하다가 정지하여 바야흐로 대맥(代脈)이 나타나니, 그치는 것이 일정한 수가 있어서 촉맥(促脈)이나 결맥(結脈)이 그치되 일정하지 않은 것과는 비교가 되지 않

는다. (입문)

* 대맥(代脈)은 일정한 박동수에 정지하는 맥상으로 볼 수 있다. (맥형 연구)

2. 대맥(代脈)의 의미

* 대맥은 한 장(臟)의 기가 쇠잔하거나 끊어져 그 장(臟)의 차례에는 맥이 정지하였다가 다른 장(臟)의 차례가 오면 다시 박동하므로 일정한 박동 수에 정지하며, 임신 삼 개월에는 태기(胎氣)가 막혀서 생기기도 한다. (입문)

* 장경악은 "대(代)는 경대(更代)의 뜻이니, 평맥 가운데 갑자기 연약하게 나타나거나, 혹은 빨라졌다 느려졌다 하거나, 혹 끊어졌다가 다시 일어나는 것을 모두 대맥이라 하나 대(代)는 본래 한 가지 뜻이 아니어서 각각 깊은 뜻을 가지고 있다. ……만약 맥이 본래 평균하다가 갑자기 강하거나 약하여지는 것은 곧 형체의 대맥이니……모든 맥에 일정한 모양이 없고 변경(變更)되어 정상이 아닌 것을 모두 대맥(代脈)이라" (맥학집요)

* 「내경」에 의하면 대맥은 장기의 쇠약이나 혹은 비기가 탈절(脫絶)된 상이다. (동의진단학)

3. 대맥(代脈)의 주병(主病)

1) 『入門』에 "代脈은 必死臟氣絶이니 平人은 見此면 大不祥이라, 惟有風家 痛極과 三月姙孕는 去無妨이라. 又有暴傷 氣血者하니 古人이 有炙甘湯이라."(대맥은 반드시 죽는 맥으로 臟氣가 단절된 것이니 평상인에게 나타나면 매우 상서롭지 못 하다. 오직 중풍환자나 통심이 심한 경우와 임신 3개월에는 도리어 무방하다. ……"

2) 『맥학집요(脈學輯要)』에 여러 의사의 견해가 있는데 "이사재는 '오직 상한(傷寒)의 심계(心悸)와 임신 삼월과 혹 칠정태과와 혹 질부(跌仆)로 인한

중상(重傷)을 입었을 때나 또한 풍가(風家)·통가(痛家)는 모두 대맥을 꺼리지 아니하니'라 하였고, 동서원은 '대개 내부에서 진원(眞元)이 허약한 증거인 것이다. 오직 내부에서 기의 주재가 없어서 장기(臟氣)가 다스려지지 못한 뒤에 경맥의 기가 순식간에 변경되어서 곧, 궐훈(厥暈)·강부(殭仆)의 증후가 나타나기 때문……경락이 막혀 유체(留滯)되거나, 혹은 화(火)가 내부에서 동(動)하거나, 혹 음(陰)이 내부에서 발동한 것이니."

3) 『맥어(脈語)』에 "대는 음양이 갑자기 손상된 맥이니 기혈이 휴손(虧損)되고 패괴(敗壞)되어 원기가 이어지지 않는 것."

4) 『빈호맥학(瀕湖脈學)』에 "병자에 이 맥이 잡히면 오히려 치료할 수 있으련만, 평상인은 도리어 수명과 관련된다."

5) 『사언거요(四言擧要)』에 "대맥은 臟氣가 衰殘한 맥상이니 혹 이질로 농혈을 배출하기도 하고, 상한의 심계증과 임신 삼 개월에도 대맥이 나타날 수 있다."

6) 『동의진단학』에 "장기(臟器)의 쇠약(衰弱), 풍증(風證)이나 통증(痛症), 칠정(七情)과 경공(驚恐), 질박손상(跌撲損傷)"

7) 『한방진단학』에 "대맥은 장기(臟氣)가 쇠미(衰微)하여 기를 계속 지탱할 수 없기 때문에 맥도 역시 헐지(歇止)되어 회복하기 어려운 것이다. ……풍증(風證)·통증(痛症)·칠정경공·질박손상 등에서"

4. 대맥(代脈)의 임상적 고찰

1) 규칙적으로 맥박이 정지하는 상을 살펴본 경험은 부정맥(不整脈), 중풍의 위급(危急)자를 고려한다.
   심장질환자로 협심증 및 심실비대 상태에서 간혹 결대(結代)의 불순한 상태의 맥진을 볼 수 있다.

2) 대체로 위중한 암증환자에게서(말기 불치자) 불규칙하게 맥박이 정지하거나 미세삽(微細澁)하면서 대맥의 불규칙한 맥상으로 혹 유(有)하거나 무

(無)하며, 혹은 대(大)하거나 소(小)하여 부정(不定), 불순(不順)한 맥상으로 나타난다.

3) 암이 아닌 경우에서도 다른 중증(重症) 질환자와 심한 허손(虛損)자에게서 볼 수 있다.

5. 대맥(代脈)에 대한 강의

대맥(代脈)은 쉬는 간격이 일정하다고 그래요. 한 장기의 맥이 끊어져서 그러는 것이라고 해요. 그리고 임신 3개월 때 이 맥이 나타난다고 해요. 저도 임신 때 그러한지는 아직 못 봤어요. 어떤 경우는 평맥으로 좋게 나타났다가 갑자기 빨라지고 그러다가 느려지고 끊어졌다가 다시 오는 그런 맥은 있어요. 이런 맥이 암 환자나 만성적인 중환자에게 나타나요. 모든 사람이 그러하진 않지만 없다가 다시 나타나요. 분명히 촉지되지 않고 안 나타나요. 정기소모로 인해서 맥이 부실해지고 그 다음에 삽규하거나 삽규하면서 대맥을 겸하고 그래요. 「입문」에 보면, 한 장기의 기운이 훼손되어 쇠잔하여 끊어지려 할 때 나타나 장기(臟氣)가 단절되는 상황을 보여 주는 현상이라 하죠. 그래서 사증(死症)의 맥이라고 했어요. 맥이 절(絶)해 가는 과정 중에서 마지막 무렵에 나타나는 것이죠. 다만 중풍환자, 극심한 통증환자, 임신 3개월 환자는 제외한다고 하였는데, 이런 경우는 맥이 강침안시에 유근(有根)하겠죠. 위독한 상태의 경우와는 차이가 분명하겠죠. 중풍환자는 기혈담이 옹체되어 심맥부조하기 쉽기 때문에 부정확한 상태의 대맥이 나타날 수 있고, 통증이 극심해도 몸의 고통으로 기혈순환이 불안정하고 급박하여 맥이 그러할 수 있다고 보아요. 임신 3개월에 아마도 태아가 기틀을 굳건히 잡아가는 시기라서 그렇게 나타나는가 봅니다. 「맥학집요」는 「입문」 다음으로 맥에 대해서 자세히 언급한 부분이 많은데, 여기에서도 '일정한 모양과 틀이 없고 변경된 상태로 정상적인 맥이 아닌 것은 모두 대맥'이라고 하였어요. 전에 말씀드린 괴류맥(怪類脈)의 상태도 크게 보면 대부분 대맥의 범주에 속할 수 있어요. 맥을 살펴보면 이렇게 정상적인 28맥에 포함시키기 어려운 경우가 있어요. 주맥(主脈)이 그러하면 어떻게 기재해야 하나 고민하는 경우가 바로 대맥이나 괴류맥에 속하는 경우이죠. 임상에서 보면 실제 환자의 그 맥상을 어떤 틀에 넣는다는 것이 실제의 본질을 한정지어서, 어떤 경우 일부분 왜곡되는 어쩔 수 없는 한계를 가질 수밖에 없다고 보아요. 맥에 대해서 일정한 경험과 숙달된 의사들이라도 서로 환자의 맥상을 글로 전할 때 이렇게 28맥류처럼 어떤 기재틀을 정하여 정보를 교류하지만 한계와 오판, 오해할 소지가 다분히 있어요. 차라리 구두(口頭)로 전하는 것이 나을 수 있죠. 다만 큰 틀에서 보고 그 안에서 대략적으로 이러하구나 하고 느끼는 것이죠. 예를 들어 대맥(代脈)의 상황도 여러 가지 정황이 있잖아요. 맥이 처음에는 실완하게 오는 듯하다가 완약해지고 완약해지는 듯하다가 실완해지고, 올 때 힘들게 오는 듯하다가 갈 때 더 힘들게 가고 하는 것을 크게 대맥(代脈)이라고 하면 그 내부 사정을 어떻게 알겠어요. 또 부활(浮滑)하다 할 때도 그 맥의 틀 안에서 여러 가지 다른 형상과 상태를 가지고 있겠죠. 부활한데 힘 있게 강하게 충(衝)하면서 조금 빠르듯 하며 나타나더라도, 힘의 정도나 활실한 정도가 어느 정도인지는 다를 것이라 봅니다. 그런 정보교류의 한계를 가지고 맥을 논하는 것이죠. 질병도 그래요, 심화(心火)상태이다, 혹은 위염이라는 병을 앓고 있을 때 그 안도 여러 가지 상태와 상황이 있겠죠. 대략적인 큰 틀에서 부합하기에 그것으로 족하고 그 전반적이고 나머지 부분은 실제 환자를 접하면서 자신이 터득하고 깨쳐야 하겠죠. 의서란 그런 부분에서 길잡이이지, 그것에 연연하여 '그것만 전부이다.'라며 그 책 글자 하나하나 의미와 가치를 두어선 살아 있는 경전(經典)이 되기는커녕 사문서(死文書)가 될 수도 있죠. 현 시대는 과거의 인류가 수백억 년 동안 살아왔던 시대와 완전히 다른 환경조건에서 생활을 하고 있다는 사실을 주지할 필요가 있어요. 우리는 자신이 처한 현실에서만 살기에 살다 보면 과거의 삶과 전혀 다른 삶을 크고 분명하게 인식하지 못 하죠. 세상 사람들 보세요. 과거 인류(민중들)가 보았을 때는 천국과 같은 시대가 열렸는데도 불구하고 분쟁과 대립이 얼마나 많은지. 우리나라도 인류역사상 민중이 가장 번영된 사회를 가졌는데도 불구하고 인식과 의식의 틀을 바꾸지 못 하고 과거의 틀 속에 연연하여 살며, 제도와 관습이 변화된 상황을 따라가지 못 하고 있죠. 특히 우리나라 교육은 그 본보기이고……크게 변화된 환경의 틀과 생활조건, 생활습관과 양식은 우리의 건강과 질병, 그에 따른 진단과 맥진의 상태까지 변화시켰다는 점을 정확히 인식할 필요가 있어요. 예로 최근 활맥(滑脈)과 유활(濡滑)맥이 급증하는 상황을 보이고, 암증(癌證)에 근접한 맥상이 노출되는 상황을 보이죠. 과거 의서가 정말 경전으로써 가치를 가질 수 있는 것은 우리가 온고이지신(溫故而知新)할 때이죠. 그 문장과 문자에 파묻혀 경전을 숭상하는 것은 어쩌면 실제 가치를 하락시키는 것과 다름이 없어요. 의업은 사람의 생명과 건강을 다루기 때문에 특히 무엇보다 실사구시(實事求是)의 정신이 필요하죠. 헛된 도가의 의론에 빠져 있을 상황이 아니라는 것입니다. 한의학이 동양사상에서 도가(道家)의 사상을 가장 많이 받은 것이 사실이지만, 그 깊은 생명의 이치와 도리를 이해하지 못하면서 방법과 방식만 알고 고집하여 이해하려 할 때, 실제 문제(질병상태)는 잘 판별하지 못 하고서 엉뚱한 처치와 처방을 할 수 있다는 것입니다. 예로 다른 차원이지만 수련하여 몸이 좋아지기도 하고 전혀 그렇지 않기도 하잖아요. 감히 말씀드리지만, 대체보안요법이 몇 가지 극소수를 제외하고는 대체로 의학적인 실제 가치가 미흡해요. 그런데 '왜 그렇게 붐이 일어났느냐' 하면 현 과학의 한계 속에서 의료인이 이를 정형화, 절대화하여 그 틀 이외 다른 틀이나 환자의 상황이 존재한다는 것을 인정하거나 인식하지 못해서 발생했다고 보아요. 다시 말해서 의학이 제대로 환자를 좀 더 잘 관리하고 치료할 수 있었다면 그렇게 대체요법의 붐이 일어나지 못했을 것이라는 말이죠. 물론 그 덕분에 미주와 유럽에서 동양의학에 관심이 집중되기도 했지만, 한의학 부분에서도 마찬가지이죠. 환자의 상황과 상태를 자세히 관찰하여 어떤 상황이고 상태라는 것을 정확히 알고서, 그 다음에 어떠한 해결 방법과 해결책이 있겠는가를 고려해야 하죠. 그 처방은 자신이 알고 있는 고전의 처방이 아닐 수 있어요. 더 나은 처방이 있다면 그를 고려해야 하겠죠. 환자의 상태와 정황을 그저 진단기기나 환자의 호소하는 말에만 의존하면 많은 부분을 놓칠 수 있고, 또 자신이 익히 알고 있는 한정된 지식의 틀에 맞추려 하다 보면 환자마다 다른 상황과 상태의 문제 해결을 놓치기 십상이죠. 효과가 뛰어난 처방이나 기술이 있다고 하여도 결국 그것이 알맞게 필요한 사람에게만 그러하지, 전혀 필요가 없는 건강한 인체이거나 다른 체질과 상태의 환자에게는 해로울 뿐이죠. 우리가 보다 정확한 진단을 위해서 공부하는 이유가 여기에 있지 않나요. 거의 대부분 무면허업자가 오치(誤治)할 수밖에 없는 이유가 병명이나 환자 주소증에 의존하기 때문이 아닌가요?

[당뇨환자사례] 환자의 예로 당뇨수치가 잡아지질 않아요. 운동도 하고 그러는데, 누워있을 때 맥을 잡아보니까 강침시에 2지가 조금 잡혀요. 췌장의 생명 기운이 절(絶)한 것인데 췌장에 종양이 생길 수 있는 그런 상태에요. 원인을 보니 형제간에 작년에 돈을 빌려 주었는데 받지 못 하고 올해 또 몇 억을 빌리러 왔는데 어떻게 해야 할지……, 자기가 생각하기에 그 형제가 전혀 돈을 갚아줄 사람도 아니고 '나 몰라라' 하고 있는 상황에서 속병을 앓아 왔다고 그래요. 이런 사람들이 속병을 앓으면 잠을 설치죠. 이 사람의 가장 큰 문제가 신장의 정을 손상시켜서 3지가 잡혀 중한 상태인데, 이 사람을 어떻게 해결해야 하나 하고 고민해 보았는데 이런 경우를 대맥이라고 해야 하나 하는 생각을 해 봅니다. / 갑자기 강하다가 갑자기 약해지고 그러다가 다시 강해지고, 일정한 모양이 없거나 하는 것을 대맥이라 보기도 했는데, 이럴 경우 대맥은 장기의 쇠약이나 탈진된 상태로 부정맥이나 중풍위급자에서도 볼 수 있죠. 대개 위중한 암증환자에게서는 말기 불치자의 경우-말기 불치에 이르렀을 때 이런 맥이 나타나죠. 불규칙하고 혹 유하거나 무하고 혹은 대하거나 소하여 부정 불순한 맥상이 나타납니다. / 환자의 예로 23세 아가씨인데 얼굴을 보니까 40대 얼굴이에요. 40대의 갖은 고민과 고통을 다 받아온 그런 얼굴(억울된 화난 얼굴)인데 수면 중에 다리가 아려서 잠을 깬다고 그래요. 침을 하루 맞고 편하다고 그러지만 복진을 하니 완고한 덩어리가 확실하게 촉지되는데, 좋지 않은 일들을 받고 참아왔고 이겨온 좌절이나 슬픔이나 고통이나 이러한 것들이 뭉쳐서 이런 사람의 맥이 부정, 불순합니다. 대맥(代脈)이라고 보아야겠죠. 이상으로 28맥을 끝냅니다.

■ 28맥 고찰을 마치며

지난 05년 2월부터 부침(浮沈)으로 시작한 28맥에 대한 고찰을 오늘로 마치었습니다. 진행 중인 광주의 강의를 준비하기 위해서, 지난 맥에 대한 정리를 해 보고 강의를 시작한 것이 이렇게 되었습니다. 공부할수록 느껴지는 것은 과거 의자(醫者)들의 위대함입니다. 과거의 맥상을 이해하고자 현대의학과 관련하여 온고이지신(溫故而知新)한다면, 오늘날 의학이 가지는 허실을 분별하고 한층 발전된 진단체계와 치료의 틀을 이룰 것이라는 마음이 간절합니다. 한의학의 맥진 습득과정에 현대 의료기기를 통한 진단 영역이 분명 도움이 되었지만, 또한 역으로 맥진을 통해서 환자의 상황을 살펴보면 현대 진단의 허실을 살펴볼 수 있어 현대기기 진단의 한계와 오류를 개선하는 데도, 첨단의료기기의 발전에도 도움이 되리라 봅니다. 전통 동양의학의 진가는 앞으로 첨단과학이 꽃봉오리를 피우는 미래 의료사회에서도 더욱 빛을 발휘할 수 있을 것입니다. 그것은 존재 그 자체에서 나오는 상황을 직접 보여 주며 인체 생명력과 치유력, 그리고 매 시기마다 변화하는 생명활동을 바로 맥(脈)이 보여 주기 때문입니다.

귀한 의서의 가치를 계승·발전해야 할 의무와 책임을 새삼 통감하였습니다. 또한 부족하고 미흡한 저 자신의 역량을 보게 되었습니다. 맥진의 느낌을 더 명확히 기술해야 할 것임을 느꼈습니다. 저의 부족함을 뒤로 하고 이상 마칩니다. (05년 7월 12일)

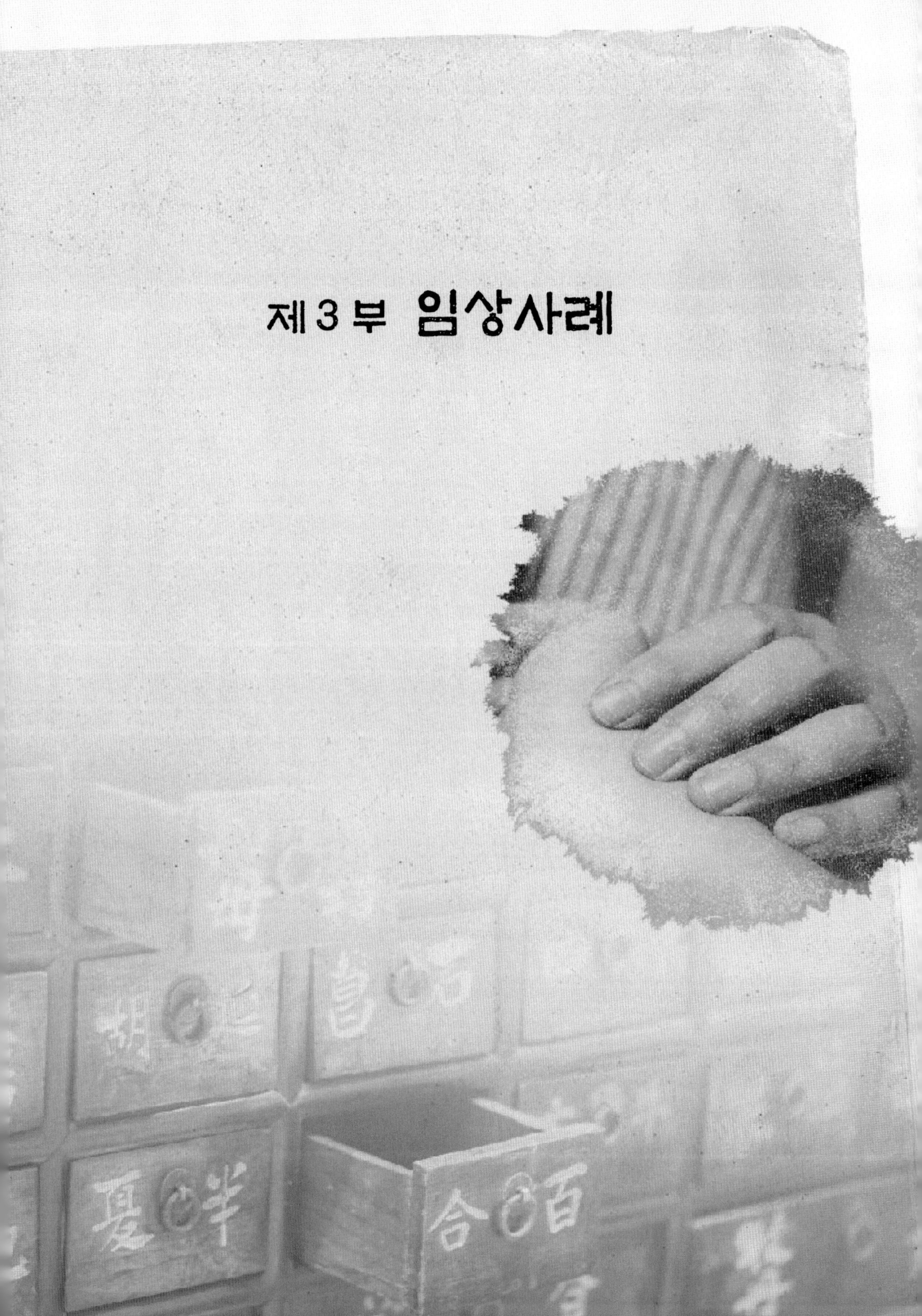

제 3 부 임상사례

01   소아질환 맥진

제1절 건강 양호한 맥진

소아에서도 건강한 몸을 가질 경우에는 좌우 맥이 모두 건실하여 흐트러짐 없이 뚜렷하게 완(緩)하다. 화완맥(和緩脈), 완실(緩實)한 맥은 내장의 병사(病邪) 및 병증이 존재하지 않고 건강함을 유지하는 것을 반영한다. 이런 아이들은 내장이 건실하여 감기나 알레르기를 잘 앓지 않고, 쉽게 병을 이기며 두뇌활동도 양호하여 학습능력 또한 우수하다. 다만 오늘날에도 소아가 건실한 몸과 기운을 갖는 경우는 드물다. 가정의 불건강성, 현대사회에서 받은 정신적인 스트레스와 불량한 식생활, 그리고 적절하지 못한 치료의 오남용으로 인해서 알레르기·만성비염·주의력 결핍 등 각종 질병에 노출되어 있다.

【환 자】　　최○○(남, 10세)

【초 진】　　06년 7월 28일

【증 상】　　137.6㎝ 31.3㎏

　　　　　　별다른 증상 없이 건강 상담차 내원

　　　　　　[과거 치료력] 01년에 알레르기성 비염, 천식으로 6개월 동안

치료로 회복된 이후 5년 만에 내원하였는데 그동안 특별한 증상이나 질병 없이 건강히 지냈다고 한다.

【진단·병인】 소음인 수양체질맥에 화완(和緩)한 건강한 맥상으로 오장육부의 내장에 병증이 없는 건강 양호한 상태를 보여 준다. O-ring 테스트상에서도 내장(간, 심, 폐, 위, 대장, 신 등)이 모두 양호한 상태이며 뇌력 및 뇌기능검사(디나미카)에서도 최상의 양호상태인데 아이의 학습능력 또한 상(上)의 중(中) 정도로 양호하다.

▷ 모친은 '큰 아이를 강압적인 교육으로 실패한 이후 둘째부터는 아주 자유롭게 아이를 키워서 건강도 교육도 성공한 것이 아니냐' 한다. 운동을 즐겨하고 책읽기만 열중하는데 처음으로 이번 여름 방학부터 영어 학원에 보낸다고 한다. 이렇게 학업에 대한 스트레스가 거의 없는 상태도 건강성 유지에 한몫 한 것으로 보인다. 이런 건강한 아이는 임상에서 찾아보기 어렵다. 1개월에 몇 명 정도에 불과하니 단 몇 % 아이만이 적절한 건강상태를 유지한다고 보겠다.

【환 자】 한○○(여, 12세)

【초 진】 06년 6월 24일

【증 상】 별다른 증상 없이 보약을 짓겠다고 내원

[과거 치료력] 99년 10월 초진 시 기관지기능저하로 내원 이후, 외상후유증·소화기 장애 등으로 매년 1~5회 내원자

【진단·병인】 소양인 토양맥진에 건강한 상태인 완활(緩滑)하여 내장의 상태도 양호하다. 오링 및 뇌활성도 검사에서 동일하게 뇌-내장기능이 양호하고 학습능력 또한 우수한데, 과거 조부가 위암 말기상태에서 본원 치료의 경험이 있어 그러한지 장차 꿈이 한의사라고 한다.

【환 자】 이○○(여, 7세)

【초 진】　06년 8월 28일
【증 상】　115.6㎝ 19.4kg
　　　　　알레르기 비연(鼻淵) (작년 이후 시작), 어려서부터 아토피가
　　　　　조금 있다.
【진단·병인】　소양인 활연(滑軟)한 맥상에 부상(浮象)한 상태, 시호과루탕 4첩
【치료과정】　[9 / 6] 형방패독산 10첩 [9 / 15] 비색(鼻塞)은 호전. 상동 10첩
　　　　　[10 / 2] 감기기운, 독활지황탕가미 황련·우방자·전호·과루인
　　　　　2첩만 투여 [10 / 30] 상태는 지난번 이후 1개월 동안 안정상
　　　　　태를 유지, 맥완활(脈緩滑)한 대체로 건강 양호한 상태로 처방
　　　　　하지 않음.

　▷ 약물치료를 통해서 내장의 병사를 제거하고 장부의 활동을 정상화시키는
　　건강증진을 통해서 건강 양호한 상태와 맥상을 가질 수 있었다. 이후 건강
　　한 상태를 유지하고 있다.

【환 자】　정○○(남, 5세)
【초 진】　03년 3월 4일
【증 상】　부부맞벌이의 아이로 만성감기로 늘 고생하고 비실거리며 약
　　　　　을 다용하여 쇠약함이 심해져 이렇게 하다간 큰 문제가 생길
　　　　　것 같다고 하면서 할머니(50대 후반)가 보다 못해서 양육하겠
　　　　　다고 손자를 데려왔다. 이후 06년 10월 현재까지 할머니가 양
　　　　　육 중이다.
【진단·병인】　망진상 눈의 촉기가 떨어진 상태와 기력부진이 확연하다. 맥
　　　　　또한 소양인 맥세활삽(脈細滑澁)하여 허로상정(虛勞傷精)상태
　　　　　가 심히 중(重)하다. 소양인 독활지황탕가 동충하초(冬虫夏草)
　　　　　가미 처방을 하였다.
　　　　　[치료기간] 그 해 11월 1일까지 매월 1~3회 내원하여 상기처
　　　　　방가미로 며칠분씩 처방을 받았다. 증상은 만성적인 기침 감
　　　　　모와 비연 등의 상태였다. 맥이 완활(緩滑)하고 실(實)해져 내

장기운도 충실하여 감기로부터 자유로워졌다.

[이후 상황] 03년 말 이후 06년 10월(현 8세)까지 간혹 가족들이 내원하여 살펴보면 의원 및 한의원을 거의 찾을 일 없이 건강하게 지낸다.

▷ 오랫동안 생활 관리의 미흡으로 불건강함이 노정되었으나 타고난 선천지기가 강건하여 회복되는 데 지장이 없었다. 완실(緩實)해진 맥상과 기운은 특별한 외인(外因)이 없는 한, 그 상태를 유지하는 것을 볼 수 있다.

제2절 오늘날 시대상황을 반영하는 맥진

시대의 환경에 따라 생활양식이 다르고, 그에 따른 건강상태의 정도와 상황이 다르다. 맥진 또한 이를 반영한다. 오늘날 생활양식 중 ① 부모가 자녀에게 보다 밀접해져 부모의 불건강한 파장이 자녀에게 강하게 미치는 현상 ② 부모 및 주변 환경의 영향으로 아토피 및 비염 같은 알레르기성 질환의 폭증현상 ③ 약물의 장기복용의 병폐 ④ 자세와 생활습관 등의 불량으로 인한 성장기 청소년의 척추 틀어짐의 증가 ⑤ 가정 및 사회교육환경의 불건강성 등으로 인한 정서 및 성격장애, 뇌기능장애의 폭증 [초중고생의 30% 정도가 정서·성격장애라는 실태보고] 등은 과거와는 다른 모습이라고 여겨진다. 이 모두는 IMF 이후 우리 사회에 두드러지게 나타난 현상이다.

1. 가정(부모)환경의 상황

【환 자】　　　　선○○(남, 12세)

【초 진】　　　　05년 11월 23일

【증 상】　　　　대변을 하루 2～3회 이상 보며 과민하다고 내원.

【진단·병인】　　수양맥 3지 (2형 맥상) 좌우 3지에서 상부(上部)로 상충하는 충
　　　　　　　　활(衝滑)한 맥상은 장이 과민한 이유를 반영한다. 모친은 진료
　　　　　　　　과정 중에 아이에게 '하지 마라', '그만둬라' 등의 말을 수회 반
　　　　　　　　복적으로 한다. 아이가 과민하게 된 동기를 추정할 수 있다. 소
　　　　　　　　음인 기울체(氣鬱滯) 상태의 향부자십전탕증이다.

　▷ 어머니 성격은 외향적이고 활동적이나 의식의 낮음과 억울된 부정적인 생
　　각으로 아이에게 강요하는 말을 수시로 반복한다. 이는 아이의 내면적인
　　힘인 자기 조절능력과 결정력의 성장을 가로막는 행위일 수 있다. 자발적
　　인 내면의 힘을 길러줄 시기인데 오히려 방해한다. 맥충(脈衝)한 기운은
　　정신적인 억압과 억울된 분노의 상태를 볼 수 있다.

【환 자】　　　　김○○(여, 14세)

【초 진】　　　　05년 11월 12일

【증 상】　　　　중학교 1학년인데도 불구하고 어머니가 대신하여 자녀의 상태
　　　　　　　　를 전부 얘기한다. 아이에게 말할 기회를 주지 않는데 하는
　　　　　　　　말이 모두 부정적이다. 1) 먹는 것이 적다. 배가 잘 아프다고
　　　　　　　　한다. 2) 체력이 약하여 공부를 못한다. 3) 성장장애 4) 성깔
　　　　　　　　이 날카롭고 급하다. 5) 입술이 자주 터진다. 6) 감기가 잘 걸
　　　　　　　　리고 장염도 잘 걸린다. 배가 자주 아프다. 7) 물사마귀가 잘
　　　　　　　　생긴다. ……

【진단·병인】　　소음인 수음체질 맥세완약(脈細緩弱)하여 허약한 상태를 보여
　　　　　　　　주는데 스트레스와 긴장에 따른 장의 과민반응과 체력저하가

유발된 상태로 여겨지며, 어머니의 문제점은 아이의 불건강에 관심이 많고 좋은 점(장점)에는 관심이 미약하다는 점이다.

▷ 소 견

1) 의사에게 건강하지 않은 면을 솔직히 알릴 필요는 있지만 일상에서 부정적인 생각이 지배하고, 실제보다 부정적인 시각으로 아이의 성숙한 발전을 가로막고 있다.

2) 중1 정도의 나이인데도 불구하고 아이의 자율적인 표현을 막고 있다. 또한 부정적인 생각으로 아이를 지켜보고 있어, 아이가 받고 있는 정신적인 스트레스를 짐작하고 남음이 있다.

【환 자】　　　최○○(남, 4세)

【초 진】　　　05년 12월 10일

【과거력】　　　[04년 4월 14일] 자고 나면 울면서 손을 떤다. 수전(手顫)증으로 내원, 크면서 그러하다. 약 4첩 처방하면서 2개월 동안 치료를 권유하였으나 내원하지 않음.

【진단·병인】　　　오늘 다시 내원한 사유는 키가 작다는 것, 맥진상 중침안시 세삭(細數)한 부정(不定)한 맥으로 안정되지 않고 있는데 아직 수전(手顫)증도 있고 아이가 정서불안과 불안정한 상태를 노정함을 반영한다.

▷ 소견—자녀 치료에 대한 부모의 책임 부재.

　맥이 안정되지 않은 상황은 심각한 정서 불안상태를 반영한다. 부모가 그동안 자녀상태를 치료하지 않은 이유가 단지 아이가 약 먹기 불편하다고 하는데 (증류약인데도 불구하고) 아이의 불건강성을 개선·치유할 의지가 결여된 경우라고 보겠다. 드물지 않게 병증상태가 확연한데도 치료를 소홀히 하는 부모를 본다. (이후에도 또 불내원)

【환 자】　　　두○○(여, 12세)

【초 진】　　　06년 10월 19일

【증 상】　　　자주 복통 및 두통을 호소한다. 열이 자주 나기도 하며 심신
　　　　　　　의 불안정상태라 내원.

【진단·병인】　소양인 토양체질맥진에 강침안시 우측 2지 좌측 1, 3지 활부
　　　　　　　(滑浮)하며 조금 충(衝)한 기운이 있다. 신경과로성 상태로 나
　　　　　　　타나며 오링테스트상 확연히 심장 및 뇌 부위의 에너지의 문
　　　　　　　제를 보인다. 약증은 식울(食鬱)의 독활지황탕가미 처방에 심
　　　　　　　화(心火)를 다스리는 황련·우방자증이다. 부모가 4년 전쯤 이
　　　　　　　혼하여 모친과 떨어져 살다가 최근 친모를 찾아 같이 몇 개월
　　　　　　　생활하다가 다시 부친 집으로 왔는데, 정서적인 불안상태를
　　　　　　　나타내어 발생한 상황이다.

▷ 오늘날 이혼, 결손가정의 자녀가 많은데 그중에서 부적응에 의한 두통, 복
　통 등 심인성, 정서적 질환을 호소하는 경우가 있다.

□ 부모의 병사(病邪)가 자녀에게 전달되는 경우·자녀에게 강요하고 강압하는 언
　어와 행동 습관·자녀의 불건강한 생활습관이나 자세를 방치하는 경우 등에
　의해서, 고열·감모·만성비염·알레르기 피부염(아토피)·주의력결핍(ADHD)
　·간질 등 소아 제 질환이 발생되기도 한다. 이렇게 중요 질환에 미치는 영
　향뿐만 아니라 부모의 생활양식과 생각이 자녀의 건강과 교육 부분의 세세
　하고 작은 영역까지 미치는 것을 볼 수 있다. 이어지는 약의 오남용과 정서
　·신경학적 문제에서도 부모의 영향은 지대하다.

2. 약 복용의 문제

　소아시기에 해수기침·폐렴·중이염·축농증 등을 오랫동안 앓은 경우가 있다.
낫지 않는 원인은 선천적인 허약이나 부모와 가정환경에 대한 적응력이 미숙하
여 발생하기도 하는데, 단지 이런 원인이 아닌 부모의 미숙한 보육(양육)-예로
병원의 선택에서도 미숙함-에서도 나타난다. 적절하지 못한 치료는 아이의 건

강회복을 방해하고 만성화시키는 주범이기도 하다. 오늘날 항생제를 비롯한 약의 오남용 피해는 여전히 심각하다. 그 가운데 어린이는 약물에 의한 몸의 반응을 스스로 잘 표현하지 못 하여 드러나지 않아서, 가장 심각한 피해를 입고 있다고 본다.

【환 자】　　　김○○(남, 12개월)

【초 진】　　　06년 5월 24일

【증 상】　　　병원전전자. 중이염으로 지난 1개월간 양방의원 치료 중이다. 지난번에도 감기·기관지염 등으로 15일씩 2회에 걸쳐 입원 치료하였는데 멀리 있는 소아전문 병원에 2일에 1회 다니면서 택시요금 등 소요비용이 많이 들어 차라리 입원하는 것이 더 나을 것 같아서 그리하였다고 한다. 식성은 좋으나 간혹 안 먹을 때가 있다. 대변을 하루에 서너 번씩 자주 본다.

【진단·병인】　　　소양인 토양맥상 부활약(浮滑弱)한 허손(虛損), 병사는 패독산(敗毒散)증이나 활약(滑弱)한 허손된 음허(陰虛)증이 존재하여 독활지황탕가미증이 타당하다. 허한 맥상은 향후 건강상태－만성적 질병노출－를 말해 준다.

【환 자】　　　박○○(남, 15개월)

【초 진】　　　06년 5월 24일

【증 상】　　　생후 100일 무렵 감기, 폐렴 등으로 7회 입원경험. 현재는 천식으로 진행되었다며 2~3일에 한 번씩 병원을 전전하여 매월 15일 이상 약 복용 중이다.

【진단·병인】　　　병증은 맥허손 상태로 약(弱)하여 폐기허손증에 의한 실제 천식이라고 추정된다. 모친을 매개로 한 오링테스트상 폐＞기관지 및 내장기능의 쇠약함의 정도를 점검할 수 있다.

▷ 위 아이들의 맥상 및 오링테스트상 모두 장기(위장, 간 등)의 허약함이 나타난다. 이제 돌이 지난 유아에게서 장기(臟器)의 허약함이 나타난 것이다.

허손된 건강 불량함을 해결하지 않고는 만성감모와 병의원에서 벗어나기 어렵겠다.

【환 자】	김○○(남, 3세)
【초 진】	05년 11월 18일
【증 상】	1) 만성감기치료자. 생후 100일 이전에 기관지염으로 1주일 입원, 이후 가래가 많다.
	2) 도한(盜汗), 양 발이 축축하고 베개도 그러하다.
	3) 돌 이전부터 아토피증이 지속된다.
【진단·치료】	원인은 양약의 장복 이외에는 찾기 어렵다. 맥 부실(不實)하고 부정(脈不定)한 허로맥상－독활지황탕가미증 6첩
	[12월 2일] 맥상 아직 생기회복이 덜 된 완활(緩滑而弱)한 상태이지만, 훨씬 낫다고 하며 두한(頭汗), 족한증이 크게 개선되었다.

▷ 소아기－영유아기의 허손상(虛損傷)은 적절한 한약 복용으로 쉽게 회복됨을 알 수 있다. 다만 문제는 그 허손된 이유가 타고난 소인이거나 가정환경의 불건강성 때문이 아니라는 데 있다.

【환 자】	이○○(여, 5세)
【초 진】	06년 7월 4일
【증 상】	식소(食少), 이감기(易感氣)로 내원, 기음수(忌飮水) 생후 9개월 이후 대변비(大便秘)
【치료력】	양약 다용자
【진단·병인】	맥유약(脈濡弱)한 허로의 정허(精虛)맥상－맥상의 원인은 과거 양약 다용의 결과로 추정, 지난 04년 이후 2년 동안 감기로 매주 4일 이상 양약을 복용. 이로 인해 진음이 훼손된 상태로 뇌력 부진, 소화기 저하, 정허(精虛)상태로 인한 성장장애도 있어 보인다. 아이에게는 얼마나 위해(危害)한 경우인가? 모친

을 매개로 한 오링테스트상 뇌, 심, 내장 등의 허탈(-3)이 심하다. 2개월 동안 치료를 당부하였다.

【환 자】	임○○(여, 17세)
【초 진】	05년 11월 22일
【증 상】	만성 비염상태, 허약함을 회복하기 위해 보약을 짓고자 내원.
【진단·치료】	안색이 초황흑(焦黃黑)하고 맥허완(脈虛緩)하여 선천적인 허약의 유지가 확연하다. 소음인 망양증으로 승양익기탕가 부자·상황버섯가미 투여.
【과거 치료력】	[01년 5월 (초등 6년)] 만성비염, 천식으로 어려서부터 양약의 다용상태로 식사·소화·대소변의 불량, 야뇨증, 안색(顔色)이 초흑(焦黑) 맥허(脈虛) 중허(-5) 인삼관계부자탕가 부자(총 부자2전)증으로 위중자. 침시술 병행하여 7월 19일까지 치료로 인삼계지부자탕증에 근접한 상태에서 치료를 받지 않았다. [05년 2월] 수양 허로맥상. 성장과정에서 자연적인 회복으로 승양익기탕가미증까지 회복－생리불순이 심하고 양이 극소량이라고 하여 내원, 만성비염(항상), 수족냉증, 간혹 두통, 두풍·현훈증, 맥미약(脈微弱)－아침 양치질할 때 냄새가 올라온다.
【현 재】	만성 중허자, 자연회복과정에서 건강상태가 2단계로 상승하였으나 아직 미진한 건강 정도와 조건을 가지고 있다. 몸과 뇌 기능도 그러하니 공부와 성적도 그에 비례한다. 만성적인 허약자로 성장할 가능성이 높겠다.

□ 소견－소아 감기와 양약, 그 맥상의 변화

소아 감기 등으로 양약[아마도 항생제, 해열제 위주]을 장복(長服)할 경우에는 맥이 부실(不實)해진다. 그만큼 내장(內藏:오장육부(五臟六腑))의 생명력 에너지[정기]가 쇠약해짐을 의미한다. 안색, 즉 얼굴빛은 그 다음이다. 물론 감기 초기의 부실(浮實)한 맥상이 양약, 주사제 등으로 치료되기도 하지만 장복할 경우 부허활(浮虛滑)하게 되거나 부(浮)맥이 약(弱)해져 사라지는 경우도 있다. 그만큼 생기(生氣)에 손상을 준다고 볼 수 있다. 다만 쉽게 허약(虛弱)해진 상태와 맥상은 자연회복 혹은 적절한 한약 복용으로 회복된다. 그럼에도 불구하고 장기간 복용으로 내장의 기운을 훼손하면 불량한 상태의 몸과 맥상은 고착되어 건강단계 및 면역기능의 저하를 가져와 허손상태와 만성감기 상태에 머무르고 신정(腎精)의 훼손은 신장(身長) 및 장기(臟器)의 성장과 발육의 활동을 제약한다. 소아 만성감모, 알레르기, 백혈병, 혈액암, 악성빈혈과 중고생의 생리불순, 학습장애, 정서불안, 장년의 불임, 정신의식의 불순이나 장애 등에 이르기까지 악영향을 미친다. 아이의 자각적인 증상에 대한 표현력이 미흡하여 부모가 약의 부작용을 잘 알지 못 하지만 맥과 안색을 살펴보면 쉽게 알 수 있다. 어린 시기의 건강상태는 청장년의 질병 발생과 장수(長壽)가능성과의 밀접한 연관이 있는데 훼손된 상황을 보면 심히 안타깝다. 대체로 현명하지 못한 부모는 약의 치료를 절대적으로 신뢰할 뿐 아니라 오남용(誤濫用)한다. 이는 의사의 책임만이 아니다.

【초 진】　　　김○○(남, 4세)

【증 상】　　　06년 5월 26일

【치료력】　　　지난 5월 10일경부터 축농증 치료를 위해 양약을 복용하였는데 약만 먹으면 2~3시간 동안은 맥을 못 추고 비실거리면서 누워 있으려고만 하고 지금까지 10여 일째 두드러기가 가시지 않고 있다. 양약을 약하고 순하게 쓴다고 하였지만 이런 증상이 나타난다는 것이다.

　　　　　　　평소 다른 증상으로는 말이 늦고 뚜렷하지 않으며 근무력과 정신력이 약하다.

【진단·병인】　우측 1, 2지 좌측 1지로 완약(緩弱)한 태양인체질로 눈을 보니 선천적인 품수허약(뇌기능저하)상태로 인한 발육지진 상태가 있어 보인다. 오링테스트상에서 확연히 간 기능의 문제가 농후하다. 우선 오가피장척탕가미 4첩 투여

　　　　　　　[5 / 31] 호전되다가 어제는 심하였다고 한다. 상동처방 4첩.

　　　　　　　[6 / 5] 상태는 소실되었다. 다른 부분으로, 아이의 정신기능 저하문제를 우회적으로 조심스럽게 거론하였고, (뇌-2.0) 오링

테스트상 뇌기능이 분명히 낮음을 보호자에게 느끼게 하여 치료를 권유하였다. 흔히 학습지진아 부류에 속하는 경우인데 10월까지 치료로 치유되었다.

【환 자】	선○○(여, 13세)
【초 진】	05년 1월 14일
【증 상】	어려서 태열로부터 시작되어 초등 2, 3학년 때에는 오랫동안 병원치료를 받았다. 좋아졌으나 다시 악화되어 현재 목, 얼굴, 팔꿈치 부위에 피부발진이 심하다. (현대의 아토피증)
【진단·치료】	[진맥] 맥상 불량한 불충불순한 좌우맥상(부정삽(不定澁))과 복진에서도 맥진상황을 보여 주듯 좌측 복부에(특히 하복부)의 경결은 난해하고 완고한 상태였다. 치료과정에서 무엇보다 의식(意識)이 낮아서 부정직한 에너지가 흡수되고, 뇌기능이 저하불순하여 예후는 불확실한 상태였다. 약은 착잡(錯雜)한 병증으로 시호과루탕가 치자·우방자가미방을 시작하여 [1차 치료] 3월 11일까지 30회 내원하여 7회 내원 시(1월 28일) 소양감 30% 감소하는 등 초기 성과는 훌륭하였다. 하지만 여전히 하복부의 울체된 상태가 유지되고 의식 또한 낮은 상태로 지속되었다. [2차 치료] 이후 간간이 내원하였지만 금일(10월 19일)까지 총 23회로 꾸준히 치료에 응하였다. 약은 형방지황탕가미, 양격산화탕가미 등 혈열, 혈독상태의 지황패독산을 투여하였다. 지난 부모 상담 시 부녀(父女)간 갈등이 심한 것을 알 수 있었다. 아이가 부친의 형세를 그대로 닮고 있었는데 매우 낮은 의식을 공유하고 있어 보였다. 맥은 활완(滑緩)하게 호전되어 내장의 병증은 개선, 완실해졌다.
【상 담】	[어머니 상담] 어젯밤은 부녀간 마찰로 아빠가 예전 같으면 매를 들었을 것인데 화를 참느라고 씩씩대며 잠을 설쳤다고 한다. 아이는 오래 전부터 행동이 느려서 아침 세수, 밥 먹기

등 모든 일에 몇 번씩 말을 해야 행동하는데 매번 야단을 쳐도 잘 듣지 않아서 어찌할 바를 모른다고 한다. 이처럼 느린 행동과 나태한 생활습관을 고치기가 어렵다고 한다.

생활습관의 변화는 의식의 낮은 상태에서는 상승하는 경험이 없이는 어려운 일이다. 아토피 치료에서도 치유되는 일 또한 그러하다. 낮은 의식수준 차원에서는 불건강한 에너지의 파장(병사(病邪))을 받아 흡수한다.

□ 아토피가 난치(難治)인 이유는?

모든 아토피 환자가 난치는 아니지만 치료가 어려운 경우가 있다. 피부과의사 혹은 아토피전문 한의사도 보통은 아토피를 불치병이라고 여기며, 단지 관리의 대상이라고 말하는데 타당한 견해이다. 왜냐하면 의학적인 치료, 예를 들면 한의학적 침 및 약물 등을 통해서 개선될 수 있는 한계선이 존재하기 때문이다. 정확한 진단을 뒤로 하여도 그렇다. 그 이유는 뇌↔마음(심)↔(신경)호르몬계(혹은 경락체계)↔피부(일관된 체계)의 밀접한 상관관계와 더불어 그 환자에게 지대한 영향을 미치는 주변 사람이나 그 환자 스스로 지어내는 반응(병-아토피)이 치료법 성과의 가능성 안이 아니라 그 "밖"에 있기 때문이다. 그만큼 그 환자의 창조(병)가 크고 치료 중에서도 병발(病發)하며 지속되고 있기 때문에 난치라고 할 수 있다. (의학적인 치료성과의 "안"에 있을 때, 치료가능성이 있다.)

다만 침 및 한약치료의 탁월함은 그 발생기전인 발생 기시부에서 신경, 혈액, 경락 등의 계통을 따라 전달되어 병소(病所)에서 발현되는 신경혈액-조직의 전과정의 문제, 반응되는 에너지와 병사를 남김없이 다스릴 수 있기 때문이다.

3. 정서 및 정신신경의 장애

몇 보고서에 따르면 '초중고생의 30% 정도가 정서 및 정신장애 상태'라고 한다. 이런 심각하고 충격적인 보고가 있기 이전인 지난 98년 IMF 이후 임상에서는 쉽게 느낄 수 있었다. 급격한 사회불안과 인터넷발달, 교육환경의 불안정, 약물의 오남용 등에 의해서 오늘날 우리 어린이들의 정신과 마음이 불건강해지고 사악해짐을 느낀다. 모두 기성세대의 잘못이다. 특히 노정권 이후 교육(敎育)과 양식(良識)이 붕괴되면서 부정(不正)한 사회풍토가 폭발하다시피 만연되어 어린 아이들은 정상(正常)이 무엇인지를 알지 못 하고 자라는 듯하다.

【환 자】	김○○(남, 12세)
【초 진】	06년 2월 13일
【증 상】	1) 흉비(胸痞), 숨쉬기가 답답한 지는 1년 이상이 되는데 낮에도 소리가 날 정도로 이빨을 갈고 진찰 중에도 이를 갈고 있다.
	2) 천면(淺眠), 야경(夜驚)증으로 자다가 놀라서 일어나기를 수년째 지속 중이다.
【진단·병인】	소음인, 맥상 상충(上衝) 현활(弦滑)맥으로 정신적인 과(過)긴장상태가 유지 중이다. 뇌 활성도가 최고의 상태로 유지, 예후는 정신신경장애의 지속과 간질의 가능성도 있으나 아직은 의지가 강하여 정신통합능력은 있어 보인다. 무엇보다 맥과 검사상 주변환경인자에 대한 과(過)대응한 상태를 유지하고 있다.

▷ 대부분 신경정신증상을 앓은 아이들이 그러하듯 부모의 환경이 주된 원인으로 보이며 거부반응이 심하여 침시술 중에도 이빨을 가는 상황을 만들어 부모의 환경이 얼마나 중요한지 보여 준다. 자녀의 욕구 불만을 해소하지 않으면 정서불안과 성격장애가 완고해져 정신적으로 불건강한 성인으로 성장할 수 있겠다.

【환 자】	김○○(여, 13세)
【초 진】	06년 10월 18일
【증 상】	1) 만성두통 (초등학교 5학년 이후 자주 호소한다.) 속이 울렁거려서 최근에는 학교 양호실을 자주 찾는다.

2) 생리통으로 요통을 발한다.

3) 대변은 불규칙하다.

【진단·병인】 태음인 목양체질에 강침안시 1지뿐만 아니라 3지까지 촉지되고 활현(滑弦)하여 과도한 스트레스 누적상태를 보여 준다. 160.5㎝ 59.6kg의 비만형에 심신의 병든 원인은 학교생활의 부적응상태인데 부모의 양육지도 미숙도 원인이라 추정된다.

【환 자】 조○○(여, 13세)

【초 진】 06년 9월 6일

【증 상】 손가락의 사마귀 (10손가락 전체)

【진단·병인】 소양인 토양체질맥 우측 중침안시(中沈按時) 1, 2지 좌측 1, 3지 활부(滑浮)하여 심화(心火)의 상충에 의한 부(浮)-유독한 병사 존재한다. 형방패독산증. 10첩으로 소실되었는데 심화(心火)의 정서적인 영향이 소아의 어떤 병까지 만들어 내는지 살펴볼 수 있다.

【환 자】 조○○(남, 3세)

【초 진】 06년 9월 22일

【증 상】 1) 아이가 감기로 병원을 전전하여 올해 종합병원에서 검사상, 혈액 및 초음파 검사를 시행하였는데 천식인 것 같다는 정도.

2) 발달 평가를 하였는데 또래 아이들보다 6개월 정도 늦다는 것

【진단·병인】 아이는 강건한 상태이나 신경과로로 인한 비위의 울체상태의 맥진소견 우측 1, 2지 좌측 1지 완활(緩滑)맥, 단순한 상태인데 모친의 지나친 병과 병원에 대한 집착, 그리고 무엇보다 병인이 되는 것은 어머니의 뇌와 몸에서 방산되는 병사기(病邪氣: 알고 보니 과거 암(癌)환자)라서 모친의 건강이 무엇보다 회복되어야 할 상태라 진찰·치료를 하게 되었다.

【환 자】 윤○○(남, 17세)

【초 진】　　　06년 9월 23일

【증 상】　　　168.1㎝ 61.1㎏

1) 평소 두통, 현훈이 심하다.

2) 소변을 5~10분 간격으로 수시로 자주 본다.

3) 거의 누워서 생활하려 한다.

－초등 6년 이후 학습장애, 주의력 결핍 등으로 신경과의 양약을 4년간 장복(長服)하였다!

【진단·병인】　진찰 이전에 모친이 내원·상담하였을 때 선천적 원인이 클 것이라고 생각했다. 그런데 직접 내원하여 진찰해 보니 어머니의 지나친 집착과 관여가 아이의 의지력을 떨어뜨리고 분산시키고 있었다. 그런 중에 뇌력을 손상할 수 있는 약을 장복(長服)함으로써 아이는 심각한 상태－어렵게 일반 학교에는 다닐 수 있는 상태－최하위의 성적과 매번 다른 아이들로부터 왕따의 놀림감과 맞고 다니는 상황이 연출되었다. 평생 그늘진 인생으로 누군가 돌보아 주어야 할 상태로 추락하고 있었다.

[맥진] 우측 1, 3지 세활(細滑)(현(弦)) / 1, 2, 3 현긴(弦緊) / 3 실활(滑) / 3 미활(滑)－스트레스 누적 및 부활하는 기운을 촉지 좌측도 비슷하게 세활(細滑)한데 지(遲)맥상.

[안색] 눈의 의식저하와 중심을 잡지 못 하는 상태, 학습의 저하도 확연하다.

필히 적극적인 치료를 요하면 되리라 1)두개－선골요법 2) 경추 위주의 추나 3) 체질침 4) 사상처방의 약물 그리고 무엇보다 자녀의 올바른 지도.

[상담] 치료를 통해서 70~80% 정도는 회복, 1개월 내 완전회복가능성을 밝히겠다고 하였다.

[결국] 모친이 아이의 약값이 부담된다고 치료를 거부하였다. 그 이후 아버지는 2~3회 내원하여 치료받았다.

[결론] 이런 상황이 왜 발생했을까 살펴보니, 어머니는 남편에게 보낼 에너지를 아이에게 지나친 간섭과 관여를 하고 있고,

완치가능성에 대해서 핑계를 대고 손을 접고, 남편은 자녀의 현재 상태와 회복 등에 전혀 관여하지 않고 무관심하다. 부친은 자녀 내원 전후로 몇 번 내원하였지만 자녀가 어떤 상태인지, 어떻게 될 것인지, 어떤 치료를 받을 것인지 아무것도 전혀 물어 보지 않는다. 부모의 애증 속에서 태어난 아이, 부모의 애증 속에서 병들어 있다.

제3절 소아의 여러 증상과 상태

1. 소아 허약자

선천적인 품수(稟受)의 허약, 즉 유전적인 문제이거나 임신과정의 문제로 인해서 오장육부 및 뇌의 선천적인 기능이 허약한 경우가 있다. 대체로 외모에서 나타난다.

1) 안색(顔色)이 어둡다.

하얀 경우 [淡白]보다는 어두운 경향이 많고, 어두울수록 [紫黑] 실제 선천지기의 허손된 병증이 깊은 것으로 나타난다. 즉 청담(淸談)한 경향보다는 탁암(濁暗), 심농(深濃)이 중한 경향이다. 예를 들면 선천적인 품수허약과 연관된 소아 골수병, 백혈병 등에서 볼 수 있다.

☞ 이는 허약한 내장기능으로 인해서, 기혈을 잘 생성·운행하지 못해 피부에 영양의 공급이 원활하지 않음을 의미한다.

2) 골(骨)-관절(關節)이 연약하다.

선천지기의 허약은 골수, 뼈에 영향을 주어, 산(散)·박(搏)한 몸의 에너지상태처럼 나타나 관절을 견실하게 지탱하지 못해, 근골검사상 헐렁거리는 모습도 보이며, 어깨 및 팔의 관절이 쉽게 탈구되기도 한다. 태어날 때부터 골이 연약할 수도 있지만, 선천지기의 부족으로 인해 소화분해와 영양흡수가 잘 이루어지지 못해 뼈 및 관절의 성장장애를 초래한 것으로 보인다.

3) 요추(腰椎)가 대체로 후만(後灣)되는 경향이다.

요추의 후만은 선천지기의 신허(腎虛)한 상태를 반영하기도 하는데 요추가 후만되면서 요추 극돌기 밖의 피부가 탈색되어 검어지는 경향을 볼 수 있다. 또한 드물지 않게 지실주변부위의 적(積)이 고정되어 있는 것을 볼 수 있다. 덧붙여 경추의 경결(硬結)과 틀어짐이다. 나이에 맞지 않게 목-경추의 경직성과 비틀림은 두개-선골시스템 등의 문제를 드러내 보인다.

☞ 소아의 중증환자에게서 필히 살펴야 할 것이 망진·맥진·복진 이외 경추-요추-골반의 상황이라고 보겠다.

4) 맥(脈)이 부실(不實)하고 허(虛)하다.

장부기운이 부실한 것처럼 맥도 부실한데 강침안시 근(根)이 튼튼하지 못하고 맥이 완실하지 못 하며 맥의 외벽이 견실하지 못 하다. 부(浮), 침(沈)하거나 활(滑)·긴(緊)할 수 있어도 중침시(中沈時) 허(虛)·유(濡)·약(弱)하기 쉽다.

대체로 선천지기 허약은 5세 이전, 그리고 11세~15세 전후의 사춘기 기간을 지날 때까지 어느 정도 자연히 회복되는 경향을 볼 수 있다. 약증도, 병증도 크게 개선되기도 한다.

【환 자】　　　정○○(여, 9세)
【초 진】　　　05년 12월 17일
【증 상】　　　92.9㎝ 12.4㎏
　　　　　　　1) 성장문제-나이에 비해서 키가 크지 않고 있어 내원.
　　　　　　　2) 허약(虛弱)-부모가 보기에도 허약하게 보인다.

【진단·병인】 소음인 수양체질 이허한증(裏虛寒症). 맥세완약(脈細緩弱)의 선천지기 허약자인데 성장과정에서 자연스럽게 회복하는 것으로 보인다. 그러함에도 불구하고 허리부위 요추의 후만상태가 있고 자연회복 중인 상태이다. 약증은 승양익기탕가미증으로 기혈허손의 상태이다.

▷ 기혈의 부족은 맥완약(脈緩弱)으로 음식섭취의 불량 이외 내장(오장육부)의 생명활동능력이 충실하지 못한 상황에서 발생하는 현상이다. 기혈부족으로 성장이 충실하지 못 하고 대외적인 생명활동의 능력에서 충실하지 못한 상황을 만들어 낸다.

【환 자】 신○○(여, 5세)
【초 진】 05년 11월 3일
【증 상】 선천적 허약 체질로 추정, 지난 9월 이후 감기 지속, 수족구 및 장염을 앓음. 자주 몸이 아프다고 한다. 지난 8월 이후 소변빈삭 및 야뇨증, 방학 이후 어린이집 가면서 다시 시작, 소변 검사상 이상 무.
【진단·병인】 소음인 수양맥진 완활한 허로맥 승양익기탕증 10첩 증류
[11 / 15] 몸이 아프다는 호소는 소실. 비연 및 기침 상동 10첩
[11 / 25] 맥상 활유여맥, 보중익기탕가 익지인 1.0
[12 / 14] 소변빈삭과 야뇨증은 소실. 완약한 맥상－선천지기의 회복은 아직 어려운 듯.

【환 자】 심○○(남, 10세)
【초 진】 05년 10월 8일
【증 상】 허약해서 내원. 피곤하면 하루 12~14시간 잠을 잔다. 그래야 잘 지낸다. 어려서 감기, 중이염을 많이 앓았다.
【진단·병인】 소음인 맥세완(脈細緩) (약) 보중익기탕가미증 투여

▷ 잠이 많은 이유는 대체로 기력부진의 허약함으로 잠을 통해서 휴식을 취하고 떨어진 기운을 채우려는 생리적 반응이다. 표면적인 생명 에너지의 부족함에서 나타나는데 혹은 선천지기의 허약함에도 연유한다. 어린이의 경우에는 강한 긴장성을 오래 유지하기 힘들기 때문에 허약함으로 인해 잠이 많은 편이다. 성인은 긴장성이 있어 허약해도 잠이 반드시 많은 것은 아니다. 어떤 아이는 등·하교 길에 힘들어서 오가다 길거리에 쪼그려서 잠을 자고 오는 경우도 있다. 기허탈, 망양증 등의 허로상태일 때 그러하다. 허로상태를 해소하면 잠이 줄어들어 정상화된다.

[덧붙여] 선천지기의 허약함은 상대적인 의미이지만 뇌활동에도 영향을 주어 학습능력에서도 부정적인 영향을 미치는 경향이 있다. 물론 선천지기의 허약, 품수부족상태에서도 뇌의 역량이 어느 정도 뛰어나게 태어날 수도 있으며, 반대로 오장육부의 기운이 강건함에도 불구하고 뇌의 정신역량이 조금 떨어지는 경우도 있다. 하지만 장기적인 측면에서, 그리고 상대적인 측면에서 볼 때 육체적인 건강함, 선천지기의 충실함은 정신적 건강함과 학습능력에 긍정적인 영향을 주는데 최고의 성적을 유지하는 우등생들은 건강한 육체를 필요로 하며, 육체적인 건강저하는 학습의 저하를 곧잘 초래하기 쉽다. 특히 뇌의 에너지부족은 학습저하를 가져온다.

【환 자】　　　　조○○(남, 11세)
피곤해 보이는 안색이다. 조금 초흑(焦黑)한 면이 있다. 그렇다고 하여도 운동은?
* 보호자: 아이가 약한 것 같다.
* 의사: 어디 가요?
* 보호자: 아이가 약해서 운동하는 것도 끊고 지낸다. 태권도도 하려 했는데 그만두었다. 피아노도 그만두고 현재 좋아하는 바둑과 영어만 배운다. 아이가 힘들어할까 봐 공부도 운동도 줄였다.
* 의사: (아이를 대기실로 내 보내고) 아이에게, 혹은 아이 앞

에서 '약하다'는 말을 하는 것은 좋지 않다. 왜냐하면 아이는 자신 스스로 약하다고 생각해 버린다. 어릴 때 신념이 그렇다면 미래는? '실제 약한 것도 아닌데 가능한 그런 부정적인 말을 삼가고 운동은 꾸준히 하도록 해야 한다. 최대한 할 때까지 하고 너무 힘들면 그때 잠시 쉬었다가 다시 시작하면 된다. 힘들다고 미리 겁먹고 그만두면 아이는 중도에 포기하게 된다. 어떤 일을 결정하였으면 이루어야 하는데 한 일이 힘들다고 끝까지 못 하면 성공하는 일이 적어진다.'라고 조언하였다.

▷ 아이가 몸을 상할까봐 힘들어한다고 하여 중도에 포기하는 경우이다. 적성도 중요하나 운동은 적성이라는 것이 없다. 체질도 상관이 없는 시기이다. 가능한 운동할 수 있도록 배려해야 한다. 부모가 힘이 되어야 한다. 서희의 단판이나 유관순의 용기·안중근 의사의 의거·백범 선생의 일생 등은 그들의 부모 삶의 철학과 무관할까? 실제 몸이 약하지 않은데, 겉의 행동거지만 보고 허약하게 생각하는 부모나 의사도 있다. 그 반대로 심각한 허약함이 노정되고 있는데도 방치하는 경우도 있다.

【환 자】	김○○(여, 5세)
【초 진】	05년 7월 18일
【증 상】	이식체(易食滯), 식소(食少), 야뇨증(夜尿症)을 호소하는데 눈빛의 흐트러짐, 눈빛은 진기(眞氣)의 허손상태로 선천허약함의 치료를 권유하니 모친은 선천적인 문제를 부인(否認)한다.
【치료과정】	[7월 25일] 식사는 호전, 거의 걸을 때마다 오른발이 힘이 없어 잘 걷지 못 하고 넘어져 무엇인가 잡고 있어야 선다는 상황을 이제야 인정하고 얘기한다. 재활의학과 검사상 원인불명이다.
	[11월 15일] 4회째 내원 중, 6~10첩씩 처방함. 정상적으로 눈동자의 기운이 모아졌고 이제 다리에 힘이 들어가 서고 걷는

데 양호해지고 말수도 늘어났음. 정상적으로 학업을 할 수 있
을 것으로 추정된다. 치료 종결.

▷ 소견: 발달이 늦은 아이가 어린 시기(6세 이하)에 적절히 치료를 한다면
쉽게 회복됨을 볼 수 있다. 회복의 가능성은 미리 예측하기 어려우나 치료
로 맥상 장부(臟腑)기능이 정상화된 상태로써, 맥이 완실해지는 상황에서
그 회복의 한계점을 알 수 있다.

□ 소아와 오연(五軟)증

오연(五軟)증은 선천적인 허약으로 인한 발달장애로 그 증상은 목을 가누지
못 하거나, 걸음걸이가 늦거나 언어의 습득 장애를 갖는 것이 주류이다. 한의학
에서는 허손(虛損)의 한 형태로 보고 보법(補法)을 주로 사용하였는데 상태는
장부의 허약상태이므로 보법은 확실하고 타당한 방법이라 본다. 유전적 한계에
서 비롯되지만 적절한 치료는 일정한 수준까지는 회복됨을 볼 수 있다. 다만 진
단의 정확성과 적절한 치료가 필요하다.

2. 15세 남자 두 아이의 심신상태

【환 자】　　　양○○(남, 15세)
【초 진】　　　06년 2월 7일
【증 상】　　　1) 성장문제 및 아토피, 식욕이 없다. (부모는 맞벌이로 고교생 누
　　　　　　　　　나와 내원)
　　　　　　　2) 정신을 한 군데 두지 못 하고 시선을 이리저리 돌리며 눈
　　　　　　　　　을 마주치지 못 하고 묻는 말에 제대로 대답하지 못 하며
　　　　　　　　　정신을 여기에 두지 못한다. 매일 5~6시간 이상 PC게임을
　　　　　　　　　한다.
【진단·병인】　　본래는 양호한 뇌기능을 가진 것처럼 보이나 게임중독으로 인

해 온전한 정신을 잃어가고 있어 눈빛이 흩어진 상태이다. 소음인 수양체질에 좌우 맥 중침안시에 부활(浮滑)하며 상기(上氣)되어 있고 허(虛)한 상정(傷精)상태를 유지한다.

【환 자】　　안○○(남, 15세)
【초 진】　　06년 2월 7일
【증 상】　　매년 1~2회 내원하는데, 이번은 방학 중 공부로 인한 피로로
　　　　　　내원.
【진단·병인】　소음인 맥세완(細緩)하며 조금 약한 상태이며 부모는 자녀의
　　　　　　공부에 대한 관심이 높다.

▷ 비교고찰

 1. 한 아이는 부모가 맞벌이로 인해서 자유분방한 활동에, 게임중독 상태로 주의력과 현실 판단능력이 극히 저하된 상태이다. 아마도 포르노 중독도 있어 정신기능이상과 정허(精虛)한 상태이다.

 2. 다른 아이는 공부에 열중하고 대체로 건강한 상태를 유지하는데 부모의 배려와 관심이 위의 아이와 다르다. 다만 자신의 의도대로 하는 일인지 모르는 상황이라서 무엇이 자녀 양육의 정답이라고는 판단하기 어렵다.

 3. 생리불순, 근본 문제는 외부 간섭

【환 자】　　유○○(여, 17세)
【초 진】　　05년 5월 21일
【증 상】　　작년부터 생리가 불규칙한데 시작시지(時作時止) 반복한다.
【진단·병인】　현재 생리 중 맥상 좌2 우측 1, 3지 우리하게 울림. 심신불교
　　　　　　(心腎不交)의 울화(鬱火)상태. 형방지황탕가미 20첩 이후 치료
　　　　　　되었는데 다시
　　　　　　[11월 5일] 지난 9월 이후 10월에도 하혈(下血)이 지속되어져
　　　　　　근처 한의원에서 치료하였으나 무소용, 그곳에서 신장 등이
　　　　　　심히 나쁘다고 하여 모친이 고심하는데 안심을 시킴.

우측 맥유활(脈濡滑) 2, 좌측 1<3지 활완(滑緩). 독활지황탕 가미(지유·형개초흑, 동충) 투여.

[11월 19일] 맥세완약, 한약 복용 며칠 이후부터 출혈은 멈추었으나 장기간(2개월 가까이) 출혈로 인한 허로 상태는 지속, 의식도 낮은 상태로 '고1학년 초기에는 상위 성적으로 명문대 진학을 꿈꾸었으나 문과에서 10% 이하로 성적이 하향되었는데 이에 대해 고심하기보다는 몸이 좋지 않는데 고민 중이다. 주위의 한 분이 '자신이라면 휴학을 하여 아이 건강을 먼저 챙기겠다. 공부는 나중에 하면 되지'라고 하였고 어머니 또한 '아이의 공부보다 건강이 중요하다'고 생각한다. 아이는 지금까지는 머리가 좋아 공부한 것에 비해서 성적이 좋았다고 한다.

⇒ 건강의 양호한 안정성과 지금 시기의 학업 중요성을 강조하고 이 고비를 잘 넘기도록 조언하였다. 조금 힘들다고 포기한다면 인생에서 다시 그러한 일을 반복할 수 있기 때문이다.

▷ 소 견

아이에게 의사는 '건강이 나쁘다, 신장이 나쁘다'고 주의를 주었고 근처 사람은 '건강이 나쁘니 휴학을 권하였다' 하였지만, 진찰해 보니 문제될 건강불량상태는 없고 휴학할 불건강한 상태도 더욱 아니다. 존재하지 않은 부정적인 의학견해를 밝히는 것은 사람의 성장을 가로막을 수 있다. 현재 고2 시점이 인생의 향로와 흐름을 좌우하는 중대한 시기이다. 만약 휴학하여 좌절로써 몇 해를 생활한다면 원하는 대학에 가지도 못할 뿐 아니라 평생 그 좌절에서 헤어나기 어려울 수도 있다. 학업장애는 고등학업을 준비하지 못 하여 성적의 하향에 대한 부적응으로 인해 발생한 소인이라고 보는데, 이를 해결하지 않고 좌절로써 질병상태를 만들고 이를 두둔하며 감싸 방치하는 것은 문제해결이 아니라, 병을 키우는 것밖에 되지 않는다.

첫째, 여기서 문제는 전문가(한의사)와 주변인의 부정적인 얘기를 통해서 아이와 어머니로 하여금 좌절된 상황을 확산시켰다는 점이다.

의사의 경솔한 판단과 견해는 그 아이의 인생의 미래를 제약하는 심각한 잘못이 될 수 있다. 물론 어른에게도 마찬가지이지만 건강상태를 정확히 파악할 능력이 되지 못한 상황에선 확신이 있다고 하여도 말은 삼가 신중하여야 할 일이다.

둘째, 아이에게 직접 관련이 없는 주위사람이 아이의 건강에 대해서 얘기를 한 것이다. 이는 좋은 의도를 가졌다고 해도 자신의 위치를 잘못 알고 한, 내부간섭이다. 개인의 privacy를 침해하는 행위는 우리나라에서 쉽게 볼 수 있다. 그래서 우리는 남의 나라의 간섭을 그리도 오랫동안 받고 있는 것 같다. 다시 말해 동전의 앞·뒷면이 음양으로 붙어 다니듯 우리가 남의 간섭을 잘하니 남도 우리에게 그리도 간섭하는 것 같다. 다만 차이가 있다면 우리는 서로에게 이익 없는 침범의 간섭이며, 외국은 자신에게 이익이 되는 국가적인 내정간섭이다. 좀 더 얘기를 하자면 우리는 국가와 사회 전체보다는 자신의 개인적인 면을 중시하며 타국은 개인을 존중하고 자신의 사회와 국가, 세계를 중시한다는 것이다. 그만큼 그들은 대중의식수준이 높다는 점을 의미한다. 우리만 보지 말고, 세계 각 나라의 흐름과 방향에 대해서 연구해야 한다.

선진 외국(북유럽보다 가까이 Australia, New Zealand 만이라도)의 아이들과 표정을 비교해 보면 우리 아이들이 얼마나 억눌려 있는가를 느낄 수 있다. 숱한 간섭과 통제에서 좌절(挫折)과 분노(忿怒)의 억울(抑鬱)된 우리 어린이들이 자라 청년·성인이 되어 무책임하고 부도덕한 상황을 만들고 있지는 않은지? 또 Mass media, Internet 등에서 그렇게 만들고 있지는 않은지.

4. 백반(白斑)증, 문제는 병의 치료가 아닌 근본원인

【환 자】   김○○(당시 5세, 현 6세)
【초 진】   04년 5월 22일~10월 15일
【증 상】   축농증, 도한(盜汗)으로 내원. 이후 백반증의 치료.

【진단·병인】   맥부활(脈浮滑)하나 침안시 미약(微弱)하다. 이는 허로(양약 다
용?) 상정(傷情)한 상태로 약의 남오용 추정. 이후 몇 차례 치
료로 상태 호전.

[10월 15일~05년 1월] 이제는 백반증을 치료하겠다고 함. 얼
굴 중 좌측 눈 주위에서 몇 곳에 발생하여 커지고 있음. 소양
인 독활지황탕가미 증류 10첩, 이후 2회 내원 약물투여치료.

【재진 05년 12월 1일】

백반증은 소실상태로 유지하나 복통을 자주 호소하여, 말을
잘 듣지 않는다? 고 내원, 여전히 기울체상태. 독활지황탕가미
(고삼) 증류투여.

□ 백반증

발현은 뇌(腦)의 신경호르몬 분비계통의 이상→그 이유는 아이는 부모의 환경
적인 영향이 절대적으로 미치는데, 감정의 상(傷)함이 주된 원인이다. 치료에서
100% 가능성이 있으나 부모의 강요된 주의의 수위조절 문제가 남아 있다. 즉 병
인이 아이 자체 내에서만 있지 않고 외부인자의 조절문제가 더 클 수 있다.

5. 건강회복과 불량의 원인은?

【환 자】   노○○(남, 18개월)
【초 진】   05년 12월 13일
【증 상】   아이가 천면(淺眠), 야명(夜鳴) 등의 증상을 1개월 이상 지속
한다.
[치료력] 설사로 장염(腸炎)치료.
【진단·병인】   얼굴에 짜증스러움이 배어 있다. 어머니도 아이가 쉽게 짜증
을 내고 통을 판다고 한다. 고집이 이만저만이 아니라는데, 진
찰해 보니 내적 기울체증을 갖는 초기단계이다. 어머니는 '양

육에 전념하는데 아이가 왜 스트레스 받는지를 이해할 수가
없다'고 한다.
[그런데 아빠가 의료인이라서 한약을 복용하면 안 좋을 수 있
다고 약을 짓지 않음]

▷ 맥세울(脈細鬱)하며 불순(不順)한 상태로 아이는 억울된 마음을 갖고 있다.
두려움도 있는데 야명(夜鳴)의 주 원인은 두려움이고 심기억울(心氣抑鬱)
되거나 신기허겁(腎氣虛怯)한 경우이다. 쉽지 않은 양육과정에서 스트레스
는 모자(母子) 모두 받을 수 있다. 누구를 위해서 양육을 하는지 생각이
더 필요한 상태라 보인다. 양육에 대한 정성과 배우려는 자세, 인내가 필
요하다. 아이가 부모의 보살핌을 필요로 하나, 하루 종일 같이 있어야 건
강히 자라는 것은 아니다. 부모도 부모 나름이다.

【환 자】   이○○(여, 6세)
【초 진】   04년 12월 12일
【증 상】   간혹 배가 아프고 몸이 쑤신다고 한다. 잘 먹지 않는데 우유
                도 그렇다. 진찰이 다 끝나니 부모 없이 할머니가 양육하며
                어려서는 경기를 하였는데 이제는 그렇지 않다고 한다.
【진단·병인】   의지 강건한데 맥진, 복진 등으로 복통의 어떤 기질적인 원인을
                찾을 수 없다. 맥은 조금 세완(細緩:조금 弱)한데 이는 회복 중
                인 양약독의 후유증일 정도이니 대체로 양호하며, 병인은 단지
                심리적인 원인이다. 약을 쓸 기질적인 상태는 아니지만, 호소증
                상이 있어 약은 독활지황탕가미 6첩 증류 투여.

▷ 아이의 상태는 타고난 기운도 왕성하여서 그러하겠지만 할머니의 정성으
로 건강이 회복 중인 상태라 보겠다. 부모가 아닌 다른 사람이라도 양육하
기 나름이라는 생각이다.
예를 들면, 심지어 외국으로 입양된 우리 장애아들이 적어도 밖으로 보기
에는 우리나라보다 훨씬 더 건강하고 밝게 자라는 것을 볼 수 있다.

6. 문제는 성장이 아닌 학습장애 – 정신력의 하향

【환 자】　　　강○○(여, 19세), 고3
【초 진】　　　06년 1월 12일
【증 상】　　　147.9㎝ 52.6㎏

　　　　　　　성장저하로 03년도 대학병원에서 검사상 성장판이 닫혀 더 이
　　　　　　　상 성장이 불가능하다 하였으나, 소아전문 한의원에서 1년 동
　　　　　　　안 치료하였으나 차도가 전혀 없자 다시 고향에서 체질 치료
　　　　　　　한다는 대체요법을 받아도 무소용이라며 소개로 내원.

【진단·병인】　　소양인 토양체질로 활현(滑弦)맥은 긴장과 억울된 상태를 나
　　　　　　　타낸다. 원인은 어려서부터 환경의 악영향으로 신기억울(腎氣
　　　　　　　抑鬱)되어 뇌 및 학습능력의 저하가 노정된다. 더 중요한 것
　　　　　　　은 정신저하상태라서, 모친에게 '다른 불편함이나 불건강한 상
　　　　　　　태가 없는가?'를 거듭 되물으니, 한참 이후에야 '정신력 및 학
　　　　　　　습능력의 저하상태'를 인정한다.

□ 소 견

1. 성장은 이미 멈춘 상태라서 향후 가능성은 거의 불가능하다.

2. 정신이 심히 억울된 상태를 신기억울(腎氣抑鬱)이라고 했을 때, 이로 인해
   서 신장–대뇌의 활동기운이 원활하지 않아서 성장장애를 초래하였고, 지
   금도 하초 자궁–대장부위의 비습(肥濕)하고 경만(硬滿)된 상태를 유지한
   다. 중등도의 심하비경(心下痞硬)한 상태도 있다. 정신적인 억울로 인해 학
   습저하의 뇌기능 쇠진상태를 나타내고 어려서부터 지진아(遲進兒)상태를
   보여 준다. 대체로 이러할 때 식생활이 불량하며 비습(肥濕)한 상태를 유
   지하기 쉽다.

   ※ 어머니는 시댁과 갈등 상황을 유지하고 있다. 말마다 더듬는 언어 상태
   　 는 오래된 저항을 의미한다. 부모의 갈등환경에서 보여 주는 아이 모습

은 주변 상황을 대변한다. 보호자로서 아이가 살아갈 인생에 가장 먼저 해결해야 할 중요한 부분이 무엇인지를 잡아주지 못 하는 듯하다. 향후 삶을 위해서 정신영역의 개선이 요구되는데, 이보다 치료불가능한 성장장애로 1~2년 동안 소중한 시간과 재산을 허비하는 것은 실패하는 삶의 운영방식을 보여 준다.

7. 근본문제는 의사나 치료법이 아닌 만드는 환자 자신

【환 자】　　　　김○○(남, 18세), 고3
【초 진】　　　　06년 2월 25일
【증 상】　　　　만성 아토피로 내원. 현재 키토산, 비타민 등 건강식품을 복용
　　　　　　　　중인데, 서울까지 다니면서 2년 동안 치료하였으나 낫지 않아
　　　　　　　　이제는 모친도 '어느 의원, 의사도 믿지 않는다.'고 한다.
【진 단】　　　　소양인 맥진 토양체질, 좌우맥 부활(浮滑)한 기운의 활맥(滑脈)
　　　　　　　　으로 심화(心火)상태유지.

▷ 만성질환, 난치성 질환에서 자신이 만든 문제를 스스로 해결하려 노력하는 것이 가장 중요하다. 심화(心火)는 외적 환경조건에 의해서 저항하는 반응의 표현이며 이로 인해 혈열(血熱)의 상태가 발생하여 피부발진이 계속 일어나는 것인데, 외부의 치료 탓을 하는 것은 그 치료법 자체의 유효성 정도를 떠나서 의미가 없다. 자신의 문제를 좀 더 책임지는 보호자－자녀(환자)가 되어야겠다.

8. 청소년에게 나타나는 중증(重症)의 불건강성

오늘날 청소년은 드물지 않게 심히 불건강하다. 과거 인류가 겪었던 불안정한

의식주(衣食住)의 생활에서 훨씬 안정된 생활을 누림에도 불구하고, 현시대의 사회조건과 정신생활이 청소년의 불건강을 만드는 병인이라고 본다.

【환 자】　　임○○(여, 18세), 고2
【초 진】　　06년 3월 11일
【증 상】　　지난해 평소 48~50kg에서 58kg으로 체중이 급증하였고 이후 변비(便秘), 구취(口臭), 하지(下肢)부종(浮腫), 혹 요통 등이 발생되어 내원.
【진단·병인】　　맥 우측 1, 2지. 좌측 1, 3지 활약(滑弱)하여 토양맥으로 독활지황탕가미증, 요부(腰部)의 비대(肥大)와 복부의 결경(結硬)된 상태-운동 절대 부족자.

▷ 운동을 거의 하지 않으며, 식생활이 무절제하고, 스트레스가 누적되어 병중(病重)해지는 과정에 놓여있다.

【환 자】　　김○○(남, 15세), 중3
【초 진】　　06년 3월 13일
【증 상】　　수족냉증, 발가락 2절지 하단이 동상처럼 새하얗게 찬 느낌의 색으로 되었다.
【치료력】　　03년에 수족냉, 차멀미, 식욕부진, 만성감기로 (초등6 학생) 세활맥의 승양익기탕 투여자.
【진단·병인】　　소음인 좌측 척맥의 미약(微弱)한 망양(亡陽)초증(初症)으로 승양익기부자탕증(升陽益氣附子湯症). 뇌-내장의 저하로 인해 과거 03년보다 더 병약해진 상태, 기허탈로 인한 혈액순환장애, 수족냉증상태인데 이는 방학 중 하루 최소 4시간 이상 PC게임을 하고 개학 이후에도 1시간 이상 게임을 한 것과 연관된다. 'PC를 금하게 하려고 어떤 말을 해도 듣지 않는다.'고 아버지는 언성을 높이며 말한다.

▷ PC게임으로 정신 불량상태와 육체적 쇠약의 문제가 노정되는 한 사례이다.

9. 어떤 치료는 아이의 인생을 바꿀 수도 있다.

【환 자】　　신○○(남, 6세)

【초 진】　　06년 2월 13일

【증 상】　　102.3㎝ 14kg

　　　　　　1) 만성 비염, 감기 및 아토피증이 지속유지.

　　　　　　2) 감기 시에 소변을 가누지 못 하고 소변불금(小便不禁)하여 팬티에 젖는다.

　　　　　　3) 말이 늦고 어둔함이 있다. 행동이 과도하게 많고 흥분을 잘한다.

　　　　　　(과이상 행동, 주의력 결핍, 학습능력 장애 등)

【진단·병인】　소음인 맥세완약(脈細緩弱)하며 부정(不定)한 상태로 선천적인 허손상태가 중하고 망진상 뇌기능까지 저하된 상태를 보여준다. 망양초증의 승양익기부자탕증

【치료과정】　[3 / 6], [3 / 22], [4 / 19], [5 / 2] 지속적으로 약물을 투여하였으나 비연 및 식욕부진, 체력저하 등이 완화만 되고 계속 유지되는 등 아직 선천지기의 허약함이 회복되지 않아 단기간의 약물치료의 한계와 선천지기 회복의 어려움을 말해 준다. 약증으로 한 단계 회복됨.

　　　　　　[5월 19일 이후] 매주 2회 경추교정을 실시하여 7월 21일로 치료종결.

▷ 치료결과의 소견

　비염, 아토피 등 제반 증상의 소실과 함께 몸의 상태는 전체적으로 차츰 회복되었고 눈의 촉기가 날이 갈수록 확연히 뚜렷해지고 뇌력이 충실해져 어머니

왈(曰) '주위에서도 많이 똘똘해졌다고 하며, 발음도 정확하고 학습능력도 증가되었다.' 치료에 대한 신뢰와 치료의 지속으로 회복되었다.

약증도 맥세완약의 승양익기부자탕증에서 맥완활해져 충실해진 보중익기탕증으로 두 단계가 증진되었다. 약물 이외 추나요법의 경추교정은 뇌－선골시스템 증진을 통해서 완고한 선천적인 문제를 벗어나게 하는데, 기여하는 것을 지켜보았다. 만약 치료를 받지 않았다면 평소 지닌 신체의 허약함과 정신능력의 저하 상태는 노정되었을 것이다. 운명은 자신이 개척하기도 하며 다른 사람의 도움으로 극복하기도 한다.

10. 고 3병 － 과중한 스트레스, 그리고 뇌력저하

【환 자】　　　　최○○(남, 19세)

【초 진】　　　　06년 8월 31일

【증 상】　　　　오늘 현훈(眩暈)으로 인해 혼절하여 머리부위의 두세 군데 찰과상을 입어 먼저 양방병원에 들러 치료하고, 얼굴에 반창고를 붙이고 내원하였다. 외과에서는 최근 입시준비 과정에서 체력저하와 불안장애를 느껴 지난 2개월 동안 정신신경과를 몇 번 다녔는데 그 약의 부작용 때문일 수도 있다고 한다.

【진단·병인】　　　소음인 수양체질로, 맥세완(脈細緩)하고 충(衝)하여 체력저하와 흥분된 상태를 볼 수 있다. 뇌력(腦力)은 낮아진 상태로 평소 학습능력에 비해서 저하된 상황을 볼 수 있다. 물으니, 2개월째 학습능률이 떨어지고 기억력이 감퇴되었다는 것. 그때 혹은 그 이전에 적절한 관리나 치료를 하였다면 이처럼 다치는 일, 정신과를 다니는 일도 없고 공부도 평소 성적을 계속 유지할 수 있었을 것이다.

11. 체질과 맥진에 따른 상담

□ 체질과 맥진

체질을 가장 분명하고 정확하게 파악할 수 있는 방법이 맥진이다. 맥진은 체질뿐만 아니라 과거·현재·미래의 건강상태 및 주변의 상황을 반영하여 보여 준다. 맥진을 통한 건강상태는 정신적, 심리적인 상태를 포함하여 장부(臟腑)의 생기능적인 상태를 반영하여 나타낸다. 단 몇 초 내에 이루어지는 맥진을 통해서 어느 검사나 방법보다 신속하고 핵심적인 상황을 읽을 수 있다는 것은 동양의학이 가지는 정수(精髓)이며 진주[보배]라 할 수 있다. 그러한 환자의 중요 핵심 문제를 파악할 수 있는 맥진을 바탕으로 이루어진 상담은 빠른 시간 내에 환자와 유대감을 형성하는 촉매제 역할을 한다.

□ 임상사례 1

단순히 건강상태를 진찰 받기 위해서 내원하였다.

* 의사: (아무 말 없이 진맥 이후) "아이의 성격이 꼼꼼하고 세심하여 먹는 것도 가리고 잘 먹지 않는다. 최근 들어 두려움이 있어 크게 야단을 치면 안 된다. 소심한 성격에 더욱 두려움이 커져 자신감이 떨어져서 할 수 있는 일도 잘 하지 못할 수 있다."라고 말하니

* 보호자: "아이가 무서움이 너무 많아서 걱정"이라고 한다. "어떻게 하면 좋을까요?"라고 묻는다.

* 의사: "야단을 치려면 먼저 수용할 수 있도록 일단 경고를 하거나 꾸중을 받아들일 수 있는 준비시간을 잠깐이라도 주어야 한다. 아이가 받아들이고 수용할 수 있는 범위에서 해야 한다." "한약을 복용하면 허약해진 신기(腎氣)가 채워져 차도가 있겠지만, 생활에서 해결해야 완치될 것"이라고 조언하였다.

【환 자】   유○○(남, 9세)
【초 진】   05년 10월 29일

【증 상】	일반 증상은 없이 단지 진찰 받고자 내원. 좌우 3지의 세완(細緩)하지만 삽(澁)한 기운도 유지. 허로한 상태로 신기허(腎氣虛)하다.
【소 견】	소음인 수양체질에 식생활에서 과식하지 못 하며 평소 가려먹을 수 있으나 오늘 더 중요한 것은 신허(腎虛)한 상태의 노정. 그 이유는 아마도 두려운 상황을 많이 경험하여 발생한바, 두려움을 극복하는 것이 주요과제라 볼 수 있다. 아이의 두려움은 괴기만화나 영화 등을 즐겨하거나 대체로 부모의 야단이 두려움을 갖게 하는 경향이 있다. 부모가 엄친이거나 심화상충(心火上衝)상태일 경우는 그 강도가 심하여 자칫 아이에게 좋지 않은 신념을 심어줄 수 있다.

□ 임상사례 2

* 의사: "아이는 감수성이 뛰어나 예술·문화방면에 소질이 있다. 또한 포용력이 있고 자기 표현력도 높고 눈물이 많다." 그런데 "지금은 폐기능이 약해져 만성 감기상태로 고생 중이며 지금도 감기상태이다."라고 하니
* 보호자: "어떻게 아는지, 맥으로 나오는지?"라고 반문한다.

【환 자】	유○○(여, 12세)
【초 진】	05년 10월 29일
【증 상】	단순히 보약을 짓기 위해 내원. 토양맥으로써 우 2지. 좌 1, 3지 세활(細滑)하고 부(浮)한 기운: 토양인의 폐기허약과 감기상태의 맥진이다. 감수성이 뛰어난 것은 건강한 토양2형의 특징. 폐기허하니 슬픔에 약하여 눈물이 많은 것, 폐기허증으로 부(浮)맥은 현재도 감기의 상태임을 말해 준다.

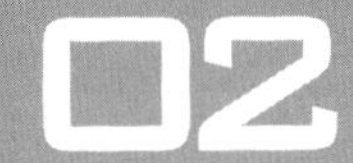

성인환자의 맥진

제1절 간(肝)질환과 맥진

'간'질환[현대적인 병명]은 그 상태에 따라 맥상(脈象)에서 차이를 나타낸다. 지방간, 간염, 간경화, 간암 등의 '현대적 병명(病名)과 맥진의 양상'은 유관하지만 병명보다는 맥진은 병색이나 병세 그리고 병인과 관련된 병증(病證)의 상황을 노출하지 않나 여겨진다. 맥진을 통한 간질환의 진단 연구가 아직 불분명하지만 향후 연구 발전을 위해서 간(肝) 질환자의 몇 진맥사례를 소개한다.

간질환의 맥진은 주맥(主脈)인 좌측 2지 관맥에서 발현하는 경향이 짙고, 병증의 상태에 따라서 주로 활완(滑緩)·현활(弦滑)·활유(滑濡)·세삽(細澁)·유활(濡滑) 등의 맥상을 띠우는데 병의 깊이에 따라서 다른 병증이 발현된다. 간질환이 대장이나 신장 등의 하초와 연관되면 3지 척맥과 연관되어 2, 3지 촉지되고 뇌나 심폐의 상초와 함께 병변을 나타내면 1지 촌맥과 연관되어 1, 2지로 촉지된다. 무엇보다 간의 병증이 없는 경우이나 혹은 간혹 반대로 병증이 너무 심히 깊은 상태이면 체질을 불문하고 좌측 2지의 중침안시(中沈按時) 맥상의 발현이 없거나 소실된 경우가 대부분이다.

□ 임상사례 1. 지방간(脂肪肝)

【환 자】	○○○(남, 44세)
【초 진】	05년 11월 5일
【증 상】	별다른 증상 없이 내원 1) 기력저하 (최근 3개월 전부터) 2) 오후 상열감(上熱感) 3) 수족 간혹 저림 4) 견배부(肩背部)의 무거움.
【진단·병인】	소음인 수양체질맥상 좌우맥이 모두 완활(緩滑)맥으로 완연히 담음(痰飮)의 정체로 누적된 상태라서 불문진단으로 '지방간, 고콜레스테롤증, 고지혈증의 진행이 우려된다.'고 하니 ⇒ 양방에서 지방간(脂肪肝) 진단 3년째 지속상태라고 한다.

▷ 담음 정체의 원인은 평소 식생활에서 잦은 음주와 외식과다 및 운동부족으로 발생된 상태이다. 이러한 담음성 원인으로 발생되는 지방간증에 활완(滑緩), 활실(滑實)한 맥상을 보인다. 좌우맥 모두에 그러하기 쉽고, 특히 좌측의 2지에서 3지로 (혹은 1지 상부로) 중침시에 유독 그런 경향이 있다. 소음인은 비소(脾小)하여 일반적으로 과식하지 않는 경향상 좀처럼 지방간이 오지 않는데 과음, 운동부족이 주인(主因)이라고 보겠다. 다른 간질환보다 지방간은 맥진상 찾기 쉽다.

【환 자】	오○○(남, 49세)
【초 진】	06년 3월 2일
【진단·병인】	소음인 수양체질맥에 활실(滑實)유여하다. 활실한 기운은 담음의 정체가 심한 내장기 상태를 말해 준다. '이 상태로 진행되면 지방간……이 될 수 있다'고 하니 지난번에 양방진단에서 '지방간 진단 이후 간의 비대 상태'라 한다. 맥상으로 보아 아직 여전히 진행 중을 의미한다. 수년 전 몸무게가 61kg 상태에서 의도적으로 돼지고기 등 육식과 복식호흡을 하다 보니 복부의 비대와 10kg 체중 증가, 그리고 지방간이 발생하는 등

불편하다고 한다. 스스로 육식을 거부하나 부인은 몸이 약하니 육식 등 잘 먹어야 한다고 주장한다. 과식과 육식으로 인한 병증이다.

□ 임상사례 2. 알코올성 간염(肝炎)

【환 자】   ○○○(남, 41세)
【초 진】   05년 11월 5일
【증 상】   양말을 신는데 좌측 발가락의 3~5지 저림, 어제부터는 무릎 이하로 불편하다.
【진단·병인】   태음인 목양체질맥으로 우측 중침시(中沈時)에 1, 3지 현긴(弦緊)하며 좌측 1, 2지 부중시 현활(弦滑)맥에 충(衝)한 상태이다. 간의 상태를 물으니 알콜성 간질환(肝疾患)이며 침증은 목양1＋신사담사방까지 청폐사간탕가미증. 평소 음주과다 및 회사의 스트레스누적 상황을 밖으로 풀지 못 하고 오랫동안 지낸 상태이다.

▷ 확연한 현(弦), 긴맥(緊脈) 맥상은 활삭(滑數)하기 쉬운 알콜성 간질환보다는 심한 스트레스누적을 의미하며 병중하여 간경변이나 간암으로 진행되는 상태로 추정된다. 또한 단순 간염이라면 좌2지의 촉지가 무맥(無脈)이거나 미세(微細)할 뿐이다. 지방성, 담음을 동반할 경우에도 활현(滑弦)할 수 있는데 그 정도가 강하다면 담열(痰熱)의 생성을 의미하니 염증성을 지나서 궤양성, 종양성 질환의 진행을 고려할 수 있다.

□ 임상사례 3. 간경화 초기

【환 자】   ○○○(여, 38세)
【초 진】   05년 5월 25일
【증 상】   간경화(肝硬化)로 병원치료 중 내원, 정기 검진 중 병원관계자

가 '젊으니 간이식(肝移植)을 하는 것이 어떠냐?'고 무심코 한 말에 대해 부부가 '죽을 수 있다.'는 극도의 스트레스를 받았다고 한다. 언제 어떻게 될지 모른다고 부부가 공히 크게 걱정하고 불안해하였다.

【진단·병인】 안색은 대체로 양호하나 근심과 걱정으로 상기된 상태를 유지하는데 우측 1>2 / 1, 2지 실유여활(實有餘滑), 좌측 1지 세완(細緩而弱) / 3지 하여 중한 질병상태를 감지할 수 없다.

【치료과정 및 결과】

그 해 11월 7일까지 간간이 내원 중 좌측 흉협하부의 통증을 계속 호소하였는데(누르면 아프다. [안즉통(按則痛)]) 차츰 소실되었다. 원인은 과민한 반응을 나타내는 신경성으로 추정되었다.

[9월 26일] 스트레스 검사상 뇌기능 총량이 나이에 비해 TP 92(22 / 29)로 매우 낮은 상태.

[10월 20일] 맥진 활유(滑濡) 우2지 >좌1, 3지 신경과로성 유지자.

▷ 소 견

간경화라고 하지만 만성 간염의 증상이 없는 일반 환자처럼 가벼운 병증에 불투명한 상태로 보인다. 환자는 죽을 수 있다는 큰 두려움이 여러 차례 상담을 통해서도 헤어나지 못 하였고 이후에도 병으로부터 자유롭지 못한 생활을 영위한다.

[후기] 06년 12월에 이르기까지 식이요법 조언과 침시술만 받고 있으며 자각적인 증상은 완화·소실되면서 간경화 악화로 죽음이라는 두려움에서 자유로운 상태이다. 다만 2~3개월만 정밀치료를 받으면 병으로부터 자유로울 텐데 특별히 치유에 의지와 뜻을 못 내고 있다.

□ 임상사례 4. 급성간염 위중자(?)

【환 자】 ○○○(여, 52세)

【초 진】　　　　05년 4월 2일

【증 상】　　　　급성간염과 황달이 발생하였다. 종합병원에서 입원치료 중에
혈당이 500이상 오르고, 매일 체온이 38.5도로 5일간 지속되
는 등, 오한발열 및 동통 전율이 호전되지 않아 대학병원으로
이송하여 입원 중에 내원하였다. 지난 1주일간 간수치가 떨어
지지 않아서 '위험한 상태이며 간이식(肝移植)을 고려해야 한
다'고 하여 보호자까지 심히 고심한 상태이다. 황달수치가
24.5 / 13 → 29.4 / 16.11이며 간수치가 361 / 249 → 364 / 381 로
(지난 19일 → 23일)의 변화 상태. 혈당은 여전히 400~500대를
유지하여 의사 및 환자, 보호자가 크게 걱정하였다.

【상담과 예후, 그리고 결과】

　　　　　　　　진찰해 보니, 맥활부(脈滑浮)하여 삭(數)하나 유근(有根), 유여
(有餘)하고 양방진단은 원인 불명이라고 하나 상황을 보니 수
년 이상 누적된 과로와 얼마 전에 상심한 일, 최근 옻독으로
발생한 것이다. 일시적인 급성간염으로 지속 중인데 적절한
치료를 받았는지는 불투명하다. 간의 상태는 "자연회복 가능
하니 아무런 걱정도 할 필요는 없다"고 조언하고, 원한다면
본원이나 의뢰할 수 있는 한방병원의 치료를 권유하였다.

　　　　　　　　[6월 3일] 입원 중 상태가 좀 완화되어 지역병원으로 옮김. 아
직 전신 황달 및 눈의 황달상태도 완연하였고 지쳐서 맥상 부
현삽(浮弦澁)한 기운까지 나타난 상태였지만 양호해질 것은
분명하였다.

　　　　　　　　[11월] 퇴원 이후 일상적인 생활로 복귀한 상태인데 간염 치료
이후 전신쇠약 등 후유장애를 앓았고 이후 회복, 치유되었다.

□ 임상사례 5. 급성간염의 치료

【환 자】　　　　양○○(여, 54세)

【초 진】　　　　06년 2월 21일

【증 상】　　　지난해 민간요법사에게서 대략 5개월 동안 치료 중에 이런 저런 단방약을 먹다가 10월경 갑자기 극심한 복통으로 119로 응급실에 실려 가서 수술까지 하였는데 담도가 막히면서 간수치가 높아져 담도 확장술을 시술하였다. 이후 무기력, 구취, 전신허로의 상태가 회복되지 않아 내원하였다.

【본원치료 중】　소양인 토양체질로 상태회복 중이었는데 피곤상태에서 여행을 가는 도중 찬바람을 쐬어 몸살이 들면서 급성간염까지 병발하여 대학병원에 입원하였으나 간수치가 높고 과거 간수술 경험자라서 수술한 서울의 병원으로 이송하라는 상황에서, 전화로 향후 치료를 상담한다. '본인의 가족이라면 내가 치료하겠지만, 어려운 상태라서 확언을 드릴 수 없다. 일단 서울에서 치료 이후 안정되면 본원의 치료를 받으시라'고 권유하였는데 본원의 치료를 받겠다고 하여 치료를 시작하였다.

【맥진소견】　　부활(浮滑)한 맥상은 간맥(肝脈)의 불량보다 심화(心火)에 의한 병사를 반영한다. 협통(脇痛), 흉비(胸痺), 식욕부진(食慾不振), 전신권태(全身倦怠), 의욕감퇴 등의 상태에서 2개월 동안 치료로 회복되었다. 진찰상 간의 염증보다 다른 병인인 심화(心火)가 컸고 이로 인해서 치료 기간이 길어졌다.

□ 임상사례 5. 간경화-6년째 지속

【환 자】　　　○○○(여, 39세 - 현 46세)
【초 진】　　　99년 9월 6일 - 진맥소견 05년 11월 7일
【증 상】　　　99년 9월(초진): 3월경 간염에서 진행된 간경화로 인한 간성혼수가 발생, 혈관수술을 한 이후, 흉협부의 불편함과 흉통, 소화불량, 체력저하, 의욕 및 정신력 감퇴 등의 중(重)한 상태에서 내원한 계기가 인연이 되어 현재까지 치료한 자.
【내원치료력】　99년 15회, 00년 40회, 01년 72회, 02년 66회, 03년 26회, 04년 7회, 05년 6회 내원하여 침시술 치료자. 초기의 중한 상태

에서는 약물을 병행하였고 이외에는 대체로 침시술 위주였으며 위험한 악화상태에서만 약물을 처방하였다. (01년 9월에는 간혈관종의 수술도 함)

【최근 재진】　[05년 11월 7일] 우수(右手) 염좌, 체력저하: 소양인 토양맥진에 활유맥(滑濡脈) 우측 2지, 좌측 1, 3지 유근유여(有根有餘)한 대체로 중등도(中等度) 건강단계로 유지 중.

▷ 소　견

　초진 시 위중한 상태에서 극복하였는데 이후 본원만 믿는다고 오는 환자이다. 그동안에도 두세 차례 생명이 위험한 상태를 '나 없이 가정을 꾸릴 수 없다.'는 강한 의지로써 중한 상태를 극복하는 것을 보면서 어떤 상태에서도 '마음먹고 살기 나름', '결국 자기하기 나름'이라는 생각이다. 마음을 어디에 두고 사느냐, 마음을 어디에 두고 치료하느냐에 따라 결국 예후가 결정되는 듯하다. (06년 12월 내원 현재, 상태유지 중이다.)

□ 임상사례 6. 간암 말기자

【환　자】　박○○(남, 52세)

【초　진】　06년 1월 11일

【증　상】　간암 진단 이후 내원. 3개월 이전부터 광주 모 종합병원을 다녔으나 지난주에야 간암, 그것도 말기라는 진단을 받게 되었다. 복부의 비대(痞大:복수(腹水)) 및 흉비(胸痞)·기단(氣短)증.

【진단·병인】　좌우맥은 현활세(弦滑細)하고 부충(浮衝)하다. 우측 1, 2 / 1, 2 / 3지 미세(微細)－좌측 3지 강침안시 유근(有根)하나 미약(微弱)하다. 좌측의 미약한 근(根)은 위중한 상태로 예후는 예측 불허함을 말해 준다. 최상의 치료만이 생존연장을 보장하겠다. 아직 척맥이 남아 있어 적절한 치료 시에는 한동안 (6개월 이상) 생존이 가능할 것으로 보이는데 부충(浮衝)하는 기운과 정신적 문제의 소인을 보아 뇌(腦)로 전이되는 상태로 추정된다.

□ 임상사례 7. 간암추정의 진맥

【환 자】	임○○(여, 29세)
【초 진】	06년 10월 27일
【증 상】	지난달 말부터 특별한 이유가 없이 요둔부(腰臀部)의 동통으로 내원
【진단·병인】	식사, 소화, 대소변은 양호한데 소양인 토양체질로 병중(病重), 좌우맥 불순(不順), 우측 2지>3지, 강침안시 2지 유근하나 활(滑)하면서 현(弦)한데 부실(不實)한 상태 아직은 삽맥(澁脈)은 아니지만 그 이전 상태 맥상, 우측은 2, 3지 위주로 촉지, 1, 2지 부현(浮弦)한 상태, 중안시 촉지(병중(病重)), 강침안시는 2지가 잘 촉지되지는 않지만 좌우맥의 비위 및 간맥에서 병변이 확연한 맥진상태이다. 복진상에도 보니 적취(積聚)의 전조(前兆)상태이며 경만(硬滿)한 상태로 간암 말기의 이전단계로 보인다. 원인은 선천적인 원인도 분명하게 있어 보이며, 그동안 방치된 생활 또한 주된 원인이라고 보겠다.

식사, 소화, 대소변은 양호한데 소양인 토양체질로 병중(病重), 좌우맥 불순(不順), 우측 2지>3지, 강침안시 2지 유근하나 활(滑)하면서 현(弦)한데 부실(不實)한 상태 아직은 삽맥(澁脈)은 아니지만 그 이전 상태 맥상, 우측은 2, 3지 위주로 촉지, 1, 2지 부현(浮弦)한 상태, 중안시 촉지(병중(病重)), 강침안시는 2지가 잘 촉지되지는 않지만 좌우맥의 비위 및 간맥에서 병변이 확연한 맥진상태이다. 복진상에도 보니 적취(積聚)의 전조(前兆)상태이며 경만(硬滿)한 상태로 간암 말기의 이전단계로 보인다. 원인은 선천적인 원인도 분명하게 있어 보이며, 그동안 방치된 생활 또한 주된 원인이라고 보겠다.

[상담] 병중(病重)하여 '가볍지 않은 상태이니 반드시 나을 때까지 치료받기'를 당부하고 남편과 상담을 권유하였다. '간기능이 좋지 않다.'고 하니, B형 간염으로 부계(父系)로 조부모, 고모 및 아버지가 모두 간암으로 사망했다고 하며, 자신(첫째)과 둘째만 간염을 앓는다고 한다. 현재 3~4개월 단위로 정기검진 중인데 지난 7월경 간기능(혈액)검사 및 초음파검사상 양호하다는 판정을 받았다고 한다.

[예후] 1~2년 이내 발현되어 양방진단으로 나타날 상황이라고 여겨지며 그때는 더욱 위중한 상태라 예후가 걱정스럽다. 이런 단순한 상태로 내원하였고 병원 진찰상 양호하였지만, 간(肝)의 위중한 상태가 있었고 불과 1년 이내 진단, 사망한 경험이 몇 사례가 있다.

제2절 통증 환자의 맥진

　　통증은 한의원을 찾는 주된 병증으로써, 맥진상 두통·항강·견비통의 상부통증은 부(浮)하고 부중시(浮中時)와 1지의 위주로, 요통·요각통증은 침안시(沈按時)와 3지의 위주로 맥상이 발현되며, 급성(急性)이거나 통증이 심할 때는 부충(浮衝)하고 현긴(弦緊)·활현(滑弦)하면서 삭(數)하는 등 긴장성으로, 담음(痰飮)을 겸하면 활맥(滑脈)을 위주로, 어혈(瘀血)·종괴(腫槐)의 상태라면 삽규(澁芤)맥이나 결대(結代)한 불안정(不安定)하거나 부실(不實)·불순(不純)한 맥상으로, 만성통증은 담음·노화성·기혈소모에 따른 경우에는 활완(滑緩)·완약(緩弱)한 맥상으로 나타나는 것이 특징이라고 보겠다.

1. 두통, 견비통자의 진맥

【환 자】　　　　김○○(여, 37세)

【초 진】　　　　06년 8월 28일

【증 상】　　　　1) 우측 견비통 (지난 2개월 전 golf운동 중 자세불균형 등의
　　　　　　　　　　잘못으로 아프기 시작하였다고 함): 현재는 자다가 야간통
　　　　　　　　　　증으로 고생한다.

　　　　　　　　2) 현재 임신 초기로 통증 때문에 유산을 고려한다.

【진단·병인】　　와시(臥時) 맥상은 토양맥이지만, 좌시(坐時) 우1, 좌1지를 중
　　　　　　　　심으로 현충활부(弦衝滑浮)한 맥상이 부중침(浮中沈)에 모두
　　　　　　　　그러하여 스트레스의 과항진(過亢進)상태가 전체적으로 유지
　　　　　　　　됨을 알 수 있다. 남편은 출산을 원하는데 이에 대해 거부감
　　　　　　　　이 있어 단지 외상이 아닌 신경과항진에 따른 두상부(頭上部)
　　　　　　　　의 긴장성 통증에 의한 상태라고 여겨진다. 이런 상태라서 평
　　　　　　　　소에도 두통이 자주 있다는 것. 결국은 임신을 수용하지 못

하여 며칠 이후 인공유산 수술을 하였다.

2. 만성두통자의 진맥 소견

【환 자】   윤○○(여, 42세)

【초 진】   05년 5월 20일

【증 상】   두통이 만성적으로 오랫동안 지속, 이로 인해 진통제 양약을 상
복하여 왔다.

【병인·진단】   토양맥상 우측 1, 2 / 2 / 2지 세긴(細緊). 좌측 1지 세약(細弱)
하고 3지 세활(細滑). 이로 보아 좌우 1지의 세약한 것은 심
폐기허(心肺氣虛)의 상태로 보심폐(補心肺)가, 3지의 세약(細
弱)과 촉지된 활맥상은 진액부족(≒음허)으로 보음(補陰)이 요
구되며 우1, 2지로 긴맥(緊脈)상은 두통의 표면적인 원인인 심
화(心火)의 노정으로 산화(散火)의 처방이 필요하였다.

생활 건강법의 제안은

1) 심폐기운의 활성화를 위해서 꾸준하고 규칙적인 운동이 필
요한데 기음(氣陰)의 부족상태라서 과로(過勞)는 해(害)가
되므로 당분간 금물이며 가벼운 운동이 필요하다.

2) 식생활에서 보음(補陰)의 보조로 나물류·해조류를 적극 섭
취할 필요가 있다.

3) 집 밖의 취미 생활을 실천하여 심화(心火)·스트레스를 해
소하는 방안이 필요하겠다.

약은 위와 합일된 처방으로 독활지황탕가 지모·황백가 황
련·우방자·동충하초 등 가미.

3. 급성 항강자의 진맥 소견

【환 자】	윤○○(여, 41세)
【초 진】	06년 6월 19일
【증 상】	항강(項强)으로 1주일 전부터 양방에서 치료, 우측의 두항강통(頭項强痛)유지자.
【진단·병인】	태음인 목양체질로 우측 1지 현활(弦滑)하고 좌측은 1지 활현(滑弦)한 기운, 우측의 현(弦)한 기운이 좌측보다 확연하다. 즉 우측에 병사(긴장, 스트레스, 억울 등)가 더 깊다는 것을 의미한다. 부중침(浮中沈) 모두 그러하고 특히 부중시(浮中時) 현활함은 상부(上部: 두(頭)·항(項)·견부(肩部))의 결림과 통증이 있다는 것을 의미한다.

4. 협통자의 진맥 소견

【환 자】	김○○(여, 73세)
【초 진】	06년 8월 31일 (02년 이후 요통, 하지마목 등으로 내원자)
【증 상】	배통(背痛), 그리고 한 번씩 우측의 협통(脇痛)이 오는데 종합병원의 검사상(소변, 신장, 유방암(?), 자궁암 검사 등) 이상이 없어 원인불명이라고 한다.
【진단·병인】	목양체질이나 토양맥처럼 우측 1≤2지 현활(弦滑)맥, 좌측 1>2지 세현(細弦)맥으로 우리하게 울린다. 목양체질인데 촉지되지 않아야 할 2지 촉지는 병증 상태를 반영하며 위(우측 2)>간(좌측 2)의 담열(痰熱)성 병증으로 인한 통증이 병발하는데 현대 의미로는 노화성 암증과 연관된 염증성으로 추정된다.

5. 만성요통

□ 한방을 찾은 통증환자 중에 1순위는 아마도 허리아픔을 호소하는 요통(腰痛)환자이겠다. 원인에 따라 『동의보감(東醫寶鑑)』에서는 열 가지로 나누었는데 지금도 그 견해의 타당성이 임상에서 느껴진다. 대표적인 원인은 신허(腎虛), 그 다음은 담음(痰飮)이다. 오늘날 신허(腎虛)와 담음(痰飮), 한습(寒濕) 등이 겸하여 있는 경우가 적지 않다. 그런데 신허(腎虛)하여도 혹은 담음(痰飮)이 정체된 상태에서도 통증을 느끼지 못 하는 경우도 있으니 예를 들면 퇴행디스크나 협착 등의 기질적인 병인이 있어도 별다른 통증 없이 보내는 경우와 같겠다. 통증은 객관적인 소인도 중요하지만 그 사람이 생각하는바, 주변 상황과 연관되어 자신의 생각과 믿음에 의해서 느끼는 주관성이 강하게 존재하기 때문이다.

【환 자】   최○○(여, 57세)

【초 진】   06년 2월 6일

【증 상】   1) 주 호소증은 단지 오래 앉아있거나 일어날 때 허리가 땅기고 아프다는 것.

2) 좌측 위주의 견비통.

[병력] 지난 3년간 병원을 전전하였는데 외과, 통증클리닉, 척추전문병원, 한의원, 한약방 등을 다녔다. 숱한 검사상 원인불명이라고 하였고, 이제 마지막이라는 심정으로 여기를 소개받아서 찾아왔다고 한다.

【진단·병인】   태음인 목양체질 맥활완(脈滑緩)한데 요부 [좌우 3지 척맥의 강침안시]의 강력한 통증의 원인이 될 수 있는 현긴(弦緊)한 실증맥이나 삽규(澁芤)의 부실한 허증맥상은 없고 과거 인생경험(15년 전 이혼 이후 독신)을 보니 불충분한 정화로 누적된 심리적 문제가 주인인 기요통(氣腰痛), 그리고 약간의 순환장애로 인한 담음성 요통을 일으키는 상황으로 보인다. 의욕감퇴

와 이로 인한 운동부족으로 요추가 약간 전만(前彎)되어 통증
은 운동요법으로도 해결될 수 있고 침시술로 일정한 효과(우선
은 불편함 소실)가 있겠지만 재발가능성이 높은 상황이다. 침
시술 위주로 1주일 이내 호전되어 보였다. (이후 그리 됨)

▷ '운동 이후 통증에서 해방되었다'고 하는 경우가 이런 사례이겠다. 요통은
좌우측 3지 척맥의 침안시(沈按時)에 활현(滑弦)·현긴(弦緊)·유실(有實)·삽
규(澁芤) 등의 맥상이 촉지됨으로써 요부의 불편한 상태의 유무를 확인할
수 있다. 맥은 그 부위의 병증을 반영하는 맥상을 발현한다.

6. 전신통(全身痛)의 원인과 맥진

【환 자】   김○○(여, 45세)
【초 진】   05년 11월 7일
【증 상】   호소 증상: 안 아픈 데 없이 전신이 다 아프다. 작년에 폐경이
              된 이후 호르몬제를 복용하면 괜찮다가 혹시 위험하지 않을까
              (암발생 우려) 하여 중단하니 다시 전체가 아프다.
【진단·병인】 소양인 토양맥 침울세(沈鬱細)하여 의욕 및 의지의 박약(薄弱)
              함을 느낄 수 있다.

▷ 소 견

  활동량의 미흡과 생기부족(生氣不足) 상태라서 활달한 삶의 계기가 필요하겠
다. 장년(長年)에 자녀도 없이 산다고 하는데 과거 삶이 불투명하다. 또한 젊은
나이(43세경)에 폐경(閉經)도 그러하다. 원만한 부부관계를 유지할 경우, 보통
생리는 50세를 넘긴다. 40대 중반 이전의 조기 폐경은 선천적인 장애가 있거나
부부의 문제에서 비롯되기 쉽다. 또 부부관계의 소홀함은 성적(性的) 에너지의
단절을 통해서 조기폐경을 유발할 수 있다. 의욕감퇴, 자신감결여, 생기부족에

따른 불건강은 물리적인 치료로 해소하는 데 한계가 있다.

【환 자】	김○○(여, 70세)
【초 진】	05년 11월 9일

【증 상】   1) 삭신통, 무엇보다 허리가 빠질 듯 아프다. 좌측 요각통증이 '뻑적지근하게 아프고 누우면 떨어질듯 아프다.' '어깨, 목, 등, 다리 전신이 다 아프다.'고 호소하는데 현재 주 1회 외과에서 주사치료 중이다.

    2) 식욕은 보통이며 진맥상 장(腸)이 안 좋아 물으니 소화불량한데 올 초부터 복통이 간간이 있다. 소변은 야뇨증 1일 2회. 혹 불리(不利)로 시원하지 않다.

【진단·병인】   형상 토양인이나 맥진상 마치 수양처럼 좌우3지 활현(滑弦)하다. 부활(浮滑)한 맥은 미흡하여 하초의 대장>신·방광의 병증이 중(重)함을 알 수 있다. 우2지의 미약함은 병중함을 의미한다. [암증발현의 단계 유지자]

▷ 농부 중에 이러한 전신통과 야간의 수면장애를 동반하는 통증을 유지하는 경우를 본다. 중한 난치성 통증으로 내장병증이 존재하여 발생되는 경향이 많고, 어떤 경우에는 암증(癌證)의 진행을 갖는 경우도 있다. 대체로 일반적인 치료로는 무소용·무의미한데 진통제계통의 양약을 상습적으로 복용하는 경우도 있다.

□ 전신통증의 원인에 대한 소견

임상에서 쉽게 볼 수 있는 전신통, 한성역절풍의 원인은 첫째, 담음정체에 따른 혈독(血毒)·혈열(血熱)에서 비롯되거나 [불내외인] 둘째, 노화현상과 유관한 기혈부족 및 훼손상태[내인]의 소치, 그리고 풍한의 육음(六淫)이 유지[외인]될 때이다.

1) 담음정체(痰飮停滯)란 불량한 식생활 유지·스트레스성 호르몬 분비 시 유

해물질·세포의 병든 것·혈중의 노폐물 등이 과다함을 말하는데 이로 인해서 혈액성분과 기운이 병변(病變)을 일으키고 대체로 열증(熱症)의 병사(病邪:독소)를 일으켜 전신을 순행하면서 조직세포·신경에 좋지 않은 자극을 주어 전신통증을 유발한다.

2) 기혈의 부족과 훼손은 내장허손과 혈중의 영분(營分)과 위분(衛分:위기(衛氣))의 쇠약 및 부족으로 인해서 허한(虛寒)성 통증을 유발하는 바이다. 산후나 갱년기 및 노년기의 통증인데 이런 상황이 심화된 경우는 노화성 (말기) 암 환자의 통증이다.

3) 정신 및 마음이 크게 억울된 상태로 심기가 울체되면 전신 기혈의 울체를 가져와 병발한다. 다시 말해서 만성적인 심기울체(心氣鬱滯), 신경장애자에게서 전신의 불량함으로 인한 전신통증이 나타날 수 있다. 또한 신경성 환자를 포함하여 정신과 마음이 한곳에만 예민하게 집중화되면 기혈의 흐름이 저해·울체되어 통증을 유발한다. [불통즉통(不通則痛)]

4) 상한(傷寒) 감모(感冒)의 병사가 심하거나 전신성일 때, 전신통증을 갖는다. 또한 허로(虛勞)상태에서 풍한사(風寒邪)가 침입하여 나가지 않고 있을 때 흔히 통증을 유지한다. 이는 흔히 위의 어떤 환자보다 원인의 불명으로 병원을 전전하는 만성적 통증환자에게도 적지 않다. 산후풍(産後風)이나 노화성을 겸한 경우일 때도 그러하다.

7. 류마티스 관절염 환자의 맥진

【환 자】　　　　이○○(남, 47세)

【초 진】　　　　05년 11월 12일

【증 상】　　　　1) 류마티스 관절증으로 다만 혈액검사상 지표는 없다. 빠질 듯 쑤시며 여기저기 아프다.

　　　　　　　　2) 피부에 무엇이 기어 다니는 느낌이 있다.

【진단·병인】　　태음인 목양체질로 활습(滑濕)한 맥상을 보니 원인은 식생활

불량에 따른 담음(痰飮) 정체가 주인(主因)이라서 '조개, 새우, 게, 낙지, 오징어 등 해물류를 삼가하라'고 하니 '그것을 제일 좋아한다'고 한다. 2~3개월 동안 약을 복용하면 현재 증상은 없어질 것이라고 하였다.

▷ 류마티스로 확진이 되지 않은 이유: 식생활의 문제가 주된 원인이며 정신적인 문제는 없다. 류마티스 중에는 '자가면역상태가 존재한다.' 하는, 즉 뇌의 기전에 이상(異常)을 가진 경우인데 이 환자에게서는 찾을 수 없다.

【환　자】	황○○(여, 37세)
【초　진】	05년 11월 14일
【증　상】	1) 1개월 전 차멀미, 현훈 등이 심하여 MRI 등 검사상 전정기관의 이상으로 3곳의 의원에서 모두 확진된 상태.
	2) 관절이 좋지 않으며 만성상태
	3) 무엇보다 현훈과 차멀미로 치료차 내원하였다.
【치료력】	어려서 류마티스관절로 좌측 수술.
【진단·병인】	소양인 토양맥진 맥세활현(脈細滑弦) 우측 1, 2 / 1, 2, 3 / 1, 2 > 3 좌측 1, 3지 세활현맥(細滑(弦脈)으로 과긴장성의 장기간 스트레스 누적자. 이로 인한 뇌 에너지 부족에 따른 현훈증이다. 환자의 우측 무릎은 퇴행으로 인공관절 수술 가능성도 얘기한다. 환자는 근심과 걱정이 크다. 젊은 나이의 환자는 있는 그대로 인정하지 못한 가운데 안심시키고자 질의하였다.

의사: 아직 5년 이상은 양호할 것인데요?

환자: 병원에서도 그 정도에 가면 퇴행되어 수술할 수 있다고 했어요.

의사: 그때 가봐야 알지요? 지금 상태로 보아 그럴 가능성이 있을 뿐이지 그렇지 않나요?

　　　지난번에 어떠했습니까, 그때도 그러지 않았나요?

환자: 네, 그때도 지금쯤에 수술해야 할 것이라고 했지요.

(어려서 손상을 받은 것은 가정환경 및 유전의 영향이 크다고 추정된다. 현훈증으로 병원을 전전한 것과 현재 있는 그대로 상태를 느껴보기보다는 지금까지 병에 대한 걱정으로 자신과 무릎을 바라본다. 결국 병은 자신이 만든다.)

▷ 류마티스: 발생동기는 '류마'의 뜻이 담음(痰飮)이듯 활동성 저체(低滯)에 따른 담음 정체와 칠정손상(七情損傷)으로 인한 염증(炎症)의 발현상황이 아닌가 한다.

8. 완고한 통증환자: 저항 ≒ 완고하고 지속적인 통증의 원인.

【환 자】　　　김○○(여, 72세)

【초 진】　　　06년 1월 12일

【증 상】　　　머릿골이 애리고 눈이 **빠지려** 하고 머릿속이 아프다. 지난 2년 전에는 병원의 MRI 검사상 이상이 없었고, 맹장을 수술한 이후 두통이 2개월 동안 없다가 다시 발생하여 지속한다.

【진단·병인】　완고한 기운의 현긴(弦緊)맥으로 우1, 좌1지로써 상부(上部)의 기기울체가 심한 상태를 보여 주며 중한 병증은 없다. 집근처 의원에서 침시술을 받아도 무소용으로 여전한데 침을 맞으면 간혹 몸살도 일어난다. 결국은 심울체(心鬱滯)가 강하게 자리 잡고 불인정, 불승인한 상태로 침몸살까지 발생한 것을 볼 수 있다.

보호자: 어머니는 원인을 알고 싶어 한다. "왜 아픈지, 왜 치료받아도 낫지 않은지?"

의　사: 직설적으로 얘기하였다. "저항이 심하여"

보호자: 내 말의 뜻을 알아듣고 수긍하며 어머니에게 "이제 속 좀 그

만 삭히라"고 한다.

▷ 소 견

  나이와 무관하게 저항이 많은 사람이 있다. 안색도 그러하고 맥도 그러하다. 타고난 생명력은 강하여 질병을 만들지 않으나, 과거 어떤 일과 사건·사람들에 대해서 수용하지 못 하고 완고한 저항을 가지기에 현긴(弦緊)한 맥상에 신경성·긴장성 두통을 유발하고, 좋은 충고도 침의 파동에너지도 심하여 거부된다.

【환 자】	이○○(남, 47세)
【초 진】	06년 1월 5일
【증 상】	어깨가 자유롭지 못한 오십견(五十肩)으로 매일 새벽마다 통증에 몇 번씩을 잠에서 깬다. 이러하기를 지난 6개월 이전부터 지금까지 지속되었으니 고통의 기간이 짧지 않았다.
	[참고: 치료과정] 침시술을 하였는데 1주일 이후에도 여전하였다. 이후 완화되기 시작하여 대략 2개월 동안 치료로 소실되었다. 원인인 완고하게 울체된 성향이 치료효과를 늦추었다.

  ▷ 저항이 심한 기기울체는 몸 전체에 풍겨 나오며 현긴맥(弦緊脈)한 상태가 완고(完固)하다. 이는 기울(氣鬱)과 심화상충(心火上衝)이 병인으로 작용하여 내인(內因)의 염증을 발생시킨다. 저항의 소멸은 스스로 마음을 바로 잡는 것, 저항을 수용으로 바꾸는 것이다. 이 세상의 저항운동도 마찬가지로 수용을 하지 못함으로써 나타난 것은 아닌지.

【환 자】	신○○(여, 55세)
【진 료】	05년 9월 20일
【지난 치료력】	지난 6개월 전 좌측 요각통(腰脚痛)(급성)으로 내원하여 5일간 치료. 당시 병원에서 약, 주사치료를 (방사선 검사상 양호)하였으나 무소용. 소양인 신기억울(腎氣抑鬱)<<심화상충(心火上衝)자로서 거부감이 심한 저항이 있다고 기록한 사람.

【증 상】   지난 3월 당시 치료로 나았다가 다시 4월 중순 이후 아파서 3
개월 동안 정형외과 치료를 받았으나 전혀 차도가 없다고 불
평하며 재차 내원하였다. 이후 근처 종합병원에서는 관절염(關
節炎)진단과 함께 치료하였는데, 현재 다리 및 무릎이 아파서
계단을 오르내리거나 걸어 다니기 힘들며, 앉아서 다리를 뻗
을 수 없다며 엉거주춤하며 어렵게 걷고 힘들게 침대에 오르
내린다.

【진단·병인】   좌우의 맥진이 불충불순(不充不順)한 활맥(滑脈)이 상충(上衝)된
다. 담음(痰飮) 정체와 정기소모 그리고 심화상충(心火上衝)이
주 요인임을 말해 준다.

* 10월 13일까지 15회 내원하여 꾸준히 치료 중인데 보험약은 연교
패독산을 투여하였고 스스로 양약을 금하였다. 한약처방 및 본원
치료를 권유하지는 않았다. 병든 것 자체보다 이를 받아들이고 수
용하는 그 사람의 마음과 의식에 따라 질병의 상태에 차이가 있으
며 특히 통증은 주관적이라서 더욱 그러하다. 치료과정에서도 마찬
가지로 그 사람에 의해서 좌우된다.

▷ 치료를 권하지 않은 이유

 저항이 심한 사람은 어떤 좋은 뜻과 의도라 하여도 직접 권고할 경우에는 거
부로 이어지거나 같이 하여도 중간 중간 불평을 호소하기 쉽다. 또 저항이 심한
사람은 어떤 치료에서든지 치료회복이 늦을 가능성이 높다. 그래서 치료회복이
가능한 상태여도 상대적으로 다른 사람보다 늦어지면 문제를 자신에게서 찾거
나 개선하지 않고 외부에 대한 불평불만을 논한다. 권유하지 않아도 권유되는
것이 있으니 그의 이해를 넓히고 관용으로 지켜 보아주는 것이다. 직접 말로써
하지 않은 것이 더 깊은 권유이며 이해이다. 자신 스스로 깨닫고 자신의 본래
위치로 돌아오기를 기다리는 것이 상책이다. 인내와 시간이 필요하다. 물론 다
른 곳을 찾아 떠날 수도 있다. 이분은 다행히 고통을 마감하기 위해서 자신의
(치료의) 길을 찾았다.

이제는 걷고 계단을 오르내리는 것도 이상 없을 정도로 양호해졌다. 하지만 심적(心的)인 자신 스스로에 대한 부담은 여전하여 제약에서 벗어나려면 심적 소양이나 심신교육 수련이 필요할 것으로 보인다. 이 세상에 이러한 상태를 해소해 줄 곳이나 방법, 교육이 얼마나 있을까?

■ 부언(附言)

1. 상지비증(上肢痺症)

□ 상지(上肢)의 마목(痲木)이나 저림 [비증(痺症)]의 원인은 선천구조원인 및 자세불량 등으로 인한 경추디스크이상, 어깨주변 관절 및 근육의 병소로 인해 상지의 2차적인 신경순환장애, 상지 혈액순환의 장애, 신경과로(↑)에 따른 이후 신경쇠약(↘)상황에서 발생하는 척추신경호르몬의 순환장애, 심한 경우는 뇌기질적인 이상(중풍 및 전조증) 등으로 보인다.

그중에서 신경과로로 인한 에너지소모에 따른 뇌−척추신경호르몬의 부족 및 불순한 흐름으로 인해서 발생되는 경우가 종종 있다. 맥은 허(虛)·부실(不實)·세약(細弱)한 흐름을 나타낸다.

【환 자】	박○○(남, 41세)
【초 진】	05년 11월 21일
【증 상】	지난 2주 전부터 양수(兩手) 특히 좌측이 더 저리고 쥐고 있으면 뻣뻣하다. 자동차정비업으로 과로 중에 있었다.
【진단·병인】	맥상 목양맥 세활(細滑)하나 허(虛)한 기운, 우측1지 좌측1, 3지로 신경과로, 정신적인 과로로 인한 뇌기능의 감퇴현상이 추정된다. 이로 인해 피로감, 건망증(기억력 감퇴), 판단사고력의 감퇴 등−환자 또한 자신의 정기(精氣)부족 상태를 감지하는데 최근 들어 급격한 기억력감퇴와 피로감을 느낀다.

【환 자】	김○○(여, 45세)
【초 진】	05년 11월 21일
【증 상】	1) 1개월 전부터 다시 우수비(右手痺)증, 현재 golf 한 이후로

과로해서인지 2년째 시작시지(時作時止) 때때로 저리다.

2) 체력이 저하되어 운동 중 허탈감과 이후 피곤

3) 침시술 이후 물으니 그때야 우협하통이 있는데 골프운동 때문인지 병원에서 검사를 하였는데 이상 없어 단순 염좌로 추정하였다. 그러나 폐를 상함을 물으니 감기기운이 아직 1개월째 지속되었다. 그러나 감기가 아니라 폐병으로 인한 소인이다.

【진단·병인】 토양인 우측 2, 3지 세세(細細) 우리하고 좌측1, 3지 세현(細弦)한데 충실하지 못 하다. 활하고 실한 기운도 있지만 충실하지 못한 병이 중(重)한 상태인지라 상담하여 지난 과거력을 파악하였다. 무엇보다 우리하고 부실한 것은 상심(傷心)과 좌1지의 현(弦)은 분노(忿怒)로 주요 병인이라서, 몇 년 전 무슨 좋지 않은 일이 없었나 물었다. 그러하니 '3년 전 올케와 관련되어 친정어머니가 사망하고, 그 올케와 연관된 일로 현재 1억이라는 돈을 남편 월급에서 갚고 있어 포기하였지만 남편에게 미안한 마음이 크다.'고 한다. 처음에는 올케에 대한 분노(忿怒)가 컸고 이제는 포기로 인한 상심(傷心)이 병을 만들고 있지 않나 여겨진다.

 2. 침시술 이후 불편 호소자

침시술 이후 간혹 어떤 불편함을 호소하는 경우가 있다. 이는 위의 완고한 통증환자와 유사한 상태에서 발현된다.

【환 자】 하○○(남, 37세)

【초 진】 05년 10월 19일-21일

【증 상】 지난 2일 동안 침시술을 받은 환자가 먼저 상담을 원하였다.
[불편사항] 어제 오후에 침시술 이후 직장근무 중 오후 4시경부터 몸을 주체할 수 없어서 결국은 한쪽에 누워서 오후 8시까지 고통 속에서 있었다. 그제는 초진 시 침을 맞고는 좋아

졌는데 오늘은 더 좋지 않다고 환자는 약간 화도 나 있었지만 차분히 얘기하였다. 진맥 이후 뇌기능검사를 실시하였고 상담하고, 침시술을 한 이후 다시 상담하여 이해를 하고 밝은 모습으로 돌아갔다.

□ 초진 내원 사유: 지난 5~6개월 전 평소 테니스를 과하게 하여 우측 협통(脇痛)이 발생하여 좋아지더니 최근 시합준비를 위해 과한 이후 재발되어서 내원.
좌우 강침안시 세현긴(細弦緊)한 상태로 과도한 스트레스 누적상태임을 알 수 있었다.

▷ 어제 몸을 주체하지 못 하고 불편하며 허탈한 상태가 발생한 이유:
과도한 스트레스(긴장)가 풀어지면서 허탈상태가 나타난 것이다. 평소 물질적인 몸 상태는 과로로 지쳐서 힘든데 의식적으로 일을 계속 추진하고 있는 상황[정신과로지속]으로 심신(心身)의 균형이 맞지 않은 상태로 지냈다. 침시술 이후 표면의식적인 과격한 긴장이 완화되니 허손허탈의 본래 상태가 나타난 것이다. 하지만 여전히 표면적인 자율신경의 과로, 과긴장은 완전히 풀리지 않았다. 맥상 좌우 강침안시 현긴(弦緊)맥은 소실되었지만 우측 부중시 1, 2지의 부세현활한 기운을 보니 그러하다.

□ 환자들 가운데 간혹 100, 1000명 중에 한두 명, 침시술 이후 혹은 한약 복용 이후 '몸이 더 나른하다.' '몸이 더 축 처진다.' '몸이 잠만 와서 죽겠다.' 등 비슷하게 호소하는 경우가 있다. 어떤 경우는 심하면 침시술 이후 집에 가는 길에 '잠이 와서 도저히 운전을 할 수 없어서 도중에 잠을 자고 갔다.'고 하는 경우가 있다. 이는 대부분 유사한 상태의 환자이다. 즉 정신적 긴장과 의식의 활동이 과한 데 비해서, 물질적인 몸은 만성 피로의 누적, 저하상태인 경우이다. 다시 말해서 몸의 물질적인 피곤과 허손(虛損)상태를 무시하고 의식적으로 과하게 일을 지속하는 경우이다. 오늘날 고3의 수험생 중에도 그러하다. 그 표면의식의 긴장이 침이나 약으로 해소되면서

물질적 몸의 요구인 잠이 심하게 오고 몸을 가누지 못 하는 증상을 갖는다. 적게는 수일에서 길게는 10일까지 이어진다. 실제 이러한 반응은 자연적인 현상으로 몸에 좋은 긍정적인 반응이다. 다만 문제는 환자가 이를 이해하고 수용하느냐이다.

제3절 질환 상태의 맥진

1. 심혈관계(心血管系) 관련의 맥진

1) 소음인의 심약한 여성

□ 삶의 과정에서 기(氣)가 약해지기 쉬운 소음인의 경우, 심기허(心氣虛)로 나타날 수 있다. 간혹 심기울체(心氣鬱滯)를 겸하여 향부자십전탕증이나 향소산증 등으로 나타나기도 하지만 비소(脾小)한 특성은 심기까지 허(虛)하기 쉽게 만드는 경향이 있다. 참고로 태음인은 심정허(心精虛) 혹은 심실증(心實症)의 경향이 있고 소양인은 심화항염(心火抗炎), 심음허왕(心陰虛旺)의 성향이 있다.

【환 자】　　　윤○○(여, 44세)

【초 진】　　　06년 1월 4일

【증 상】　　　1) 흉비(胸痞) - 억울한 말을 듣고 심장이 놀라서 발생한 지 5년이 지났다. 5년 전 1개월 동안 기분을 상하는 말을 듣고서 발생하여 현재 주로 기력부진과 현훈 등의 증상을 호소한다.

　　　　　　　2) 남편은 자신이 허약한데도 불구하고 일을 잘 하지 못한다

고 핀잔을 주어 스트레스를 받는다. 자신이 허약한 것을
알아주었으면 한다.

【진단·병인】　소음인 수양체질로 심양허탈자, 맥침안시 세삽(細澁)한 기운으
로 기혈허로(氣血虛勞)의 맥상. 내장정기의 쇠진상태로 의지의
결여가 가장 결정적 원인인데, 4일 이후 남편을 동행하여 의
사의 진찰소견을 직접 듣게 한 다음에야 약의 처방을 받는다.

▷ 소견

자신이 결정하고 이겨내야 할 부분을 남편에게 의탁, 의지하는 경향을 보인
다. 나약해진 마음과 심장기운은 자신을 남에게 속박시키고 탓하게 한다. 허약
해지고 나약해지는 것은 결국 남이 아닌 자신(의지와 생각과 마음과 생활자세와
습관)에게서 비롯된다.

2) 태음인의 노인 협심증

【환 자】　양○○(여, 77세)

【초 진】　06년 7월 28일

【증 상】　2개월 전부터 심하게 양쪽 견비통, 통증으로 수면제까지 복용
중이라고 한다. 평소 협심증, 30여 년 전부터 심장약을 복용
중이다.

【진단·병인】　태음인 목양체질맥, 좌측 협하통증, 맥실유여(實有餘)하며 활
(滑)한데 한 자씩 늦게 오른 듯 맥상을 갖는다. 완전 부정맥은
아니지만 부정(不定)하며 심맥이 충실하지 못함을 느낄 수 있다.

▷ 태음인의 심간울체(心肝鬱滯)로 심실(心實)하여 협심증이 발현되는 경우가
있는데 이처럼 수십여 년 동안 별 탈 없이 생존하는 경우가 흔하다. 그
이유는 상하좌우전후가 건실하고 건실한 생명력을 가지고 있기 때문이라
고 본다. 그러하기에 이러한 협심증을 앓기도 한다.

3) 한 심장마비 전조증자

【환 자】	김○○(여, 72세)
【초 진】	05년 12월 3일
【증 상】	내원한 사유는 평소 고혈압과 요통이 있는데 올 봄 이후 처음으로 평소 다니던 길이 처음 보는 듯한 낯선 길로 여겨지고 몸과 정신이 이상한 상태라 느껴서이다.
【진단·병인】	맥상 좌우맥 목양체질맥이나 우측 1, 2지 불량 불충하게 매산이 연이어 오르듯 하고(심장부정한 맥상−結脈상) 좌측 또한 1, 3지 불량하다. ⇒이는 심장의 불량한 병사로써 마음이 안정되지 않은 것으로 오랫동안 울화병을 앓았지만 지금도 그러함이 노정된 상황이라서 예후가 바람직하지 않다. '심장병이라고 하니' 병원에서도 그리 진단되었다 한다. '마음의 불편함이 남편 때문인가?' 하니 '남편도 남편이지만' 한다. 그래서 '결혼하지 않은 아들이 있어요?' 물으니 '말하지도 않았는데 어떻게 아느냐' 한다. 매일 옆에 두고 마음 상하는 일이 자식 일 말고 무엇이 있으며 자녀가 결혼[혹은 이혼하고서 옆에서 같이 살 때]도 못 하고 속을 썩이는 일이 아니고서야 이런 맥상이 나올 리가 없기 때문이다. 환자는 스스로 가장 원하는 바가 '자면서 죽는 것'이라고 한다. 심장마비사망인 그럴 가능성도 높아지고 있다.

▷ 소 견

1) 나이 든 부모에게 기대 이하의 자녀(자녀에 대한 애증)는 발병 및 사망의 중요 원인이 된다. 늙어서는 자녀 복이라는 말이 일정하게 맞는 말이다.

2) 가까이 애증이 극심한 사람과 노출·접하여 있으면 병증은 개선되기 어렵다. (분리할 수 있는 방법인 입원과 요양, 여행, 이혼, 가출은 이때에 필요하지 않을까)

3) 후천적인 심장병은 음식불량, 운동부족으로 발생되었기보다는 대체로 마음

을 상해서 발생한다. (협심증, 심근경색 등: 부정맥은 조금 다른 차원에서
도 발생)

4) 중풍전조증 환자

【환 자】   조○○(남, 70세)
【초 진】   06년 4월 15일
【증 상】   1) 혈압은 146 / 74 (70) 좌측의 하지무력(下肢無力)감이 어제
　　　　　　　　　　갑자기 발생, 그제는 눈이 침침하고 최근 들어 불건강성을
　　　　　　　　　　느낀다.
　　　　　　　　2) 평소 젊어서부터 음주과다, 음주의 지속 (매 소주 2~3병,
　　　　　　　　　　주 3~4회 정도), 안색과 이목구비가 뚜렷하여 두뇌가 명
　　　　　　　　　　석하고 젊어서 잘 살았을 것으로 추정되어 물으니 '젊어서
　　　　　　　　　　광주 최초의 영화사업을 했고 이후 큰 건설업을 운영하다
　　　　　　　　　　가 실패했으며 60세 이후 집안에 기거 중'이라 한다.
【치료력】   과거 01년 중풍전조증으로 한방병원 2주간 입원경험
【진단·병인】   소음인 수양체질로 우측 1, 2 / 1, 2, 3 / 1, 2, 3 부현(浮弦) 좌측
　　　　　　　　1, 2 / 1, 2 / 1, 2, 3 우측보다는 약화된 맥상의 부현(浮弦而滑)
　　　　　　　　맥⇒과거 경험 및 현재 증상 그리고 진맥소견상 확연한 중풍
　　　　　　　　전조증의 맥상, 디나미카의 검사상 신체활성도·중추신경 조정
　　　　　　　　능력·뇌활성도·자율신경도 모두가 거의 0(제로)상태로 접근한
　　　　　　　　상황이고 이후에도 그 상태 그대로.

▷ 상 담

　보호자(아들과 부인)에게 중풍전조증(中風前兆症)임을 알리고 향후 1주일 이내
발생될 수 있으므로 주의를 요함, 환자 혼자 있지 않도록 하며 나들이에는 반드시
보호자와 동행할 것. 가능한 2일 정도 입원을 하여 안정가료하기를 바랐으나 집에
서 그리하겠고 무슨 일이 있으면 병원으로 직행하겠다고 한다.

□ 중풍전조증의 맥상

중풍전조증의 증상도 있지만 맥상은 대체로 부중침(浮中沈)시 모두 부충(浮衝)한 기운이 기본으로서, 활실(滑實)·현긴(弦緊)한 맥상을 나타낸다. 즉 상충하는 기운과 충실한 병사가 상부-뇌로 기혈이 뻗어가는 것으로 뇌압(腦壓)이 높아진 상태를 유발하는 것. 만약 부충(浮衝), 부활(浮滑)하는 기운이 아니라 완약(緩弱), 허손(虛損)된 상태의 맥상이라면 그것은 단지 중풍전조증이 아니라 기혈부족으로 인한 마목(痲木), 마비의 허증(虛症)을 우선 고려하겠다.

2. 호흡기계(呼吸器系) 관련의 맥진

1) 목이 잘 쉬는 이유

【환 자】　　　이○○(여, 46세)

【초 진】　　　05년 11월 2일

【증 상】　　　지난 5월 이후 쉰 소리로 고생, 양방에서 성대결절의 상태로 치료, 방학 때 잠시 쉬어 양호하더니 8월 말 개학과 함께 다시 시작된다. 최근 1주일 사이에 눈 주위 안검경련이 일어난다.

【진단·병인】　　소양인 토양맥진 우측 1 / 1, 2 / 2 활실(滑實), 좌측 1지 미미(微微) 3지 세활실(細滑實): 좌의 1지 미미한 기운은 심폐기운이나 마음[심]을 상한 것이 주 요인이라 추정하며 진액의 부족도 미미한 맥상태를 만든다. 안검경련은 만성 쇠약(정(精)부족)상태에서 신경과로 [細實]를 겸한 경우에 발생되는 증상이며 안면과 손은 신경이 가장 발달된 곳 중 하나이므로 물질적인(신경호르몬?) 변화에 민감히 반응한다.

【환 자】　　　박○○(여, 51세)

【초 진】　　　05년 11월 5일

【증 상】　　　　지난 봄 이후 인후통(최근 감모) 및 약간 쉰 소리의 목소리가
　　　　　　　　지속되어 왔다.

【치료력】　　　　05년 3월 31일 감기기운으로 내원, 매년 3월이면 과로로 인해
　　　　　　　　자주 그렇다. 열다한소탕가미 감모약 3일분 투여. [8월 8일]
　　　　　　　　동일한 증상, 맥상기록 우측 1 / 2 실유여하고 한 박자 늦은
　　　　　　　　듯한 상으로 심폐기운불순, 좌맥은 1, 2, 3지 삽한 기운 활유,
　　　　　　　　충하였다. 오랫동안 운동부족으로 인한 심폐기허와 더불어 20
　　　　　　　　여 년 전에 결혼 이후 부부갈등과 6년 전 남편사업부도, 이후
　　　　　　　　경제적 어려움으로 고통.

【진단·병인】　　우측 1, 2지 유여(有餘) 하나 좌측 1지 세약완(細弱緩)맥으로
　　　　　　　　허쇠맥－심폐의 자신감결여, 의욕감퇴＞남편에 대한 섭섭함이
　　　　　　　　크지만, 모든 것을 인내하고 받아들인다. '그렇지 않으면 어떻
　　　　　　　　게 결혼생활을 유지하겠느냐'고 얘기하는데, 즉 '이혼할 수 없
　　　　　　　　어 참고 산다.'는 의미이다. 비상폐(悲傷肺)상태를 유지한다.

▷ 목이 쉰 이유는 성대의 과도사용에 따른 건조(乾燥)한 상태[폐음허(肺陰
虛)]가 더 문제라고 보인다. 성대부위가 건조(乾燥)해지는 이유는 단지 국
소(局所)부분만의 문제가 아니라 진액부족(津液不足＝음부족(陰不足)), 정
부족(精不足)한 상태가 증상을 지속하게 한다. 다시 말해서 자주 반복적으
로 목이 잘 쉬는 경우에는 과도한 사용만이 아니라 오늘날 온난화[물 부
족이라는 지구촌 상황]와 연관된 진액의 부족이라는 근간의 소인이 더 크
다고 보겠다.

2) 만성감기자의 맥진

【환 자】　　　　조○○(여, 38세)
【초 진】　　　　05년 11월 14일
【증 상】　　　　1) 감기가 한 달에 한 번씩 반복적으로 든다. 특히 생리 직후
　　　　　　　　그러한 편이다. 수년간 그러하였다.

    2) 잘 아프고 체력이 약하다. 남들은 괜찮은데 자신만 그렇다고 하소연.

【진단·병인】 맥상 부활(浮滑)하며 완(緩)한 맥으로써 병사-풍한사(風寒邪)-가 나가지 않고 존재, 다시 말해서 감기가 완치되지 않은 상태에서 재발(중복) 감기에 드는 것이라고 볼 수 있다. 약증도 소음인의 승양익기탕가미증이니 대략 2개월가량의 치료를 하여야만 만성감기상태에서 자유로울 수 있을 것이다.

□ 만성감기자의 근치 방법

근치(根治)를 위해서는 평소 감기가 사라진 다음 건강을 회복해야 되는데 완전히 낫지 않고 잔류하기에 재차 발생하는 것이다. 그런 원인은 평소 건강단계가 낮거나 과로(過勞)나 기타 변수에 의해 회복과정의 방해를 받기 때문인데 환자는 평소 감기가 다 낫기 이전에 성격상 활동적이라서 외부활동-예를 들어 운동 및 노동-을 과하게 하고 있다. 낫고자 한다면 휴식을 취하고 병사를 소실시킨 연후에 활동을 재개하는 것이 순서이다.

3) 성인의 천식 환자

흔히 천식은 난치, 불치병(不治病)으로 알려져 있다. 그런데 임상에서 장기간 천식으로 고생한 성인을 보면 정말 난치인가? 하는 의문이 든다. 오랜 기간 고통은 무엇인가를 의미하는 바가 있겠지만 회복 가능한 상태로 놓여있는 경우가 대부분이다.

【환 자】 김○○(여, 64세)

【초 진】 05년 11월 26일

【증 상】 천식: 산후부터 38년째 지속적으로 해마다 겨울이 되면 감기가 발생하면서 기침이 지속된다고 하여 내원하였다.

【병 력】 고혈압, 구안와사 (5년 전)

【진단·병인】 태음인 목양체질 부활한 맥상 우측1지 좌측1지 미약(微弱)소

실 3지 울활(鬱滑)하여 상심(傷心)으로 인한 손상과 운동
부족(전혀 한 것이 없다. 가사일만)을 느낄 수 있다. 의지
는 강한데도 정신적인 과긴장상태가 천식을 유발하는 촉매
가 되었다. 열다한소탕가미 처방.

▷ 부부갈등과 관련된 불수용에 의한 심폐기능의 억울이 주된 병발원인으로
  사료된다.

□ 일시적인 알레르기 천식

【환 자】　　　박○○(남, 53세)
【초 진】　　　06년 5월 22일
【증 상】　　　기관지천식-알레르기성, 양방에서는 한곳에서 역류성 식도염
　　　　　　　이라고 한다. 지난 6개월 전쯤부터 컹컹 기침이 나오는데 가
　　　　　　　래가 목에서 걸려 나오지 않는다는 것. 직원 동료의 부친이
　　　　　　　천식으로 본원에서 치료되었다고 하여 내원하였다.
【치료력】　　　양방치료
【진단·병인】　　소음인 수양체질에 양기부족의 허탈상태인데 자세불량이 심하
　　　　　　　다. 앉은 자세가 옆으로 몸이 틀어지고 서서 보니 하체에 힘
　　　　　　　이 없고 척추가 휘어 후만(後彎)되어 허리가 앞으로 나와 있
　　　　　　　다. 상부 경추 주변의 근(筋)은 직업 및 성격상 과도한 긴장성
　　　　　　　스트레스로 인해 심히 경결(硬結)되어 있다.
　　　　　　　[다음날(재진)] 부인(소양인체질)은 남편의 건강이 좋지 않다고
　　　　　　　하며 운동도 하지 않고 생활에 절제가 없다며 애정이 없는 핀
　　　　　　　잔으로 얘기를 하는데 남편은 아무런 대꾸도 못한다. 알레르
　　　　　　　기의 발생 원인을 보여 준다.

4) 완고한 만성중이염자의 맥진

【환 자】　　　　강○○(남, 47세)

【초 진】　　　　05년 3월 7일

【증 상】　　　　어려서부터 만성중이염을 앓은 지 30년 이상 되었고 여기저기
유명한 곳은 전국적으로 다 다녀보았다고 한다. 과거 귀 뒤쪽
에 침을 맞고 좋아진 경험이 있다고 하여 그곳에 침시술을 원
하여 내원하였다.

【진 단】　　　　초진 맥진상 부활(浮滑)하나 허삽(虛澁)한 상태로 심화상충(心
火上衝)이 지속되나 정허(精虛)한 상황을 말해 준다. 소양인체
질로 심정적 성격상 분노 및 억울한 스트레스를 해결하지 못
하고 심히 완고하게 울체된 상태에 놓여있다. 내열이 끊임없
이 상충되니 중이염이 지속되고 있었다.

【치료과정】　　　[1차 치료] 3월 17회, 4월 4회, [2차 치료] 8월 2회, 9월 19회,
10월 11회 [총 53회]
토양체질침시술과 보험약 연교패독산 투여. 초기 밖으로 흐르는
진물이 침시술로 소실되어 스스로 좋다고 꾸준히 내원하였는데
4월 4일에는 지황패독산 한제복용. [9월 1일] 진맥소견은 1 / 1, 2
유약활 좌측 1 / 1 / 1, 3 부활－시호과루탕가미 한제 투여
[10월 초] 상태 호전되어 유지. (치유 가능하나 침 이외 약물치
료는 회피한다. 치료의 의지가 없는지 그동안 낫지 않아서 포
기한 것인지 모르지만 만성적인 질환자의 치료가 가능하면 환
자가 먼저 포기하는 경우가 적지 않다. 만성병자의 속성이다.)

3. 소화기계(消化器系) 관련 맥진

1) 역류성 식도염환자

현대의학에서 말하는 역류성 식도염, 혹은 후두염 환자는 매핵기(梅核氣)와 연관이 깊고, 그 원인은 주로 심화(心火)의 울체(鬱滯)상태에서 비롯되는 듯하다. 자신의 뜻과 의지대로 잘 되지 않거나 분노하는 일 등과, 마음이 편하지 않고 답답하여 무엇인가 해결하고자 하는데 이루지 못 하니 심장부위[심포]에서 발생하는 화(火)라는 생체에너지가 주변 식도, 후두 부위에 영향을 주어 기혈, 기기의 순환을 방해, 저해하여 잘 통하지 않게 되면서 화(火)와 기운의 흐름장애로 인해서 염증이 발생하는 듯하다.

【환 자】	박○○(여, 28세)
【초 진】	05년 12월 26일
【증 상】	일찍 결혼한 주부
	간호사에게는 감기로 내원하였다고 하나 스스로 자신의 증상이 무엇 때문인지 불투명한데, 흉비(胸痺), 기단(氣短)증으로 오늘은 구토(嘔吐)하였고 '컨디션이 엉망이다'는 것과 평소 장거리운전으로 차멀미가 심하다는 것을 강조한다. 병원에서 역류성 식도염증 진단.
【치료력】	과거 01년 4월 소화기 장애－구취, 소화불량 등으로 내원, 인동등지골피탕 10첩, 이후 18일 형방지황탕가 모려·황련·우방자·전호·과루인1.0 [5／3] 형방지황탕가 가미 10첩 투여자
【진단·병인】	과거에도 한약을 복용하면 그때는 좋았는데 다시 그렇다고 한다. 맥상 심화상충으로 인해서 활연(滑軟)한 기운은 있지만 부활충삭한 감기맥은 아니다. 원인은 흔한 화병(火病), 심화상충이 되기 때문에 매핵기, 역류성식도염이 발생한다. 주변 가족상황, 사회조건에 따라 병이 들 수 있는 현상이라고 보겠다.

□ 현 실

아직 젊어서 화병을 이해하지 못 하고, 구토(嘔吐)하고 가슴이 답답하며 어찌할 바를 모르는 등 이런 증상이 왜 일어나는지 모르는 듯하다. 가족의 경제적 현실과 상황은 어찌하지 못 하는 화병을 만들 수 있고, 미래의 불투명은 그를 고착화시킬 수도 있는데, 삶의 질곡에서 뜻과 의지대로 되지 않는 현실의 현장에서 무엇인가 돌파구나 혹은 삶을 온전히 자신의 현실로써 받아들이는 통찰, 깨달음이 필요하지 않을까.

과거에 약을 처방하는 의사는 하수라 하였던 것은 삶의 현실, 현장에서 건강이 악화되는데 그를 개선하지 못 하거나 하지 않거나 하여 몸의 상태만을 다스리는 약을 주기 때문이다. 지금 황 교수의 조작 파문 속에서 넘어가는 줄기세포의 치료당위성 논의는 우리가 질병발생이 빈번한 삶의 현장을 놓아두고 또한 몸 상태의 개선과 건강증진이라는 예방치료차원을 버려두고서, 그저 몸만 기계의 부속처럼 (환자의 의지와 전무(全無)하게) 다스리려는 것은 아닌지.

2) 장염 – 정신적인 원인

□ 내원하는 환자 중에는 이런 환자도 있다. 실제 고통받고 있는 그 부위에는 병이 없는 환자. 또한 환자가 호소하는 증상 가운데 적지 않게 정신적인 문제에서 비롯되는 그 자체일 수 있으며, 정신적인 문제 그 자체를 해결하는 것이 바로 치유일 수 있다. 세균이나 바이러스, 음식의 독 등 물질적 상태가 주인(主因)이 아닌 정신적인 문제에서 비롯되는 질병이 흔하다. 그래서 병은 경중이더라도 그 원인에 따라 난치(難治)일 수 있다. 흔한 장염은 그 대표적인 사례이다.

(1) 신경성 장염(腸炎) 환자 사례 – 결국은 진단의 문제

【환 자】   김○○(남, 24세)

　　　　　　　어머니가 전화로 약을 주문하면서, 아들이 <만약 고3 때 이런 약을 복용하였다면 몸을 다스릴 수 있어 좋은 대학에 갔었을

것이라> 말하였다고 전한다. 적어도 한약을 먹을 때에는 상태가 좋다는 것이다.

【초 진】　05년 8월 9일

【증 상】　지난 12월부터 장명(腸鳴), 설사(泄瀉)로 고생하는데, 공부만 하면 복명(腹鳴)으로 인해 책상에 제대로 앉아 시험공부를 하지 못했다는 것이다. 공부를 잘하는 편이었는데 고3 때에도 이렇게 배에서 소리가 나서 주위 학생들에게 들리고 화장실을 자주 가게 되고 피해를 주게 되어 신경이 쓰여서 공부를 제대로 못했다고 한다. 여기저기 치료를 하였지만 끝내 좋아지지 않았다. 스트레스를 받거나 헬스를 하여도 장명(腸鳴) 혹 설사를 일으키는데, 군대에서는 상태가 호전되었다가 현재 시험에 대한 부담감으로 다시 악화되어 복명(腹鳴)이 심하다.

【진단·병인】　소양인체질 우 2지 세활충(細滑衝)하며 좌측 1, 3지 세활(細滑)하며 부(浮)하다. 심화상충(心火上衝)으로 인한 소장열증의 맥상이다. 심열이어소장(心熱而於小腸)의 양격산화탕(凉膈散火湯)증에 황련·우방자(黃連·牛蒡子) 각 0.5전 20첩.

[9 / 11] 상태가 호전, 양호해졌다고 한다.

[9 / 21] 다른 곳에서 약을 복용하였는데 무소용이었으나 여기에서 호전되었다고 재차 복용하겠다고 한다. 이후 11월에 다시 전화로 복용하였다.

▷ 낫지 않은 사람, 환자, 질병 가운데 정확한 진단·진찰이 이루어지지 못 하여 치유되지 못 하는 경우가 적지 않다. 물론 3세계국가는 치료를 받을 기회마저도 없는 경우가 허다하겠지만, 오늘날 우리나라 같이 많은 의료인들이 있는데도 불구하고 의사의 의학적인 수준의 한계와 미흡함으로 인해서 고생하는 사람들도 적지 않다. 의료인은 자신이 맡은 바 역할의 중요성을 깨닫고 환자의 분명한 개선효과와 적절한 치료를 할 수 있도록 의업에 충실하며 공부를 게을리 하지 않아야 한다.

(2) 장염 호소 청소년

【환 자】 고○○(여, 16세)

【초 진】 05년 12월 2일

【증 상】 장염이라고 내원, 병원의 알약을 먹지 못해서 내원. 장염진단
－처음 수년째 소화기 장애, 최근 고교 입학 이후 심(甚)해져
유지 중이다. 이번 11월에는 복통(腹痛), 설사로 인해서 세 번
에 걸쳐 아침에 병원 응급실을 찾았다. 지금은 설사는 멈추었
는데 대변이 잘 나오지 않는다고 한다.

【진단·병인】 소음인 수양체질. 맥상은 우측 2지 현실(弦實)맥으로 약간의 긴
맥(緊脈), 좌측 1, 3지 유약(濡弱)한 완활(緩滑)맥 ⇒ 원인은 신경
과로유지(비위맥의 우측2지), 좌측 맥은 몸이 지쳐가는 상태를 반
영, 장염이라고 하나 신경성 장염이라고 볼 수 있으며 신경과로
(神經過勞)에서 나타나는 증상이라고 보겠다.

(3) 신경과로성 장염

【환 자】 장○○(여, 36세)

【초 진】 05년 11월 19일

【증 상】 최근 6월 10일 사랑니치료의 부작용(항생제 복용)으로 설사를
시작시지(時作時止)하는데 지금까지 지속되어 허탈(虛脫)하고
천면(淺眠)으로 고생. 1주일 전 모 한의원처방에 '간화(肝火)'
가 심하다고 하여 녹용보약의 처방을 받고 복통과 설사가 여
전히 지속되어 내원, 메스껍고 감기인후염, 신경과로상태.

【진단·병인】 처음 맥상이 토2형으로 우측2지, 좌측1, 3지 세활약(細滑弱)한
상태로 내장병증이 없는 단순한 상태. 그러나 스스로 중허(重虛)
하고 중(重)하다고 어필한다. 앞으로 고민될 수 있는 신경과로자
로 형방지황탕가미 1일분 투여.
스스로 '건강이 최악'이며 '좋지 않다'라는 말을 찾은 한의원

마다 했다고 자신의 건강을 죄악시한다. 단지 신경과로, 쇠약
자에 불과한데 환자의 견해에 동의도 반대도 표하지 않았다.
이후 [26일] 체질이 수양체질2형으로 전변하면서 신경과울의
상태유지, 향부자십전탕증 유지. 지난 몇 년간 주식과 부동산
투자를 통해서 작은 수익을 올리고 있다고 한다.
[12 / 2] 뜻을 거역하지 않고 또한 뜻을 들어주지도 않아서 - 환
자 스스로 신뢰될 만하게 되니 - 딸과 남편의 한약까지 내원하
여 처방받는다. 의사나 주변인의 주의와 관심을 매우 많이 요
구하는 신경과민성 환자라고 보겠다.

3) 변 비

【환 자】	최○○(여, 40세)
【초 진】	06년 2월 14일
【증 상】	변비 2주 이상 지속, 조금 먹어도 답답하고 찬 느낌, 시원하지 않고 몸이 힘들다.
【진단·병인】	소양인, 맥상 우측 2지 좌측 3지 위주의 토양인맥이며 침울(沈鬱)한 맥상(脈象)으로 중압감이 느껴지는 기체의 변비상태를 말해 준다. 다른 어떤 스트레스도 없다고 하나 '책임감을 느끼고 어깨가 무거운 상태'라고 말하니 '자녀 부양에 대해 잘해야 한다는 책임감으로 인해서 힘겹다.'고 한다. 자신의 직장생활로 생계를 유지하는 가장 역할을 맡고 있었다.

얼마 전에는 요가를 하였는데 하고 나면 몸살이 나고 아파서
그만두게 되었다. ⇒ 기기울체(氣機鬱滯)되어 그렇게 반응한
것인데 도가 지나쳐 이에 유용한 요가로도 해소하기가 어려운
상황이다.

4. 비뇨생식기계(泌尿生殖器系) 관련의 맥진

1) 방광염환자의 맥진

【환 자】　　　　문○○(여, 49세)

【초 진】　　　　05년 1월 5일

【증 상】　　　　방광염이 3개월간 지속, 양방에서 그동안 치료를 하였으나 별
　　　　　　　　소용이 없다.

【진단·병인】　　소양인 비습자로 과로 연속, 우측 2지 실현활맥(實弦滑脈), 좌
　　　　　　　　측, 1, 3지 세삽(細澁)한 병증, 좌1지는 심폐의 손상을 의미:
　　　　　　　　만성감기를 끼고 산다. 지금도 감모기. 환경문제로는 직장의
　　　　　　　　공기도 좋지 않고 일이 힘들다. 먼지도 많다고 한다. 우측 맥
　　　　　　　　은 긴장성 유지를 의미한다.
　　　　　　　　[1 / 12까지] 1회 치료 이후 점점 호전되면서 5회 과정으로 스
　　　　　　　　스로 치료종결.

【환 자】　　　　박○○(여, 45세)

【초 진】　　　　05년 1월 5일

【증 상】　　　　방광염, 소변빈삭 및 불리증으로 양약을 복용하여도 별다른
　　　　　　　　차도가 없어 내원

【진단·병인】　　소양인 기기울체심화자의 맥현실(脈弦實)로 완고한 스트레스
　　　　　　　　긴장성, 그러나 환자는 전혀 그러하지 않다고 완강히 부인한
　　　　　　　　다. 그런데 [1 / 9] 간혹 흉비(胸痺)증과 스트레스를 받으면 가
　　　　　　　　슴이 아프다며 최근 2~3일 전부터 지속된다고 한다. 스스로
　　　　　　　　스트레스의 누적상황을 표출한다. [1 / 21] 10회째 내원, 소변은
　　　　　　　　양호해졌으나, 좌측 가슴의 답답한 불순함이 유지. 맥현긴한
　　　　　　　　기운은 완화되었으나 완고한 거부, 저항의 스트레스는 여전한
　　　　　　　　모습이다.

□ 부인 방광염의 생리병리

1. 부부관계와 방광염증: 적지 않은 경우, 방광염도 부부관계의 불화나 심지어 남편의 성적(性的)인 무분별한 관계에 의한 2차적 감염이라는 증상을 냉증과 같이 동반하기도 한다.

2. 욕구불만족과 방광염증: 성적(性的)인 욕구불만족은 남성의 경우에서도 소변불리나 소변삭 등의 소변이상을 초래하기도 하며, 완고한 경우에는 전립선질환까지 동반하여 위의 증상을 속발한다. 성적인 욕구불만족 이외에 어떤 뜻한 바를 밖으로 표출하지 못 하고 속마음을 가다듬고 삭히고 억울시켜 놓을 때, 하복부의 기운이 울체되어 방광과 관계된 하복 근육의 경결상태를 유발하면서 배뇨(排尿)장애를 유발하기도 한다.

2) 소변불리증

【환 자】 염○○(남, 40세)

【초 진】 06년 10월 30일

【증 상】 하복 회음부의 불편, 불쾌감 및 잔뇨감이 지속. 양방 비뇨기과에서 전립선비대는 없으나 비세균성 염증으로 보고 수개월 치료하였으나 차도가 없어 내원

【치료력】 99년, 00년, 01년에도 이와 동일한 상태로 내원치료자

【진단·병인】 태음인 목양체질 맥상인데 강침안시 1, 3지가 촉지, 활연(滑軟)맥상, 평소 사업상 매주 2~3회 과음하며 식성이 좋아 지방간(脂肪肝)까지 유지되는 상태. 3지의 맥상은 하초에 담음(痰飮)의 노정이 지속되어 기기울체된 상태로 증상이 반복되는 원인의 상황을 말해 준다.

3) 혈뇨환자의 중한 상태

【환 자】 김○○(여, 42세)

【초 진】 06년 9월 28일

【증 상】   1) 혈뇨-03년 7월 이후 비뇨기과 검사상 단백뇨도 겸한다.

2) 고교 2학년 때 자궁의 혹을 제거 수술 받았고 05년 7월에는 자궁내막증으로 우측의 난소 제거수술을 받았다.

3) 속이 울렁거리고, 속이 쓰리는 오심(惡心), 구역감과 양측의 골반통증이 노정되고 있다.

【진단·병인】   맥진상 우측 완활세삽(緩滑細澁)하고 좌측 침세완삽(細緩澁)하여 완고한 병증이 노정되고 있음을 알 수 있다. 체질맥상 강침안시 우측 1, 2지 좌측 1지가 촉지되어 목양 / 토양체질이 불투명한 상태이다. 병이 중한 상태로 예후가 치료 여부에 따라 다르다.

4) 생리통증자의 병증

【환 자】   김○○(여, 25세)

【초 진】   06년 2월 7일

【증 상】   1) 오래된 생리통증으로 내원, 고교 이후 현재까지 생리 시작한 날에 통증이 심하여 진통제를 복용하나 호전되지 않으며 생리의 색이 검고 덩어리도 진다.

2) 수족냉증과 자고 나면 손의 저림 증상이 최근 움직이지 못할 정도로 심하다.

【진단·병인】   소양인. 병색 중한 상태와 정신적인 상상과다상태-좋지 않은 생각이 떨어지지 않고 망상이 많다. (병색이 깊은 자) 식생활이 불규칙하고 운동은 거의 없다. 스스로 스트레스 화가 많은데 맥상 중침안시 우측 2지 좌측 1, 3지의 맥상 병색의 삽(澁)한 맥상이라서 상중하초의 병색이 모두 있어 예후가 걱정되는 중증상태이다.

[기타] 대체로 복진상 하복의 적(積)이 있는 경우 수족이 냉하다. =소양인의 경우 대부분.

하복의 적(積)이 없어도 냉한 소양인 가운데 혈의 독소, 혈탁의 병증에서 내장의 염증이 잘 생기는 상황-예로 신경통·관절염증 등을 유발하는 경우에서 수족냉증(手足冷症)이 존재한다. ⇒예를 들면 인동등지골피탕(忍冬藤地骨皮湯)증 이하 상태를 들 수 있다.

5) 생리불순의 원인

【환 자】　이○○(여, 30세)

【초 진】　06년 10월 31일

【증 상】　지난 8월 이후 3개월 동안 매월 2회의 생리가 발생하였고 이후 피부의 두드러기까지 발생하여 수면장애를 유발하며 머리가 멍하고 아프다. 평소 음주를 즐겨하며 최근 휴직 중이다.

【진단·병인】　소양인 토양체질맥에 중침안시 1, 2지 상충(上衝)하는 활부(滑浮)상태로 심화(心火)의 노정과 뇌(腦)에 스트레스 자극이 지속됨을 알 수 있다. 이로 인해서 뇌하수체의 성선(性腺)자극에 과항진함을 일으켜 월경과다한 상황이 노정되고 두통까지 유발함을 알 수 있다.

6) 당뇨(糖尿)의 원인, 신허(腎虛)

【환 자】　전○○(남, 38세)

【초 진】　06년 10월 3일

【증 상】　당뇨병. 지난 5월 중순 혈당이 500~600까지 올라서 3주간 입원치료 이후 현재도 불량하다. 다뇨증(多尿症)이 2년 전부터 있었다. 인슐린 주사투여 중인데 성격이 철저하고 완벽하려는 경향이 짙다. 인내로 인해서 내적인 스트레스가 강하다.

【진단·병인】　소음인 수양체질 능양당증, 그전까지 운동은 진무(全無)하였고 발병 이후 산책을 하루 1시간 정도하고 있는데 몸은 더 상쾌하다고 한다.

[10월 30일] 좌우맥 강침안시(强沈按時) 세완약(細緩弱)으로 신허(腎虛)성 당뇨임을 말해 준다. 그 이유는 강박적인 완벽주의로 신기능을 억울시켜서 이제 한계점에 도달하여 쇠약해진 상황이라고 본다.

7) 신장투석 예정자의 병증

【환 자】 문○○(여, 48세)

【초 진】 06년 10월 3일

【증 상】 지난 2년 전 사구체 신염으로 치료를 시작, 이후 현재 신장투석 예정상태인데 원인을 보니 두통 등으로 4년 전부터 혈압강하제 복용 중에 발생하였다. 현재 신장은 10% 정도밖에 활동을 하지 않는다고 한다. 본원에 치료 중인 동생으로부터 소개를 받아 경기도에서 내원

【진단·병인】 세완약 우측 2지 좌측 1, 3지 맥세유(脈細濡)하여 정혈소모가 극심한 상태. 의지력도 약해진 상태이며 의욕감퇴-부부관계도 소원(疏遠)한데 독활지황탕가미(녹용·동충·영지 등)증인데 본원의 치료를 일단 받아보기로 하고 치료 시작하다가 스스로 포기한다. 다른 형제는 본원에서 치유. 발병원인은 오래 지속된 의지결여와 부부관계의 불화 그리고 혈압약의 부작용 등으로 인해 신장이 훼손된 것으로 보인다.

8) 신장의 병증 [암증] 추정

【환 자】 김○○(남, 74세)

【초 진】 06년 11월 1일

【증 상】 만성적인 견비통(肩臂痛)으로 침시술차 내원

【진단·병인】 소음인 수양체질맥, 좌우 3지 강침안시 삽울(澁鬱)한 상태로 병증(노화성 암증이 추정)이 있어 소변상태를 물으니, 5년 전

부터 전립선비대증이 있으며 낮뿐만 아니라 하루 3～5회 야뇨
증이 있다고 한다. 비뇨기과의 정밀검사를 권유하였다.

5. 최근 늘어가는 정신력 감퇴의 맥진

1) 임상사례 — 이명(耳鳴)증 환자

【환 자】　　　　김○○(남, 32세)

【초 진】　　　　05년 10월 17일

【증 상】　　　　최근 3개월 전 왼쪽 귀가 잘 들리지 않고 있는데 '웅' 하고
　　　　　　　　울리며 멍멍하며 전화통화를 제대로 할 수 없다. 병원의 진단
　　　　　　　　결과는 특별한 원인이 없는 돌발성 난청으로 자연회복을 기다
　　　　　　　　렸으나 수개월째 이러하여 내원하였다.

【진단·병인】　　소음인 수양체질로 중침안시에, 우측 3지 완약(緩弱)하고 좌측
　　　　　　　　3지 세활삽(細滑澁)하여 노상(勞傷)에 의한 신음허증(腎陰虛
　　　　　　　　症)이며 정기부족은 스트레스 검사상 적지 않게 낮은 상태[신
　　　　　　　　경쇠약상태]를 나타내는 것으로 보아 최근 결혼[10개월째]하여
　　　　　　　　육체적인 과로[방로상(房勞傷)]와 정신적인 스트레스가 겹쳐서
　　　　　　　　신정(腎精)이 훼손되었고 뇌정(腦精) 또한 그러함을 말해 준
　　　　　　　　다. 청각 등 신경호르몬이 부족하고 뇌신경의 불안정상태로
　　　　　　　　정신불쾌(精神不快)하여 이명증이 발생한 것으로 보인다.
　　　　　　　　약은 승양익기탕(升陽益氣)미방을 처방하였고 2주간 복용하여
　　　　　　　　별 차도가 없다면 내원하여 매일 침시술을 같이 해야 할 것이
　　　　　　　　라고 조언하였다. 대체로 1개월 이내 회복할 수 있는 상태로
　　　　　　　　만약 그렇지 못 하면 난치나 불치의 상태로 이어질 수 있음도
　　　　　　　　알렸다.

2) 임상사례 – 뇌정부족(腦精不足)

【환 자】　　　안○○(남, 46세)

【초 진】　　　05년 9월 28일

【증 상】　　　1) 두통으로 내원, 최근 고지혈증진단. 좌측으로 지끈지끈 아
　　　　　　　　　 픈 지 1주일이 되었다.

　　　　　　　 2) 정신적 피로는 만성상태로 노정상태이다.

【진단·병인】　목양맥, 뼈는 건실하나 맥은 부실하다. 활부실(滑不實(濡). 지
　　　　　　　 금까지 의지력이 강하여 정신집중은 잘하지만 뇌기능저하로
　　　　　　　 인한 의욕감퇴와 억울된 심화(心火) 및 뇌(腦)의 피곤상태가
　　　　　　　 만성화. 혈압은 156 / 71(77), 침시술 이후 141 / 74 이후 상담
　　　　　　　 중 평소 기상 후 귀가 멍한 느낌, 눈의 피로, 체력저하 호소.
　　　　　　　 [10 / 7] TP 207(119 / 42) [10 / 20] TP 161(44 / 16) 상태유지자.
　　　　　　　 이후 3개월간 치료 회복.

3) 이명증의 치료

□ 이명증의 원인과 진단, 치료성과

　이명증은 두풍증(頭風證)의 원인과 비슷하게 뇌신경과로자에게서 빈발한다. 신
경과로로 인한 뇌정(腦精)의 소모에 따라 이명증이 발생할 확률이 높아 보인다.

　진단에서 맥진을 제외한 대체의료기로써 자율신경진단을 통해서 파악하는 데
도움이 된다. 만약 현재 신경과로상태라면 총량 TP도 높게 나오고, 교감신경이 항
진되어 있으면 병이 진행될 가능성이 있으며, 총량 TP가 500 이하, 특히 300 이하
라면 뇌신경과로를 지난 쇠약단계로써 완고한 상태로 빠질 수 있는 점을 고려하여
야 한다. 다른 증상, 예를 들면 신경쇠약과 우울증, 의욕감퇴를 고려할 수 있다.

　치료는 1차적으로 한약, 침시술로 뇌기능을 활성화, 정상화하는 데 있다. 1년
이 지나 뇌청각신경계가 고착화된 경우라면 특별한 경우를 제외하고는 회복이
어렵다고 본다.

【환 자】   조○○(여, 36세)

【초 진】   05년 12월 13일

【증 상】 `   1) 지난 2개월이 지나도록 귀의 이명(耳鳴), 마치 굴속에 있는
            듯하다. 병원에서는 자연치유된다고 시간을 두고 보자고 하
            였으나 낫지 않아 내원
          2) 멀미를 하려는 듯 현훈증으로 다시 눕기도 한다.

【진단·병인】   소음인 수양체질맥 강침시 (우3 > 좌3지:2형) 신경과로의 상태,
            자율신경검사상 TP 201 (15 / 22) 신경과로로 인한 쇠약상태.
            약은 궁귀향소산 3일분
            [치료과정] 16일 침치료
            [19일] 이명증은 소실, 향부자십전탕 10첩 투여 치료 1차 종결

▷ 소 견

  신경과로를 지속하여 쇠약상태인데 일시적으로 발생하여 쉽게 사라졌다. 하지
만 아직 뇌신경쇠약상태가 존재하여 다시 재발할 가능성이 높겠다.

  4) 임상사례 – 두풍증(頭風證)

【환 자】   전○○(여, 37세)

【초 진】   05년 11월 4일

【증 상】   주 증상은 두통(頭痛)이 지속된다.

【진단·병인】   우맥 1, 2, 3 세활긴(細滑緊) / 3지 세활약하다. 좌측 강침안시
            3지는 세활약(細滑弱): 3지의 약한 생기부족[기허증] 상태와 더
            불어 활긴(滑緊)은 찬 기운이 침입하여 나가지 않은 상태로 소
            음인 수양체질침 및 한약 [승양익기탕] 투여, 침시술 이후 머리
            가 조금 낫다고 함. TP 2144 (460 / 273)로 양호한 상태이다.

▷ 두풍증에 대한 소견

  환자 중 두통(頭痛)이나 어지러움[현훈(眩暈)]을 호소하여 살펴보면 실제는 두

풍증에 속하는 경우가 있다. 머리가 아프기보다는 맑지 않고 무거우며 개운하지 않은 상태인데 두풍증이라고 단정 지을 수 없지만 달리 표현할 과거 용어가 없어 보인다.

□ 현훈증·이명증·두풍증·정신기능쇠퇴 등은 IMF 이후 최근 들어 폭증하는 경향이 있다. 위 환자와 같이 육체적으로보다는 정신적인 과로, 즉 불건강한 정신적 스트레스가 누적되어서 경추의 틀어짐과 뇌 에너지 및 뇌정의 부족상태를 초래하여 뇌 및 청각계통의 신경호르몬장애, 뇌수 흐름 및 두개−선골 시스템장애를 유발하여 발생하는 것으로 보인다.

5) 정신력이 양호한 상태에서 정(精)이 부족할 경우

【환 자】	김○○(여, 32세)
【초 진】	06년 3월 1일
【증 상】	피로, 현훈감 등으로 내원
【진단·병인】	소양인 토양체질, 진맥상 맥활허(滑虛)(유활(濡滑)하다고 볼 수 있다.) 눈의 촉기는 정신적 활동이 원활하게 보이나 (흔히 머리가 총명하나) 유활(濡滑)한 맥상은 진액부족≒정부족(精不足)을 의미하는데 과로한 정신활동으로 인한 듯하다. 몸은 정부족(精不足)의 음허(陰虛)한 상태라서 나물류, 해조류 등 보음(補陰)을 위주로 하는 영양섭취를 적극적으로 해야 한다.

【환 자】	채○○(여, 42세)
【초 진】	06년 3월 3일
【증 상】	1) 수족냉
	2) 아침에 일어나면 붓는 느낌
	3) 3층까지 계단을 오르기 힘들다. (숨차다)
	4) 눈의 피로상태 (안피로: 안구건조증)
【진단·병인】	대형 어린이집 운영자로 소양인 허활(虛滑)한 기운의 맥상이

나 눈의 촉기 및 의지가 강건한 자. 결국 신경과로의 지속으로 인한 물질적인 정허(精虛)상태이나 의지가 높아 몸을 이끌고 있는 상황이다. 이후 진행되면 몸이 견디기 어렵기 때문에 정신활동의 저하상황이 유발되고 자신감결여, 의욕감퇴 등을 촉발하기 쉽다. 폐기부족에 따른 숨참(호흡곤란)과 간혹 온종일 눕고자 하는 증상도 몸이 의지를 따르기 힘든 상태가 존재하기 때문이다.

▷ 정신과로와 음허, 정허증

1. 정신력, 의지력이 대체로 양호하더라도 몸은 음허(陰虛), 정허(精虛)할 경우에는 체력적인 한계를 느낀다. 예를 들면

　　1) 하루 중 변화를 보면 낮의 활동을 잘하다가 저녁에 (집에 들어가면) 몸이 착 가라앉아버린다. (아무런 일도 하기 싫은 의욕이 감퇴되는 현상.)

　　2) 적극적인 활동을 하다가 갑자기 의욕감퇴와 저하가 밀려온다. 그러다가 또 어느새 정신적 기능이 회복되어 활동적인 상황을 만들어 낸다. 이런 상태를 주기적으로 반복한다.

　　3) 기타: 정(精)의 에너지가 부족하면 정신적, 혹은 육체적인 활발한 활동을 오랫동안 유지하지 못한다.

　　　소양인의 음허증으로 신허(腎虛)하기 때문에(무엇이 1차적인지는 사람의 상황에 따라 다르다.) 신기능의 저하로 인한 몸의 부종과 부기, 푸석푸석한 상태의 비습(肥濕)한 상태를 만들어 낸다.

2. 이의 진행이 지속되면 ⇒ 뇌력부진으로 인한 현훈(眩暈)과 일시적 정신혼미[기절]까지 일어나고 그 이전에는 기억력감퇴, 정신활동능력의 저하를 수반하며(현 상태로 일부분 그렇다.) 나아가 정(精)의 훼손이 심해지면, 골다공증이나 조기 폐경을 가져온다.

　　1) 만약 과격한 스트레스(예로 분노)를 겸하면 만성 두통(頭痛)과 견비통(肩臂痛)이나 울화병을 가지며

　　2) 식생활의 습관상 불량(불규칙한 생활, 육식, 과음(過飮) 등)이 쌓여 담음

(痰飮)정체를 동반할 경우에는 관절증(關節症)을 유발하여 지속화된다.

3) 이와 동시에 정허는 현대적 의미의 호르몬장애를 동반하는데, 의욕감퇴·자신감 결여·신경쇠약·정신력 저하를 동반하면서 우울증(憂鬱症)을 앓게 된다.

6. 허약자의 맥진

1) 체력저하

【환 자】   제○○(남, 41세)

【초 진】   05년 10월 22일

【증 상】   보약을 짓기 위해 진찰을 원한다.

【진단·병인】   소음인 수양체질맥진 좌우 완(緩)한데 조금 약(弱)한 상태로 보중익기탕증을 지난 승양익기탕증의 맥상. 현대적인 병명은 없는 반건강상태로 기혈부족의 상태이다. 아마도 1~2년 사이에 예전과 다르게 몸의 체력이 떨어져 회복되지 않고 있는 것을 느낄 것이다. 쉽게 피로하고, 그 한 단계 건강악화 시기 등에 대해 설명하니 (환자가) 그렇다고 한다. 이런 상태로 안착(安着)되면 경증을 지나 중등도 상태로 만성적인 피로에서 벗어나기 어렵고 쉽게 감기, 위염 등 실제 현대적인 질병의 상황이 발생된다.

[예후] 대략 2개월 동안 약물복용을 하면 이전 상태(약증은 보중익기탕증)로 회복될 수 있다.

【환 자】   제○○(남, 10세) 위의 아들.

【증 상】   크게 아픈 적이 없었다고 하는데 보약을 짓겠다고 한다. 현재 별 특이 증상은 없으며 부모가 보았을 때는 몸이 조금 약하다는 것.

【진단·병인】 수양맥진인데 좌측에서 3지의 한 맥상마다 뚝뚝 [♡] 완실하
지 못 하고 한 맥이 두 산맥이 연이어 오는 듯 온다.(넓게는
색맥(濇脈)) 이는 기운이 충실하지 못함을 의미하는 좌측 신
장(左腎)의 불건강성을 대변한다. 조심스럽게 신장기능상태가
완실하지 못 하다고 얘기하니 과거에 신장염(腎臟炎)을 앓은
적이 있다고 한다. 지금까지 신장기능이 아직 건실하게 회복되
지 않은 상태로 지속되어 온 것이다.
[예후] 상태는 약물복용으로 2개월 이내 회복될 수 있다. 만약
상태를 방치하면 허약한 기운은 상존할 뿐만 아니라 상한(傷
寒) 시에 다시 신장염을 동반하여 앓게 되며, 성인이 되어 정
력감퇴와 더불어 과로와 충격이 겹친다면 현대의 신장질환
[예를 들면 통풍, 만성신우신염, 신부전, 신장결석 등]으로 발
현될 것이다.

▷ 대부분 체질처방은 약증이 존재하고 어떤 경우는 건강단계의 상태를 반영
하기도 한다. 소음인 수양체질은 보통의 건강상태의 보중익기탕증 상태나
그 다음 단계인 반건강-경증의 승양익기탕증 상태는 대체로 현대적인 질
병명은 없으나 차이가 있다. 보중익기탕증은 대체로 건강한 상태이며 가볍
거나 무병한 상태라면 승양익기탕증은 이감모(易感冒), 만성피로의 시작,
체력저하 등을 호소하기 시작하며 어떤 질병이 발생하면 쉽게 낫지 않으
며 중등도의 건강상태를 보인다.

2) 음허증(陰虛症)

【환 자】   나○○(여, 45세)

【초 진】   05년 12월 6일

【증 상】   지난 4월 이후 매월 1회 정도 내원하여 한약을 목용 중인데
현재 별다른 불편함은 없으나 체력저하를 느낀다. 과거와 달
리 체력이 회복되지 않고 있는 느낌이다.

【치료력】　　　(초진 05년 4월 26일) 1) 20일 이상 구내염, 만성피로, 2) 생리 시 신경질이 과다 표출, 억제가 되지 않음(호르몬문제) 맥은 침세완약(沈細緩弱)의 유지, 독활지황탕가미(복분자·동충·영지 등)증.

【진단·병인】　　좌우맥 약간 허활(虛滑)한 맥상을 유지하여 아직 완실(緩實)하지는 못한 상태이다. 육미지황탕가 동충·영지가미＝내장(오장육부)에는 양방적인 병명은 존재하지 않으나 허로(虛勞)상태만으로 존재.

▷ 건강악화의 주된 원인

1. 초진[02년 2월]에서 진찰 시 최상의 건강상태로 약을 처방하지도 않고 상담만 함. ⇒장수체질의 강건자, 의식수준이 높은 상태 유지자. 그런데 3년 전 그 무렵 어떤 사건을 계기로 상심(傷心)한 이후 착잡한 감정을 유지하는 과정에서 몸은 손상을 입었다.

2. 하지만 장기간 약을 복용함에도 불구하고 아직까지 회복하지 못 하고 있음. ⇒이는 정신적 손상이 육체에 미치는 영향의 크기와 함께, 한 번 몸이 손상을 입으면 쉽게 회복되지 않음을 반영한다. (2개월 지속치료 이후 건강회복－06년에는 건강상태 유지)

□ 허로(虛勞)

1) 허로(虛勞)상태는 대체로 내장 및 뇌의 정기나 에너지의 부족한 상태로 장기(臟器)의 기혈을 충실히 하는 시간과 노력, 방법이 필요하다.

2) 장기간 허로상태를 노정 시 성장발육저하(소아기), 생명력저하, 염증을 비롯한 질병의 노출, 학습장애, 사회활동능력의 저하 등을 초래한다.

　　－선천의 품수허약·장감(長感) 이후·대병(大病) 이후·사고(事故) 이후·질병(疾病)지속 노정 시, 노권상(勞倦傷:노동 및 음식상, 방노상 등)·불규칙한 생활습관 등으로 허로상태가 발생한다.

　　(1) 내장의 병증상태가 전혀 존재하지 않은 경우

　　　　－단지 단순허로, 내장기혈음양의 부족상태만 존재

⇒ 이럴 경우는 단지 순수한 보약을 투여

(2) 내장의 병증상태가 존재할 뿐만 아니라, 허로상태도 존재

⇒ 상황에 따라 허로를 보하는 약을 위주로, 혹은 실질적인 병변을 치료하는 약을 위주로 하고 가미(加味)하여 처방.

▷ 순수한 의미의 보약

1) 허로(虛勞)상태가 존재할 때 보약은 유효하다.

2) 보약(補藥)은 물론 체질과 연관이 있으나 병증이 심할수록, 상태에 어긋날수록 부작용 등의 문제가 있다. 다만 건강인에게 체질, 상태에 맞지 않아도 중화·흡수하여 별 다른 부작용이 일어나지 않는다.

(예로 소양인의 건강인에게는 인삼, 홍삼은 대체로 별다른 부작용을 초래하지 않고, 소음인에게 동충하초, 영지버섯도 별다른 부작용이 발생하지 않으나 다만 민감하게 반응할 수는 있다.)

3) 대체로 병중하면 허로상태를 겸하거나 소양인, 소음인에게 특히 그러하며 위중할 때는 모든 체질에서 대체로 허로상태를 노정한다.

4) 담음(痰飮)이 노정된 상태 [맥활유여(滑有餘)]에서 보약은 필요이상의 영양공급을 의미하여 해(害)가 될 우려가 있다.

3) 허로의 방노상(房勞傷)의 이해: 상정(傷精)의 주 요인

【환 자】　　　노○○(여, 28세)

【초 진】　　　05년 12월 3일

【증 상】　　　산후 2개월째, 수술 분만, 1월에 출근 예정. 별다른 증후는 없다.

【진단·병인】　소음인 수양맥진 하지만 부활(浮滑)한 기운에 좌우 3지 침안시 하초맥(下焦脈)에 허로(虛勞)의 상정(傷精)맥인 허삽(虛澁)한 맥상─어젯밤의 부부관계와 그 전의 부부관계의 과다로 추정된다.

【환 자】　　　이○○(남, 33세), 직장인(위의 남편)

【증 상】 얼굴에 기미가 지난 3년 전부터 발생, 전체적으로 나타남. 원인은 처음에는 밖의 활동으로 햇빛 때문에 그렇다고 여기나, 최근 트림을 자주 하며 기력부진하고 스스로도 간(肝)이 좋지 않아 발생한 것으로 인정한다.

【진단·병인】 소음인 수양의 체질맥에 부활(浮滑)하는 것은 부인맥과 동일하나, (부부관계로 인해 아직 미회복 시) 허유약(虛濡弱)함이 좌우에 노정되고 침안시(沈按時) 쇠약함은 신장(腎臟)의 허손됨으로 병색(病色)이 확연하다. 이런 만성적인 신장훼손은 생명력의 훼손을 의미하며 중증질병의 발생 및 단명의 가능성이 있다.

[12 / 5] 부인전화: 약을 복용하였는데, '오로(惡露)가 다시 배출된다.'며 '약과 상관이 있는가?' 묻는다. 답하여 '산후 회복약이지 오로를 나오게 하는 약은 아니다. 하지만 다시 나온다면 아직 나오지 않은 오로가 있어 그러하니 그래도 2~3일 내 나오지 않을 것'이라고 대답하였다. 산후 직후, 오로가 나오지 않은 상태가 있다고 하여도, 요약인 생화탕[당귀·천궁의 처방]을 복용하여도 단 1~2일 내 멈춘 오로가 나오기는 어렵다. 이는 부부관계로 말미암아 발생한 소인으로 보이지만 차마 직접 말하지 못했다.

4) 노년의 생기부족의 맥진

【환 자】 설○○(여, 61세)

【초 진】 05년 11월 5일

【증 상】 요통, 두통, 소변불리가 만성적이라 걱정. 과거력은 5년 전에 유방암 초기수술로 현재 병원의 정기검진 중이다.

【진단·병인】 소음인 수양체질로 신경과울 및 상심(傷心)한 맥세활허(脈細滑虛)하며 의욕감퇴의 맥상이라 물으니 "사위가 교통사고로 사망하여 딸이 집 근처로 이사 왔다. 그런 일을 접하니 마음

이 편하지 않다……" 환자의 의지가 강하지 못 하여 병든 이후 집안일 이외 다른 일을 하지 못 하고 아이를 돌보면서 자녀로부터 생활비를 받아 살고 있다. 남편도 나이 들어(?) 일하지 못 하고 소일한다.

▷ 환자는 과긴장상태를 지난 신경쇠약상태로써 주변 환경에 대해서 포기, 좌절된 경험을 갖고 있어 보인다. 부부관계 또한 오랫동안 소원한 듯하며 현재 삶의 만족도 낮은 상태로 유지되어 중병상태가 아닌데도 불구하고 삶의 안주 속에서 활기를 찾지 못 하고 있다.

80년대 이전의 삶과 지금의 삶은 현격하게 차이가 있다. 젊은이들이 3D업종을 피한다고 하는데 중·노년에서도 충분히 노동 가능한 경우도 마찬가지이다. 다시 말해서 사회 전반적인 분위기, 흐름, 풍토가 그렇다는 것이다. 어렵다고 말들 하지만 편한 세상이 된 것이다.

【환 자】	최○○(여, 73세)
【초 진】	05년 11월 8일
【증 상】	허리, 무릎, 어깨 등 전신통과 상지마비증까지 있다. 만성적인 양약중독자로 수십 년간 복용 중인데 양약을 먹어도 잘 듣지 않는다고 하소연한다.
【진단·병인】	진맥상 활현긴(滑弦緊)하여 스트레스 노정을 볼 수 있다. 과거 여러 가지 상황이 노출되었는데 지금은 2년 전 병환으로 남편과 사별(死別)하고 혼자 산다.

▷ 오늘날 노년에 혼자 생활하는 경우가 흔한데 자녀의 보양을 기대하기 어려운 환경이다. 할 일이 적어지고 만날 사람이 적어지면서 건강 또한 쇠약해지기 일쑤이다. 스트레스 누적과 울체된 상태의 맥상으로, 의욕감퇴에서 체내세포의 생명력저하로 인한 무기력성을 의미한다. 만성적인 약의 장복은 그런 상태를 유지, 강화시킨다.

7. 피부질환의 맥진

1) 단독(丹毒)의 발생원인을 살피는 맥진.

【환 자】   최○○(여, 48세)

【초 진】   05년 10월 31일

【증 상】   지난 중순 어깨 및 삭신통증으로 진료결과, 단독(丹毒)으로 진
단되어 15일간 양약으로 치료하였다. 그런데 그 이후 '피곤이
심하고, 힘이 하나도 들어가지 않는다'며 내원.

【진단·병인】   맥진상 우측 1, 2 / 1, 2 / 2 세활(細滑)하고 좌측 1, 3지로 유약
삽(濡弱澁)이다. 일반 단독발생의 원인인 "과로로 지친 가운데
(허로(虛勞)) 화가 치밀어서 발생하였다."라고 말하니, 환자도
시인한다. 우측의 부활(浮滑)한 화기(火氣)뿐만 아니라 좌측에
서 유삽(濡澁)한 허로가 심한 상태를 볼 수 있다. 단독은 허로
상태에서 분노의 스트레스 상황이 겹쳐 발생되는 듯하다. 올
초부터 600평의 밭일을 지속한 가운데 몸이 피곤한 상태에서
최근 크게 화나는 일이 발생하였다. 아직 해결되지 않고 있다
는 것이 문제를 지속시킨다.

2) 피부 발진의 맥진

【환 자】   김○○(여, 28세)

【초 진】   05년 11월 14일

【증 상】   올 8월 여름 이후 발진되었는데, 창고에서 청소한 이후 그날
밤 온몸에 발진, 가려움으로 고생하여 그 다음날 병원을 찾으
니 피부과에서는 여름에 창고에서 일하여(하지 않았어야 되는
데) 먼지 속의 나쁜 균이 들어와 발생한 것이라서 잘 낫지 않
을 것이라고 하였다. 양약 복용 이후에도 1개월에 한 번씩은
발진이 반복된다.

【진단·병인】　맥진상 우측1, 3지 좌측 3지 조금 불순하고 조금 삭(數)한 활(滑)맥으로 병사(病邪)를 유지한다. 약은 승양익기탕가 애엽(艾葉) 20첩 투여하고 2주간 침시술을 매일 권유. 3일간 연속 기생충 한약의 복용권유로 치유되었다.

▷ 피부에서 발생하는 원인불명의 두드러기 발진은 대체로 부활(浮滑)하는 기운으로 발적, 소양 등의 증이 있을 경우 조금 삭(數)하거나 충(衝)한 느낌을 받는다. 이는 병사(病邪)가 열사(熱邪)로써 존재하는 경우가 흔하고 부위가 폐-피부의 부위라서 그러하다고 본다.

3) 여드름, 그런데 중병 상태

【환　자】　문○○(여, 25세)

【초　진】　05년 12월 17일

【증　상】　여드름 문제로 내원 (그 보호자는 중증상태에서 회복)

【진단·병인】　안색에서 눈의 병사가 확연하고(극심한 분노, 적개심, 의심) 토양인 맥상에 강침안시(强沈按時) 우측 2지 및 좌측 3지의 좌우맥 삽(澁)울체(鬱滯)로 손상상태. 예후가 걱정되는 중한 상태이다. 병중하고 비위를 상함, 병중(病重)하여 무엇이라고 할 말도 찾지 못한 채, 멀리서 내원하였지만 약을 처방하지 않고 다음날에 내원하길 당부하였다.

[12 / 20] 동일한 상태 확인, 치료를 권유하여 치료 시작

[1 / 14] 6회째 내원 중, 사진(寫眞)을 통한 암반응, 기검사에서 위암(胃癌)에 대해 양성 반응. 지난 10월 사회에 나와 첫 직장생활을 하면서 충격적인 스트레스에 그만 둔 상황이다.

[2월 8일] 8회 내원차-오심(惡心), 좌협부의 미통(微痛)=췌장 부위, 소복(小腹)의 불편감, 소화도 안 되는 듯, 생리가 길어지고 몸살기를 유지하며 한약의 복용도 불편-오심(惡心)의 경향. 중증(重症)이라 예후는 치료 여부에 따라 다르겠다.

□ 소 견

  오늘날 대학을 졸업하고 직장에 첫 진출한 젊은이는 적지 않은 부적응으로 스트레스를 받는 것으로 보인다. 과거 삶의 조건과 다르게 가정환경이 유복·윤택하기도 하며 시골에 살거나 부모가 어렵게 직장생활을 하더라도 성장기에는 대부분 편안한 생활을 영위하기에 우리 사회의 현실을 접하는 순간 강한 스트레스 상황에 노출된다고 보겠다.

  과도한 업무와 선배동료의 비판과 충고에 잘 견디지 못 하고 만연화된 부조리와 불합리성에 의해서 적지 않은 부적응성을 나타낸다. 무엇보다 한 번도 들어보지 못한 말(비난)은 자존심을 손상시키고 어떤 경우는 씻기 어려운 상처를 주기도 한다. 대학시절에서까지도 운동의 절대부족과 이로 인한 순환장애, 식생활의 불량 등으로 인해 건강이 악화된 상태에서 받아들이는 정신적 상처는 충분히 중한 질병을 유발할 수 있다. 부적응 과정은 이직(移職)을 생각하지만 그 원인이 기업이나 직장의 불합리한 풍토에도 있고 온실에서 자란 어린 양 같은 사고방식에도 문제가 있어 보인다. 생존은 어떤 상황에서도 이루어져야 하는 생명의 본능이기에 자신을 잘 다스리지 못한 문제는 결국 자신이 감수하게 된다.

4) 알레르기 피부발진

【환 자】	이○○(여, 35세)
【초 진】	06년 4월 7일
【증 상】	피부 발진으로 내원, 지난 여름 이후 지속되어 겨울부터 심화된다.
【진단·병인】	소양인으로 과거 치료자. 3회째 내원하였고, 진음부족과 심화 상태에서 발생, 약은 독활지황탕가 지모·황백가 황련·우방자·어성초 각 0.2전, 그런데 약을 하루 이틀분 먹고서 낫지 않는다고 약을 가져왔다. 더 열이 나고 두드러기, 은진이 지속된다고 하면서 자신의 문제를 탓하지 않고 약에게 분을 푸는 것을 보고서, 오링테스트를 통해서 환자 스스로 확인하도록 한약을 몸(하복부)에 대고 테스트를 실시하였고 간허(-1) 및 신허(-3)

한 상태가 한약을 몸(하복부)에 대고 하니, 즉시 완화됨을 본다. 자신도 이것이 무슨 영문인지는 몰라도 자신의 문제에 약이 해가 되지는 않는 것을 느끼었다. 디나미카의 검사상, 신체활성도·중추신경조정능력·뇌활성도·자율신경도 모두가 전과 거의 동일하게 0.05 정도로 나이에 비해 극히 낮은 상태라는 것은 심신허로(心身虛勞)상태에서 오직 뇌신경만 과항진된 상태라는 것을 말해 준다.

[대체측정] 기측정(氣測定)상 간신(肝腎) 이외에 심화(+2), 뇌(+4)의 병사로 어쩔 수 없는 상태임을 말해 준다. 스스로 병을 만들고 있는데 자신의 일을 스스로 책임지는 일부터 배워야겠다. 심신은 허로한 상태인데 (심신요양이 요구되는데) 머리와 마음만 앞서 있으니 남의 탓만 할 수밖에 없겠다.

5) 만성 아토피

【환 자】	차○○(남, 35세)
【초 진】	06년 4월 8일
【증 상】	만성 비염 및 중이염을 앓고 있다. 아마 고교 때 이후 지금까지 지속된다. 아토피도 18세 이후 지속 중이다.
【치료력】	과거 강직성 척추염을 앓다가 호전되어 정상적인 생활과 수치로 회복 상태. 과거 단식, 생식 등을 수행하였는데 그때는 좀 나아졌다. 완치는 되지 않음.
【진단·병인】	맥진상 병사유여 우측 2지 좌측1, 3지 활(滑)하면서 충(衝)한 상태. 삭(數)한 기운도 유지되는 소양인 토양체질맥상, 약증은 지황패독산(地黃敗毒散)증으로 치료 이후 중이염은 치유 가능하다.

[4 / 22] 상농 [5 / 13] 상동증 상태호전 중 [6 / 3] 같은 약처방 (병사 줄어듦) [7 / 1] 맥활완(脈滑緩)하여 충(衝)한 병사맥이 거의 사라졌다. 피로처럼 체력의 저하를 느낀다. 자연스런 현

상으로 병사(病邪, 병증을 유발하는 원인-독소, 불건강한 물질세포나 호르몬 등)가 제거(소실)되면서 에너지의 부족함을 느끼는 것이다. 이제 80%가 건강해지고 있고 20% 이하가 독소적 반응이라면 자연치유는 가능한 상태이다. 다시 말해서 독활지황탕(獨活地黃湯(加)) 처방으로 변하였다. 아토피증은 크게 완화·치유되어 나을 수 있겠다. 중이염도 호전 중인데 올여름 수술할 예정이라고 하나 이런 치료로 가능할 것이다. 그동안 낫지 않은 원인은 1차적으로 병사를 제거하지 못한 것이다. 그동안 생활에서 음주나 과로 등으로 이를 제어하지도 못했겠지만 그 원인을 치료하지 못한 것(의학적 책임)도 있다.

8. 맥진을 통한 상담

1) 병든 상태와 그 기간과 원인

【환 자】　　　○○○(여, 45세)

【초 진】　　　05년 12월 7일

【증 상】　　　진맥을 원함.(이혼자)

【진단·병인】　　(기본) 소양인 토양체질맥(삼부구후맥)

우측 1/1, 2/2지 세활(細滑)한데 유근(有根)유실(有實)하나 중침안시에 맥상의 하나 테의 겉 중간이 상처받아 삽(澁)한 기운을 유지. 좌측의 1지는 미약(微弱)하여 폐기허 상태 유지.

1) 좌측 1지의 미약은 운동부족과 직접적인 연관, 그 다음은 자신감 결여

⇒ 운동을 권유하니 운동을 하기 싫어한다고 하는데 스스로 자신감이 결여될 때 운동도 기피하는 경향이 있다.

2) 우측2지는 유실(有實)하나 손상 받은 것은 좌우맥을 비교해 보아 "4~5년 사이에 크게 상처받아-비위를 상하였다.

다만 생명을 훼손할 정도는 아니었지만(그렇다면 유근(有根), 유실(有實)하지 못 하고 손상을 받음) 아직도 회복되지 못 하였다.” (맥의 겉 중간의 손상상태유지)라고 하니 환자 왈(曰) ‘맥에 어떻게 그것이 나오냐?’며 4, 5년 전에 어떤 일로 인해서 그러한지 말하였다.

(만약 당시 유근(有根: 강침안시 유여함)까지 손상을 받았다면 병중한 질병까지 발생, 또는 5년이 지나도록 이러한 상태가 치유되지 않았으면 또 병색이 발현되었을 것이다.)

2) 비울 수 없는 마음

【환 자】　　　정○○(남, 63세)

【초 진】　　　05년 11월 22일

【증 상】　　　흉비(胸痞)·기단(氣短)증으로 내원, 1~5일 간격으로 가슴부위가 독한 공기들을 마실 때처럼 답답하다. 자고 나도 그러하다.

【진단·병인】　맥은 수양맥이나 1, 2, 3지 현활(弦滑)하고, 침안시 현(弦細緊)맥으로 1<2지, 좌측은 부안시 1>2, 3지 침안시는 1<3지 현활(弦滑)하여 긴장성 과로가 지속된 상태. 스스로 마음을 ‘모두 비우고 아무것도 없다.’고 한다. ‘취미도 그만두고……그래서 마음이 편하다.’ 그런데 ‘이제부터는 건강관리에 철저하게 살겠다.’고 한다. ‘그렇지 않으면 요절할 수 있으니, ……부인의 병이 나으면 자신의 병이 반은 낫겠다.’고 한다.

▷ 완전히 비웠다면 ‘부인이 무엇을 하면 나는 어찌될 것이다.’ ‘건강을 철저하게 관리해야 한다.’라는 신념도 없을 것이다. 맥 또한 현맥과 긴맥의 긴장성은 없을 것이다.

3) 앞으로 좀 더 고생하겠습니다.

【환 자】   송○○(여, 62세)
【초 진】   06년 2월 23일
【증상과 진단 병인】

여러 가지 증상의 호소를 듣고 맥진해 본 이후 "앞으로 더 아프겠습니다. 좀 더 고생을 하겠습니다."라고 한 마디 하였다. 그 이유는 맥 부활(浮滑)하며 현긴(弦緊)=기기울체가 심한 상태로 대적(對敵) 진행 중 상황인데 아직 수용하지 못한 상황이라서, 완화되기 위해서는 방법과 시간이 필요하겠다. [증상]은 한방을 공부한다는 아들이 적어서 옮. <혀가 쓰고 신물이 나며 위가 답답하고 트림이 나오고 목젖에 뭐가 붙어 있는 것 같고, 우측 협부가 고춧가루를 뿌린 것처럼 화끈거리고 팔이 저리며 걸어 다니면 등이 뻐근하고 숨을 못 쉬는 느낌.>

【지 병】   지방간 10년, 당뇨 5년, 고혈압 1년

4) 얼마나 고생하여야 치료하겠습니까?

【환 자】   방○○(여, 42세)
【초 진】   06년 2월 23일
【증 상】   별다른 증상을 호소하지 않고 자녀 때문에 진단을 받고자 내원 [과거 치료력] 01년 및 03년 두통, 견비통, 항강 등의 증상으로 치료함.

[현 상태] 과거에도 그러하였지만 묵묵히 인내하고 참으며 작은 자신의 내부의 일만 열중하는 편이라서, 기기울체된 상태가 노정되어 이제 맥상 세세완활(細細緩滑)한 허로맥상이 노정된다. 기허상태(세허맥)와 담음정체(세활맥)라 신중(身重)하며 피곤하면 어깨가 결리고 아프며 허리까지 아프다. 좌측 1, 3지의 세완활한 것이 부족부정의 삽(澁)한 기운까지 감지되니

병증의 누적은 중병으로 치닫고 있다. 즉 이제 병은 발생하여 진행 중에 있다. 일상적인 불편함은 감수하는 경향의 태음 목양체질 정형의 모습을 보여 준다. "얼마나 고생하여야 치료하겠습니까?"라고 한 이유는 병이 깊게 들어야 병원을 찾는 경향이 있다. 견딜 수 있으니 그러하지만 (다시 말해서 그때 치료해도 나을 수도 있으니 그러하지만) 다른 체질에서 찾기 어려운 상황을 나타낸다. 더 심한 상태의 질병(예로 말기암(末期癌))에서도 잘 견디고 유지한다. 태어난 생명력이 그러하다. 목양체질만의 가능한 부분이 있다. 이분에게 자신의 시간을 갖도록, 자신을 잘 돌볼 수 있는 시간을 갖도록 하였다. 안으로 삭히고 담아두는 것은 이후에 결국 병이 되어서 돌아온다.

제4절 임신관련의 맥진

부부의 임신 가능성 여부를 파악하는 데 맥진은 보다 명확하고 분명한 상황을 인식시켜준다.

지난 임상과정에서 임신관련 환자를 진찰해 본 바

1) 임신이 충분히 가능한 건강한 상태 – 이를 판별하는 맥진

2) 임신은 할 수 있으나 허약아 혹은 유산가능성이 있는 허약한 병증상태

3) 임신이 극히 어렵고 이루어진다면 유산 및 기형아출산이 이루어질 수 있는 병증상태

4) 임신이 절대 불가능할 정도의 중한 상태 등으로 나누어 볼 수 있었다.

건강수준의 정도와 맥진의 상황은 불가분의 관계로써, 건강 및 불건강의 정도와 상태를 맥진을 통해서 알 수 있으며, 임신관련에서도 맥진은 위와 같이 임신 여부의 상황을 알려준다.

▶ 임신, 불임과 관련된 한의학적 진료의 필요성

불임환자를 보면 자연히 임신이 되지 않게 하는 자연의 이치를 느낀다. 만약 임신이 어려운 환자 중에 건강의 개선 없이 임신이 우연히 이루어진다면, 임신 중 유산 가능성과 임신 중 질환의 위험, 신생아의 선천적인 질환 등으로 아이의 생존이 위협받을 수 있기 때문이다.

분명하고 정확하지 않은 진단은 환자의 고통을 가중시킨다. 고통이 없다 하여도 엉뚱한 경험을 만들어 낸다. 불임환자의 경우에도 실제는 불임상태가 아닌 경우·불임의 원인이 불명확한 경우·원인의 진단이 잘못된 경우 등, 진단이 정확하지 않은 경우가 존재한다.

□ 사례1. 여성에게 덧씌워진 멍에

부부 가운데 한 배우자의 불건강으로 말미암아 임신이 불가능한 경우를 볼 수 있다. 현대의학에서 불임의 원인검사를 하여도 검사의 한계상 정확한 원인을 찾지 못한 경우도 있다. 특히 남성은 자존심이 앞선 가운데 자신의 원인을 거부하거나 수용하는 데 어려움이 있고, 남성에 의한 불임인데도 불구하고 여성에게 덧씌워진 경우도 적지 않다. 이러한 사례 중 하나로 상태의 허실을 맥진을 위주로 변별(辨別)한 예이다.

【환 자】	김○○(여, 28세)
【초 진】	05년 11월 12일
【증 상】	결혼생활 1년 10개월이 지나도 불임(不姙)상태라 내원, 올 2월 초 산부인과에서 나팔관 및 호르몬 검사의 결과는 자궁내시경상 유착은 되지 않았다고 하며 특별한 이유를 밝히지 못한 상태이다.
【진단·병인】	우측 1, 2 / 1, 2 / 2지 세활완(細滑緩) 좌측 1, 3지 세활완＝안색이 조금 허로한 빈혈상태. 어지러움이 노정, 시댁식구들이 신혼집의 안방을 차지하고 살다시피 하여 시집살이로 인한 불안정한 심신 상태이다. 다만 아직은 소양인 토양체질의 형방지황탕가미증으로 경증이다. 부인의 원인은 아니라서 불임의

원인을 알기 위해 남편의 내원을 권유하였다.

【환 자】 이○○(남, 31세), 위의 남편

【초 진】 05년 12월 16일

【증 상】 만성피로 이외 별다른 증상을 밝히지 않는다. 안색은 초황흑(焦黃黑)하고 눈 또한 그러하여 병색이 깊고 중하다.

【진단·병인】 소양인 토양체질. 우측 1, 2지 실(實)유여한 활맥(滑脈)과 좌측 1<3지의 병색 또한 그러하다. 우측 중침안시(中沈按時) 1, 2지 확연한 촉지는 간병(肝病)과 좌측 3지의 유여함은 신장(腎臟)의 병사를 말해 준다.

불건강한 생활의 연속임을 망진에서 엿볼 수 있고, 맥진상 신장(腎臟) 등 불량함[병원 검사상에서도 확인]을 스스로 알고 있으나 임신은 당연히 가능한 것으로 여기고 있다. 그런데 병의 깊이는 중증(重症)에서 위중(危重)상태로 간(肝)을 중심으로 한, 암증(癌症)의 진행가능성이 우려된다.

▷ 소 견

부인은 약간 혈허(血虛)의 상태가 있지만 안전한 임신은 언제든지 가능한 상태이다. 원인은 남편의 불건강성인데, 만약 건강상태의 회복 없이 어렵게 임신이 된다면 자연유산이나 임신중독증 등으로 부인이 고생할 수 있다. 강압적인 시집살이 속에 부인은 불임의 원인자라는 멍에까지 덧씌운 이중고를 겪고 있다.

□ 사례 2. 자연유산

자연 유산되는 경우는 1) 임신 중 과로나 충격 2) 임신 초기에 부부관계의 문제 3) 평소 지병을 앓아 임신유지가 힘들거나 4) 남편의 불건강함으로 인한 정자(精子)의 부실로 말미암아 발생할 수 있다. 부부의 불건강성이 노정될 때는 불임해결을 위한 인공적인 수정방법으로 임신을 하여도 마찬가지로 유산되기도 한다. 그런데 어떤 원인에서든 유산되면 부인 스스로 자책하거나 자신의 탓으로 여기는 경우가 흔하다. 다음은 남편의 문제로 유산된 것을 알려주는 맥진의 사례이다.

【환 자】	박○○(여, 31세)
【초 진】	05년 2월 18일
【증 상】	작년 결혼 이후 임신하였는데 7월에 자연 유산되었다. 아마도 환자 스스로 병원의 근무 중에 X-ray방사선에 피폭되어 그렇게 되지 않았나 생각한다.
【진단·병인】	소음인수양체질로 맥완(脈緩: 약간의 허)하여 대체로 건강 양호한 상태이다.

그런데 남편을 보니

【환 자】	나○○(남, 30세)
【증 상】	안색은 대체로 양호하게 보이나 맥완허(脈緩虛: 조금 유활(濡滑))한 소양인 정허부족(精虛不足)자로 쇠진한 상태를 유지한다.
【진단·병인】	약은 독활지황탕가미 차전자·복분자·정력자·구기자 등 가미증

▷ 오늘날 병원시스템에서 X-ray에 피폭되기 어렵고 설사 그렇다 하여도 유산될 가능성은 없어 보인다. 부인의 허약함을 해소하여 임신에 도움을 갖고자 내원하였지만, 실제는 남편의 부실(不實)한 몸 상태가 임신을 어렵게 하고, 임신 시 유산될 허손(虛損)상태를 가지고 있다.

□ 사례3. 불임의 진단과 치료 1

【환 자】	강○○(여, 31세)
【초 진】	99년 3월 8일
【증 상】	결혼 1년 3개월째 임신이 되지 않아 내원
【초진 시 진단·병인】	소양인 토양맥진, 우2지, 좌1, 3지 병증 불임의 상태로, 현대 양방적 치료로 임신이 불가능한 상태임을 알리고 치료를 당부하였으나 불내원.

그러다가【재진】02년 9월 25일

그동안 산부인과에서 불임치료를 받았으나 이루어지지 않아 내원, 증상은 소변삭, 야뇨, 비염으로 수년간 지속. 맥진상 우2지<좌3지 허손(虛損) 상태유지.

【결 과】 약을 2번째(40첩째) 복용 중, 11월 초 임신-건강한 아이 출산.(03년 7월), 이후 둘째 아이의 임신 및 출산(04~05년)

  ▷ 남편의 건강상태가 부인과 유사하여 같이 한약치료를 병행함.

□ 사례4. 불임의 진단과 치료 2

【초 진】 04년 9월 11일

【환 자】 박○○(여, 39세)

【증상·과거력】 불임(不姙)으로 양방검사상 부인은 정상, 남편은 정자 수의 부족 등으로 인공수정을 3회 실시하였으나 실패하였다. 생리통이 심하고 소화력 저하, 무기력 상태. 소변삭, 야뇨 2~3회, 대변비 2~3일에 1회.

【진단·병인】 소양인 토양체질맥, 맥세완약(細緩弱)하고 좌맥은 세삽(細澁)한 기운의 허로맥(虛勞傷精脈).

【치료 기간】 [10 / 2] [10 / 15] [11 / 1]

[11 / 16] 맥 3, 3지 중침시 세활현맥, 임신맥상으로 촉지되어 환자에게 '임신일 가능성 7~80%이니 안정을 취할 것과 이번에 되지 않았으면 3개월 이내에 임신가능성이 있다'고 안정을 당부하였다.

[12 / 31] 임신 10주째라는 산부인과 검사 확인. > 05년 7월 출산.

【환 자】 박○○(남, 45세)

【증상·과거력】 병원검사상 정자 수 부족자.

　　　　　1) 무기력

　　　　　2) 오른쪽 손의 떨림

　　　　　3) 혓바늘이 자주 돋는다.

　　　　　　음주 1주일에 2~3회로 소주 1~2병.

【진 찰】　　　토양맥 세유삽(細濡澁)한 맥허손상정(脈虛損傷精)상태라 2~3
　　　　　　　개월 치료 소요.

【치료 기간】　[10 / 2] [10 / 15] [11 / 1]
　　　　　　　여전히 세완약허로(-2) 정도 좌우유지(과거 신정훼손의 생활
　　　　　　　[방노상(房勞傷)]함을 재차 확인) [11 / 16] 세완맥으로 호전,
　　　　　　　충실한 기운으로 나타남. 그 과정에서 임신.

　▷ 남자의 정자 수 부족 및 활동성 저하는 신허(腎虛)≒정허(精虛)≒신정훼손
　　(腎精毀損)과 연관이 깊다. 위는 정허손(精虛損)상태가 심하여 정자 수 및
　　정자활동성, 건강성이 미약하여 수태 및 임신이 불가능한 경우이다. 이런
　　상태에선 현대 불임의 치료에서 성공할 가능성은 없어 보인다.

□ 사례5. 지난 8년간의 고통

【환 자】　　　김○○(여, 34세)

【초 진】　　　06년 6월 20일

【증 상】　　　결혼 8년째 불임. 만성피로 및 체력저하.

【그간 치료력】　양방 및 한방 치료, 시험관 시술 등

【진단·병인】　맥 완활약하며 색(濇)한 맥상 우 2지 / 좌 1, 3지 모두 그러하
　　　　　　　여 병중(病重)함을 알 수 있다. 임신 불가능한 병증의 깊이이
　　　　　　　다. 6개월간 치료를 권유하였으나 남편이 의료인으로 한의학
　　　　　　　에 대해 신뢰가 낮아 8월경 시험관 시술을 한다고 하는데.
　　　　　　　[8월 16일] 병증이 개선되어 자연임신이 가능한 상태로 회복
　　　　　　　되었다. 그러나 맥완활세(脈緩滑細)하여 아직은 병증이 완치되
　　　　　　　지 않아 임신 시 허약한 태아상태가 노정되겠다.

▷ 만약 지난 8년 전에 적절한 치료를 받았다면 그동안의 심적 고통과 고생
은 없었을 것이다.

▶ 최근까지 얻은 불임과 관련된 맥진 소견은 다음과 같다.

1. 임신 및 불임 여부의 가능성을 파악할 수 있다.

   맥진을 통해서 건강성과 관련된 병증 정도를 보아 임신가능성 최상·임신
   가능성유지·임신가능 어려움(유산가능성)·임신불가능 (불임) 등으로 나누
   어 볼 수 있다.

2. 불임의 원인 인자와 상태를 진단할 수 있다.

   남녀의 건강상태를 파악하고 어떤 부분에서 불가능한 상태를 유발하여 임
   신이 어려운지 파악할 수 있다.

3. 건강회복 정도를 보아 임신 가능성을 확인할 수 있다.

   치료 중, 혹은 과거 내원 시 상태에 비견하여 건강상황의 변화를 맥진을
   통해서 파악하여 임신 가능성의 정도를 측정할 수 있다.

4. 기타: 불임의 불건강상태에서 임신 가능성의 건강상태로 회복하는 3~6개
   월의 치유과정을 보면 한의학의 치료성과가 우수함을 알 수 있었다.

※ 참고: 태아의 남녀 구별 맥진

부부가 내원하여 남편은 체력보강을 위해 약을 짓겠다고 하며 부인은 딸이
둘인데 지금 임신 5주째로, 셋째 아이를 임신하여 태아의 성별을 구별해 달라고
부탁한다. 임신한 지 얼마 되지 않아 양방에서는 남녀를 구별할 수 없어서 한의
원을 찾았다. 불법적인 문제도 있지만, 의료인의 도리상 할 수 없는 일이다. 또
한 아들딸 구별은 맥진으로 정확성이 떨어진다.

몇 의서(醫書)에 의하면 태아 남녀의 구별법으로 '남좌여우(男左女右)'로 '좌
측 척맥(尺脈)이 우측보다 실하면 남자, 우측이 더 실하면 여자'라고 기록되어
있다. 실제 그럴 확률이 더 높을 것으로 추정되지만 정확도는 그렇지 않다고 본
다. 과거(94년도) 친척 한 분을 사석에서 진맥할 기회가 있었다. 위로 아들과 딸
을 두었고 셋째 아이의 출산을 한 달 앞두고 있었다. 산부인과 정기검진으로 아

들이라고 하여 그리 믿고 있었는데, 우측이 확연히 실한 딸맥이었다. 출산의 결과는 아들이 아닌 딸로 나와 그 이후 한의학에 대한 신뢰도가 증진되었지만 임신부 환자들의 진맥상 남좌여우의 구별맥은 정확하지 않았다. (물론 남녀분별의 태아진단을 해 준 적은 없다.) 양방의 정확성은 아마도 99%는 되지 않을까 한다. 그런데 한의학의 남녀구별맥은 그렇지 못 하다. 정확성이 8~90%가 넘는다면 그 진맥의 가치가 있겠지만 그렇지 못한 것 같다. 그것은 과거 의서의 오류이거나 시대의 변화에 의해서 맥상이 변화하였는지 모를 일이다.

03 암(癌)환자 진맥

　　동양의학에서 2천여 년 전의 『주례(周禮)』에 종양만을 전문적으로 치료하는 '양의(瘍醫)'라는 기록과 이후 많은 문헌에 암과 연관된 종양에 관한 내용을 볼 수 있는데 징하(癥瘕)·적취(積聚)·반위(反胃)·유암(乳癌)·영류(癭瘤)·폐적(肺積)·석암(石巖)·신암(腎癌)·육류(肉瘤)·골저(骨疽) 등 현대적인 암과 거의 동일한 상태와 병명도 존재하였다. 다시 말해서 어떤 정도의 수준이든 2천여 년 이상 암을 알고 치료했다는 사실이며 그 과정에서는 반드시 진단(診斷)이라는 의료행위가 따르지 않을 수 없었다. 오늘날 암의 진단은 양방만의 유일무이(唯一無二)한 영역으로 한의학적 진단가능성은 전혀 염두에 두지 않고 있는데, 이는 무엇보다 근대 이후 한의학에서 암의 진단치료 영역이 거의 소실되다시피 하였기 때문이라고 여겨진다. 저자는 미흡함과 부끄러움을 무릅쓰고 몇 해 전 『암 환자의 임상사례집』을 출판한 것은 한의학적인 암 진단 및 치료의 가능성을 알리기 위함이었다. 그 뒤 맥진(脈診)을 중심으로 암의 진단가능성이 확연해졌는데 이에 몇 사례를 통해 암의 진단 맥진을 보고하고, 이후 가능한 맥진(脈診)을 중심으로 암 환자 사례집을 발표하려고 한다.

제1절 암 유무(有無)의 진단

　　현재 공개적으로 암의 유무진단을 하지 않고 있다. 다만 어쩔 수 없는 경우에 한정되어 얘기될 수 있다. 맥진상 종양의 판별은 불명확할 경우도 있지만, 대표적인 삽규(澁芤), 결대맥(結代脈)을 비롯하여 각 맥상에서 암증이 노출된다. 예로 沈重前絶瘀血凝'이라 (침중하면서 직전의 부위에 절맥이 나타나면 어혈이 옹체된 것이다)고 하였다. 유무(有無)의 판별 가능성은 화완맥(和緩脈)처럼 건강 양호한 맥상이 있으며 다양한 병증맥(病症脈)이 있는데 그중에서 깊어져 조직세포의 손상을 입고 궤양 이상의 병증을 노정한 맥상(脈象)을 보이는 것을 의미한다. 암의 병증맥의 대표적 사례 상황은 대체로 초기 혹은 진행(급성 악화기)상태에서는 부활(浮滑)하면서 충(衝)하더라도 가장 윗부분에서 삽(澁)한 기운이 촉지되거나, 어느 정도 진행되었다면 좌우 체질맥 중에서 확연히 중안시(中按時)에서 삽규(澁芤)하거나 결대(結代)한 맥상으로 완만하지 않고 불규칙하며 깔끄럽게 나타난다.

1. 양방의사 암의 의심, 암증을 찾을 수 없는 맥진

【환　자】　　　이○○(여, 35세)

【초　진】　　　06년 10월 14일

【상　황】　　　치료 중인 암 환자가족의 소개로 부산에서 내원, 병원에서 자궁암(子宮癌) 조직검사를 실시하였는데 환자 왈(曰) '의사가 심각한 상태이며 거의 말기암(末期癌)이라고 하고, 어떻게 이렇게 안 좋도록 살았는지' 겁을 주어 두려움과 걱정이 되어서 결과가 나오기 전에 확인하고자 내원하였다.

【진단·상담】　　진맥상 우측 1, 2지 세(細)하고 조금 삽(澁)한 기운이 있으나 병중한 상태이거나 암증(癌證)은 아니다. 좌측 1<3지로 실(實)유여하여 좌측 자궁의 병변은 의심되나 암은 아니니 일단

안심을 하며, 그동안 자존심을 손상 받아 폐-대장의 병변된 상황을 상담하였다. 폐-대장 및 자궁의 병변의 문제가 있으니 치료를 당부하였다.

【결　과】　전화로 검사결과를 알려주었는데 결과는 이상 무(異狀無: 정상)

▷ 암을 공개적으로 진단하지 않고 할 수도 없는 현실인데, 우연히 멀리서 찾아와 진찰하여 안심을 시켜 주었다. 이분은 경증상태는 아니지만, 아직은 암에 이른 상황은 아니었다.

2. 종양-중성(中性) 가능성 맥진

【환　자】　김○○(여, 45세)

【초　진】　03년 7월 31일

【증상·과거력】　최근 1개월 동안 하혈(下血)로 처음 병원에 검사상 이상이 없다고 하나 하혈이 지속되어 서울 모 병원에서 이상조직을 발견, 조직검사를 해 놓은 상태에서 진찰차 내광(內光)하였다.

【진　찰】　소양인으로 안색은 강건하고 의지도 강하게 보인다. 토양맥 우2지 비위맥이 불량, 미약(微弱)한 삽(澁)맥은 2회차 진맥 시 완화되고 좌1, 3지 [폐-신장(자궁)맥] 세완(細緩)맥이나 부실(不實)한 맥상으로 병사(病邪) 또한 불규칙하여 일정하지 않는데 병소는 위와 하초(신, 자궁)로 특히 좌3지의 하초의 상태는 병중한데 암증(癌症)은 아니지만, 그렇다고 하여 양성의 종양상태 맥상도 아니라서 어려운데 환자에게 '양방진단 결과는 1차 암도 양성도 아닌 중성(中性)으로, 그 다음으로 암(癌)으로 마지막은 양성(良性)으로 진단될 것인데, 양성보다는 악성으로 진단될 가능성이 높으나 나의 소견은 중성(中性)'이라고 하였다. 덧붙여 '아직 병중(病重)하지 않아서 굳이 치료를 받지 않아도 되나 건강관리차원에서 치료한다면 3개월 정도 권유'하였다.

【결 과】　검사결과는 동일하게 중성(中性)이라는 진단을 받았다. 그와 유사하게, 이후 한 입시생이 광주 모 대학병원에서는 암(癌)으로 서울 모 병원에서 '암(癌)이라고 할 수도 없고, 아니라고 할 수도 없는, 또한 중성(中性)이라고 볼 수도 없는 지켜보아야 할 어떤 종양상태'로 진단된 경우를 진찰하였는데 그 양방진단이 매우 정확하다고 보였다. 암화(癌化)의 직전상태까지 전변(轉變)되었다가 때마침 입시가 끝나서 '입시 지옥'이라는 건강악화의 환경 소실로 자연히 치유되어 가는 중이었다.

3. 양방 담도암 말기불치, 암증맥을 볼 수 없는 건강체

【환 자】　황○○(남, 63세)

【초 진】　03년 6월 18일

【증상·과거력】　급성황달이 발생하여 동네 의원을 걸쳐 모 종합병원에서 지난 4월 담도암(膽道癌) 진단, 서울병원에서도 동일하게 진단하고, 말기상태로 치료가 불가능하다고 하며, 6개월 정도 생명유지 가능성으로 마지막 수단인 방사선치료를 권유받아 광주 모 대학병원에서 8일차 방사선치료 중 친척 한의사의 소개를 받아 내원하였다. 현재는 식사, 소화, 대소변 모두 양호한 상태로 건강상 문제는 없다.

【진 찰】　눈의 약간의 황달기 이외 대체로 안색도 양호하고 맥상 양호한데 목양맥 좌우맥 1지(촌) 부활완(浮滑緩)맥으로 건강상태의 유지 중이다. 우1지 부중침시 모두 완(緩)하고 조금 약(弱)한 상태뿐, 말기는커녕 암증(癌證)의 초기 상태도 찾을 수 없다. 약증도 열다한소탕증으로 경미한 경증(輕症)상태이며 침증까지 목양기본침으로 양호(良好)한 건강 양호한 상태이다.

[미흡한 양방진단의 결과]

상황이 이러하여 어떤 경험을 할지 몹시 걱정되었다. 자세히 물으니 양방병원의 암 진단 상황은 CT검사 및 혈액검사상에는 암(癌)으로 추정되어 조직검사를 2회 실시하였으나 모두 암을 발견하지 못 하고 실패(?)하였다고 한다. 아마도 암(癌)이 아니고는 이런 담관폐색 상태를 만들지 못 할 것이라고 추정진단하지 않았나 의심된다. 하지만 이분은 암으로 보고, 양방 암 치료를 지속하였다.

제2절 암의 전조(前兆) 상태 진단

암은 대체로 일정한 병변(病變)상태를 지나서 발현(發顯)되므로, 확연하지 않지만, 그전의 암증 전조(前兆)상태가 존재하는 것을 본다. 이를 규정하기가 어려운 이유는 첫째, 생활이나 치료과정에서 병변이 암증으로 진행되지 않고 그 상태로 오랫동안 유지할 수도 있고 둘째, 설사 암증이라고 하여도 일정한 정도 이상 진행되어야 암으로 진단되는 현대의학의 한계가 있기 때문이다. 예를 들면 앞서 1부 3장에서 밝힌 암 환자의 사례들에서 보듯이 일정 이상 병변(암증) 상태이지만, 마지막까지 암으로 진단되지 않은 경우도 있다. 그러므로 이 부분은 더 연구되고 검증되어야 할 부분이며 실험적 고찰로써 몇 사례를 소개한다.

【환 자】   김○○(여, 40세)

【초 진】   06년 2월 9일

【증 상】   1) 좌흉하통

2) 신중(身重) 및 몸이 붓는 것

3) 소변불리, 좌측 요부의 굴신불순

【본원 치료력】   지난 95년 초진 내원 이후 10년이 넘게 간간이 내원하는데 오랫

동안 어려운 가정조건(부군(父君)-일상생활이 불가능한 불건강
한 상태)과 아이의 임신 시 어려운 상황(임신 중에 기형아출
생의 가능성이 100%라고 하여 제거수술을 강권(强勸)받았으
나 이를 거절하고 출산함: 두 아이가 모두 10세를 넘기도록
야뇨증, 축농증, 비염, 중이염 등이 낫지 않음)에서 강인(强忍)
하게 살아온 분으로 그 나이 때에 찾기 어려운 건실한 심정을
가진 환자이다.

【과거의 진단·병인】

만성 중증의 상태로 노정, 다만 암증(癌症)을 만들지 않고 잘
유지(암(癌) 같은 것을 만들 생각이 없었음-즉 죽거나 포기하
려는 마음이 없었음)하며 간간이 내원하던 중 04년 1월 성대
수술(물혹 4개 제거)을 하기도 하였는데 05년 3월 좌견비통
및 설사가 10일 동안 지속되어 6일간 치료받던 중 진찰상 신
(腎)<자궁(子宮)(난소)의 병증(病證+3)이 암증(癌症)으로 추
정되어 '본원 치료를 꾸준히 받거나 혹은 병원 정밀검사 권
유'(내원 이전 양방병원의 진단 결과에는 별다른 이상이 없다
고 하였으나 정밀검사를 다시 권유)하였다. '자궁이 좋지 않
다'고 하니 04년에 하혈(下血)이 심했다고 한다. 그리고 1년이
지난 06년 2월 내원.

【결 과】
05년 3월, 당시 본원의 치료 1주일 이후, 양방 재진찰결과에
서 병원 측(의사)에서 '단 1주일만 지나도 암(癌)으로 진행될
위험한 상태'라 하여 자궁제거의 수술을 받았다.

【현재의 상태(06년 2월)】

소양인 토양맥증 우측은 세활(細滑)하고 좌측은 1, 3지 세세
(細細) 우리하게 울려 아직 완전히 회복(치유)된 것은 아닌 미
진(未盡)한 병증상태가 남아 있다.

과거 어려운 가정환경에서도 10여 년 동안 의지가 강건하여
일정한 상태를 유지하였으나 이제는 그런 기상이 약해져서 앞
으로 지금까지 과중하고 무리한 일이 뒤따르면 허로(虛勞)상

태와 병의 위중함이 노정되겠다. 환자 스스로도 이를 느끼는 상황이다.

【환 자】 주○○(여, 62세)

【초 진】 05년 11월 19일

【증 상】 최근 배통(背痛)이 쑥쑥 아리다. 기간은 1주일이 지났다.

【과거 03년 12월 16일】

두통과 오심, 구토로 병원검사상 (MRI 검사상) 양호, 두통은 30년 된 만성 상태이다. 변비는 3일 1회, 치질로 3년 전에 수술 이후 지금도 간혹 선홍색 피가 지속적으로 흐른다. 오라컴 사진에는 우측에 약간 흰색, 미약한 에너지의 흐름. 맥진은 우맥에서 1, 2 / 2 /지 미미(微微) / 2 < 3지 미세실(微細實) 유여양호하나 좌맥에서는 1 / 1 / 1 / 3지 세약완(細弱緩). 설홍(舌紅)하며 가늘다. 의지가 미약하고 소음인 망양초증인 승양익기부자탕증.

【금일 진단·병인】

안색과 등[背]의 아래 부분이 쑥쑥 아리다는 말을 듣고 병중(病重)함을 느끼었다. 안색이 중해 보이고, 대체로 폐암(肺癌)일 때 그런 증상이 일어나기 때문이다. 맥상 우측 1, 2, 3 / 2 < 3지 우리하게 울린다. 좌측은 3지 충실하지 못한 불충(不充)한 맥상이다. 약증은 인삼계지부자탕가 삼칠근가미증으로 보호자에게 병중함을 알렸다.

▷ 소 견

1. 지난 2년 동안 조금씩 노화 및 악화되어서 현재의 상태에 도달한 것으로 보이며 향후 2~3년간 생존할 가능성이 높겠다.

2. 현재 병증은 폐암 및 전신암의 전조증(前兆症)으로 보인다.

3. 치유[완치]가능성은 노화성(老化性)이라 거의 불가능할 것으로 보이며 악화 지연과 이에 따른 장기생존을 위한 치료가 필요하다.

【환 자】　　　이○○(여, 31세)

【초 진】　　　06년 9월 9일

【증 상】　　　하복통으로 산부인과 검사상, 난소낭종 추정 (종괴 크기는 6㎝
　　　　　　　로 커서 수술을 해야 할 상태) 다른 곳에선 악성(惡性)일 가
　　　　　　　능성도 있다고 하면서 검사를 실시하였다. 검사결과는 다음
　　　　　　　주 9월 14일(목)에 나온다고 한다. 향후 치료에 대해 상담차
　　　　　　　서울에서 내광(內光)

【치료력】　　　00년 9월 이후 내원 (97년 맹장수술) 당시는 요각통 및 소화
　　　　　　　기 장애의 복통, 병증은 중등도 황기계지부자탕증(수음체질).
　　　　　　　02년에 6회 내원 당시는 관계부자이중탕증까지 악화되기도 하
　　　　　　　여 예견된 상태, 03년에는 4회 내원 당시 병증은 약화(弱化)
　　　　　　　되어 황기계지탕증까지 호전. 04년도 대장검사상 잠혈이 지속
　　　　　　　되어 2회의 치료(황기계지부자탕증), 05년 1회의 치료는 양방
　　　　　　　진단 다낭성낭포증후군으로 진찰 시 좌우맥은 실활맥, 06년에
　　　　　　　는 내원하지 않고 전화로 소화기 장애를 상담 (1월, 3월, 9월)
　　　　　　　ㅡ시험합격과 취업으로 상황이 안정되어 호전되었을 것으로
　　　　　　　보고 향부자십전탕가미증으로 추정하였다.

【진단·병인】　금일 작년 8월 이후 재진의 상태. 좌우맥 수음맥 우측의 강침
　　　　　　　안시 3지 세활(細滑)하며 약간의 색맥(濇脈)의 우리한 기운 촉
　　　　　　　지, 좌측은 세활하나 건강한 맥상은 아님.

【결 론】　　　암증으로 접근하는 초기 진행단계로 추정된다. 9월 12일 전화
　　　　　　　로 오늘 혈액검사결과상 암 수치가 정상보다 높게 나왔다고
　　　　　　　복통이 심하다며 양성은 통증도 없다는데 하며 걱정한다. 안
　　　　　　　심시키고 모친에게 전화로 암은 아니며 장차 암이 될 우려는
　　　　　　　있는 불건강한 상태라 알렸다. 며칠 이후 조직 검사상 결과는
　　　　　　　양성으로 나와 본 치료의 선택을 접고 수술할 것이라 한다.
　　　　　　　아직 미혼인데 쉽게 자궁의 수술을 결정하는 것을 보면, 현대
　　　　　　　의학의 대중적인 신뢰가 얼마나 공고한지 알 수 있다. 수술은
　　　　　　　예정시간(1시간)보다 2시간이 늘어난 3시간에 걸쳐서 이루어

졌는데 개복해 보니 주위 조직에 퍼져 있는 궤양상황이라서 그리 되었다고 한다. 삽(澁)하면서 우리한 상태는 그러한 궤양의 전파상태를 의미하는데 한 번 더 생각했으면 미리 예측할 수 있는 부분을 그때는 생각하지 못했다.

제3절 양방 암 치료 이후 환자의 진맥

양방 암 치료의 성과와 문제점의 실상(實狀)을 의서와 공개된 대중자료 등을 통해서 명확히 파악하기란 쉽지 않다. 좀 더 분명하게 알 수 있는 것은 치료 받은 환자를 통해서이다. 양방치료 중 가장 효과적인 방법은 암제거의 수술(手術)인데, 일정한 상태(예를 들면 3기) 이내일 때는 과거 동양의학에서도 그러했듯이 어느 정도 가능성이 있다. 그런데 미진(未盡)한 진단 속에서 이루어지면 옛 의서의 지적처럼 미발현(未發顯) 암증의 2차 재발을 막을 수 없고, 항암제 및 방사선 등 현대의 주요 항암 치료법이 가지는 부작용을 정확히 파악하지 못한 채, 특별한 성과를 나타내지 못 하는 경우도 적지 않아 보인다.

1. 갑상선암수술 환자

【환 자】   이○○(여, 43)
【초 진】   05년 12월 8일
【증 상】   지난 8월 갑상선암 진단(좌측) 이후 9월에 제거 수술을 하였고 지난달에는 효르몬제 복용을 권유받은 상태이다. 진단 이전부터 매핵기(梅核氣)증이 있었고 지금도 여전하며 항상 피곤하였다가 호전되기를 반복하고 있다.

【진단·병인】 태음인 목양체질맥, 완활(緩滑) 1 / 1 / 1, 2지 실유여하고 좌측
1 / 1 / 1지 실현(實弦)하여 의지가 강건한 상황에 기기울체가
심한 상태이다. 병(암)을 만드는 병증 상태를 여전히 유지하는
데 내색을 하지 않고 속으로 삭히는 것이 주요한 병인으로 추
정된다. 스스로 병인을 드러내지 않으며 병중(病重)하나 견디
고 있으니 아직은 양호하다.

【예 후】 향후 1~2년 사이에 악화되어 위중한 상황 [즉 재발진단]이
도래하여야 본 치료를 받을 것 같다. 우측2지의 촉지는 확인
한 결과, 최근 들어 소화가 잘 되지 않은 증상이 있다고 한다.
태음인 목양체질이 소화가 안 될 때는 주의를 요한다.
－위와 같이 지난해 내원 당시 기록하였는데 9개월 이후 내원.

【재 진】 06년 9월 1일
최근 급속한 피로와 전신기능의 감퇴로 내원하였다. 사업장을
운영하는데 기력저하의 상태이다. 지난 암 진단 이후 마음을
많이 비우고 생활했다고 한다. 맥세울(細鬱)하고 좌측1, 3지는
병사로 활삽(滑澁)한 상태이다. 폐[대장]와 신장의 병증(암증
(癌症))이 병존(病存)하므로 필히 치료가 요구되는 상태이다.
오링테스트상에서도 동일하게 좌측의 신(腎)과 폐(肺)의 문제
를 확인할 수 있다. (한약의 항암처방에 양성 반응을 보인다.)
지난해에 비해서 맥상이 더 중해짐을 볼 수 있는데 활현(滑
弦), 실현맥에서 활삽(滑澁)한 기혈소모, 정기훼손, 병증의 노
출상태로 진행된 것이다. 아직은 완치가 가능하지만 전체의
건강단계가 한 단계 악화된 상태로, 만약 더 악화된다면 위중
하다. 현재 암증이 노정된 상태라 여겨진다. 이제는 치료를 하
겠다고 하니 결과를 지켜봐야 할 것으로 보인다.

2. 간암 말기, 기생충약 복용 이후 회복자

【환 자】　　　○○○(남, 63세)

【초 진】　　　05년 12월 15일

【진단, 치료과정】

04년 8월 속이 더부룩하고 입 냄새가 나서, 검진한 결과 전주*병원의 내시경 검사상 종양 발견, 이후 9월 말 서울**병원에서 위암(胃癌)은 0.3㎝ (?)정도이나 간(肝)으로 전이되어 4개의 종양이 발견된 말기상태로 불치 판정(3개월 시한부). 평소 의지력과 생활력이 강한 분으로 이후 꾸준한 생활요법으로 회복하고자 하였는데 간(肝)디스토마도 발견되어 디스토마 충약(蟲藥)을 복용한 이후 1개월 만에 간암이 감쪽같이 완전히 소실되었고, 05년 3월까지 항암 치료 12회를 실시하였다.

* 양방병원의 의사 왈(曰): '우리 병원에서 기적 같은 경우로 당신은 누구보다 강건하게 마음먹어 병을 극복했다'고 한다. '다른 대부분의 사람들은 의사에게 살려달라고 애원하는데 그렇지 않고 담담하게 지내어' 향후 치료 수술은 성과가 반반이라고 하여 그냥 지내는 것도 좋을 것 같다는 의사의 조언을 따랐다. 현재 2개월 단위로 정기검진 중이다. 주치의의 한의원 소개로 상태 파악차 내원하였다.

【진단·병인】　　태음인 목양체질로 우측 1, 2 / 1<2지로 유활(濡滑)한 맥상에 강침안시 우리하게 울리는 쌍현맥(雙弦脈)과 비슷한 상으로써 암증(癌症)맥 ⇒ 비위(脾胃)의 암증(癌症) (보통 목양인은 우2지가 강침안시 촉지되지 않음. 무맥(無脈)임) 좌측은 1지가 활세맥으로 양호(암증 없음)하나 강침안시 3지가 미미하게 세울하게 촉지.

【소견과 결과】　　1. 위암(胃癌)은 아직 상태유지 중, 간암의 경우는 소실된 상

태로 없음. 좌측 3지 하초는 미약한 암증으로 추정된다.
(다음날 부인에게 상태의 이해를 알려드리고자 하니-양방
에서도 그런 상태를 진단하여 알고 있다고 한다. 다시 말
해서 간암의 소실, 위암의 유지)

2. 강인한 체력과 생명력을 가지고 있으나 현재 맥상은 허손
   상정(虛損傷精)의 중허(中虛). 생명력이 떨어진 맥상이 미
   (微), 유(濡), 우리한 것은 암증 때문이 아니라, 항암제 후
   유증의 생기훼손상태가 아닌가 추정된다.

3. 향후 훼손된 상태[상정(傷精)과 미진한 위암(胃癌)]의 치료
   가 암 치유의 관건이다.

▷ 암의 간략한 이해

암의 발병 원인 중 기생충에 의해 차지하는 비중이 10% 정도를 차지한다고
한다. 간암(肝癌)의 원인은 디스토마였고 이로 인해서 발생된 유사(類似)암, 가
짜 암이었다. 즉 일반적인 경우가 아니며 충약 복용으로 간암 말기의 소실, 기
적이 일어난 것이다. 이에 관한 책『암 낫고 말고』(지은이: 훌다 레게 클락 / 제
일미디어)에서 '암은 기생충을 잡으면 낫습니다.'에 수록되어 있고「쾌요법」에서
도 암의 원인 중 기생충을 중요시한다.

3. 간암 말기 불치에 이른 위독자

【환 자】　　　이○○(여, 61세)

【초 진】　　　05년 12월 9일

【증 상】　　　간암 말기(肝癌末期). 05년 8월 시골병원에서 초음파상 간(肝)
　　　　　　　의 혹 [종괴] 발견, 3일 이후 서울00병원에서 간암 말기(肝癌
　　　　　　　末期)로 진단되었는데 현재의 상태는 악화되어 복수(腹水), 하
　　　　　　　지의 부종이 심하고, 우협부-허리의 통증이 발생되었고 1주

일 전부터는 황달이 전신에 발생하였다. 발견의 이전 상태는 우측 협부의 묵직한 느낌과 피로, 간혹 속으로 추웠다.

【진단·병인】　병색이 완연, 대기실에서 서있지 못 하여 누워 버린다. [소음인] 좌우맥 중 우측 2, 3/3지 세허(細虛)하고 강강침안시 거의 절맥(絶脈)에 이름. 지난 8월 말경부터 B*M연구소의 도움을 받아 녹즙을 복용하였는데, 보름 전부터 구토하는 등 좋지 않아 중단하였다.

▷ 소 견

1. 초기 8월에는 어떤 상황이었는지 궁금하다. 간암으로 유명한 B** 연구소는 대학병원에서 의뢰할 정도로 명성을 가지고 있지만, 그 이유는 아마도 간암에 대한 대중적 무지(無知)한 상황에서 비롯된 것으로 보인다. 인터넷에 올라와 있는 치료기록의 기대와 달리 이런 악화된 경험을 하고서 내원하는 것을 보는데, 간암 가운데는 5년 이상 자연 생존할 수 있는 암 환자[암종류]도 종종 있는데 (『암환자임상사례집』 기록 참조) 이를 근거로 유지되는 센터라고 추정된다.

2. 소음인에게 생채식, 녹즙은 대체로 부자증(附子症)에 이른 이허한(裏虛寒)증 상태에는 과도할 경우, 도움이 되지 않고 오히려 해가 될 위험이 있다.

4. 위암에서 전이(말기추정)된 환자

【환 자】　김○○(남, 59세)

【초 진】　06년 10월 27일

【증 상】　위암에서 전이된 상태이나 식사는 대체로 1/3 수준으로 하고 통증으로 인한 생활의 지장은 없는 상태이다.

　　　　　1) 04년 7월경 목 기도에서의 출혈로 병원의 진단을 받은 결과, 위암(胃癌) 2기(期)전후라고 하여 11월 3일경 수술 이

후 6개월 동안 양약을 복용(항암 치료)한 후 검사상 암 수치가 10 이상 상승

2) 05년 12월경 한양대 병원 CT 검사상 임파선 이상 발견 – 임상 항암약으로 14일 이후 4월 12일까지 주 1~2회 통원 치료 (약 + 주사제)

3) 06년 10월 23일 검사상 임파선 및 그 주위로 전이, 암 수치 200 이상

【치료력】 혈압약은 95년 이후 복용, 당뇨는 97년 이후 발생 – 수술 이후 양약의 복용은 중단상태이다.

【진단·병인】 형상은 태음인, 소양인처럼 비대한 편인데 맥상은 수양맥진에 우측 2지 활유한 기운이 충실하다. 우측은 1, 2, 3지 활부실(滑浮實)한 것이 마치 홍맥(洪脈)과 유사할 정도이다. 중안시 1, 2>3 / 2≤3지 비위의 불량상태와 더불어 우측 3지의 부실(不實)한 상태를 반영하며 좌측 3지는 실유여(實有餘)상태이다. 보아하니 결국 우측의 신장에서 발현되어 비위의 맥상에 반영하는 듯하다. 오링테스트상 확인 가능하였고, 활부(滑浮)하는 기운은 진행(악화) 중으로 여겨진다. 소음인 약증으로 승양익기부자탕가미증 수1＋폐사방. 완치도 가능할 수 있는 치료 영역이다.

【소 견】 1. 위암2기의 가벼운 병증상태에서 양방치료 2년 만에 결국은 양방에서 불치, 예후가 어둡다는 상황에 노정되었다.

2. 현재의 상태를 3주간 유지할 경우, 완치도 가능한 상태이다. 즉 현재 악화상태(부(浮)맥을 위주(爲主)한 특징상 진행(進行≒악화(惡化)) 중 추정)가 조기(3주 이내)에 안정되어야 장기 생존과 완치의 가능성 있다.

제4절 암 환자의 진맥

1. 갑상선암보다 더 중한 부위

【환 자】   양○○(여, 47세)

【초 진】   05년 1월 31일

【증 상】   지난 26일 위장장애를 느끼어 내과의원을 찾았으나 종합병원
으로 의뢰하여 진단의 결과는 예상 외로 갑상선암(甲狀腺癌)
이었고 2월 14일에는 수술예정이라고 한다. 그런데 다시 2월
19일 내원하여 CA73(?)으로 21일에 원자력 병원에서 수술 예
정이라고 한다.

【과거력】   뇌타박상, 10여 년째 별거 상태

【진단·병인】   소양인 중안시 우측맥상 1, 2 >3지 세약습울(細弱濕鬱), 좌측 맥
상 2 / 1, 3지 세실삽(細實澁)한 기운 유지. 침증에서도 좌측 하
복부(신장방광대장쪽)의 불순함을 유지하며 침증(鍼症)은 토1 +
폐대장까지 지속.

【추정상태】   1) 현재 갑상선암은 앞으로 수술과 무관하게 생명에 지장이
없는 상태로 여겨진다.
2) 다만 현대양방의학에 진단되지 않은 하복의 신 − 방광 − 대
장 쪽의 병사(病邪)가 유여하여 이곳의 암증(癌症)이 추정
되며, 갑상선 수술 이후 1~2년 이내에 이곳에서 재발견될
가능성이 높은 상태라 여겨진다.

2. 맥진을 통한 암(癌)환자의 상담

지인(知人)이 위암 진단을 받은 시어머니를 모시고 왔다. 진맥 후 상담내용이다.

의사(저자), 보호자(환자의 아들과 며느리)

□ 환자: 노○○(여, 79세) 평소 지병은 천식, 이롱(耳聾: 귀가 멈)

의　사: 어찌할 생각입니까?

보호자: 수술을 할까 고려하는데……

의　사: 수술요? 수술이 가능한 상태입니까? 의사가 그런 말을 합니까?

보호자: 간(肝)까지 전이되었을 것이라고 하던데……

의　사: 간(肝)요? (본원에 온 목적이 불투명하게 보이며 이를 분명히 하고자) 제가 무엇을 도와드리면 좋겠습니까?

보호자: 의사님의 진찰소견을 말씀해 주세요. 앞으로 통증도 관리를 어떻게 해야 할지요?

의　사: 어머니는 신장(腎臟)에서 기시하여 위(胃)에 전이되어, 전체 확산되었고, 지금은 간이 아니라 폐까지 전이되는 중이라 위(胃)는 이미 말기(末期)에 이른 상태이니, 수술할 상태는 지났습니다.

보호자: 병원에서도 폐가 안 좋다고 하는데……앞으로 통증은요?

의　사: 지금 마지막에 근접한 위중한 상태인데 젊은이라면 대체로 통증을 호소하고 고통스러운 상태입니다. 하지만 어머니는 노환(老患)이고 무엇보다 의식(意識)이 병(病)에 가있지 않아서 통증을 느끼지 못합니다. 의식(意識)이 병증의 물질적 병변의 밖에 있기에 통증을 느끼지 않죠. 하지만 젊은 사람들은 대부분 그렇지 않고 (통증을 느끼고) 그중에서는 물질적인 병변 그 자체의 통증이기보다는 두려움으로 인한 통증, 즉 심리성의 통증을 호소합니다.

보호자: 통증이 온다면 어떤 식이요법을 해야 할까요. 지금은요?

의　사: 식이요법이요? 이 상태에서 무슨 식이요법을 한다고 무엇이 좋아지겠습니까? 한 달 정도 더 살 수는 있을지 모르지만 식이요법을 하여도 변화하기 어렵습니다. 통증은 말씀드린 대로 이미 통증을 느낄 수 있는 병의 깊이지만, 어머님은 그것을 인식하지 못 하고 주의가 가 있지 않기에 느끼지 못합니다.

만약 본원에서 치료한다면, 치료가능성 넘어 있기에 혹시 원한다면 치료하겠지만 치료를 권유할 상태는 아닙니다. 치료하여 1개월 이내 차도가 있다면 조금 오래 사실 수 있고, 그렇지 못 하다면 어려울 것입니다.

【맥　진】　　좌우 맥진상 수양처럼 강침안시(强沈按時) 3지가 촉지되고, 좌우 1지의 부중시(浮中時) 미세삽(微細澁)한 기운과 부중침시(浮中沈時) 우측 2지가 세세허약하고 무근(無根)하다. 우측 2지의 비위(脾胃)맥이 소실된 것으로 보아 위암은 말기상태이며, 좌우3지 활연(滑軟)한 기운은 병소이자 근본처임을 느낄 수 있고 부(浮)하는 1지 미세삽(微細澁)한 기운은 폐(肺)의 병소를 말해 준다. 복진상 위(胃)의 종괴가 확연히 촉지.
[망진] 혈색은 어느 노인보다 좋은 건강한 혈색이라서 누가 환자라고 말할 수 있을까? 생각이 들 정도이다.

【예후 소견】　병은 깊지만 환자의 의지가 강하여 어느 정도 생명의 유지가 가능하다. 또한 (본원) 치료받으면 삶의 기간은 연장될 것이다. 무엇보다 불행한 치료를 받지 않는 것이 필요하겠지만 믿음과 신뢰가 미흡한지, 상담만 하고 갔다. 아직 (나에게) 시간이 더 필요하겠다.

3. 치료 가능한 뇌종양자

【환 자】　　홍○○(남, 44세)
【초 진】　　06년 2월 7일
【증 상】　　양방에서 감기로 인해 20일간 양약치료하였으나 이후 축농증이 심하다고 하여 20일간 치료, 그래도 호전되지 않아 축농증을 수술하려고 검사상 뇌종양이 의심되어 종합병원 CT 검사 및 이후 지난주에 서울**병원에서 MRI 검사상 뇌하수체에 동

전크기의 종양이라는 진단을 받고 내일 상경하여 입원 수술할 예정이다.

【진단·병인】 태음인 목양체질로 우측 맥완(활)1지 좌측 1, 3지의 중안시 병색유여 (특히 1지에서 삽(澁)한 병색이 유지되어) 양방에서 양성으로 보았으나 100% 순수한 양성이기보다는 악성이 가미된 상태가 아닌가 추정된다.

환자에게 1) 그 부위 뇌에만 종양이 있다. 2) 본원 치료 시 100% 치료 가능한 상태이다. 3) 양성이라고 단정 짓기 어렵고 악성도 있어 보인다. 또한, 병원에서 수술할 경우 그 자체로 완전치료가 될 수 있으니 그리하여도 무방할 것으로 보인다고 설명하였다.

4. 예후불량의 가능성 판단

【환　자】 박○○(남, 53세)

【초　진】 06년 6월 20일

【증　상】 05년 6월 10일 담도암(膽道癌) 2~3기로 (대학병원) 암수술 이후 항암제치료는 받지 않아도 될 건강상태(치료되었다고 여김)로 여겼으나, 당년 12월 복부의 팽만감과 이후 06년 4월 29일 위통이 심하여 병원에서 검사를 받아 본 결과는 위암(胃癌), 5월 29일은 위암의 통증으로 추정되어 절개수술을 하였으나 소장(小腸) 쪽으로 전이되어 수술하지 못 하고 닫았다. 수술은 불가능한 상태이며 항암 치료만이 길이라 하고 말기불치 상태라 내원(다른 길이 없어서 어제 퇴원하였다.)

【진단·병인】 식욕, 소화, 대변 불량한 상태로서 의지와 주변 상황, 과거력이 불량한 상황이라 추정된다. 내원한 보호자가 부인이 아니라 동생인데 물으니 혼자 살고 있다고 한다. 자녀들은 아직

미혼이라고 한다. 환자는 생활의 불편함을 크게 여기는데 어떤 상황을 회피하고자 하여서 그런 듯하다.

예후가 불량한 만큼 21, 23, 24일 내원하여 하루하루 처방하였는데 불편함은 더 가중되는 듯하다. 24일에는 전과 달리 딸이 내원하였다. 아버지에 대한 무심(無心)한 마음을 보니 환자를 더 이해할 수 있겠다. 26일에는 동생의 전화가 왔다. 통증을 심하게 느끼어 양방치료를 받는 것을 묻는다. 그리하여도 좋다고 하였다. 지금 상황에서 어떤 치료가 무슨 의미가 있을까?

5. 예후 긍정적일 가능성

【환 자】   이○○(남, 73세)

【초 진】   06년 6월 21일

【증 상】   2개월 전 견통(肩痛)과 목의 통증이 심하여 병원진단 결과, 위암(胃癌)에서 폐(肺) 및 간(肝)에 전이된 상태라 한다. (암병원) 다시 말해서 어떤 치료성과도 기대하기 어려운 상태인 말기의 불치 상태이다. 현재 1) 음식을 먹고 넘기기 어렵고 2) 기침이 심하다. 수술할 상황은 아니고 그저 의미 없는 것으로 보이는 항암제를 복용 중인데 오링테스트상 크게 위독한 파동이다.

【진단·병인】   맥은 미세삽(微細澁)하여 특히 좌맥은 유명무실(有名無實)한 상태로써 욕절(慾絶)해지는 위중한 상태로 열이 올라오면 아무것도 보이지 않는데, 환자는 두려움이 크게 없는 상태라서 아픔과 고통은 생각보다 덜하다. 만약 여기에서 입원하여 치료한다면 예후가 긍정적이라고 볼 수 있다. 그 근거로 환자의 상태가 아직 위독한 마지막상태에 근접하고 있으나 노년이며

농부로서 삶에서 단련된 생명력이 강인하다. 의심과 불편함에 대해서 이중적인 감정을 갖지 않는 경향이 있다. 입원치료를 생각한 것은 이분은 한의원과 집이 멀어서 약만 복용하고 생활해야 하는 형편인데 그런 와중에서 어떤 경험을 할지 모르기 때문이다. 치료를 중지할 수도 있는 등 변수는 많다. 입원하면 변수는 최소화된다.

▷ 예후를 판정하는 기준은 그 병증의 물질적인 깊이보다는 그 물질인 몸을 지배하는 주변 상황과 환자의 의식이 중요하다. 같은 말기 암의 불치 상태에서도 몇 년 생존가능성이 있는가 하면 2~3개월 내 사망할 수 있는 상태가 존재한다. 그것은 병의 물질적인 깊이가 아니라 이를 받아들이고 경험하고 있는 환자, 그리고 보호자에 의해서 좌우된다.

6. 치료 불가능한 말기의 말증(末症), 불치자(不治者)

【환 자】   김〇〇(남, 59세)

【초 진】   05년 2월 3일

【증 상】   만성 위장장애, 위염으로 지내다가 요통이 지속되어 처음에는 병원에서 단순 근육성으로 진단, 관리 중 마지막에는 병원검사상 작년 추석 이후 췌장암(膵臟癌) 말기(末期)의 진단. 지난 1월 21일 광주 종합병원에서 입원 중인데 복수(腹水) 및 다리 부종, 무기력, 변비, 요통 등의 증상을 호소한다. 양약은 진통제 및 변비약, 이뇨제를 복용 중인데 기력부진 등으로 늘 잠만 자려는 상태이다.

【과거력】   만성 소화기장애자

　　　　　☞ 내원 사유: 보호자는 현대양방의학에서 불치 상태라 장기 생존을 떠나 이후 통증 등 고통을 덜고자 하는 마음

【진단·병인】　　소음인 수양체질 망양말증

[맥진] 우맥은 1, 2, 3지 세활(細滑) / 3지 유근(有根)하며 아직 양호하나 좌맥은 1, 2, 3 / 3지 미미약(微微弱)하고 약증은 인삼계지부자탕증 및 인삼관계부자탕증 사이에 이르러 위중(危重) / 위독(危篤) 판별의 상태

【치료과정 및 결과】

1개월 내 예후 가능.

그런데 3일째 내원하여 보니, 보호자는 상태가 더 낫다고 하나 좌의 척맥의 침안시 미미미(微微微) 욕절(慾絶)상태로 위독한 상태이며 악화 중. 1주일의 치료를 보장할 수 없는 어려운 상태다. 병증은 역시 신장(腎臟)의 불량-현재 요통과 소변을 누지 못해서 고생 중이다.

치료 5일째 우맥까지 침허약으로 무력하여 완실한 기운이 거의 소실된 듯하여 위중하다. 좌우 모두 생기가 미약해진 상태라 예후는 어렵겠다. 보호자는 환자가 더 먹고 더 활동하게 되어 낫다고 하나 상태 악화됨을 알려드리고 굳이 치료를 받는 것에 대해서 의미 없음을 알렸다.

7. 암(癌)병원 치료 중 환자

【환　자】　　오○○(남, 71세)

【초　진】　　06년 3월 4일

【증　상】　　단지 통증 치료차 내원, 병력을 보니 최근 2년 전부터 오후에 전신의 저림과 04년경 목의 이물감으로 인후에 혹이 발견되어 대학병원에서 인후암(咽喉癌) 진단, 이후 항암제 3회, 방사선 25회 투사로 소실(消失)되었다고 한다. (04년 7월까지 치료) 현재 3개월 단위로 정기적 검진 중이다. 숨이 가쁘고 저림이

항암제 이전에도 그랬으나 그 이후 더 심해진 것으로 어쩔 수 없다.

【진단·병인】 소음인 수양체질 맥 우측 부활(浮滑)의 맥상에 강침안시 3지 활유여(滑有餘), 좌측 중침시 확연한 기운으로 1, 2, 3지 현혁맥(弦革脈)에 2지만 하향으로 떨어져 미약한 느낌이다. 강침안시(强沈按時) 3지의 우리한 울림(조금이나 분명)이 지속적인데 침시술 이전과 이후에도 동일하게 나타나 암증(癌症)이 존재함을 알 수 있다. → 신장(腎臟: 좌측맥의 확연)과 소화기계쪽(현혁맥과 중침시 병증이, 그리고 부활(浮滑)하는 상충된 기운은 상기도-기관지 쪽의 병변의 진행(물론 가장 중한 것은 신장(腎臟))으로 추정된다.

□ 기측정(氣測定)상-사진동조검사상, 우려한 대로 신장(腎臟)>췌장, 식도의 병변상태가 존재한다. 암(癌)의 사진(寫眞)에 동조한다.

양방 교수가 "절대 한약을 먹지 말라"고 하였다며 한약 치료를 거부하고 침시술만을 원한다. 화(火)가 나는 내 마음을 지켜보았다. 언제까지 이렇게 한의학이 수모를 당하고만 있어야 할까? 하는 마음과 이 환자의 미래가 걱정이 되어 이에 다음과 같이 대학병원에 소견서를 보냈다.

□ 대학병원-담당 교수께 보낸 소견서 원문
≪수고하십니다. 다름 아니라 위 환자가 상기 증상을 호소하여
한의학적인 진찰결과, 췌장, 신장 및 식도의 병변상태가 미약하나마 진행 중으로 보입니다. 아마도 1~2년 내 병발할 것으로 보입니다. 이에 귀원에서 진찰치료함으로 혹시라도 도움이 된다면 참고하시고, 선처를 바랍니다.

* 본인은 한의학적 진단으로 암을 진단하고 있으며, 또한 소수이지만 암 환자를 치료하고 있습니다. 이분은 암 치료를 받으러 오지 않았고, 또 "절대 한약을 먹지 말라"고 하여 한약치료를 거부합니다. 앞으로 암 환자의 진단과 치유, 장기 생존을 위해서 미약하나마 한의학이 제 역할을 하길 기대합니다.≫

8. 현재 치료 중인 폐암 환자의 초진 소견

【환 자】 김○○(여, 76세)

【초 진】 05년 3월 28일

【증 상】 폐암의 말기로 추정. 증상은 흉비(胸痞)증－복부의 병사로 인함.

【과거력】 고혈압, 심장불량

【진단·병인】 최근 2개월 흉비(胸痞)증으로 병원진단의 결과는 폐암(肺癌)으로 인한 흉부의 염증으로 복수(腹水)가 차서 1차 제거하였고 국립암센타→서울대병원을 다녀왔다. 일정한 상태를 지나서 양방치료를 받기 어려워서인지 상담차 내원하였다.

【치료과정 및 결과】

맥상 우측 1 / 1 / 1, 2, 3지 침시 폐맥이 거의 절(絶)하나 활충(滑衝)한 기운으로 2지 세활(細滑)하다. 좌측 또한 1 / 1 / 1 < 3지로 세세(細細)불순하고 심폐맥이 거의 절하다. 우2지 및 좌우 1, 3지로 복부의 병사[비위(脾胃)]와 하초[신장(腎臟)－대장(大腸)]의 병사를 볼 수 있었다. 전신암의 상태로 예후 또한 불량한 병증이다. 체질맥진시는 목양맥진(이후 토양체질맥으로 전변)으로 의지가 강건하여 별다른 치료를 하지 않아도 생존은 어느 정도 가능하나 위중한 상태이다. 집에서 생활요법인 풍욕 및 관장, 녹즙 복용을 하고 있다. 이후 야채스프의 복용을 권유하였고 일상적인 식이요법을 조언하였다. (이는 내원시 기록한 것)

▷ 현재(06년 12월 중순)까지 꾸준한 치료를 받고 있으며 건강상태를 유지 중이다. 양방의학에서는 폐암(肺癌)이 치료가 어렵고 예후가 좋지 않은 암종(癌腫)이라고 하나 과거 임상논문발표 [폐암 말기 장기생존 4사례]에서 보듯 폐암의 한방 치료 효과가 우수하다고 본다.

□ 암(癌)환자 현대치료의 현실—지난 4월 21일(금)

한 분이 치료차 내원하여 자신의 언니에 대한 상황을 상담하였다. 지난해 자궁내막암 진단을 받고 초기(初期)인줄 알고 수술하였는데 막상 개복해 보니, 주위에 임파(淋巴)까지 전이된 말기(末期)였다는 것이다. 그 이후 항암요법을 시행하였는데 이제는 폐(肺)까지 전이되고 복수가 차서 어찌할 바가 없는 상태라는 것이다.

이제 와서 "이제는 어쩔 수 없겠죠?"라고 묻는다. "진료를 해 보아야 알죠."라고 대답하였다.

[참고] 암은 생사를 같이 하는 중한 질환으로 어떤 질환보다 정확한 진단이 요구된다.

1. 암 진단은 치료방향을 결정한다.

암은 유무와 병소, 병의 깊이에 따라 그 치료법이 달라진다. 단지 허리의 아픔 때문에 병원을 찾았지만 일찍이 신장암(腎臟癌)이 진단되었다면 조기치료를 하였을 것이다. 또한 초기가 아닌 말기이며 다른 미발견(未發見) 암증이 존재한다는 것을 미리 알았다면 적절한 치료를 했을 것이다. 수술 이후 재발가능성을 파악하였거나, 완치가 아닌 진행 중인 미발현(未發顯)된 암증이 존재함을 알았다면, 암 치료과정에서 보다 나은 치료를 선택했을 수도 있을 것이다. 항암 치료법이 상태에 맞지 않고 부작용이 심각하여 위험한 상황이 노출되는데, 좀 더 미리 예측하였다면 이로 인한 생명의 위험성은 없었을 것이다. 또한 시행한 대체요법이 환자의 상태에 맞지 않는 오류의 상황을 미리 알았다면 헛된 낭비를 하지 않았을 것이다.

다시 말해서 환자의 상태와 치료법에 대한 효과의 허실을 잘 알고 있다면, 미리 예견된 상황을 볼 수 있으며, 보다 나은 치료법의 선택에 따라서 엉뚱한 경험을 하지 않고, 치료의 성과 또한 크게 달라질 것이다.

어떤 증상이나 병명으로 몇 개월 혹은 몇 년 동안 병원을 꾸준히 다녔으나 마지막에 암의 초기가 아닌 말기로 진단되는 경우가 있다. 또한 암수술 이후 1~2년 이내에 바로 재발하거나, 완치판정을 받은 환자가 단 몇 개월 이내 재발되어 위독한 경우도 드물지 않게 있다. 어떤 경우는 호전될 것으

로 보였던 항암 치료가 그 부작용으로 인해 고생한 경우도 있고, 어떤 자연
대체요법의 시행으로 악화된 사례도 볼 수 있다. 이는 오늘날 현대(서양)과학
이 갖는 미진한 암 진단 상태를 분명하게 말해 준다.

2. 암의 전체적이고 포괄적이며 세밀한 진단이 요구된다.

암 치료에서 1차적으로 암 진단이 선행되며 이에 따라 치료방법과 예후·
예측이 달라지는데 보다 정밀하고 정확한 암 진단이 오늘날 요구된다. 암
의 치료보다 암 진단의 정확성이 얼마나 중요한지 알아야 할 것이다. 그래
서 오늘날 많은 현대과학자들이 아직 100% 완전하지 않은 병(암)의 진단
을 위해서 첨단의료기 개발 등에 노력하고 있다.

암은 전신성(全身性), 노화성을 갖는 특성으로 인해서 전신의 건강상태와
건강레벨을 측정하는 것이 필요하다. 한의학은 고대로부터 망문문절(望問
聞切)의 진단을 통해서 체질(體質)·선후천기운·병인(病因)·병소(病所)·병
변(病辨)·병의 깊이 등을 통해서 병증(病證)을 파악하여 왔다. 위암(胃癌),
즉 국소암(局所癌)이라고 하여도 전신의 건강상태를 파악하여 치료를 해야
생존 기간의 연장이나 치유가능성의 치유력을 손상시키지 않을 것이다. 또
다른 부위가 좋지 않다면 이를 고려한 치료를 병행해야 성과가 높다는 것은
자명한 이치이다. 유전과 체질, 환자의 의지와 생활습관, 가정환경 등을 고려
한 치료를 해야 환자의 건강을 위한 의료가 될 수 있을 것이다.

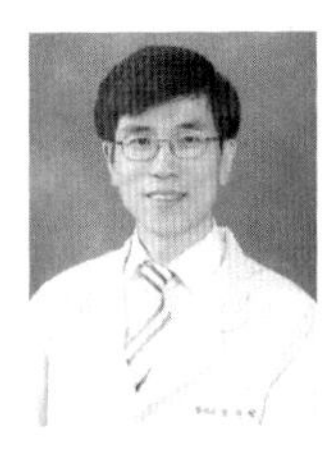

한의학박사

66년 전남 나주 출생

92년 원광대학교 한의과 대학 및 동 대학원 졸업

조선대학교 환경보건대학원 겸임교수

광주한의사협회 학술이사

(가칭) 소성한방병원 대표원장

[한의사를 위한 의학정보 인터넷카페 운영: 희망의 한의학:

http://cafe.daum.net/newdoctor1]

최 희 석

저서

생명의 한의학 , 암환자의 임상사례집 등

· 05년도 광주 강의 『의학입문』 28맥을 중심으로 ·

임상맥진강좌입문

• 초판 1쇄 발행 2007년 6월 15일
• 초판 2쇄 발행 2007년 7월 2일

• 지 은 이   최희석
• 펴 낸 이   채종준
• 펴 낸 곳   한국학술정보㈜
            경기도 파주시 교하읍 문발리 526-2
            파주출판문화정보산업단지
            전화 031) 908-3181(대표) · 팩스 031) 908-3189
            홈페이지 http://www.kstudy.com
            e-mail(출판사업팀사업부) publish@kstudy.com
• 등   록   제일산-115호(2000. 6. 19)
• 가   격   55,000원

ISBN   978-89-534-6899-3 93510 (Paper Book)
          978-89-534-6900-6 98510 (e-Book)

◇ **알림** : 본 책에서 미흡하고 부족한 부분은 향후 임상사례집 출판과 인터넷을 통해서 보충, 보안하여 나갈 것입니다. 한의사는 필요할 경우, 인터넷 카페의 정회원으로 등록하여 정보를 얻기 바랍니다.

[주소 : 희망의 한의학 : http://cafe.daum.net/newdoctor1]